J.-P. Barral, A. Croibier

Manipulation viszeraler Gefäße

„The artery is the father of the rivers of life, health and ease."
A.T. Still
(Autobiografie)

Jean-Pierre Barral, Alain Croibier

Manipulation viszeraler Gefäße

Übersetzt von: Walburga Rempe-Baldin, München

ELSEVIER

ELSEVIER

Zuschriften an:
Hackerbrücke 6, 80335 München

Titel der Originalausgabe
Manipulations vasculaires viscérales

ISBN 978-2-8101-0095-8

This translation of Manipulations vasculaires viscérales, 1st edition by Jean-Pierre Barral and Alain Croibier was undertaken by Elsevier GmbH and is published by arrangement with Jean-Pierre Barral, Grenoble/France and Alain Croibier, Meylan/France.

Diese Übersetzung von Manipulation viszeraler Gefäße, 1. Auflage, von Jean-Pierre Barral und Alain Croibier wird durch die Elsevier GmbH ausgeführt und in Absprache mit Jean-Pierre Barral, Grenoble/Frankreich und Alain Croibier, Meylan/Frankreich veröffentlicht.

ISBN Print 978-3-437-58204-2
ISBN e-Book 978-3-437-59449-6

1. Auflage 2011

Wichtiger Hinweis für den Benutzer
Die Erkenntnisse in der Medizin unterliegen laufendem Wandel durch Forschung und klinische Erfahrungen. Herausgeber und Autoren dieses Werkes haben große Sorgfalt darauf verwendet, dass die in diesem Werk gemachten therapeutischen Angaben (insbesondere hinsichtlich Indikation, Dosierung und unerwünschter Wirkungen) dem derzeitigen Wissensstand entsprechen. Das entbindet den Nutzer dieses Werkes aber nicht von der Verpflichtung, anhand weiterer schriftlicher Informationsquellen zu überprüfen, ob die dort gemachten Angaben von denen in diesem Buch abweichen, und seine Verordnung in eigener Verantwortung zu treffen.
Für die Vollständigkeit und Auswahl der aufgeführten Medikamente übernimmt der Verlag keine Gewähr.
Geschützte Warennamen (Warenzeichen) werden in der Regel besonders kenntlich gemacht (®). Aus dem Fehlen eines solchen Hinweises kann jedoch nicht automatisch geschlossen werden, dass es sich um einen freien Warennamen handele. Hinweise zu Diagnose und Therapie können sich von den in Deutschland üblichen Standards unterscheiden.

Bibliografische Information der Deutschen Nationalbibliothek
Die Deutsche Nationalbibliothek verzeichnet diese Publikation in der Deutschen Nationalbibliografie; detaillierte bibliografische Daten sind im Internet über http://www.d-nb.de/ abrufbar.

24 25 26 27 9 8 7 6

Um den Textfluss nicht zu stören, wurde bei Patienten und Berufsbezeichnungen die grammatikalisch maskuline Form gewählt. Selbstverständlich sind in diesen Fällen immer Frauen und Männer gemeint.

Planung: Martina Braun, München
Lektorat: Annekathrin Sichling, München
Übersetzung und Redaktion: Walburga Rempe-Baldin, München
Herstellung: Ute Landwehr-Heldt, Bremen
Satz: abavo GmbH, Buchloe/Deutschland; TnQ, Chennai/Indien
Druck und Bindung: Rodona Industria Gráfica S.L., Pamplona/Spanien
Zeichnungen: Éléonore Lamoglia, Paris/Frankreich
Fotografien: totemstudio.com, Meylan/Frankreich
Umschlaggestaltung: Spiesz Design, Neu-Ulm
Titelbild: Éléonore Lamoglia, Paris/Frankreich

Aktuelle Informationen finden Sie im Internet unter **www.elsevier.de**

Einleitung

Der menschliche Körper ist von schier unglaublicher Komplexität. Unvorstellbar die Myriaden von Zellen, die alle zum Überleben und zur Gesundheit beitragen und ihre eigenen Noten im großen Konzert unseres Lebens zu spielen haben.

Das osteopathische Konzept zeichnet sich durch eine Globalität aus, die jeden Teil eines Lebewesens als strukturell bedeutend ansieht. Wenn Osteopathen behaupten, sie hätten sich auf einen bestimmten Körperbereich spezialisiert, reden sie Unsinn. Es liegt nicht an uns, darüber zu entscheiden, was wichtig für einen Patienten ist; es hängt weder von unserer Ausbildung, Kultur noch von unserem eigenen Leben ab. Unsere Hände dürfen sich nur vom Körper des Patienten leiten lassen, der unzählige Informationen im Gewebe gespeichert hat.

Wichtig ist die Fähigkeit, auf den Körper zu „hören" (écouter), damit unsere Hände eine therapeutische Reaktion auf die empfangenen Botschaften programmieren können.

Dass das Gesetz der Arterie eine fundamentale Regel und eine gute Durchblutung für die physiologischen Funktionen des Körpers unabdingbar ist, hat A. T. Still in aller Deutlichkeit bekräftigt.

Nur wenige Manualtherapeuten waren bisher direkt an der Kreislauffunktion interessiert. Von unserem geschätzten Freund und Kollegen Paul Chauffour wissen wir, dass er sich ebenfalls für das Gefäßsystem interessiert. Hiermit stellen wir unsere Forschungsergebnisse und eigene Erfahrungen vor.

Auf eine gute Durchblutung ist besonders der Viszeralbereich angewiesen; natürlich haben wir deshalb Mittel und Wege gesucht, die lokale Kreislauffunktion zu verbessern. Wir wollten einfache und wirksame Behandlungstechniken für die Viszeralgefäße erarbeiten. Unser Körper wird von einem Gefäßnetz durchzogen, das aus ca. 100.000 km Arterien und 250.000 km Venen besteht – was keine Kleinigkeit ist! So kommen bei einem 70 kg schweren Menschen 1.500 km Arterien auf 1 kg Körpergewicht.

Mit diesem Buch möchten wir einen präzisen Bezugsrahmen für die wichtigsten viszeralen Pulse vorlegen, deren Palpation eine Art „Übernahmeprotokoll" zu Beginn der Behandlung und eine Einschätzung der Veränderungen nach der Behandlung ermöglicht.

Welche Techniken dem jeweiligen Arterientyp entsprechend die Organdurchblutung am effektivsten steigern, haben wir zunächst manuell untersucht und dann die Experimente mit Unterstützung bildgebender Verfahren (Dopplersonografie) wiederholt. Selbst wenn in einigen tiefer liegenden Arterien nicht unbedingt ein gesteigerter Durchfluss messbar war, lieferten klinische Zustandsbesserungen doch einen Beweis für die Wirksamkeit derartiger Manipulationstechniken.

In bestimmten Arterien ließ sich eine momentane Veränderung feststellen, ohne in jedem Fall den Langzeiteffekt auf den Kreislauf zu kennen. Umgekehrt gilt aber sicher, dass sich die Patienten nach der Behandlung besser fühlen – und das ist schließlich die Hauptsache.

Unser Beruf ist eben auch empirisch und subjektiv; warum sollten wir uns deswegen grämen oder schämen? Unsere Hände besitzen die unglaubliche Gabe, wichtige Körperfunktionen erleichtern und verbessern zu können. Das stimmt aber nur, solange wir uns unablässig darum bemühen, unsere Kenntnisse – möglichst – zu vermehren und auszuweiten sowie ihre manuelle Umsetzung bzw. Anwendung zu verfeinern.

Je besser wir die Anatomie und Physiologie des Gefäßsystems kennen, desto besser können wir unsere Patienten behandeln und versorgen. Um dieses Ziel zu erreichen, wird unser Buch Ihnen hoffentlich bald unverzichtbar sein.

Inhaltsverzeichnis

I Allgemeines

KAPITEL

1 Aufbau des kardiovaskulären Systems

1.1 Allgemeines

In komplexen Organismen dient das kardiovaskuläre System zur Aufrechterhaltung des Blutkreislaufs, damit auch über größere Entfernungen Sauerstoff und Nährstoffe zu den Zellen hin- sowie Abbauprodukte abtransportiert werden können. Zu den zahlreichen Funktionen des kardiovaskulären Systems gehören unter anderem:

- Versorgung der Zellen mit Nährstoffen (Aminosäuren, Fettsäuren, Vitamine) und Sauerstoff
- Entsorgung von Abbauprodukten des Zellstoffwechsels (Kohlendioxid, Laktate)
- Transport von Sauerstoff, Kohlendioxid und Hormonen
- Regulation der Körpertemperatur, des Blut-pH, des Flüssigkeitsvolumens, des Mineralhaushalts usw.

Indem es bestimmte physiologische Werte konstant oder relativ stabil zu halten hilft, ist das kardiovaskuläre System an der Homöostase beteiligt. Seine Hauptaufgabe, die Zufuhr von Sauerstoff und Nährstoffen zu den unterschiedlichen Körpergeweben, erfüllt es unter Einhaltung einer gewissen regionalen Verteilungshierarchie: zuerst das Gehirn, dann die Nieren, das Splanchnikusgebiet (also der Verdauungstrakt) und schließlich die Gliedmaßen.

1.1.1 Kreislaufsystem

Das Kreislaufsystem wird vom kardiovaskulären und lymphatischen System gebildet. Das kardiovaskuläre System besteht aus Herz und Gefäßen (Arterien, Kapillargefäße und Venen). Als Hohlorgan funktioniert der Herzmuskel wie ein Pumpe, die Blut auswirft, damit es in den Arterien zu allen Körpergeweben gelangt.

Gefäßnetz

Sowohl unter anatomischen als auch funktionellen Gesichtspunkten lässt sich das Gefäßnetz in zwei Bereiche unterteilen (➤ Abb. 1.1):

- Über den sog. *systemischen* (Körper- oder großen) Kreislauf werden Sauerstoff und Nährstoffe zu den Geweben transportiert. Die aus dem linken Herzventrikel abgehende Aorta verzweigt sich und kann so parallel die unterschiedlichen Organe versorgen. Aus den Organen abfließendes Blut sammelt sich in Ästen der Hohlvene (Vena cava), die es zum rechten Herzvorhof zurückführen.
- Über den sog. *pulmonalen* (Lungen- oder kleinen) Kreislauf wird die Verbindung zwischen Herz (erzeugt den Durchfluss) und Lunge (liefert Sauerstoff) sichergestellt. Sein kurzes Gefäßnetz beginnt mit der Pulmonalarterie am rechten Ventrikel und endet mit den Pulmonalvenen am linken Vorhof.

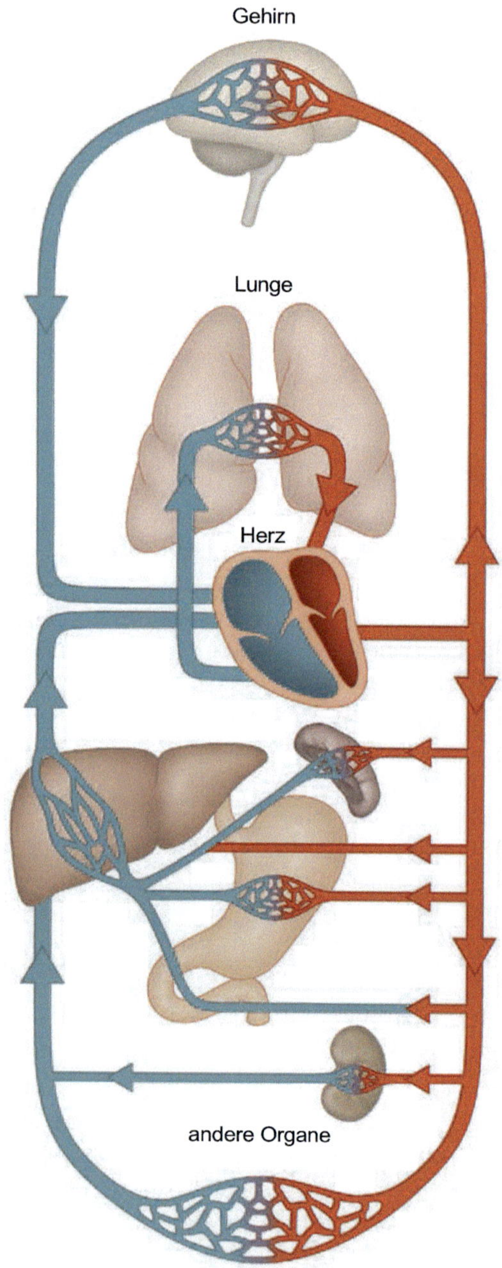

Abb. 1.1 Kleiner und großer Kreislauf

Herz

Das Herz verhält sich wie zwei parallel geschaltete Pumpen: Während das „linke Herz“ den Körperkreislauf antreibt, gewährleistet das „rechte Herz“ den Lungenkreislauf. Der Blutfluss bzw. die Fördermenge ist in beiden gleich. Da in den pulmonalen Arteriolen jedoch ein fünf- bis sechsfach geringerer Gefäßwiderstand als in den systemischen Arteriolen herrscht, unterscheidet sich der Druck in diesen Kreisläufen.

Beide Herzhälften, also rechtes und linkes Herz, bestehen aus

- einem Vorhof (früher als „Herzohr“ bezeichnet), in dem sich das Blut sammelt, und
- einem Ventrikel, von dem das Blut entweder in Richtung der Lunge (in die Pulmonalarterie vom rechten Ventrikel) oder in Richtung der anderen Körperorgane (in die Aorta vom linken Ventrikel) ausgeworfen wird.

Die Hauptaufgabe des Herzmuskels besteht in der Aufrechterhaltung der Blutzirkulation.

1.1.2 Widerstands- und Kapazitätsgefäße

Aus hämodynamischer Sicht sind der kleine und der große Kreislauf als zwei in Reihe (hintereinander) geschaltete Systeme aufzufassen. Beide Kreisläufe unterscheiden sich allerdings im Hinblick auf

- den intravasalen Druck
- die Elastizität der Gefäßwände und
- den Blutströmungswiderstand.

Der mechanische Druck, der in Blutgefäßen herrscht, hängt von der kardialen Pumpleistung, von ihrem Füllungsdruck und der Verformbarkeit (Elastizität) der Gefäßwände ab. Je mehr Blut ein Gefäß aufnehmen kann, ohne dass sich der Druck durch die starke Volumenschwankung nennenswert erhöht, desto größer ist seine Elastizität bzw. sein Fassungsvermögen (Kapazität).

Hochdrucksystem

Im sog. Hochdrucksystem weisen die Gefäße einen *starken Widerstand* und eine geringe Dehnbarkeit (Wandelastizität) auf. Diese Widerstandsgefäße umfassen alle Arterien des Körperkreislaufs. Ihr Bereich erstreckt sich vom linken Ventrikel (in der systolischen Phase des Herzzyklus) bis zu den Arteriolen. In den Gefäßen des Hochdrucksystems befinden sich etwa 10–15% des Blutvolumens.

Während sich der Gefäßdurchmesser mit zunehmender Verzweigung immer mehr verkleinert, wird die Gesamtfläche des Hochdrucksystems vergrößert. Mit Werten von 100 mmHg ist der Druck hier sechs- bis siebenmal höher als in der Pulmonalarterie.

Es lassen sich mehrere Kompartimente im Hochdrucksystem unterscheiden:

- Zu den Reservoirgefäßen zählen die Aorta und ihre großen Äste. Sie haben elastische Wände und wandeln den pulsierenden kardialen Blutfluss ohne nennenswerte mittlere Druckschwankungen in einen konstanten Blutfluss um. Es sind die wichtigsten Gefäße der Blutverteilung.
- Die Arteriolen stellen einen regionalen Widerstandsbereich dar und sind Gefäße, die den Blutfluss bzw. die Durchblutung regulieren.
- Präkapilläre Sphinktergefäße und Metarteriolen, die sich am Eingang des Kapillarnetzes befinden, steuern den Blutzufluss und können somit über die Oberflächendurchblutung bestimmen.

Niederdrucksystem

Im sog. Niederdrucksystem weisen die Gefäße einen *geringen Widerstand* und ein erhöhtes Fassungsvermögen (Kapazitätsgefäße) auf. Zu diesem Bereich gehören Venen, rechtes Herz, Lungenkreislauf, linker Vorhof und linker Ventrikel (in der diastolischen Phase). Im Niederdrucksystem sind 75 bis 80% des Blutvolumens vorhanden. Das restliche Blutvolumen befindet sich in peripheren Kapillargefäßen, die ebenfalls zum Niederdrucksystem gezählt werden.

Mit mittleren Werten von 15 mmHg oder 2 kPa herrscht hier ein relativ niedriger Druck vor. Wegen seines hohen Fassungsvermögens und der starken Dehnbarkeit dient das Niederdrucksystem als Blutspeicher. Die Regulierung des Gesamtblutvolumens (Volämie) erfolgt daher im Wesentlichen über das Niederdrucksystem.

Kapillargefäße sind hauptsächlich an Austauschvorgängen beteiligt, und Venen stellen den Rücktransport des Blutes zum Herzen sicher.

Die prozentuale Verteilung des Blutvolumens zeigt Abbildung 1.2.

1.1.3 Blutversorgung

Während die Hauptaufgabe des kardiovaskulären Systems in der Zufuhr von Sauerstoff und Nährstoffen zu den unterschiedlichen Körpergeweben liegt,

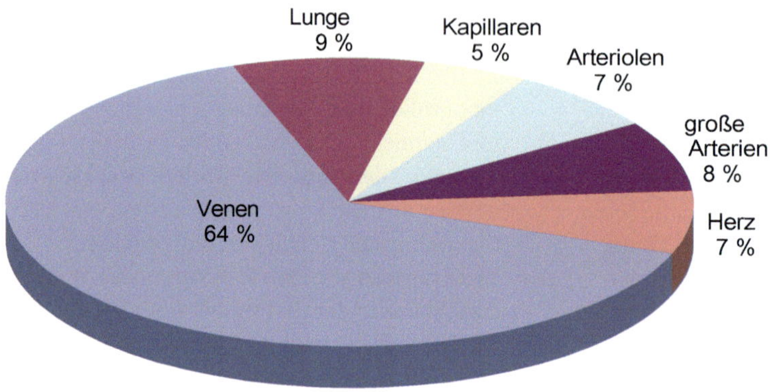

Abb. 1.2 Verteilung des Blutvolumens (nach Silbernagl und Despopoulos)

muss zugleich eine bestimmte Hierarchie bei der regionalen Durchblutung eingehalten werden: Vorrang hat das Gehirn, danach folgen Nieren, Verdauungstrakt und Gliedmaßen.

Die Durchblutung jedes einzelnen Gewebes oder Organs ist genau so bemessen, dass es physiologisch richtig funktionieren kann und weder über- noch unterversorgt wird. Am besten durchblutet sind im Allgemeinen die aktivsten Gewebe. Wenn ein Körperbereich besonders gut durchblutet wird, geschieht dies auf Kosten von anderen Bereichen, in denen es zu einer Vasokonstriktion (Verkleinerung des Gefäßdurchmessers) kommt.

Eine vermehrte Gewebedurchblutung wird als *Hyperämie* bezeichnet. Eine Unterbrechung der Blutzufuhr zu einem Gewebe führt dagegen zur *Ischämie.*

Ist eine stärkere Durchblutung durch gesteigerte Aktivität eines Gewebes oder Organs bedingt, wird von *aktiver Hyperämie* gesprochen. Dies ist beispielsweise bei sportlicher Betätigung in den Skelettmuskeln der Fall.

Ruhedurchblutung

In Ruhe fließen pro Minute etwa 5–6 Liter Blut durch den Körper. In allen Geweben kommt es mit demselben mittleren arteriellen Druck und der spürbar gleichen Triebkraft an. Die Durchblutung eines Organs hängt also einzig von seiner Gefäßversorgung und dem lokalen arteriolären Gefäßwiderstand ab.

Tab. 1.1 Ruhedurchblutung

Organ	Anteil am Gesamtvolumen
Verdauungstrakt	25%
Nieren	20%
Gehirn	13%
Haut	9%
Herz	4%

Im Ruhezustand werden etwa 50% des verfügbaren Blutvolumens vom Verdauungstrakt und den Nieren abgezogen, während das Herz nur 3–4% für sich beansprucht (➤ Tab. 1.1 und ➤ Abb. 1.3).

Durchblutung bei Belastung

Bei Belastung erhöht sich die kardiale Auswurfleistung auf 17–25 Liter pro Minute. Mit Ausnahme des Gehirns, dessen Perfusion bemerkenswert konstant bleibt, verändert sich auch die Blutzufuhr zu den unterschiedlichen Geweben (➤ Tab. 1.2 und ➤ Abb. 1.3).

1.1.4 Kreislaufarten

Hinsichtlich der Organdurchblutung lassen sich verschiedene Arten bzw. Ziele unterscheiden:

- Ernährungskreislauf (nutritive Gefäße): Zerebral-, Muskel-, Koronar-, Bronchial- und Leber- (hepatische) Arterien

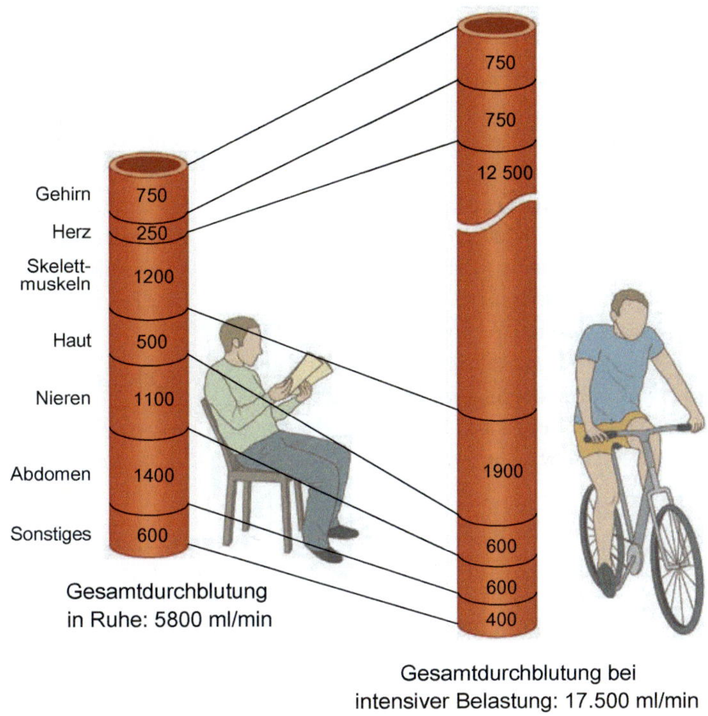

Abb. 1.3 Durchblutung in Ruhe und unter Belastung (nach Marieb)

Tab. 1.2 Durchblutung bei Belastung

Organ	Anteil am Gesamtvolumen
Herz	4%
Gehirn	14%
Nieren	20%
Skelettmuskeln	22%
Haut	8%
Sonstige Organe	12%

- Funktionskreislauf: Pulmonalarterien, Vena portae (Pfortader)
- gemischter Kreislauf: Nieren-, Mesenterial- und Hautarterien.

Unter diesen Bedingungen spiegelt die Organdurchblutung nicht unbedingt den Eigenbedarf eines Organs wider, sondern kann einfach aufzeigen, was es im Dienste des Körpers leistet. Deshalb wird manchmal der Begriff „Sauerstoffextraktionskoeffizient" verwendet, der den Eigenbedarf eines Organs besser wiedergibt als lediglich die Durchblutung.

1.2 Das Herz

Bereits in der 3. Embryonalwoche entwickelt sich das Herz und beginnt ein Leben lang rhythmisch zu schlagen: 100.000-mal am Tag, rund 2 Milliarden Schläge im Laufe des Lebens – kaum vorstellbar, dass eine Maschine Ähnliches leisten könnte.

Das Herz schlägt in seinem eigenen Rhythmus, der sich – unabhängig von unserem Willen – durch Ereignisse innerhalb und außerhalb des Körpers beeinflussen lässt. Es kann z.B. auf Gefühle, Belastungen oder einen starken Temperaturanstieg mit Herzklopfen reagieren.

Das Herzgewicht beträgt je nach Größe und Geschlecht etwa 275 g.

1

1.2.1 Anatomie

Herzform und Lage

Von außen gleicht das Herz einem runden Kegel, der auf der Seite liegt.

- Die Herzspitze (Apex cordis) zeigt nach vorn-unten links (ventrokaudal).
- Die Herzbasis (Basis cordis) befindet sich hinten-oben rechts (dorsokranial).
- Die Herzachse, d.h. die Längsachse von der Herzbasis zur -spitze, verläuft schräg nach vorn-unten links, wobei der Neigungswinkel von der Thoraxform abhängt: je enger der Brustraum, desto steiler die Herzlage.

Herzhöhlen

Als muskuläres Hohlorgan ist das Herz durch eine Scheidewand (Herzseptum) in zwei Hälften unterteilt: das rechte und das linke Herz. In beiden grenzt eine Atrioventrikularklappe (Valva atrioventricularis dextra/sinistra) den Vorhof (Atrium cordis) von der darunter befindlichen Herzkammer (Ventriculus cordis) ab (➤ Abb. 1.4). Insgesamt gibt es also vier Herzhöhlen.

Vorhöfe

Funktionell betrachtet sind die Vorhöfe die Stellen, an denen das Blut aus dem Kreislauf ins Herz ein-

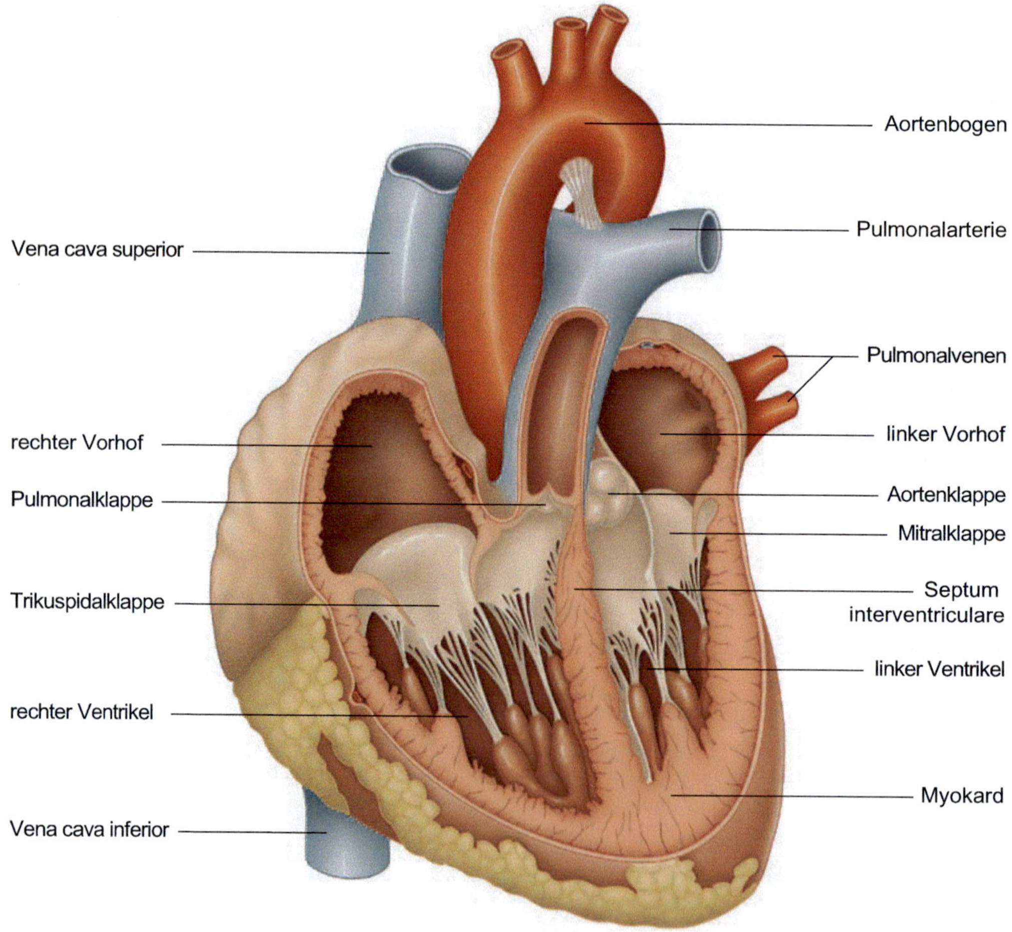

Abb. 1.4 Herzhöhlen

tritt. Da sie sich nicht allzu stark kontrahieren müssen, um das Blut in die direkt darunter befindlichen Herzkammern (Ventrikel) weiterzuleiten, sind die Vorhöfe kleiner und haben relativ dünne Wände. Zur Ventrikelfüllung und Herzaktion leisten sie nur einen bescheidenen Beitrag.

Im rechten Vorhof münden folgende drei Venen: Vena cava superior, Vena cava inferior und Sinus coronarius. Im linken Vorhof enden insgesamt vier Pulmonalvenen (je zwei rechte und linke).

Ventrikel

Als Muskelmasse besteht das Herz fast ausschließlich aus den beiden Ventrikeln. Unter funktionellen Gesichtspunkten bilden sie den Ausgangspunkt des Blutkreislaufs, die „Herzpumpen" im eigentlichen Sinn, und besitzen daher dicke (kräftige) Wände.

Vom rechten Ventrikel wird das Blut in den Stamm der Pulmonalarterie ausgeworfen und von ihr in die Lunge transportiert, wo der Gasaustausch stattfindet. Das Blut aus dem linken Ventrikel strömt in die Aorta, die unter fortschreitender Aufzweigung in kleinere Arterienäste nach und nach alle Organe versorgt.

Herzklappen

Zwischen den Herzhöhlen befinden sich Klappen, die sie gegeneinander verschließen und dafür sorgen, dass Blut im Herzen nur in eine Richtung (unidirektional) fließen kann.

Atrioventrikularklappen

Jede der beiden Atrioventrikularklappen ist aus einer endokardialen Umschlagsfalte gebildet und durch faseriges Bindegewebe verstärkt.

Während die rechte Atrioventrikularklappe (Valva atrioventricularis dextra) aus drei Segelklappen (Trikuspidalklappe) besteht, umfasst die linke AV-Klappe (Valva atrioventricularis sinistra) nur zwei Segelklappen (Bikuspidal- oder Mitralklappe).

Die AV-Klappen verhindern, dass bei der Ventrikelkontraktion Blut in die Vorhöfe zurückfließt.

Aorten- und Pulmonalklappe

An der Basis der Aorta bzw. des Pulmonalarterienstamms befinden sich die Aortenklappe (Valva aortae) bzw. die Pulmonalklappe (Valva trunci pulmonalis). Beide bestehen aus je drei halbmondförmigen Taschenklappen (Valvulae semilunares), die wie ein Croissant aussehen.

Sobald sich die Taschenklappen bei der Ventrikelkontraktion öffnen, wird das Blut aus der Kammer in den Arterienstamm (Aorta oder Pulmonalis) ausgeworfen. Wenn die Ventrikel erschlaffen und sich erneut mit Blut füllen, schließen sich die Semilunarklappen und verhindern so einen Rückfluss des Blutes.

Herzstruktur

Seine Form erhält das Herz durch eine dicke Muskelschicht, das Myokard, die innen von einer glatten Membran, dem Endokard, ausgekleidet wird. Das Herz ist im Herzbeutel (Perikard) aufgehängt, der ebenfalls aus zwei Schichten, dem Pericardium serosum und dem Pericardium fibrosum, besteht.

Myokard

Das Myokard ist aus quer gestreiften Muskelfasern, die an einem Fasergerüst ansetzen, und aus dem spezifischen Muskelgewebe des Erregungsleitungssystems aufgebaut.

Fasergerüst

Das Fasernetz oder Fasergerüst des Herzens bilden vier Faserringe, die ringförmig die Öffnungen zwischen Vorhof und Ventrikel (Ostium atrioventriculare dextrum/sinistrum) und die Gefäßmündungen (Ostium aortae, Ostia venarum pulmonalium) verstärken. Während sich die Aorten- und atrioventrikularen Ostien in derselben Ebene befinden, liegt der Faserring um die Pulmonalvenenmündung höher und weiter vorn als die anderen.

Muskelfasern

Das Herzmuskelgewebe besteht aus ventrikulären und atrialen bzw. aurikulären (Vorhof/Herzohrbereich) Muskelfasern (➤ Abb. 1.5).

Im Kammerbereich verlaufen die Muskelfasern in schrägen Spiralen um den Ventrikel herum und sind an beiden Enden an den Faserringen aufgehängt. Diese sackförmigen Gebilde werden von gemeinsamen Muskelfasern umhüllt, die beide Ventrikel miteinander verbinden. „Das Ventrikelherz besteht aus

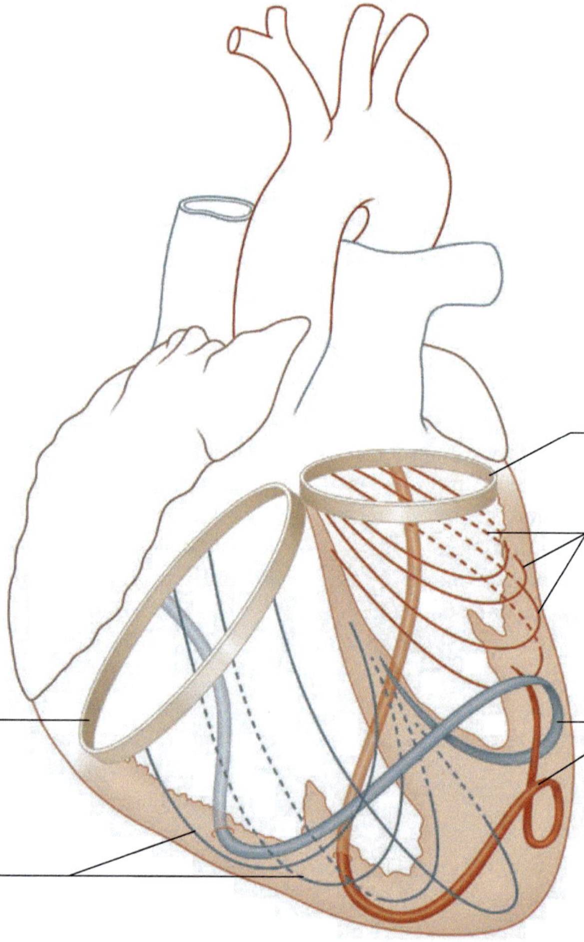

Abb. 1.5 Sehnen-Muskelfaser-Struktur des Herzens

zwei in einem dritten Muskelsack eingeschlossenen Muskelsäcken" (Winslow; zit. in Bouchet und Cuilleret 1983).

Im Bereich der Vorhöfe sind die Muskelfasern nur an den Rändern der atrioventrikulären Faserringe befestigt.

Kardiales Erregungsleitungssystem

Ein intrinsisches (Erregungsbildungs-)System stimuliert den Herzmuskel, sich automatisch zu kontrahieren. Diese Eigenschaft wird als Automatie oder Autorhythmie bezeichnet. Die autonome Erregungsbildung geht vom Sinusknoten oder dem spezifischen Erregungsleitungssystem des Herzens aus, das aus drei Teilen besteht (➤ Abb. 1.6).

- Der *Sinusknoten* oder Keith-Flack-Knoten in der Wand des rechten Ventrikels, der sich am äußeren Rand der Vena-cava-superior-Mündung befindet, bildet das „rhythmogene Zentrum" oder den physiologischen Schrittmacher des Herzens.
- Der *Atrioventrikular-(AV-)Knoten* oder Aschoff-Tawara-Knoten, eine kleine Ansammlung spezifischen Muskelgewebes, befindet sich im Vorhofseptum in Nähe der AV-Klappen. Bei einem Ausfall des Sinusknotens fungiert er als sekundärer Schrittmacher.
- Das *His-Bündel* (Fasciculus atrioventricularis) besteht aus spezifischen Muskelfasern, die vom AV-Knoten ausgehen und auf der rechten Seite des Kammerseptums verlaufen, um sich dann in

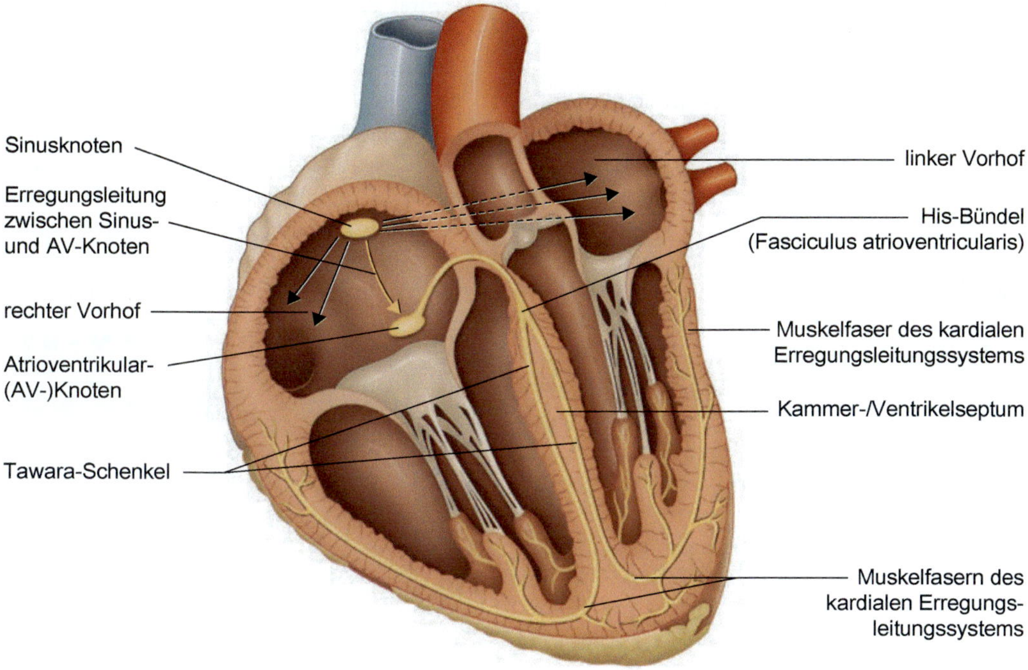

Abb. 1.6 Kardiales Erregungsleitungssystem

ein Crus dextrum und Crus sinistrum (Tawara-Schenkel) für den rechten und linken Ventrikel aufzuteilen.

Aus ihnen geht das subendokardiale Purkinje-Fasernetz hervor.

Endokard

Das Endokard bildet die Innenauskleidung der Herzhöhlen und setzt sich im Endothel der Herzgefäße fort. Es ist eine dünne, glatte und glänzende Innenhaut, die den Blutfluss im Herzen fördert. Aus endokardialen Umschlagsfalten auf dem Fasergerüst der Ostien entstehen die Mündungsklappen.

Perikard

Als fibrös-seröser Herzbeutel umgibt das Perikard das Herz und den Ursprung der großen Gefäße an der Herzbasis. Mit einer Ausdehnung von 12–14 cm Höhe und 13–14 cm Breite besteht es aus zwei Schichten:

- dem Pericardium serosum als Gleithülle, die Bewegung, Verschiebung und Verformung des Herzens in Bezug zu den Nachbarorganen ermöglicht, und
- dem Pericardium fibrosum als einer faserigen Außenhülle, die das Herz schützt und im Thorax fixiert.

ANMERKUNG

Bewegliche oder verschiebliche Organe sind von Bindegewebshüllen umgeben, die den Einfluss mechanischer Kräfte abschwächen und in Bezug zu anderen Organen harmonisch ausgleichen können. Ein gutes Beispiel dafür ist die Lunge, die enorme mechanische Kräften im Thoraxraum entfaltet.

Pericardium serosum

Es besteht aus zwei Blättern, die eine virtuelle Perikardhöhle einschließen. Das auch als „Epikard" bezeichnete viszerale Blatt (Lamina visceralis), das Myokard, Koronargefäße und das Baufett auf der Herzoberfläche umhüllt, setzt sich nach oben als Umscheidung der Herzgefäßstiele fort. Ihm liegt das parietale Blatt (Lamina parietalis) auf, das die unterste Schicht des Pericardium fibrosum überzieht.

Bei der zwischen beiden Blättern befindlichen Perikardhöhle (Cavitas pericardiaca) handelt es sich um einen mit wenigen Kubikzentimetern Gleitflüs-

1

sigkeit (Liquor pericardii) gefüllten Spaltraum. Unterschieden werden
- die große Perikardhöhle, die das gesamte Herz umgibt und in Höhe der Gefäßstiele einige Ausläufer hat, und
- der Sinus transversus pericardii, eine Querbucht in einer Umschlagsfalte des Herzbeutels zwischen Aorta und Pulmonalvenen.

Pericardium fibrosum

Das Pericardium fibrosum liegt als dicke, robuste Membran auf dem parietalen Blatt des Pericardium serosum, mit dem es eng verbunden ist. Da es auf der Außenseite von einer Schicht fest verflochtener Kollagenfasern verstärkt wird, schränkt es die Elastizität des Perikards ein und verhindert eine übermäßige Herzdilatation.

Über Bänder ist der Herzbeutel an den Thoraxwänden und Nachbarorganen aufgehängt (➤ Abb. 1.7). Zu den wichtigsten zählen:
- kaudal: die phrenikoperikardialen Ligamente zum Centrum tendineum des Zwerchfells
- ventral: die sternoperikardialen Ligamente zum Sternum
- dorsal: die vertebrokardialen Ligamente zur Wirbelsäule.

Kleinere Faserbündel stellen eine Verbindung vom Perikard zur Bifurcatio tracheae, zum Brustteil des Ösophagus sowie nach lateral zu den Lungenvenen und den Bronchien her. In pleuroperikardialen Membranresten ist das Pericardium fibrosum außerdem mit der Pleura mediastinalis vereint.

PERIKARDIALE LIGAMENTE

Ärzte und Chirurgen wundern sich manchmal, wenn wir die perikardialen Haltestrukturen und Aufhängungen als „Ligamente" bezeichnen.
Anatomisch ist aber völlig klar, dass es nicht von uns „erfundene", sondern von zahlreichen Autoren wie Testut, Cruveilhier, Paturet und zeitgenössischen Anatomen wie Kamina beschriebene, real vorhandene Strukturen sind, deren Verlaufsrichtungen sich im intrathorakalen Bindegewebe identifizieren lassen. Seltsamerweise fehlt in den meisten angelsächsischen Anatomiewerken eine Beschreibung der perikardialen Ligamente.

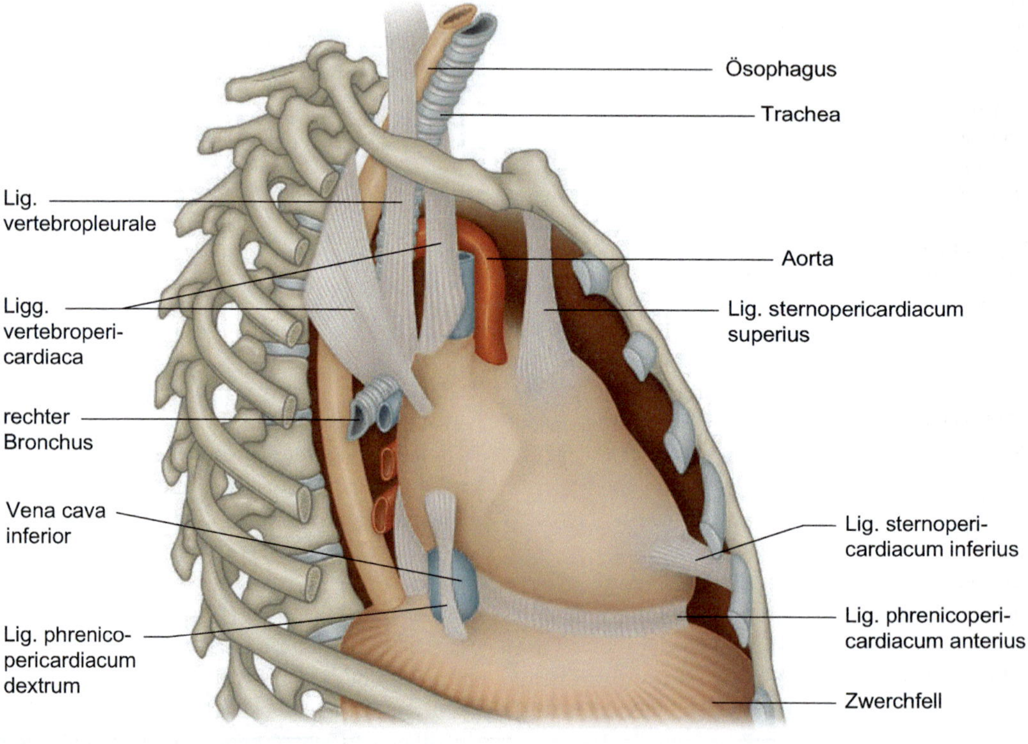

Abb. 1.7 Bandaufhängungen des Perikards

Es stimmt, dass Chirurgen bei Herzoperationen meist keine Bänder vorfinden oder jedenfalls nicht gezielt danach suchen. Doch bei allen Sektionen an frischen, nicht mit Formalin behandelten Leichen zeigten sich sehr wohl perikardiale Ligamentstrukturen.

Wir möchten die Aufmerksamkeit unserer Leser darauf lenken, dass die deskriptive Anatomie eine Wissenschaft ist, deren Beobachtungen von bestimmten Vorannahmen ausgehen. Tatsächlich weiß jeder, der schon einmal Sektionen durchgeführt hat, dass bestimmte Strukturen erst frei präpariert werden müssen, weil überlagernde Elemente die Sicht behindern.

Um beispielsweise die Verzweigung von Arterien zu erkennen, müssen sie durch die Ablösung umgebender Faszien, Nerven, Venen, Muskeln, Aponeurosen etc. freigelegt werden. Von Muskeln müssen zuerst die Faszienhüllen abgestreift werden usw.

Den Ausgangspunkt für etablierte Schemata und Beschreibungen, die ein anatomisches Verständnis ermöglichen, bildet im Allgemeinen die von Anatomen sehr zu Recht so bezeichnete „Präparation".

Im Hinblick auf viszerale Ligamente gilt es ebenso, alles andere zu entfernen, um nur das Bindegewebe zu betrachten. Dazu bedarf es einer besonderen, ungewohnten Präparation; denn nach Herauslösung der „edlen" Organteile bleibt lediglich das Bindegewebe erhalten, das üblicherweise als „uninteressant" eingestuft und bei Sektionen zuerst entfernt wird. Doch nur unter den Bedingungen sind viszerale Ligamente überhaupt zu erkennen.

Übrigens haben sie auch nicht dieselben mechanischen Belastungen auszuhalten wie die Gelenkbänder. In Bezug auf Stärke und Festigkeit lassen sie sich folglich weder mit den Kreuzbändern am Knie noch den Seitenbändern am Ellbogen vergleichen.

Viszerale Ligamente sind dünne Strukturen, die ihre Halt- und Stützfunktion unter präzisen mechanischen Rahmenbedingungen und unter besonderen Druckverhältnissen ausüben. Die feine, eigenartige viszerale Mechanik umfasst zahlreiche somatische Wirkungen, die mit der Körperhöhle selbst und den Lagebeziehungen der Organe zusammenhängen.

Zusammenfassend lässt sich sagen, dass es zum Nachweis viszeraler Ligamente einer gezielten Suche bedarf; wenn bestimmte Anatomen sie nicht auffinden können, liegt es wohl eher daran, dass sie nicht danach gesucht haben.

Diese Überlegungen gelten für die uterinen und prostatischen Ligamente genauso wie ganz allgemein für alle viszeralen Ligamente, deren Existenz manchmal bestritten oder in Frage gestellt wird.

Herzgefäße

Das Herz verfügt über zahlreiche Gefäßverbindungen. Anatomisch werden Vasa publica (funktionelle Kreislaufgefäße) und Vasa privata (nutritive/ernährende Gefäße) unterschieden.

Vasa publica

Zu den Vasa publica gehören die großen Gefäße an der Herzbasis, wie die vom linken und rechten Ventrikel abgehende Aorta und Pulmonalarterie. Auch die mit dem rechten bzw. linken Vorhof verbundenen Hohl- und Lungenvenen werden dazugerechnet.

Vasa privata

Vasa privata des Herzens sind die Koronararterien (➤ Abb. 1.8a, b). Die Aa. coronariae dextra und sinistra zweigen als erste Kollateralgefäße von der Aorta ab und versorgen das Herz mit Sauerstoff und Nährstoffen. Die Koronarvenen, von denen die Abbauprodukte abtransportiert werden, sammeln sich in Höhe des Sinus coronarius, der in den rechten Vorhof einmündet.

Nur während der Diastole werden die Koronararterien zu funktionellen Gefäßen, besonders linksventrikulär. Trotz kleiner Anastomosen zwischen ihnen reicht der Kollateralkreislauf im Fall einer Obstruktion nicht aus, die Gefäßversorgung vollständig zu gewährleisten. Die Koronararterien sind daher als funktionelle Endarterien zu betrachten. Bei einem Gefäßverschluss kommt es zum Herzinfarkt, da ihr myokardiales Versorgungsgebiet nicht mehr richtig durchblutet wird.

Neben einem Koronararterienverschluss durch ein Atherom oder eine Arteriosklerose sind auch Koronarspasmen möglich, die durch Kälte, Angst oder sportliche Betätigung verursacht werden können.

1.2.2 Extrinsische Innervation

Obwohl das Herz mit seinem physiologischen Schrittmacher eine gewisse Autonomie besitzt, kann seine rhythmische Aktivität bzw. seine Schlagfre-

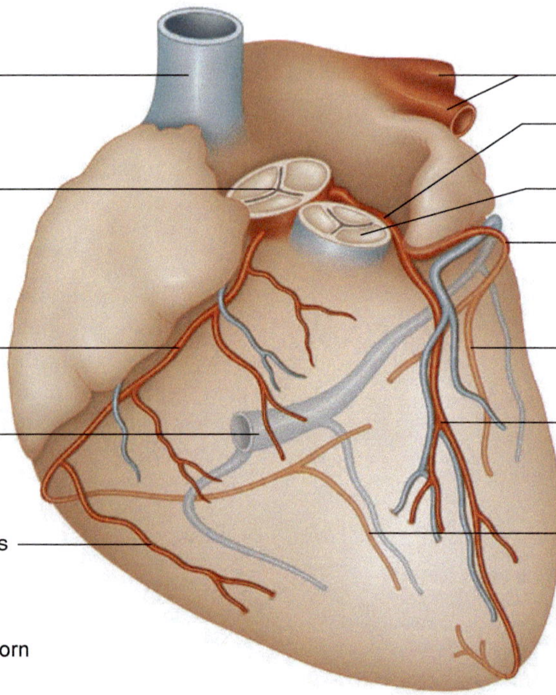

a Ansicht von vorn

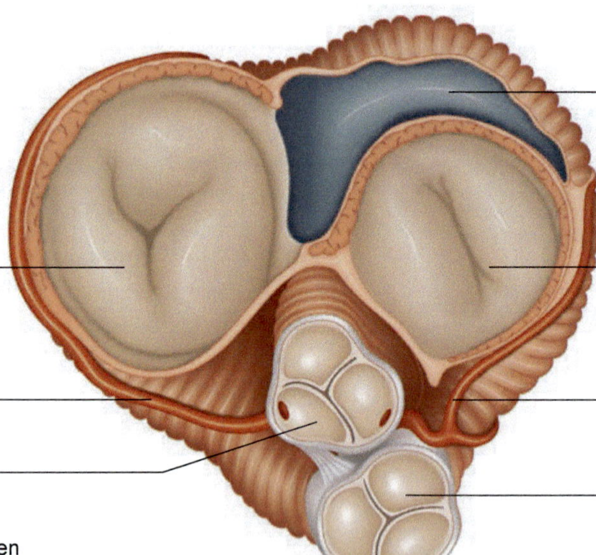

b Ansicht von oben
(nach Resektion der Vorhöfe)

Abb. 1.8 a, b: Koronargefäße

quenz durch äußere (in erster Linie neurale und hormonelle) Einflüsse verändert werden. Zur notwendigen Anpassung der Herzfunktion verfügt es daher über eine extrinsische sympathische und parasympathische Innervation (➤ Abb. 1.9).

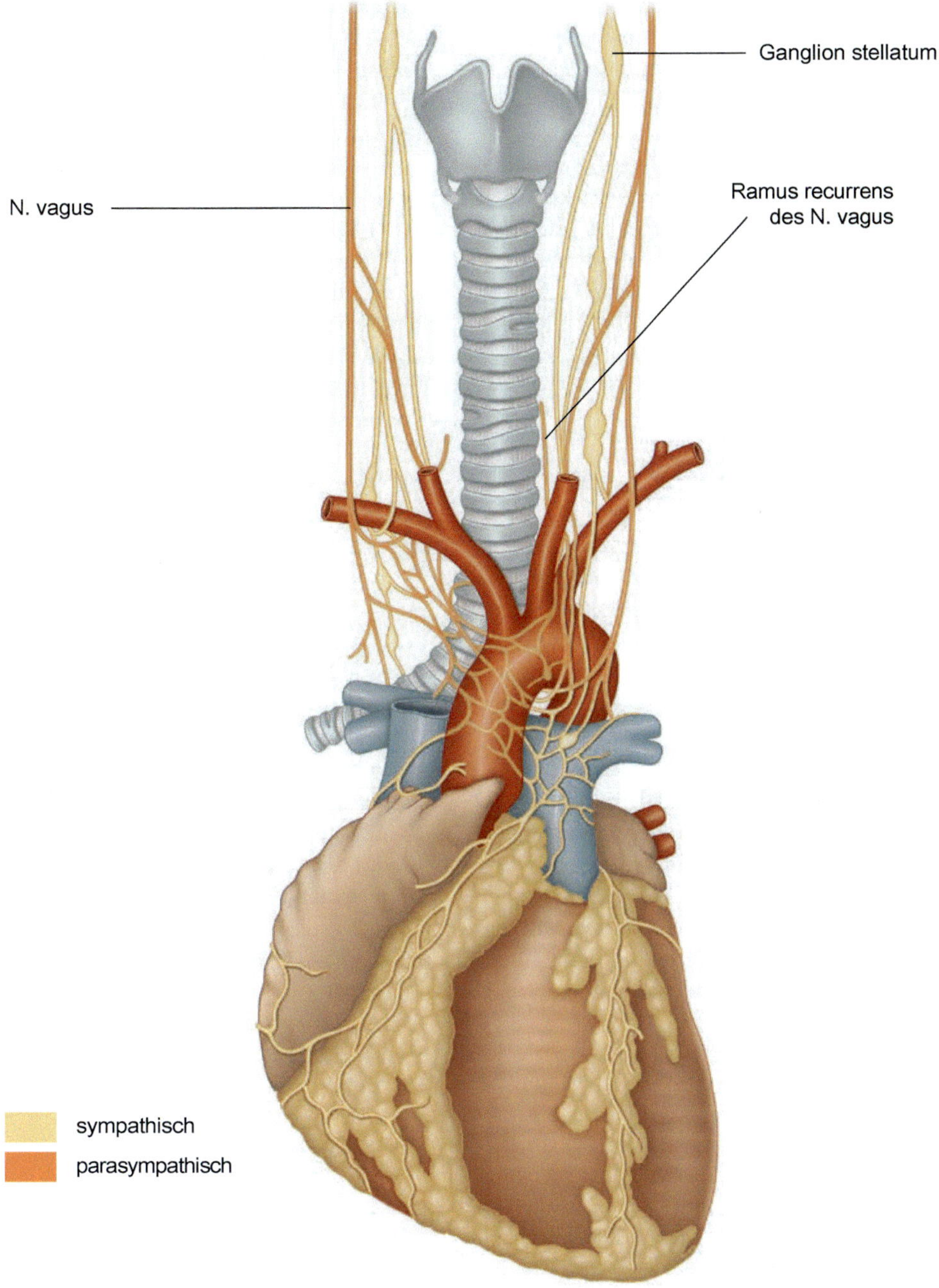

Abb. 1.9 Autonome Innervation des Herzens

Sympathisches Nervensystem

Die sympathischen Nervenfasern, die das Herz versorgen, ziehen rechts und links in jeweils drei kardialen Nervenpaaren (Nn. cardiaci cervicales superiores, medii und inferiores) vom Hals-Grenzstrang dorthin. Es sind Nervenfasern aus dem Seitenstrang des Rückenmarks, deren Ursprung in zervikalen

Ganglien (Ganglion cervicale superius, medius bzw. inferius, auch als Ganglion stellatum bezeichnet) liegt. Dazu sei angemerkt, dass das mittlere Halsganglion nicht immer vorhanden, sondern manchmal mit dem unteren verschmolzen ist.

Es handelt sich um postganglionäre Nervenfasern, deren Schaltstelle in den paravertebralen Ganglien liegt, während sich die Zellkörper der präganglionären Neurone in Höhe von C4 bis Th4 im Seitenhorn des Rückenmarks befinden. Nach Verlassen des Plexus cardiacus verteilen sich die sympathischen Nervenfasern auf das gesamte Reizleitungs- und Myokardgewebe.

Parasympathisches Nervensystem

Die parasympathische Nervenversorgung erfolgt hauptsächlich durch den rechten und linken N. vagus (X. Hirnnerv). Auch hier bilden die Äste (der N. recurrens mit ober- und unterhalb verlaufenden Rami) jeweils drei Nervenpaare.

Es handelt sich um präganglionäre Nervenfasern, die im Wesentlichen im Nucleus dorsalis des N. vagus entspringen. Sie ziehen durch den Plexus cardiacus zu ihrer Schaltstelle, die sich in den Vorhofwänden befindet, und kommen dabei mit dem Sinus- und AV-Knoten in Kontakt.

Da die postganglionären Neurone sehr kurz sind und nicht bis zu den Ventrikeln reichen [Buser 1994], unterscheidet sich die parasympathische deutlich von der sympathischen Innervation.

Plexus cardiacus

Sympathische und parasympathische Nervenfasern vereinen sich in zwei „Herzgeflechten".

- Der arterielle Plexus wird aus dem oberen Teil des Sympathikus und Vagus gebildet. Aus ihren vor und hinter dem Gefäßstiel absteigenden Nervenfasern entsteht das Wrisberg-Ganglion oder Ganglion cardiacum magnum, das sich unterhalb des Aortenbogens vor der rechten Pulmonalarterie befindet. Aus diesem Plexus hervorgehende periarterielle Koronargeflechte teilen sich wiederum in subperikardiale und subendokardiale Plexus auf.
- An den arteriellen schließt sich der venöse Plexus an, der hinter der Pulmonalarterie nach unten und an den Herzvorhöfen entlangzieht, um auf der Rückseite des rechten Vorhofs ein ganglionäres Zentrum zu bilden.

Wirkungen

Obwohl die sympathischen und parasympathischen Nervenfasern in den kardialen Plexus durchflochten sind, ist dennoch eine Systematisierung ihrer Funktion möglich. So lassen sich zentrifugale (viszeromotorische) und zentripetale (viszerosensible) Fasern unterscheiden. Sie alle dienen dazu, den Herzrhythmus zu regulieren und den kardialen Gefäßtonus an die physiologischen Gegebenheiten anzupassen.

Wirkungsweise

Vom vegetativen Nervensystem können verschiedene Parameter der Herzfunktion beeinflusst werden:

- Kontraktionsfrequenz (chronotrope Wirkung)
- Reizleitungsgeschwindigkeit (dromotrope Wirkung)
- Kontraktionskraft (inotrope Wirkung)
- Erhöhung/Erniedrigung des Muskeltonus (tonotrope Wirkung)
- Höhe der Reizschwelle: gesteigerte/verringerte myokardiale Erregbarkeit (bathmotrope Wirkung)
- Schnelligkeit, mit der sich Entspannung nach Herzmuskelkontraktionen einstellt (lusitrope Wirkung)

Sympathikuswirkung

Alle Herzregionen sind sympathisch innerviert: sowohl der Sinus- und AV-Knoten als auch das Vorhof- und Kammermyokard (besonders des linken Ventrikels) und die Koronararterien. Die postganglionären sympathischen Herzfasern entfalten ihre Wirkung über den Neurotransmitter Noradrenalin (Norepinephrin). Noradrenalin bindet an β-adrenerge Rezeptoren, bei denen es sich im Herzbereich zu 80% um Typ-β_1- und zu 20% um Typ-β_2-Rezeptoren handelt.

Noradrenalin und Adrenalin sind aus dem Nebennierenmark freigesetzte und im Blut zirkulierende Katecholamine, die kardial genauso wie der Sympathikus wirken. Der Sympathikus-Einfluss führt zu vermehrter Herzarbeit bzw. Durchblutung durch:

- beschleunigte Herzfrequenz (Tachykardie, von griech. *tachy* = schnell) wegen der positiv-chronotropen Wirkung auf den Sinusknoten
- beschleunigte Reizleitungsgeschwindigkeit zum AV-Knoten (positiv-dromotrope Wirkung)
- stärkere Ventrikelkontraktionskraft (positiv-inotrope Wirkung)
- erhöhter Muskel- und Gefäßtonus (positiv-tonotrope Wirkung)
- raschere Entspannung des Herzmuskels (positiv-lusitrope Wirkung)
- gesteigerte myokardiale Erregbarkeit (positiv-bathmotrope Wirkung)

In zahlreichen Situationen des Alltagslebens kommt das sympathische Nervensystem ins Spiel, wie etwa bei Orthostase-Reaktion, körperlicher Betätigung, Belastung (Stress) oder Blutungen.

Parasympathikuswirkung

Parasympathisch werden der Sinus- und AV-Knoten sowie das Vorhofmyokard innerviert. Eine parasympathische Versorgung der Ventrikel gibt es praktisch nicht. Neurotransmitter der postganglionären parasympathischen Nervenfasern ist Acetylcholin (ACh). Acetylcholin-Rezeptoren am Herzen gehören zum muskarinischen Typ (m-Cholinozeptoren). In Höhe des Sinusknotens kommen sie 7-mal häufiger als β-adrenerge Rezeptoren vor.

Der Parasympathikus entfaltet die gegenteilige Wirkung zum Sympathikus, allerdings mit begrenzteren Wirkungsmechanismen. Unter seinem Einfluss verringert sich die Herzarbeit bzw. Durchblutung infolge einer

- Verringerung der Herzfrequenz (Bradykardie, von griech. *brady* = langsam) wegen der negativ-chronotropen Wirkung auf den Sinusknoten
- Verlangsamung der Leitungsgeschwindigkeit zum AV-Knoten (negativ-dromotrope Wirkung)
- indirekt verminderten Kontraktionskraft (negativ-inotrope Wirkung).

ANMERKUNG

Viszerosensible Fasern des N. vagus leiten besonders Druck- und Wanddehnungsreize weiter. Das ist insofern wichtig, als es zumindest teilweise erklärt, weshalb sich durch die Anwendung von Manualtechniken am Herzen oder den großen Gefäßen sehr häufig eine Senkung der Herzfrequenz erreichen lässt.

Vago- und Sympathikotonus

Wenn ein isoliertes Herz weder neuralen noch hormonellen Einflüssen unterliegt, beträgt seine Eigenfrequenz etwa 100 Schläge/min. Das entspricht annähernd dem spontanen Rhythmus des Sinusknotens.

In vivo sorgt der ständige, leicht überwiegende Einfluss des Parasympathikus (Vagotonus) für eine mittlere Ruhe-Herzfrequenz von 70 Schlägen/min. Man spricht von einer vagalen „Bremswirkung“. Vago- und Sympathikotonus weisen tageszeitliche Schwankungen auf.

- Postprandial (nach dem Abendessen) und während des Nachtschlafs erhöht sich der vagale bzw. parasympathische Einfluss auf den Sinusrhythmus.
- Im Tagesverlauf hat der Sympathikus stärkeren Einfluss [Coumel 1993, 1994].

Das sympathisch-parasympathische Gleichgewicht verändert sich auch atemabhängig.

- Während sich beim Einatmen der Vagotonus verringert, nimmt der Sympathikotonus zu. Dadurch kommt es natürlich zu einem Herzfrequenzanstieg in der inspiratorischen Phase.
- Beim Ausatmen dagegen wird der Sympathikotonus schwächer und der Vagotonus stärker. Das führt zu einer verringerten Herzfrequenz in der exspiratorischen Phase.

Dabei handelt es sich um ein völlig normales physiologisches Phänomen. Die *respiratorische Sinusarrhythmie* ist nicht pathologisch, sondern im Gegenteil Zeichen eines gut funktionierenden vegetativen Nervensystems.

1.3 Gefäße

Blutgefäße lassen sich in drei große Kategorien unterteilen: Arterien, Kapillaren und Venen. Aneinandergereiht würden die Arterien eines erwachsenen

Menschen eine 100.000 km lange Strecke ergeben. Arterien transportieren das Blut aus dem Herzen in alle Winkel des Körpers, indem sie sich in immer kleinere Gefäße aufzweigen (Ramifikation). Für den Rückstrom des Blutes zum Herzen sorgen Venen, die zunehmend größere Stämme bilden, indem sie sich vereinen oder zusammenfließen.

1.3.1 Histologie

Gefäßwände

Von ihrer Gesamtstruktur her haben Blut- und Lymphgefäße denselben Wandaufbau. In einzelnen Segmenten zeigen sich allerdings charakteristische Unterschiede, die mit den funktionellen Anforderungen an die jeweiligen Gefäße zusammenhängen. Die Gefäßwände (> Abb. 1.10) bestehen von innen nach außen aus drei Hüllschichten: Tunica intima, Tunica media und Tunica externa.

Innenschicht (Tunica intima)

Die Innenschicht („Intima“) der Gefäße besteht aus einschichtigen Endothelzellen, die einer Basalmembran anliegen, und dünnem Bindegewebe. In Arterien ist zwischen ihr und der Tunica media zusätzlich eine elastische Membran („Elastika“) mit Poren vorhanden. Die „Intima“ der Gefäße dient dem Austausch von Gasen, Flüssigkeiten, Sauerstoff und ist dem Strömungsdruck des Blutes direkt ausgesetzt. In ihr werden vasodilatierende Substanzen (Endotheline) gebildet.

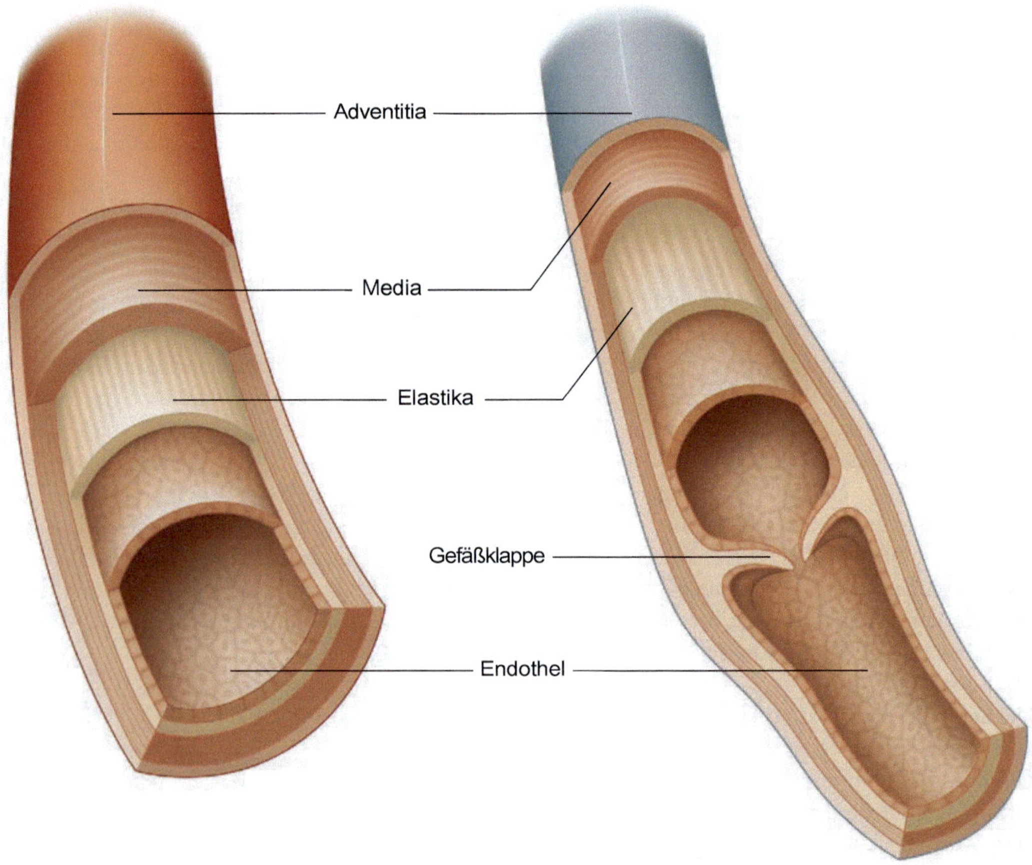

Abb. 1.10 Gefäßwände

Mittelschicht (Tunica media)

Die mittlere Schicht („Media“) besteht aus glatten Muskelzellen und elastischen Fasernetzen, um zu verhindern, dass es bei Blutdruckschwankungen zu einer Dilatation oder Aussackung der Gefäßwand kommt. Je nach Spannungszustand ihrer glatten Muskelzellen kann sie die Gefäßlichtung verengen oder weiten.

Mit zunehmender Entfernung zum Herzen sind weniger elastische Fasern und stattdessen mehr Muskelzellen in den Gefäßwänden anzutreffen.

Außenschicht (Tunica externa, „Adventitia")

Die Tunica externa (Adventitia) der Gefäßwände besteht im Wesentlichen aus Bindegewebe. In der Außenschicht sind Zellen und Fasergitter in der Gefäßachse angeordnet. Dadurch können sich die Gefäße besser an ihre Umgebung anpassen und sich äußeren Einflüssen, vor allem einer Überdehnung, widersetzen.

In der Adventitia der großen Gefäße verlaufen Vasa privata, die als ihre Vasa vasorum dafür sorgen, dass auch die äußeren Wandschichten durchblutet werden. In die Tunica externa dringen außerdem vegetative Nervenfasern ein, um als Nervi vasorum die Muskelzellen der Gefäßwand zu innervieren.

Glatte Muskulatur der Arterien

Arterien haben eine Wandschicht aus glatten Muskelzellen (Myozyten), deren spindelförmige Fasern sehr kurz sind (maximal 0,4 mm lang) und folgende Hauptmerkmale aufweisen:

- keine motorischen Endplatten
- keine Sarkomere
- keine quer gestreiften Fasern
- hundertmal langsamere Kontraktion als in Skelettmuskeln
- extrem verkürzbar (kontraktil)
- Organisationsform aus mehreren Einheiten („Multi-unit-Typ“)

Auf zwei Mechanismen reagieren die Gefäßmuskelzellen mit einer Kontraktion:

- eine chemomechanische Kopplung, die Membranrezeptoren dazu aktiviert, verschiedene Substanzen zu binden; dadurch wird eine Kontraktion ausgelöst, ohne dass sich das Membranpotenzial verändert;
- eine elektrochemische Kopplung, die neuromuskuläre Synapsen ins Spiel bringt und dadurch eine Depolarisation der Zellmembran provoziert.

An der Relaxation der Gefäßmuskulatur können dieselben Mechanismen (chemo- oder elektromechanische Kopplung) beteiligt sein.

Es gibt somit zahlreiche neurohumorale Faktoren, von denen die Kontraktilität der Gefäßmuskelzellen beeinflusst werden kann:

- Sympathikus, Adrenalin, Noradrenalin, Vasopressin und Angiotensin führen beispielsweise zur Vasokonstriktion.
- Parasympathikus, atriales natriuretisches Peptid (ANP) und Adrenomedullin wirken dagegen relaxierend auf die Gefäßmuskelzellen.

Gefäßendothel

Die Gefäße sind innen von einem einschichtigen Endothel ausgekleidet, dessen Zellen abgeflacht und sehr glatt sind, um den Reibungswiderstand für das Blut möglichst gering zu halten. Das Gefäßendothel bildet lediglich eine Schranke zwischen Blut und Gefäßwand. Darüber hinaus werden hier verschiedene vasoaktive Substanzen produziert, wie:

- Stickstoffmonoxid
- Endothelin
- Angiogenese-(Gefäßneubildung-)stimulierende Faktoren
- Histamin als lokaler Entzündungsmediator, der in Mastzellen des Bindegewebes und bestimmten Blutzellen (Basophile) synthetisiert wird.

1.3.2 Arterien

Gefäßnetz

Arterien lassen sich entsprechend ihrer Größe und Funktion in drei Gruppen einteilen: in Arterien vom elastischen oder vom Muskeltyp und in Arteriolen.

Arterien des elastischen Typs (Arteriae elastotypicae)

Diese großen Arterien mit ihren dicken Wänden befinden sich ausnahmslos in Herznähe. Mit ihrem weiten Durchmesser dienen sie als großkalibrige „Strombahnen", die dem Blut auf seinem Weg vom Herzen zu den mittleren Gefäßen kaum Widerstand entgegensetzen und eine „Windkesselfunktion" haben. Dass sie mehr Elastin als andere Gefäße enthalten, führte zur Bezeichnung als Arterien des elastischen Typs.

Arterien des muskulären Typs (Arteriae myotypicae)

Diese Arterien transportieren Blut zu den Organen und werden daher auch als Verteilungs- oder „Distributionsgefäße" bezeichnet. Ihr Innendurchmesser reicht von 1 cm (etwa so dick wie ein kleiner Finger) bis 0,3 mm (dünn wie eine Bleistiftmine). Arterien des muskulären Typs haben eine dickere Media als alle anderen Gefäße. In ihren Wänden sind deutlich mehr glatte Muskelzellen und weniger elastisches Gewebe als bei elastischen Arterien enthalten. Arterien des muskulären Typs spielen eine aktive Rolle bei der Vasokonstriktion, sind aber weniger dehnbar.

Arteriolen

Die kleinsten arteriellen Gefäße sind die Arteriolen, deren Durchmesser 0,3 mm bis 10 µm (Mikron) betragen kann. Während größere Arteriolen noch mit drei Hüllschichten versehen sind, besitzen die kleinsten Arteriolen der Endstrombahn vor der Einmündung ins Kapillarbett nur eine glattmuskuläre Schicht, die sich spiralig um das Gefäßendothel herumwickelt. Bei sämtlichen Arteriolen ist die Adventitia sehr dünn.

Die Kapillarbettdurchblutung hängt vom variablen Durchmesser der Arteriolen ab, der sich unter dem Einfluss von Nervenstimuli und lokalen chemischen Substanzen auf ihre glattmuskuläre Wandschicht verändert. Ziehen sich Arteriolen zusammen (Vasokonstriktion), fließt das Blut an dem von ihnen versorgten Gewebe vorbei. Wenn sie sich aufweiten (Vasodilatation), nimmt die Blutfülle der lokalen Kapillargefäße deutlich zu.

Anatomische Anastomosen

Es gibt eine Vielzahl und Vielfalt an anatomischen Anastomosen (➤ Abb. 1.11), die dafür sorgen, dass sämtliche Körpergewebe immer gut durchblutet

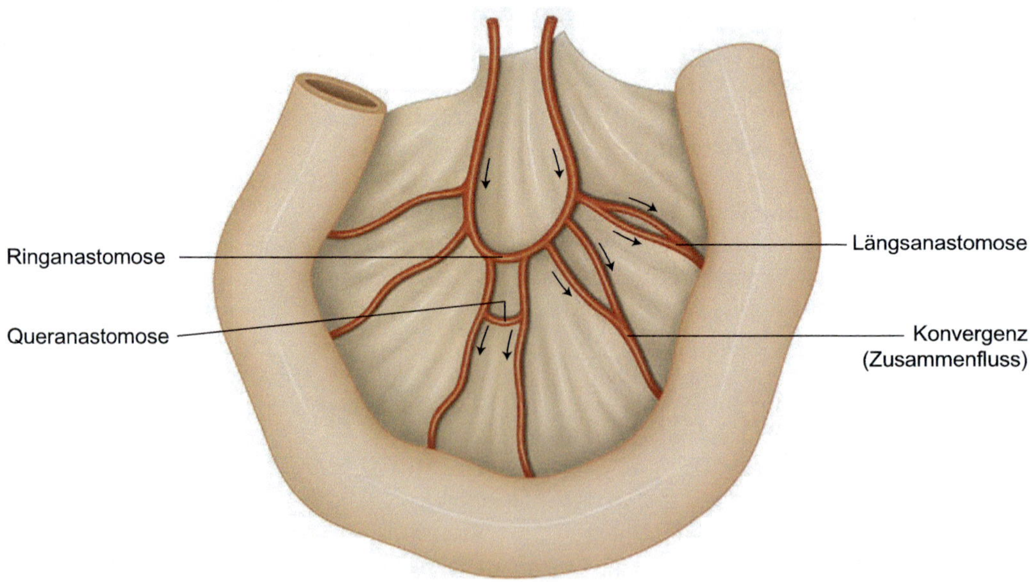

Abb. 1.11 Verschiedene Formen arterieller Anastomosen

werden. Nachfolgend sind die unterschiedlichen Arten arterieller Anastomosen kurz beschrieben.

- Ringanastomose: Dabei gehen zwei gleich große Gefäße ineinander über und bilden eine ring- oder bogenförmige Anastomose, wie es zwischen A. gastrica dextra und A. gastrica sinistra der Fall ist.
- Queranastomose: Zwischen zwei parallel verlaufenden Arterien können sich rechtwinklige Querverbindungen herausbilden.
- Konvergenz (Zusammenfluss): Sie entsteht, wenn zwei Arterien schräg aufeinander zulaufen und einen gemeinsamen Stamm bilden, wie es etwa bei Wirbelarterien und dem Stamm der A. basilaris der Fall ist.
- Plexus bedeutet soviel wie Gefäßnetz oder -geflecht. Zwischen großen Gefäßstämmen eher eine Seltenheit, werden solche Plexus aber zunehmend häufiger, je mehr man sich dem Kapillarbereich nähert.

Wandgefäße und Innervation

- Vasa vasorum: Vor allem in den Wänden großer Arterien und großer Venen sind diese Versorgungsgefäße anzutreffen.
- Nervi vasorum: Die Gefäßmuskulatur wird von vegetativen Nervenfasern innerviert, die durch die Tunica externa (Adventitia) eindringen. Die vorwiegend zum sympathischen System gehörenden vasomotorischen Nerven ziehen zur glattmuskulären Schicht der Gefäßwand, über die sie den Gefäßdurchmesser beeinflussen können. Motorische und sensible Fasern bilden unmyelinisierte Nervengeflechte. In der Adventitia ist auch ein gewisser Anteil myelinisierter sensibler Fasern enthalten.

Angiogenese

Angiogenese bedeutet Gefäßneubildung. Während der Embryonalentwicklung steht sie an vorderster Stelle und setzt sich nach der Geburt in unterschiedlichen Bereichen weiter fort, wie etwa bei der:

- Wundheilung (Vernarbung)
- Gebärmutterschleimhautregeneration nach der Menstruation
- Gelbkörperbildung nach der Ovulation
- Bildung eines Kollateralkreislauf bei Koronargefäßverschluss
- Einsprossung von Arteriolen ins Fettgewebe bei Gewichtszunahme
- Tumorgefäßproliferation (zur Ernährung der Tumorzellen dienende Arteriolen): Maligne Tumorzellen sezernieren Proteine wie die sog. „Tumor-Angiogenese-Faktoren" (TAF), die das Blutgefäßwachstum im Tumor stimulieren.

1.3.3 Kapillargefäße

Kapillargefäße haben hauchdünne Wände ohne kontraktile Elemente. Sie teilen und verzweigen sich, ohne dass ihr Durchmesser wesentlich kleiner würde. Lediglich 5% des gesamten Blutvolumens im Körper sind in ihnen enthalten.

Eine Kapillare ist 3000-mal kleiner als die Aorta und 100-mal feiner als ein Haar. Die rund 10 bis 40 Milliarden Kapillargefäße bilden eine Austauschfläche von 600 m^2.

Besonders zahlreich sind sie in Organen, die metabolisch eine wichtige Rolle spielen. Das trifft vor allem auf die Lunge zu; sie enthält die meisten Kapillargefäße, damit sich das Blut wieder mit Sauerstoff anreichern kann (Arterialisation bzw. Umwandlung von venösem in arterielles Blut). Ausgedehnte Kapillarnetze sind auch in der Leber, Milz oder Schilddrüse vorhanden.

ANMERKUNG

Osteopathische Techniken zur Verbesserung der Viskoelastizität haben sicherlich großen Einfluss auf die Kapillargefäße.

Kapillarbett

Kapillargefäße sind bevorzugt zu verzweigten Netzen oder Geflechten angeordnet, die als „Kapillarbett" bezeichnet werden (➤ Abb. 1.12). Je nach Organ- oder Gewebedurchblutung befinden sich 10–100 echte Kapillaren in einem Kapillarbett.

In den meisten Körperregionen besteht ein Kapillarbett aus zwei Arten von Gefäßen:

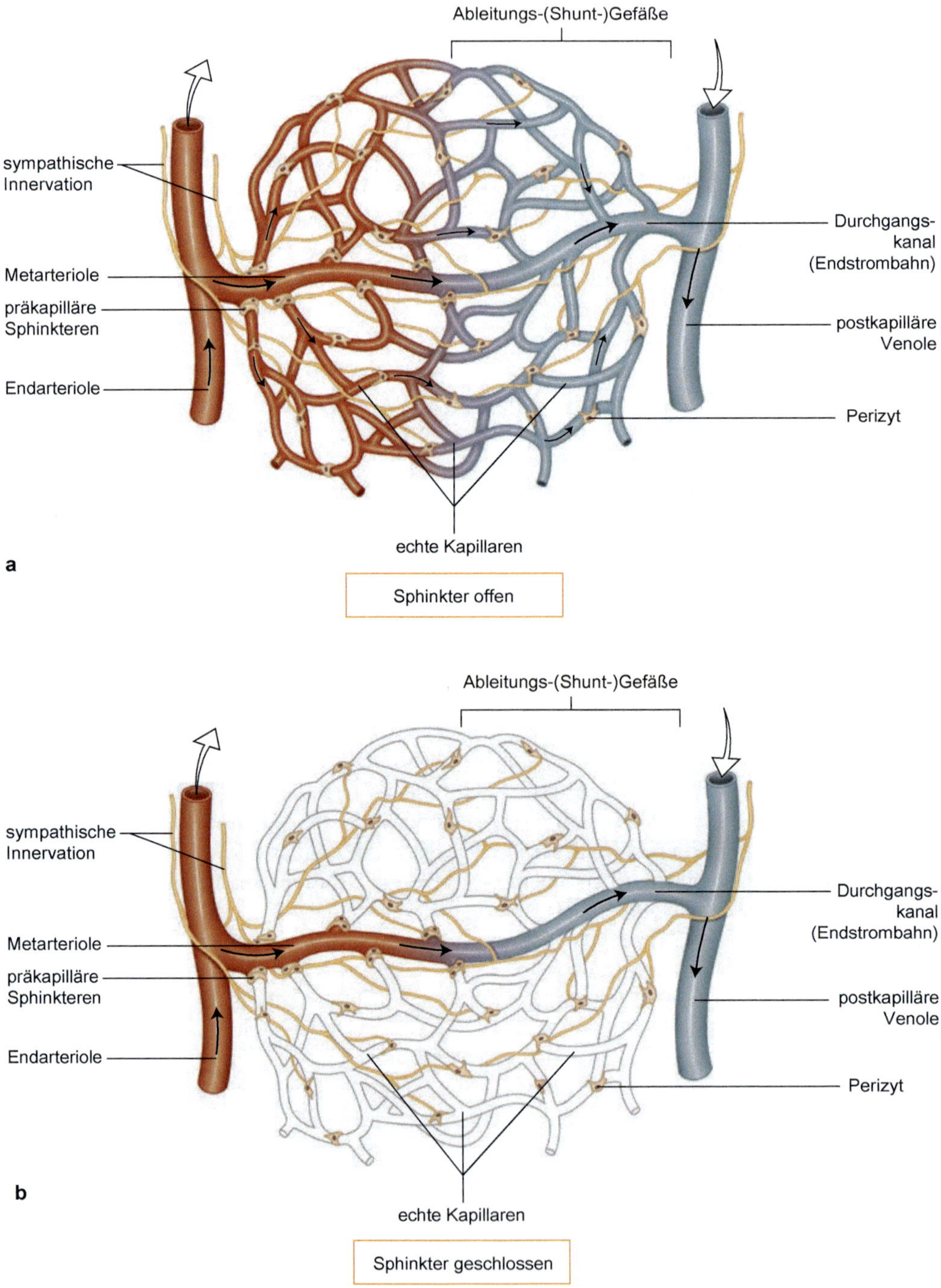

Abb. 1.12 Kapillarbett mit offenen (a) und geschlossenen präkapillären Sphinkteren (b)

- Ableitungsgefäßen als Teil der Endstrombahn, die über eine Metarteriole und einen Durchgangskanal eine Endarteriole direkt mit einer Venole am anderen Ende des Kapillarbetts verbindet, und
- echten Kapillaren, in denen Austauschprozesse zwischen Blut und interstitieller Flüssigkeit ablaufen.

Mikrozirkulation

Unter Zwischenschaltung des Kapillarbetts findet ein als Mikrozirkulation bezeichneter Blutkreislauf zwischen Arteriolen und Venolen statt. Um den Austausch und Stoffwechsel zwischen Blut und Gewebe zu ermöglichen, verlangsamt sich der Blutfluss in den Kapillaren. Denn die roten Blutkörperchen sind gezwungen, sie einzeln nacheinander zu passieren und sich zu verformen.

Durch Veränderungen ihrer Gefäßlichtung (Lumenweite) können Arteriolen den Blutdruck und die Perfusion des jeweiligen Versorgungsgebiets regulieren. Jede echte Kapillare, die aus der Metarteriole abzweigt, ist am unteren Ende von einer glattmuskulären Manschette umgeben. Der sog. präkapilläre Sphinkter scheint wie eine Klappe zu funktionieren und den Blutfluss in der Kapillare zu steuern.

- Sind die präkapillären Sphinkteren geweitet, füllen sich die echten Kapillaren mit Blut, so dass ein Austausch mit den Gewebezellen erfolgen kann.
- Sind die präkapillären Sphinkteren kontrahiert, strömt das Blut nur durch die Metarteriole und den Durchgangskanal, während die echten Kapillaren (und somit auch die Zellen) umgangen werden.

Je nach den Anforderungen, die an einen Körperbereich oder an ein bestimmtes Organ gestellt werden, kann ein Kapillarbett also gut durchblutet sein oder aber ausgespart bleiben, weil das Blut in einem Shunt oder Bypass komplett daran vorbeifließt.

1.3.4 Venen

Venen sind die Gefäße, die das Blut unter niedrigem Druck wieder zum Herzen zurückführen.

Gefäßwände

Venenwände zeigen denselben dreischichtigen Aufbau wie Arterienwände, sind aber wegen des geringeren Muskel- und elastischen Gewebeanteils in der Media viel dünner. Wenn Venen nicht gefüllt (blutleer) sind, flachen sie sich ab. Da sie in der Breite sehr dehnbar sind, kann sich ihr Durchmesser verfünffachen, während er sich bei Arterien höchstens verdoppelt.

Zahl und Kapazität

Es gibt fast doppelt so viele Venen wie Arterien, so dass sich das venöse Gefäßnetz über eine Länge von etwa 200.000 km erstreckt.

Abgesehen von großkalibrigen Gefäßen in Körperbereichen wie der Kniekehle, Achselhöhle oder oberen Thoraxapertur (Skalenuslücke) kommen auf eine Arterie zwei Venen. Sie bilden zahlreiche Anastomosen untereinander. Große Venen verlaufen schnurgerade.

Während durch Zusammenflüsse immer größere Venenstämme entstehen, verringert sich gleichzeitig die Gesamtoberfläche des venösen Kompartiments, je weiter man sich dem Herzen nähert. Wie bei einem Baum ist das Gesamtvolumen der peripheren Äste und Zweige größer als im (End-)Stamm selbst.

Venenklappen

Manche Venen besitzen Klappen, die einen Blutrückfluss verhindern und den Rücktransport in Richtung Herz sicherstellen. Bei den Venenklappen handelt es sich um Umschlagsfalten der Intima, verstärkt durch Bindegewebe. Die halbmondförmigen Klappen sind zum Herzen hin konkav. Venenklappen funktionieren wie Ventile und sind immer paarweise angeordnet, um sich gegenseitig zu ergänzen.

Extremitätenvenen sind reichlich mit Klappen ausgestattet, vor allem die Beinvenen, in denen das Blut im aufrechten Stand beträchtliche Entfernungen gegen die Schwerkraft zurücklegen muss. Unterstützt wird die Venenklappenfunktion durch Kontraktionen der angrenzenden Skelettmuskeln.

In den kleinen Venen fehlen Klappen ebenso wie in den großen thorakalen und abdominalen Venen.

Venöse Sinus

Ein Sinus venosus entsteht, wenn die typische Venenwand fehlt. Solche Venen haben nur ein dünnes Wandendothel ohne glatte Muskelschicht, die ihren Durchmesser variieren könnte. Straffes Bindegewebe, das gewöhnlich Media und Adventitia ersetzt, gibt ihnen Halt.

Beispiele dafür sind die – von Dura mater verstärkten – kranialen Sinus durae matris (Hirnsinus), die venöses Blut des Gehirns zu den Öffnungen an der Schädelbasis ableiten. Auch der Sinus coronarius des Herzens ist ähnlich beschaffen.

Eigenschaften

Venen werden wegen ihres Fassungsvermögens als Kapazitätsgefäße bezeichnet. Denn dank ihrer weiten Lichtungen und ihrer Dehnbarkeit können sie einen großen Anteil des Gesamtkörperbluts aufnehmen. Zu jedem Zeitpunkt befinden sich etwa zwei Drittel der Gesamtblutmenge in den Venen, die daher ein Blutreservoir darstellen.

Infolgedessen werden Volumenschwankungen zu einem gewissen Grad vom Gefäßsystem aufgefangen. Im Fall einer Blutung können Venen beispielsweise, indem sie sich kontrahieren, einen abrupten Blutdruckabfall verhindern.

1.3.5 Gefäßnetz

Die wichtigsten Angaben zum Gefäßnetz sind in ➤ Abbildung 1.13 zusammengestellt.

1.4 Blut

Von allen extrazellulären Flüssigkeiten lässt sich Blut am schnellsten mobilisieren. Durch den ununterbrochenen Austausch zwischen Blut und interstitieller Flüssigkeit stehen die Zellen der unterschiedlichen Gewebe mit dem Außenmilieu in Verbindung, wo sie metabolische Substrate und Sauerstoff aufnehmen sowie ihre Abbauprodukte (z.B. CO_2 und H^+-Ionen) ins Blut abgeben.

1.4.1 Funktionen

Blut ist eine komplexe Flüssigkeit, die sich ständig erneuert und die Grundlage für zahlreiche lebenswichtige Funktionen liefert. Von der Herzarbeit angetrieben, zirkuliert es ständig im Gefäßsystem und erfüllt unterschiedliche Aufgaben: als Transportmedium, in Regelkreisen, bei der Abwehr und der Gerinnung (Hämostase).

Transport

Auf metabolischer Ebene dient Blut als Transportmedium. Es sorgt für den Transport von
- Sauerstoff (aus der Lunge zum Gewebe) und Kohlendioxid (aus dem Gewebe zur Lunge)
- aus dem Darm resorbierten Stoffen zur Leber und in andere Gewebe
- Abbauprodukten des Zellstoffwechsels zu Ausscheidungsorganen wie der Lunge oder den Nieren.

Über Neurotransmitter oder endokrine Substanzen, die ins Blut ausgeschüttet werden, ist es an vielen interzellulären Kommunikations- oder systemischen Interaktionsmechanismen beteiligt.

Regulierung

Blut spielt in zahlreichen Regelkreisen eine Rolle:
- Durch seine Beteiligung am Austausch von Wasser und Mineralstoffen zwischen verschiedenen Körperbereichen trägt es mit dazu bei, das innere Milieu sowohl hinsichtlich des pH als auch des Wasser-Elektrolyt-Haushalts in einem stabilen Gleichgewicht zu halten.
- Indem es die Wärme aus Organen im Körperinneren zu oberflächlichen Geweben ableitet, hilft es, die Körpertemperatur konstant zu halten. Diese Homöothermie ist lebenswichtig.

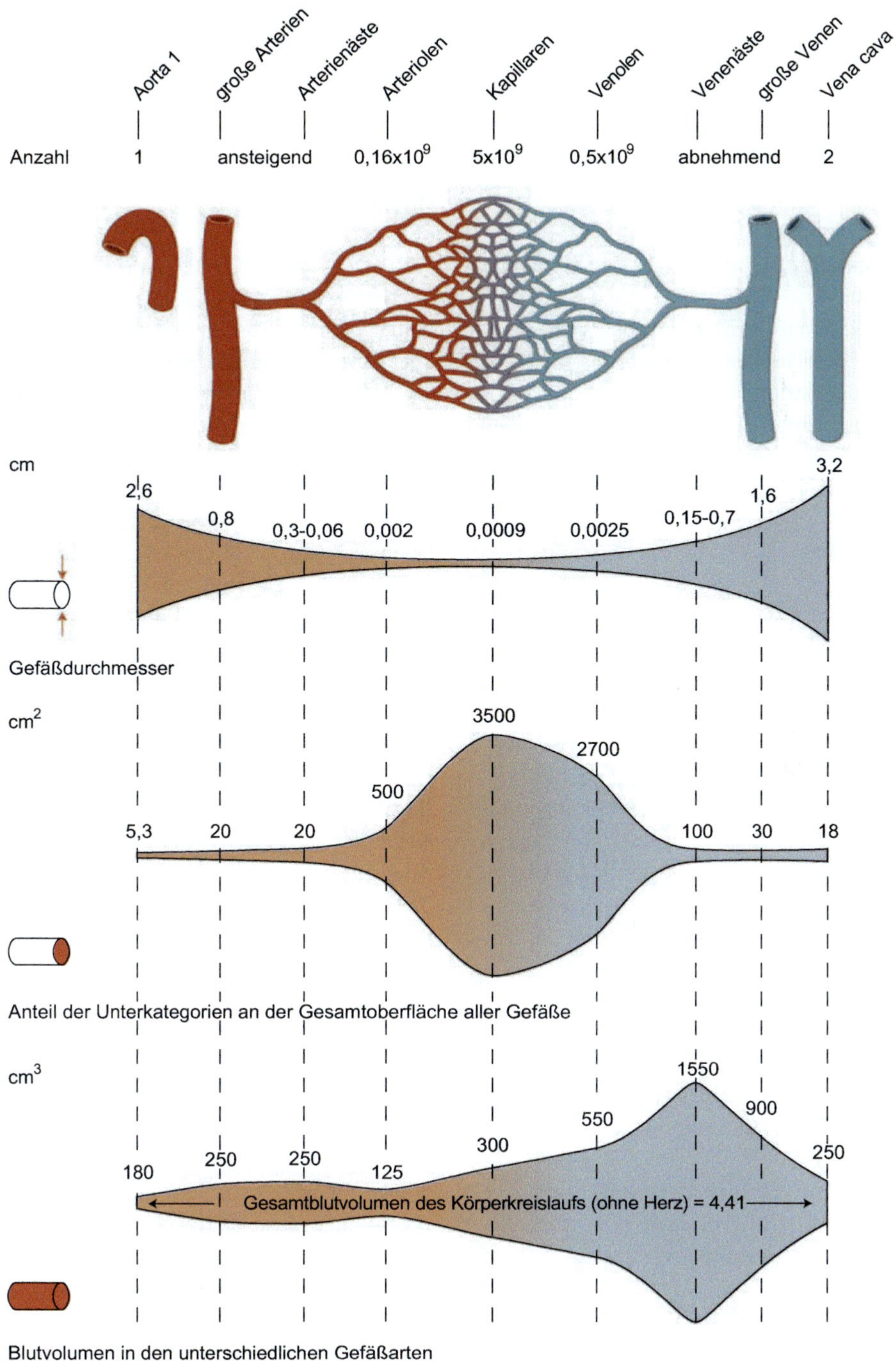

Abb. 1.13 Das Gefäßnetz

Abwehr

Blut spielt auch bei Abwehrprozessen im Körper eine Rolle, da im Blutplasma enthaltene Phagozyten und Antikörper in Immunreaktionen eingreifen.

Hämostase

Hämostase bzw. Blutstillung bezieht sich auf die Gesamtheit biologischer Phänomene, die eine Blutung spontan zum „Stehen“ bringen. Das bewirken in erster Linie die Blutplättchen (Thrombozyten). Hinzu kommt die Koagulation, bei der zirkulierendes Fibrinogen in Fibrin umgewandelt wird, so dass sich ein Blutgerinnsel (Koagel) bildet.

1.4.2 Volämie

Nach Angaben von Laborit (1961) entspricht die Gesamtblutmasse durchschnittlich 7–9% des Körpergewichts bzw. $\frac{1}{13}$ des Gewichts von Menschen und Tieren mittlerer Größe.

Die mittlere Blutmenge eines Menschen beträgt 5–6 Liter, kann aber unter bestimmten patho-/physiologischen Bedingungen auch Schwankungen unterliegen. Allgemein wird von einer Blutmenge in der Größenordnung von 75 ml/kg bei Männern und 65 ml/kg bei Frauen ausgegangen.

1.4.3 Zusammensetzung

Blut besteht aus Blutzellen, die als geformte Elemente in einer gerinnbaren Flüssigkeit oder Lösung, dem Blutplasma, aufgeschwemmt sind (Suspension).

Wenn man Blut gerinnen lässt und es anschließend zentrifugiert, wird Blutserum gewonnen, also ein Blutplasma ohne Gerinnungsproteine.

Blutplasma

Das Blutplasma stellt die Flüssigphase von Blut dar. Es ist der flüssige Anteil, wenn Blut ungerinnbar gemacht bzw. seine Koagulation verhindert wird. In jedem Liter Plasma sind etwa 70–80 g Gerinnungsproteine enthalten; eines davon ist Fibrin. Unter seiner Mitwirkung wird ein Gerinnsel oder Koagel gebildet, das Blutkörperchen und Serum in sich einschließt.

Blutzellen

Rote Blutkörperchen (Erythrozyten)

Unter dem Mikroskop sehen rote Blutkörperchen oder Erythrozyten wie bikonkave Scheiben aus. Zusammengelegt würden sie eine Fläche von schätzungsweise 3000 m^2 bedecken. Mit ihrem Zelldurchmesser von 7,2 µm sind die Erythrozyten im venösen Blut etwas größer als im arteriellen Blut.

Bei einem Erwachsenen bewegt sich die Erythrozytenzahl um 5 Millionen pro Kubikmillimeter (mm^3) Blut. Die roten Blutkörperchen sind elastisch verformbar und können bei der Passage des Kapillarnetzes manchmal noch dünner als ihr Durchmesser werden.

Erythrozyten bestehen zu einem Drittel aus Wasser, während Hämoglobin 90% ihrer festen Bestandteile ausmacht. Hämoglobin (Hb) gilt als „respiratorisches Blutpigment“, da es am Sauerstoff- und Kohlendioxid-Transport sowie an der Regulierung des Säure-Basen-Gleichgewichts beteiligt ist. Aus ihm entsteht Bilirubin. Durch Hämoglobin erhält Blut seine rote Farbe.

Erythrozyten haben eine Lebensdauer von 100 bis 120 Tagen und werden danach in der Milz abgebaut.

Weiße Blutkörperchen (Leukozyten)

Dass weiße Blutkörperchen oder Leukozyten in Blut und Lymphe, im Liquor cerebrospinalis, in Lymphknoten, Bindegewebe und entzündlichen Ergüssen vorkommen, liegt daran, dass es sich um bewegliche, wandernde (migratorische) Zellen handelt.

Ihre Größe schwankt zwischen 9 und 18 µm, und im physiologischen Normalzustand liegt ihre Zahl bei ca. 8000/mm^3. In der Verdauungsphase und vor allem bei pathologischen Zuständen erhöhen sich jedoch die Leukozytenwerte.

Anhand der Form des Zellkerns werden zwei große Gruppen von Leukozyten unterschieden, nämlich

Monozyten und polymorphkernige Neutrophile (im Verhältnis von ⅓ zu ⅔).

Leukozyten haben besondere Eigenschaften, denn sie können Pseudopodien ausbilden, die ihnen eine amöbenartige Fortbewegung erlauben. Die kriechenden Zellbewegungen werden chemotaktisch gesteuert. Vor allem bei den polymorphkernigen Neutrophilen ist diese Eigenschaft gut entwickelt. Dank ihrer Beweglichkeit sind Leukozyten zur Diapedese fähig: Sie können sich ins Interstitium von Zellen gleiten lassen und aktiv in Gewebe einwandern, besonders in Entzündungsherde. Auf die Weise gelangen sie genau dorthin, wo sich ihre Eigenschaft als Fresszellen, die sich Fremdkörper (vor allem Mikroben) einverleiben und sie verdauen, als nützlich erweist. Das bezeichnet man als Phagozytose.

Bestimmte Leukozyten (Granulozyten) haben nur eine kurze Lebensdauer von wenigen Stunden.

Blutplättchen (Thrombozyten)

Blutplättchen oder Thrombozyten sind kleine, farblose, spindelförmige Elemente mit einem Durchmesser von 2–3 µm. Ihre Zahl bewegt sich zwischen 200.000 und 300.000/mm^3 Blut und ihre Lebensdauer beträgt etwa 8–10 Tage. Die serotoninhaltigen Thrombozyten spielen vor allem bei der Blutgerinnung eine Rolle.

1.4.4 Hämatokrit

Der Anteil der roten Blutkörperchen am Gesamtblut entspricht etwa 45%. Dies ist der Hämatokrit oder Hämatokritwert, der je nach Plasmamenge oder der im Blut zirkulierenden Erythrozytenzahl variieren kann.

1.4.5 Physikalische Eigenschaften

Blut ist eine visköse Flüssigkeit von hellroter Farbe in den Arterien (oxygeniertes Blut) und dunklerem Rot in den Venen (sauerstoffarmes Blut). Es kann fade bis leicht ekelerregend riechen und schmeckt salzig.

Seine Dichte liegt bei etwa 1060 mg/cm^3 und sein pH bleibt relativ stabil mit einem Wert von 7,35.

1.4.6 Viskosität

Blut lässt sich als konzentrierte Erythrozytenlösung (Suspension) betrachten. Experimentell kann zwischen Plasma- und Blutviskosität unterschieden werden. Kennzeichnend für den Zusammenhalt des Blutes ist der Viskositätskoeffizient. Er hängt davon ab, ob die Moleküle in der Flüssigkeit mehr oder weniger stark miteinander verbunden sein, und wird von mehreren Faktoren beeinflusst.

Unter Normalbedingungen und einer Temperatur von 37 °C beträgt die Gesamtblut-Viskosität im Vergleich zur Viskosität von Wasser (die als Bezugsgröße dient) etwa 5.

In vivo fließt das Blut allerdings viel leichter und flüssiger durch den Körper, als aufgrund seiner Viskosität und Zusammensetzung zu erwarten wäre.

HINWEISE ZUR KLINIK

Eine starke Vermehrung der Erythrozytenzahl wird als Polyglobulie bezeichnet, eine Verminderung als Anämie. Bei anämischen Patienten wird die Gesamtmenge der Erythrozyten und demzufolge die Blutviskosität abnehmen. Umgekehrt wird bei anomal erhöhter Erythrozytenzahl auch die Blutviskosität weit über dem Normalwert liegen.

Diese Störungen bzw. Erkrankungen wirken sich auch auf die Hämodynamik aus (➤ Kap. 2 unter Reynolds-Zahl).

KAPITEL 2 Kreislaufphysiologie

Obwohl sich bestimmte Gesetze der Flüssigkeitsdynamik auf das Herz-Kreislauf-System anwenden lassen, erscheint es durch einige Besonderheiten außergewöhnlich kompliziert. Es handelt sich um ein sehr komplexes biologisches Röhrensystem. Deshalb lässt sich der Blutfluss in den Gefäßen viel schwieriger untersuchen und modellhaft darstellen als die Wasserzirkulation in Zentralheizungsrohren. An der Funktion des Gefäßsystems sind deutlich mehr Variablen beteiligt als an der Steuerung der meisten Pump-, Wasser- und Röhrensysteme in der Industrie.

2.1 Kreislauffunktion

2.1.1 Modell

Um besser zu verstehen, wie und wodurch die Kreislauffunktion aufrechterhalten wird, kann man folgende Vereinfachung vornehmen: Es gibt eine Pumpe mit Wechselbetrieb (das Herz) und einen hydraulischen Kreislauf (das Gefäßsystem), in dem das Volumen zumindest kurz- bis mittelfristig, abgesehen von der Reabsorption in den Nieren, konstant bleibt.

Dieser hydraulische Kreislauf (➤ Abb. 2.1) besteht aus:

- einem Verteilungsnetz in Form von
  - Arterien und Arteriolen als variablen Widerstandsgefäßen

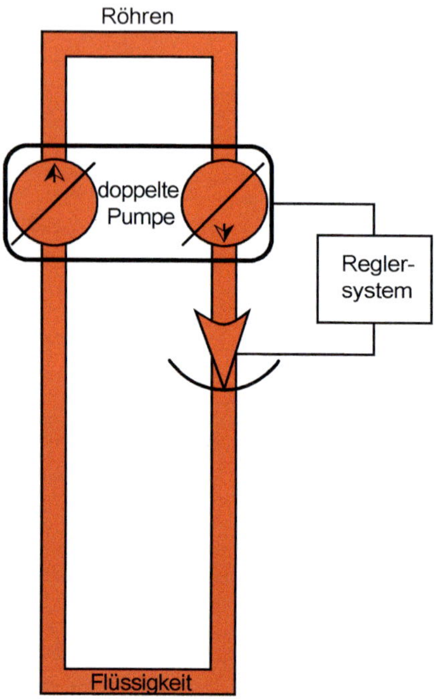

Abb. 2.1 Hydraulik-(Flüssigkeitsdruck-)Grundschema

– kleinsten Kapillargefäßen, auf deren Ebene ein Austausch stattfindet (Mikrozirkulation), und
- einem zum Herzen zurückführenden Sammelnetz in Form der Venen.

In einer ersten Annäherung kann man sich das kardiovaskuläre System als geschlossenes hydraulisches System mit konstantem Volumen – statt als offenes, lineares System – vorstellen. Dennoch ist zu unterstreichen, dass das Herz-Kreislauf-System
- an manchen Stellen poröse Leitungen aufweist (Kapillarbett),
- nicht aus starren, sondern aus elastischen Röhrenelementen besteht,
- das Blut-/Füllungsvolumen an Verluste infolge der Darmresorption, Nieren- (Urin-) und Stuhlausscheidung anpassen muss.

Durch diese Eigenschaften wird das Grundmodell des Herz-Kreislauf-Systems außerordentlich kompliziert.

2.1.2 Drücke

Blutdruck

Der Blutdruck ist der Druck pro Flächeneinheit, den das Blut auf die Gefäßwände (im engeren Sinne der Arterien) ausübt. Er hängt von der Blutfüllung der Gefäße und der Dehnbarkeit der Gefäßwände ab.

Arterieller Blutdruck

Der durch den intravasalen Blutdruck in den großen Arterien entstehende arterielle Druck entspricht dem totalen peripheren Gefäßwiderstand im Verhältnis zur Herzleistung bzw. zum Herzzeitvolumen.

Im Laufe eines Herzzyklus verändert sich der arterielle Druck mit:
- einem Anstieg in der Austreibungszeit (ventrikuläre Systole) und
- einem Abfall in der Füllungszeit (ventrikuläre Diastole).

Systolischer Druck

Der systolische Druck entspricht dem arteriellen Blutdruck während der Herzkontraktions-/Anspannungsphase. Gemäß dem Hagen-Poiseuille-Gesetz ist er im Wesentlichen von drei Parametern abhängig: Herzleistung, Wandelastizität der großen Arterien und Blutviskosität.

Diastolischer Druck

Der diastolische Druck entspricht dem arteriellen Blutdruck während der kardialen Entspannungsphase. Er hängt von der Blutströmungsgeschwindigkeit und somit vom totalen peripheren Gefäßwiderstand ab. Da er den Gefäßwiderstand gegenüber dem Blutfluss zum Ausdruck bringt, ist er ein guter Indikator für die Elastizität der Arterienwände.

Mittlerer Druck

Blutdruckwerte bewegen sich zwischen einem Maximum (systolischer Druck, P_S) und einem Minimum (diastolischer Druck, P_D). Aus der arteriellen Pulskurve während eines Herzzyklus lässt sich durch arithmetische Mittelung der mittlere arterielle Druck (MAD) bestimmen. Für periphere Arterien nimmt man ein Drittel der Druckdifferenz zwischen oberem und unterem Wert und addiert es zum niedrigen Druckwert. Das lässt sich in folgender Formel ausdrücken:

$$MAD = P_D) + \frac{1}{3}(P_S - P_D)$$

Bei einem arteriellen Blutdruck von 140/80 mmHg beträgt der mittlere Druck in peripheren Arterien also:

$$80 + \frac{1}{3}(140-80) = 100 \text{ mmHg}$$

Normalwerte

Der arterielle Blutdruck wird am Oberarm gemessen und sollte bei einem Vierzigjährigen im Normalfall 140 mmHg systolisch und 80 mmHg diastolisch betragen.

Nach den Richtlinien der Weltgesundheitsorganisation (WHO) sind Werte über 160 mmHg systolisch und/oder über 95 mmHg diastolisch als pathologisch (arterielle Hypertonie, AHT) anzusehen.

Einfluss auf den Blutdruck haben

- Geschlecht: Männer haben bis zum Alter von 40 Jahren höhere und ab 50 Jahren niedrigere arterielle Blutdruckwerte als Frauen [D'Alché 2008].
- Alter: Im Mittel steigen die Blutdruckwerte älterer Menschen.
- Messbedingungen
- Herzzeitvolumen (HZV): Ein höheres HZV führt zum Druckanstieg. Durch Muskelarbeit beispielsweise erhöht sich der arterielle Druck. Im Schlaf hingegen sinkt der systolische Wert um 10–30, der diastolische Wert um 5–10 mmHg [D'Alché 2008].
- Blutvolumen: Ein größeres Blutvolumen lässt den arteriellen Druck ansteigen. So erhöht er sich nach der Injektion von 250 ml Wasser in der nächsten Stunde um 10 mmHg.
- Organdurchblutung: Da sie von der Vasokonstriktion der zuführenden Arterien abhängt, ist auch die Verdauung ein Faktor, der sich auf den Blutdruck auswirkt.

HINWEISE ZUR KLINIK

Bei einer arteriellen Hypertonie muss das Herz deutlich mehr leisten, um dasselbe HZV aufzubringen, und braucht dazu entsprechend mehr Energie. Bluthochdruck stellt also eine Art Energieverschwendung für Herz und Körper dar.

Arterielle Spannung

In der Alltagssprache wird häufig von „Spannung" gesprochen, wenn der arterielle Druck gemeint ist. Normalerweise bezieht sich „Druck" auf eine Flüssigkeit, während die in den Wänden verformbarer Röhren auftretenden Kräfte als „Spannung" bezeichnet werden.

Blutgefäße sind elastische, also verformbare „Röhren". Nach dem Laplace-Gesetz lässt sich die Spannung T an einem bestimmten Punkt der Gefäßwand zum intravasal herrschenden Druck in Beziehung setzen (➤ Abb. 2.2).

Anhand dieser Druck-Spannungs-Beziehung lässt sich das Verhalten der Blutgefäße in Bezug zum Blutdruck besser verstehen.

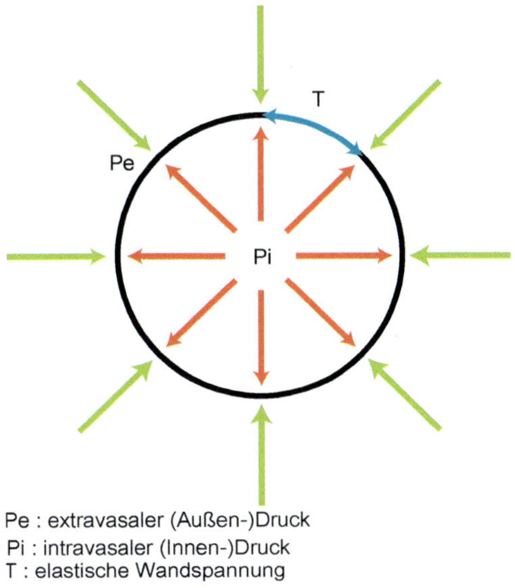

Abb. 2.2 Druck-Spannungs-Beziehung in einer elastischen Röhre

Arterienpuls

Beim Palpieren einer Arterie wird eine rhythmische Druckwelle spürbar: der Arterienpuls, dessen normale Frequenz 60–80/min beträgt. Auslöser der Pulswelle ist ein plötzlicher Druckanstieg durch das vom linken Ventrikel in die Aorta und großen Arterien ausgeworfene Blut. Diese Pulswelle pflanzt sich im gesamten arteriellen System die Wände entlang fort.

Es handelt sich also um das Phänomen einer Druckwelle, die sich ausbreitet und mit einer Vasodilatation einhergeht, und nicht um ein rhythmisches Pulsieren in Verbindung mit der Blutströmung, was die Finger ertasten. Genauer gesagt, breitet sich die Pulswelle übrigens mit einer Geschwindigkeit von 5–15 m/sec in den Arterienwänden aus – das heißt deutlich schneller als der Blutfluss.

2.1.3 Compliance und Elastance

Durch Druckveränderungen bedingte Volumenschwankungen in verformbaren Hohlorganen definieren die *Compliance* (Füllungskapazität, Dehnbarkeit), während *Elastance* (Elastizität) die umgekehrte Beziehung beschreibt.

In der Herz-Kreislauf-Physiologie kann Compliance als Gegenteil von Rigidität (Verhärtung) aufgefasst werden. Sie drückt aus, wie gut sich ein Gefäß oder das Herz unter dem Einfluss von Druck aufweiten bzw. dehnen kann. Elastance bezeichnet die Elastizität, mit der das Herz oder Gefäß nach der Dehnung wieder zur Ausgangsgröße zurückkehren kann.

Venen sind viel dehnbarer als Arterien und Arteriolen, die ihrerseits elastischer als Venen sind. Diese Unterschiede beruhen auf der Wandstruktur und dem Gefäßquerschnitt, der bei Arterien kreisrund und bei Venen oval (elliptisch) ist. Dank seiner großen Dehnbarkeit kann das Venennetz als Blutreservoir fungieren.

2.2 Herzphysiologie

Wie schon erwähnt sorgen Herzklappen für einen unidirektionalen Blutfluss in einer Richtung: von den Vorhöfen in die Ventrikel und von dort in die Aorta oder die Pulmonalarterie. Jeder Ventrikel pumpt 5 l/min in den Kreislauf – was 2,5 Mio. Liter pro Jahr (Ruhe-Blutvolumen) entspricht.

2.2.1 Herzgewicht

In der Physiologie von Säugetieren (in einer Größenordnung von Maus bis Pferd) wird die Herzmasse bzw. das Herzgewicht mit etwa 0,6% des Lebendgewichts veranschlagt.

Das Herz eines 500 kg schweren Pferdes wiegt demnach rund 3 kg und das Herz einer 2,5 kg schweren Katze rund 15 g. Bei einem Blauwal kann das Herzgewicht sogar 450 kg betragen.

2.2.2 Herzfrequenz

Das Herz pumpt nicht ununterbrochen, sondern rhythmisch pulsierend. Daraus ergibt sich eine Herzfrequenz oder ein Herzrhythmus von 70 Schlägen pro Minute bei Erwachsenen (Ruhefrequenz von 70/min).

Je kleiner das Herz, desto rascher die Herzfrequenz von Säugetieren. Während sie bei Mäusen im Mittel 500/min beträgt, ist die Herzfrequenz eines Elefanten mit etwa 25/min deutlich niedriger. Dass Ruhefrequenz und Lebenserwartung im Fall von Säugetieren zusammenhängen, steht außer Zweifel: Je langsamer das Herz schlägt, desto länger die Lebenserwartung.

In mehreren Studien ließ sich bei kardiovaskulären Risikopatienten eine höhere Mortalität in Verbindung mit einer gesteigerten Ruhefrequenz beobachten. Eine niedrigere Ruhefrequenz scheint auch bei Menschen die Lebenserwartung zu verbessern.

Auf diesen Referenzwert bezogen wird bei einer niedrigeren Herzfrequenz von Bradykardie und bei einer höheren Herzfrequenz von Tachykardie gesprochen.

Physiologisch kann sich die Herzfrequenz allerdings durch zahlreiche Einflussfaktoren wie Alter, Geschlecht, Muskelanspannung und Stress verändern.

2.2.3 Herzzyklus

Auf eine Kontraktion oder Systole folgt eine Diastole (Entspannungs- oder Ruhephase), die zusammen einen Herzzyklus darstellen (➤ Abb. 2.3).

Wenn sich die Herzfrequenz verändert, verkürzt oder verlängert sich die Diastole, während die Systole zumindest im größeren Frequenzbereich relativ gleich bleibt.

Bei einer Herzfrequenz von 75/min dauert die Systole etwa 0,27 sec und die Diastole 0,53 sec, was einer Systolen-/Diastolendauer im Verhältnis von ca. 1:2 entspricht.

Die Ruhe- bzw. Entspannungsphase des Herzens ist damit fast doppelt so lang wie seine Aktivitäts- bzw. Anspannungsphase.

2.2.4 Terminologie

In der kardiovaskulären Literatur verwendete Präfixe können verwirrend sein. So finden sich beispielsweise Begriffe wie „enddiastolisches Volumen" oder „protosystolisch".

Obwohl es nur kurze Herzzyklusphasen sind, haben Diastole und Systole doch eine gewisse Länge bzw. Dauer. Manchmal kann es erforderlich sein, den genauen Zeitpunkt während einer bestimmten Phase anzugeben oder sich im Gegenteil auf das Ereignis als Ganzes zu beziehen. Deshalb sind die Präfixe hier in einer Übersicht zusammengestellt (➤ Tab. 2.1).

2.2.5 Herzrevolution

Das Herz lässt sich mit einem Hohlmuskel/-organ vergleichen, das sich abwechselnd zusammenzieht und wieder erschlafft, um den Blutfluss anzutreiben.

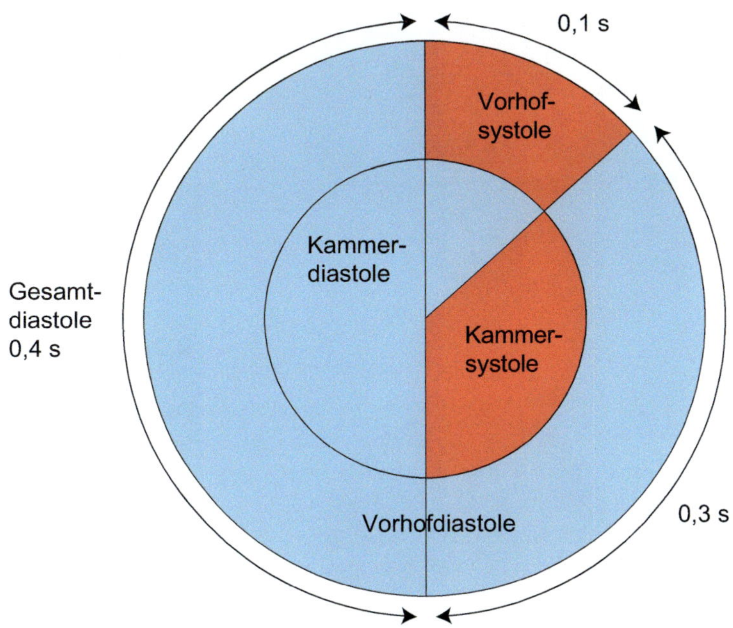

Abb. 2.3 Herzzyklus

Tab. 2.1 Bedeutung der Präfixe (Vorsilben) bei kardiovaskulären Bezeichnungen

Diastole			Systole		
Beginn: protodiastolisch	Mitte: mittdiastolisch	Ende: enddiastolisch	Beginn: protosystolisch	Mitte: mittsystolisch	Ende: endsystolisch
Gesamtheit: holodiastolisch			Gesamtheit: holosystolisch		

Die Abfolge von Kontraktion – Relaxation wirkt sich auf alle Herzhöhlen und insbesondere den Innenraum der Ventrikel aus. Ein Querschnitt in Ventrikelhöhe zeigt dickere Wände und kleinere Hohlräume, wenn sich das Herz zusammenzieht (Systole), während die Wände wieder dünner und die Hohlräume größer werden, wenn sich das Herz in der Diastole entspannt (➤ Abb. 2.4).

Der Herzzyklus entspricht einer wiederholten Abfolge von Myokardkontraktion (Systole) und -relaxation (Diastole). In diese Sequenz ist auch die Funktion der Herzklappen eingeschaltet, die sich im entscheidenden Moment öffnen oder schließen, damit das Blut in die richtige Richtung fließt.

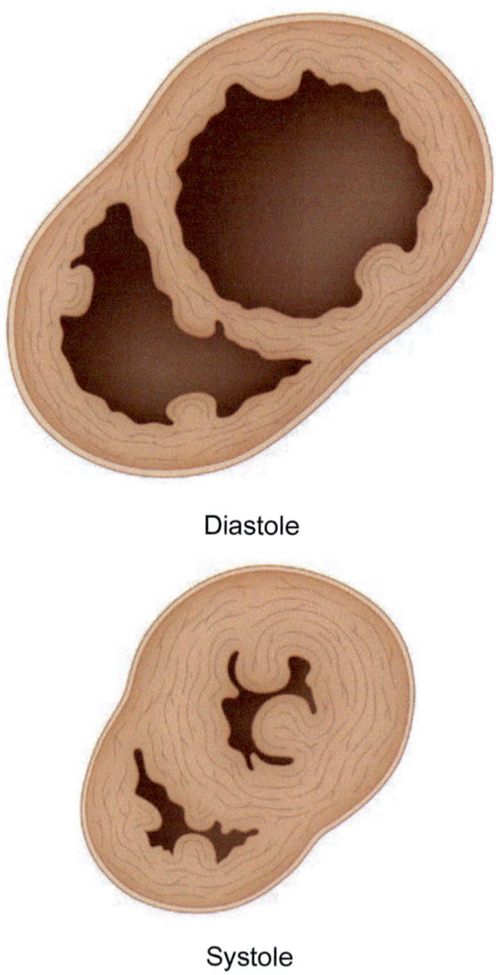

Abb. 2.4 Ventrikel im Querschnitt während Diastole und Systole

Das Herz eines Erwachsenen schlägt auf die Weise etwa 70-mal/min. Ein Herzzyklus lässt sich in vier Phasen unterteilen (➤ Abb. 2.5).

- Während der Ventrikelfüllung ist die AV-Klappe geöffnet. Wenn das Blut aus dem Vorhof in die linke bzw. rechte Herzkammer fließt, bleibt die Aortenklappe (linksventrikulär) bzw. die Pulmonalklappe (rechtsventrikulär) geschlossen. In dieser Phase wird das Blut erst passiv in den Ventrikel gesogen und strömt dann während der Vorhofsystole aktiv hinein.
- In der isovolumetrischen Anspannungsphase kommt es durch die Kontraktion des Kammermyokards zu einem intraventrikulären Druckanstieg, bis sich die AV-Klappen schließen; die anderen Semilunarklappen bleiben aber weiterhin geschlossen.
- Die systolische Austreibungsphase beginnt damit, dass der intraventrikuläre Druck den Aorten- oder Pulmonalarteriendruck übersteigt. Die Semilunarklappen öffnen sich, und das Blut aus dem Ventrikel wird in die Aorta oder in die Pulmonalarterie ausgeworfen.
- Danach folgt die isovolumetrische Entspannungsphase. Wenn der intraventrikuläre Druck am Ende der Kammerkontraktion unter den Aorten- oder Pulmonalarteriendruck fällt, schließen sich die Semilunarklappen, während die AV-Klappe noch geschlossen bleibt.

2.2.6 Herzzeitvolumen

Das Herzzeitvolumen (HZV) entspricht dem Blutvolumen, das pro Zeiteinheit vom Ventrikel ausgeworfen wird. Als Produkt aus systolischem Auswurfvolumen (V_S) und Herzfrequenz (HF) lässt es sich in folgende Formel fassen:

$$HZV = V_S \times HF$$

Bei einer Herzfrequenz von 70/min und einem systolischen Auswurfvolumen von 80 ml Blut beträgt das Herzzeitvolumen folglich 5,6 Liter. Das bedeutet, dass die gesamte Blutmenge (ca. 6 Liter bei einem 70 kg schweren Menschen) in annähernd einer Minute in den Körper gepumpt wird.

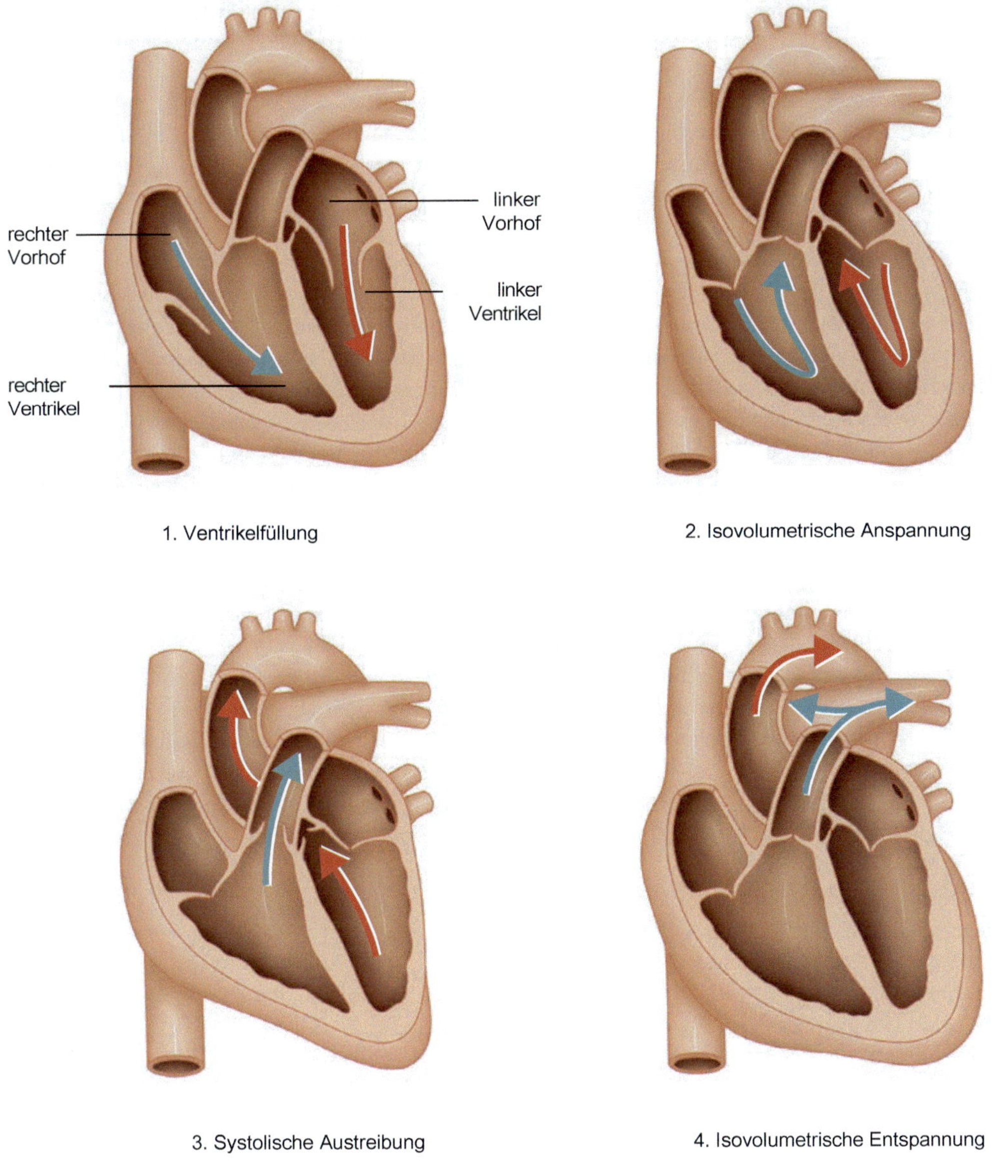

Abb. 2.5 Herzrevolution bzw. Herzzyklusphasen

Gleiche Fördermenge

Rechtes und linkes Herz lassen sich mit zwei in Reihe geschalteten Pumpen vergleichen. Das impliziert zwangsläufig, dass sie dasselbe HZV fördern. Stellen Sie sich vor, der rechte Ventrikel würde 5,1 l/min, der linke Ventrikel jedoch nur 5,0 l/min auswerfen. Schon nach 10 Minuten hätte sich ein Liter Blut in der Lunge angesammelt – und ein Lungenödem wäre die Folge.

Da beide Ventrikel in derselben Frequenz „pumpen“, kann das HZV nur durch Veränderung der Auswurfmenge, das heißt über die Kontraktionskraft des einzelnen Ventrikels, reguliert werden.

Frank-Starling-Gesetz

Beide Ventrikel müssen sich also an ihre zunehmende Füllung aus den Vorhöfen (wobei das Blutvolumen vom venösen Rückfluss abhängt) anpassen, um das Blut effektiv auswerfen zu können. Nach dem Frank-Starling-Gesetz lässt es sich folgendermaßen formulieren: „Die Ventrikelkontraktion ist umso stärker, je mehr die Myokardzellen vor der Kontraktion gedehnt wurden."

Da die Sarkomerlänge der Herzmuskelfasern vom enddiastolischen Volumen abhängt, wird die Kontraktionskraft des Herzens durch diesen passiven Einflussfaktor bestimmt. Die Fähigkeit, sich im gedehnten Zustand besser zusammenziehen zu können, ist nicht nur für das Myokard, sondern für alle quer gestreiften Muskeln kennzeichnend.

Das Frank-Starling-Gesetz beschreibt eine intrinsische Anpassung der Ventrikelarbeit. Damit es nicht zu schweren Funktionsstörungen kommt, müssen beide Ventrikel dasselbe leisten. Wichtig ist das Frank-Starling-Gesetz auch deshalb, weil es aufzeigt, wie sich im Bedarfsfall eine unterschiedliche Leistung beider Ventrikel ausgleichen lässt.

Systolisches Auswurfvolumen

Das systolische Auswurfvolumen (V_S) entspricht der Blutmenge, die bei jeder Systole aus dem linken Ventrikel ausgeworfen wird, und ist von folgenden drei Faktoren abhängig:

- der Vorlast (Preload) als der Kraft, die sich unmittelbar vor der Austreibungsperiode mit der Blutfüllung des linken Ventrikels aufbaut (wobei das Füllungsvolumen vom zentralen Venendruck [ZVD] abhängt, mit dem das venöse Blut zum Herzen zurückströmt);
- der myokardialen Kontraktilität, die im Wesentlichen vom vegetativen Nervensystem gesteuert wird;
- der Nachlast (Afterload) als Gesamtheit der Faktoren, die sich der Herzarbeit widersetzen; dazu zählen:
  - Widerstand der Ventrikelwand
  - Impedanz der Aorta (Gefäßwiderstand und Dehnbarkeit der Aorta, Trägheit der Blutsäule, Reflexion von Druckwellen)
  - periphere Gefäßwiderstände, die ebenfalls vom vegetativen Nervensystem beeinflusst werden.

Merke: Die Herztätigkeit trägt zur Gefäß-/Kreislaufaktivität bei und umgekehrt.

Vorlast

Die Vorlast (Preload) entspricht der Vordehnung des Kammermyokards unmittelbar vor der Kontraktion und bezeichnet die Druckspannung, die sich durch das Blut im linken Ventrikel aufbaut (Füllungsdruck). Dies bezieht sich auf die Ventrikelfüllung bzw. das enddiastolische Volumen.

Wenn die Vorlast zunimmt, werden die Herzmuskelfasern gedehnt, was nach dem Frank-Starling-Gesetz automatisch eine stärkere Ventrikelkontraktion bewirkt.

Zur Dehnung der Herzmuskelfasern trägt hauptsächlich der venöse Rückstrom bei, das heißt das Blut, das von den Venen zum Herzen zurückbefördert wird und die Ventrikel aufweitet. Eine größere Blutmenge oder ein schnellerer venöser Rückstrom führt zur Zunahme des enddiastolischen Volumens, der (Ventrikel-)Kontraktionsstärke und des systolischen Volumens. Das ist beispielsweise bei sportlicher Betätigung der Fall.

Nachlast

Die Nachlast (Afterload) ist der vom arteriellen Blut ausgeübte und als „Bremse" wirkende Gegendruck. Sie steht für alle Kräfte, die der Ventrikel in der Austreibungsperiode überwinden muss, um das Blut auszuwerfen. Dies entspricht der Spannung, die vom linken Kammermyokard ausgeht. Die Nachlast hängt direkt vom arteriellen Gefäßwiderstand und der Größe des endsystolischen Volumens ab.

Vereinfachend kann man sie mit dem Gefäßwiderstand der Aorta gleichsetzen. Wird die Nachlast (z.B. durch Abklemmen der Aorta) erhöht, nimmt das systolische Auswurfvolumen ab und das endsystolische bzw. Residualvolumen zu.

Bei Gesunden wirkt sich die Nachlast kaum auf das systolische Volumen aus, da es relativ konstant bleibt. Im Fall einer arteriellen Hypertonie kann sie jedoch die Auswurfkapazität der Ventrikel (Abnahme des systolischen Auswurfvolumens) einschränken, so dass nach der Systole mehr Blut in den Kammern zurückbleibt (Zunahme des endsystolischen Volumens).

ZUSAMMENFASSUNG

- Als Vorlast (Preload) werden die Kräfte bezeichnet, die an der Ventrikelfüllung beteiligt sind.
- Die Nachlast (Afterload) entspricht den Kräften, die der Ventrikel zum Auswerfen des Blutes überwinden muss.

Anpassungsmechanismen

Auch nichtkardiale Faktoren wie das vegetative Nervensystem können das Herzzeitvolumen beeinflussen.

Eine Stimulation *sympathischer kardialer Nerven* durch Katecholamine führt zu einer:

- Steigerung der Herzfrequenz (positiv-chronotrope Wirkung)
- stärkeren Kontraktilität (positiv-inotrope Wirkung)
- Zunahme des Herz- und Gefäßtonus (positiv-tonotrope Wirkung)
- beschleunigten Herzmuskelrelaxation (positiv-lusitrope Wirkung)
- rascheren Leitungsgeschwindigkeit nach Depolarisation (positiv-dromotrope Wirkung)
- gesteigerten myokardialen Erregbarkeit (positiv-bathmotrope Wirkung)

Das hat jeweils ein *größeres Herzzeitvolumen* zur Folge.

Noradrenalin und Adrenalin (im angelsächsischen Sprachraum als Norepinephrin und Epinephrin bezeichnet) sind in den Nebennieren synthetisierte und im Blut zirkulierende Katecholamine, die dieselbe Wirkung auf sympathische Nerven entfalten können.

Eine *parasympathische (Vagus-)*Stimulation durch Acetylcholin hingegen bewirkt eine:

- Senkung der Herzfrequenz (negativ-chronotrope Wirkung)
- schwächere Kontraktilität (negativ-inotrope Wirkung)
- Abnahme des Herz- und Gefäßtonus (negativ-tonotrope Wirkung)
- langsamere Herzmuskelrelaxation (negativ-lusitrope Wirkung)
- langsamere Leitungsgeschwindigkeit nach Depolarisation (negativ-dromotrope Wirkung)
- verminderte myokardiale Erregbarkeit (negativ-bathmotrope Wirkung)

Das hat ein *verringertes Herzzeitvolumen* zur Folge.

2.2.7 Endokrine Funktion

Nach und nach wird erkannt, dass in zahlreichen Geweben endokrine Substanzen gebildet werden, die somit eine endokrine Funktion erfüllen. Auch das Herz hat eine eigenständige endokrine Funktion.

Besonders der rechte Vorhof ist dehnungsempfindlich. In beiden Vorhöfen vorhandene endokrine Herzmuskelzellen produzieren ein Hormon namens atriales natriuretisches Peptid (ANP) bzw. Cardiodilatin. Es steuert die Wandkontraktion der Gefäße und den Natrium-Wasser-Austausch in den Nieren. Die ANP-Sekretion wird unter anderem durch die Vorhofdilatation stimuliert (➤ Kap. 3).

2.3 Hämodynamik

Es ist sinnvoll, sich einige definierte Merkmale des Blutkreislaufs in Erinnerung zu rufen. Als Flüssigkeit unterliegt Blut physikalischen und biophysikalischen Gesetzen der:

- Hydrostatik (durch den Höhenunterschied von Kopf, Herz und Beinen) und
- Hydrodynamik (durch das Herz als Impulsgeber).

Bei Blut handelt es sich jedoch um eine besondere Flüssigkeit:

- Wegen seiner heterogenen Zusammensetzung aus Makromolekülen (Proteinen) mit spezifischen Eigenschaften und verformbaren Zellen (roten und weißen Blutkörperchen) hat Vollblut andere Eigenschaften als isoliertes Blutplasma.
- Die Wände der Gefäße, in denen es fließt, weisen eine gewisse Spannung, Elastizität und Trägheit auf.

Im Verhältnis zu anderen Körperflüssigkeiten zeigt Blut ein besonderes Kreislaufverhalten.

2.3.1 Allgemeine Hämodynamik

Blutströmungsgeschwindigkeit

Die Strömungs- oder Perfusionsgeschwindigkeit von Blut entspricht der Entfernung, die Blutzellen pro Zeiteinheit zurücklegen; sie wird im Allgemeinen in cm/s angegeben.

Achtung: Es ist nicht dasselbe wie die Ausbreitungsgeschwindigkeit der Pulswelle!

Durchfluss

Das Flüssigkeitsvolumen, das pro Zeiteinheit eine Rohrleitung durchquert, wird als Durchfluss Q bezeichnet und in m^3/s angegeben.

Definitionen

Der *regionale Durchfluss* (Gewebedurchblutung) ist die Blutmenge, die ein Körpergewebe in einem gegebenen Zeitabschnitt durchblutet.

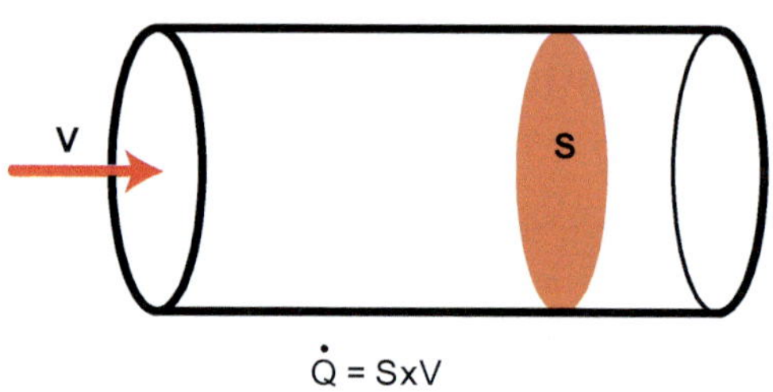

Abb. 2.6 Beziehung zwischen Durchfluss ($\dot{Q}$), Querschnitt (S) und Geschwindigkeit (V)

Der *Gesamtdurchfluss* ist das Blutvolumen, das pro Minute im Lungenkreislauf zirkuliert, und entspricht somit dem Herzzeit- bzw. Herzminutenvolumen.

Blutfluss bzw. Durchblutung werden üblicherweise in l/min oder ml/s angegeben.

Durchfluss, Querschnitt und Geschwindigkeit

Strömt eine Flüssigkeit mit der Geschwindigkeit V durch ein Rohr mit dem Durchschnitt S, lässt sich Q aus der Geschwindigkeit pro Querschnittsfläche errechnen (➤ Abb. 2.6).

Wenn eine unkomprimierte Flüssigkeit in unveränderter Form durch eine Leitung fließt, bleibt das Produkt S × V (und damit Q) auf der gesamten Rohrlänge konstant (➤ Abb. 2.7).

Auswirkung auf die Geschwindigkeit

Aus dem oben Gesagten lässt sich ableiten, dass der Durchfluss konstant bleibt, wenn sich die Fließgeschwindigkeit an Veränderungen der Querschnittsfläche angleicht:

- Ist der Querschnitt größer, wird die Geschwindigkeit langsamer.
- Ist der Querschnitt kleiner, wird die Geschwindigkeit schneller.

Dieses Strömungsprinzip gilt auch, wenn sich Leitungsrohre in eine Reihe kleinerer (starrer, nicht verformbarer) Rohre aufteilen oder wenn sich umgekehrt mehrere kleinere zu einem großen Rohr vereinen (➤ Abb. 2.8).

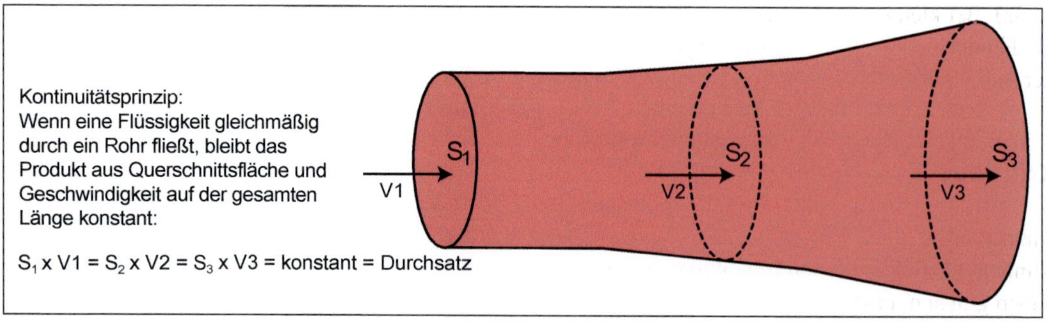

Abb. 2.7 Konstanter Durchfluss bei unverändertem Fließverhalten

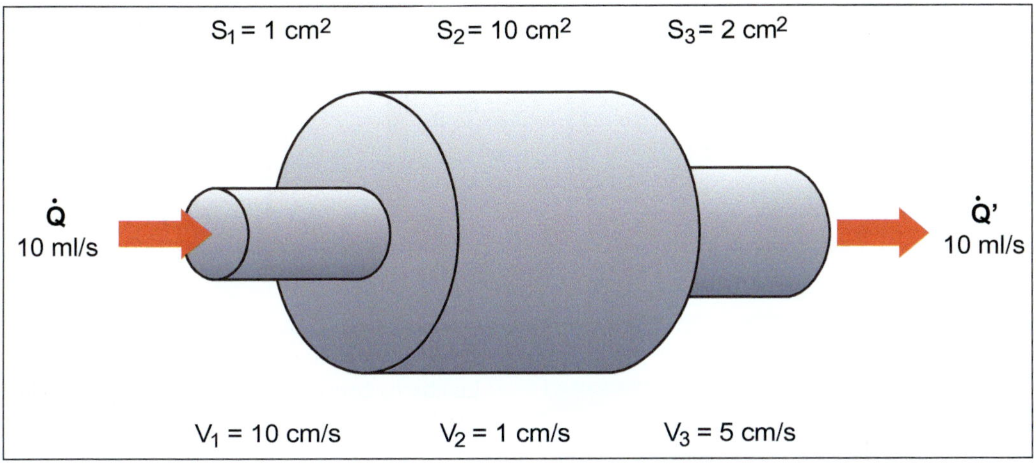

Abb. 2.8 Auswirkungen des Querschnitts auf die Fließgeschwindigkeit in einem Rohr

So verhält sich die Strömungsgeschwindigkeit des Blutes umgekehrt proportional zum Gefäßdurchmesser oder genauer zur Querschnittsfläche eines Gefäßabschnitts:

- In der Aorta beträgt die Querschnittsfläche nur 3–5 cm^2 und die mittlere Strömungsgeschwindigkeit 40 cm/s.
- Im Kapillarbereich mit einer Gesamt-Querschnittsfläche von 4000–6000 cm^2 liegt die Strömungsgeschwindigkeit unter 0,1 cm/s (➤ Abb. 2.9).

Auswirkung auf den Druck

Wenn sich der Querschnitt einer Rohrleitung verändert, verändert sich auch der seitliche Druck der Flüssigkeit an den Wänden. Bei einer horizontalen Strömung von konstanter Geschwindigkeit durch ein Rohr mit gleichbleibendem Querschnitt bleibt der Seitendruck gegen die Wände konstant (➤ Abb. 2.10a). Bei kleinerer Querschnittsfläche erhöht sich die Fließgeschwindigkeit an der Engstelle, während der seitliche Druck abfällt (Abb. 2.10b).

Kreislaufzeit

Die Kreislauf- oder Blutumlaufzeit drückt etwas Ähnliches wie das Herzminutenvolumen aus. Wir haben gesehen, dass es in Ruhe ca. 1 Minute dauert, das gesamte Blut durch den (Lungen-)Kreislauf zu pumpen. Das entspricht theoretisch der Umlaufzeit,

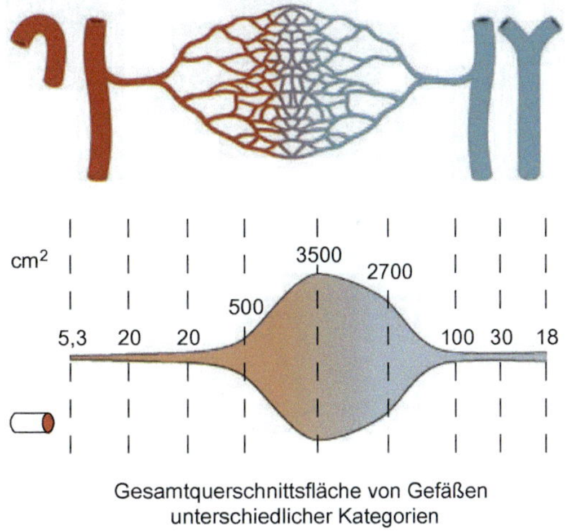

Abb. 2.9 Querschnittsflächen des Gefäßbetts

die ein Blutstropfen benötigt, um vom linken Ventrikel wieder zum linken Vorhof zu gelangen.

Blutfluss

Kreislaufgradienten

Der Begriff „Gradient" bezeichnet den Grad, in dem eine physikalische Größe (Menge) unter dem Einfluss einer Variablen wie der Streckenlänge zu- oder abnimmt.

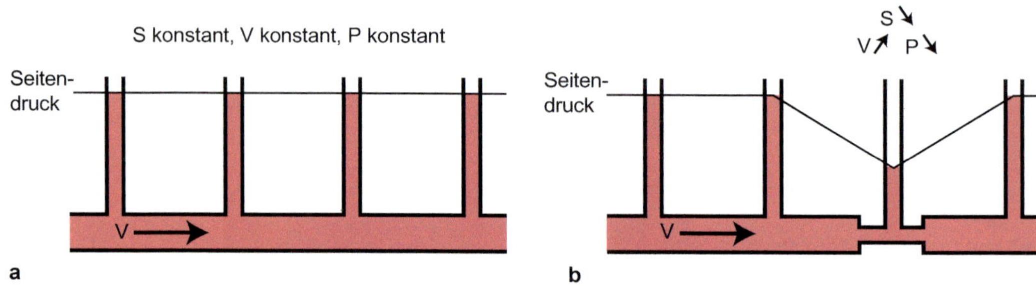

Abb. 2.10 Auswirkungen des Durchmessers auf den Druck in einem Rohr

EXKURS

Ohne Gradienten kein Leben

- Ein totes System zeigt homogene Eigenschaften ohne Gradienten, ohne im Fluss zu sein. Es befindet sich in einem wahren, stabilen, nicht-erregbaren Gleichgewichtszustand.
- Ein lebendiges System braucht „heterogene" Eigenschaften. Zum Leben bedarf es unaufhörlicher Ungleichgewichte und permanenter Materie- oder Energieflüsse. Das kostet seinen Preis; es muss kontinuierlich Energie zugeführt werden, um Gradienten aufrechtzuerhalten und die passiven, für das Leben unverzichtbaren Flüsse zu erzeugen. In einem erregten und instabilen System ist dazu trotz des scheinbaren Gleichgewichts ein ständiger Energieverbrauch nötig.

Eine perfekte Vorstellung davon gibt uns der Blutkreislauf.

Das Herz ist eine Pumpe zur aktiven Energieerzeugung, um dadurch sicherzustellen, dass die heterogenen (nicht-uniformen) Eigenschaften des Gefäßsystems gewahrt bleiben. Somit werden durch den aktiven Blutfluss die passiven Austauschvorgänge unterhalten, die für jedes Gewebe und jede Zelle lebensnotwendig sind. Das endgültige Versiegen der Ströme und Verschwinden aller Gradienten ist gleichbedeutend mit dem Tod.

Spannung („Ladung")

An jedem beliebigen Punkt einer hydraulischen Rohrleitung enthält eine unverdichtete Flüssigkeit folgende Energie:

- potenzielle Energie (Spannungspotenzial) unter dem Einfluss der Schwerkraft
- Druckspannung, abhängig vom Volumen und seitlichen Druck gegen die Wände
- kinetische Energie in Verbindung mit der Fließgeschwindigkeit:

$$E_{hydr} = E_{Potenz} + E_{Druck} + E_{kinetisch}$$

Diese Energie wird auch als „Ladung" pro Volumeneinheit bezeichnet. Im Bereich der Wasserwirtschaft ist es üblich, sie in „Metern Wassersäule" (mH_2O) auszudrücken. Man spricht also von hydraulischer (Wasserdruck-)Spannung.

Für die Flüssigkeit in einem Rohrleitungssystem gilt, dass die hydraulische Energie der mechanischen Gesamtenergie entspricht („totale Ladung"). Durch Reibung entstehen Ladungs- oder Energieverluste.

Merke: Flüssigkeit strömt immer von einem Punkt höherer zu einem Punkt niedriger Spannung (Ladung) hin.

Der Blutkreislauf wird verständlicher, wenn man statt der Druckdifferenzen eher Ladungs-/Spannungsunterschiede im kardiovaskulären System berücksichtigt. Denn Blut fließt immer dorthin, wo die Spannung am niedrigsten ist. Solche Gradienten bauen sich im gesamten Kreislaufsystem auf und sind der eigentliche „Motor" (Antrieb) für die Vorwärtsbewegung der Blutmasse.

Blutviskosität

Wenn zwei Festkörper in Bewegung aufeinandertreffen und sich mit unterschiedlicher Geschwindigkeit verschieben, treten Reibungskräfte auf. Zu Reibungen kommt es auch zwischen zwei Platten in einer viskösen Flüssigkeit (➤ Abb. 2.11).

Reibungskräfte verhindern die Verschiebung, indem sie die schnellere Platte eher bremsen und die langsamere beschleunigen.

In vivo verhält sich Blut fast wie Plasma. Unter bestimmten Umständen kann sich die Blutviskosität
- durch Erythrozytenaggregation erhöhen oder
- durch Deformierung und Richtungsänderung der Blutkörperchen verringern. Man bezeichnet dieses Verhalten als Verflüssigung (Rheofluidierung).

Aus dem Grund wird Blut manchmal mit einer idealen Flüssigkeit verglichen.

Reibungsverlust

Im physikalischen Sinn hat Blut nicht dieselben Eigenschaften wie eine ideale Flüssigkeit. Das liegt an seiner Viskosität, die zu einem hydraulischen, für die Strömung nutzbaren Energieverlust führt. Aufgrund der Blutviskosität geht die Reibungsenergie in Wärme über, ein Phänomen, das als Reibungsverlust bzw. -wärme bezeichnet wird. Der Energieverlust entsteht durch Reibung an den Gefäßwänden und durch innere Reibung im Blutgewebe selbst.

Venturi-Effekt

Unter den genannten Voraussetzungen kann man sich vorstellen, welche Auswirkungen eine Engstelle auf den Fließdruck und die Fließgeschwindigkeit haben kann. Genau das passiert im Bereich arterieller Stenosen (➤ Abb. 2.12).

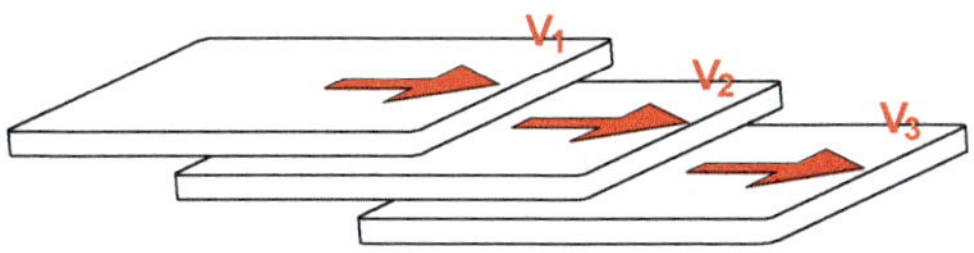

Abb. 2.11 Blutviskosität

Der Durchfluss bleibt zwar auf beiden Seiten der Stenose unvermindert erhalten, doch die Fließgeschwindigkeit muss sich entsprechend anpassen: Beim Passieren der Engstelle fließt das Blut schneller (Abb. 2.12a). Da Gesamtdruck und Gesamtenergie unverändert bleiben, nimmt die kinetische Energie proportional zur Geschwindigkeit zu. Infolgedessen verändert sich der Fließdruck im verengten Bereich (Abb. 2.12b).
- Stromaufwärts (vor der Stenose) entsteht ein Überdruck, der eine Gefäßerweiterung oder Wandermüdung bewirken kann.
- Stromabwärts (hinter der Stenose) kommt es zum Unterdruck bzw. Druckabfall, durch den der Füllungsdruck in den distalen Gefäßen sinkt (Quadratfunktion des Stenosegrads).

Strömungsarten

Geschwindigkeitsprofil

Ein „Flüssigkeitsstrahl" entsteht, wenn sich die Moleküle in einer Flüssigkeit gleich schnell bewegen. Jeder Strahl kann als Fließgeschwindigkeitsvektor dargestellt werden. Aus der Anordnung der unterschiedlichen Vektoren lässt sich ein Geschwindigkeitsprofil erstellen (➤ Abb. 2.13).

Laminar- und turbulente Strömung

Dem Geschwindigkeitsprofil entsprechend kann eine visköse Flüssigkeit unterschiedliche Strömungsmuster aufweisen (➤ Abb. 2.14).

Als *Laminarströmung* bezeichnet man es, wenn sich eine visköse Flüssigkeit mit langsamer mittlerer

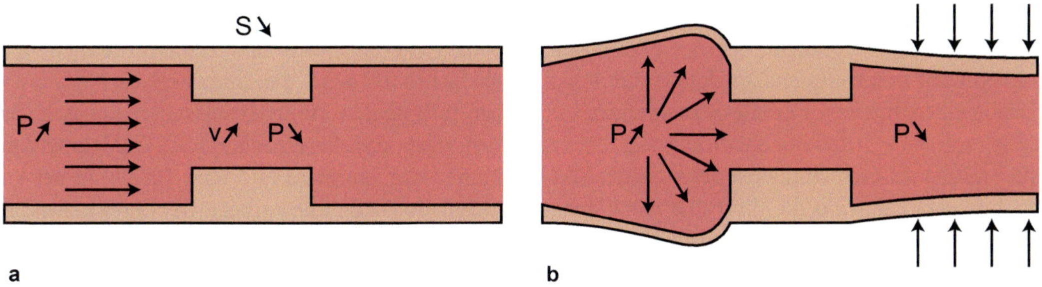

Abb. 2.12 Venturi-Effekt und Stenose

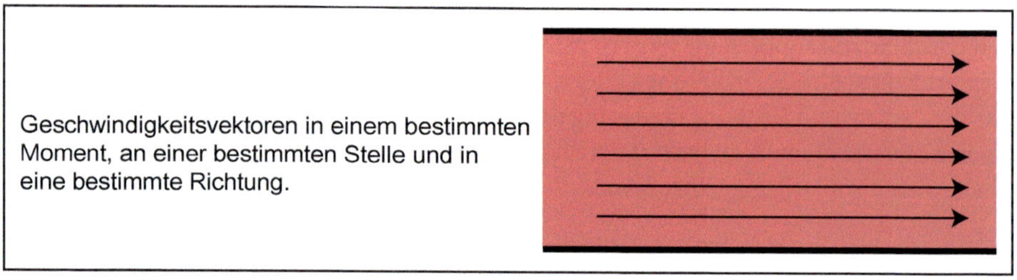

Abb. 2.13 Geschwindigkeitsprofil einer Flüssigkeit

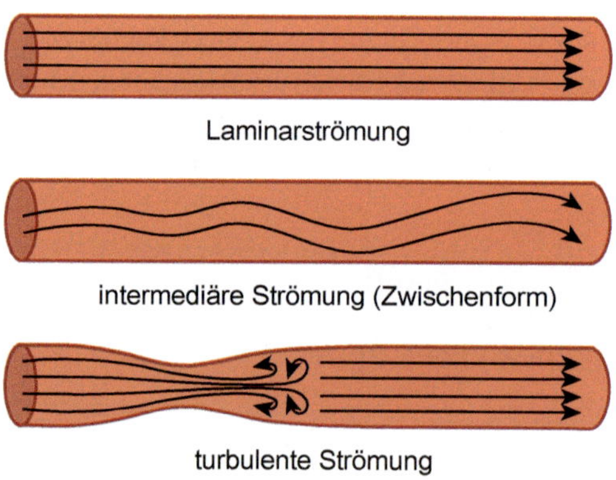

Abb. 2.14 Strömungsarten

Geschwindigkeit bewegt (➤ Abb. 2.15). Die Flüssigkeit bleibt kohärent und strömt in konzentrisch verlaufenden Schichten. Jede Schicht weist eine andere Fließgeschwindigkeit auf als die angrenzenden Schichten.

Die Geschwindigkeit ist im Zentrum der Flüssigkeit am größten und verringert sich zum Rand (Gefäßwand) hin. Die äußerste hauchdünne Schicht direkt an der Gefäßwand verschiebt sich überhaupt nicht. Das ergibt ein parabelförmiges Geschwindigkeitsprofil (➤ Abb. 2.16).

Bei diesem Strömungsmuster wird die ganze Energie nur dazu verbraucht, gegen die Viskosität der Flüssigkeit anzukämpfen. Druck und Durchfluss stehen in einem linearen Verhältnis zueinander.

Eine *turbulente Strömung* entwickelt sich bei erhöhter mittlerer Geschwindigkeit der viskösen Flüssigkeit. In dem Fall wirkt die Viskosität nicht länger als Kohäsionsfaktor und die Moleküle in der Flüssigkeit bewegen sich strudel- oder wirbelförmig – ungeordnet und ohne ein erkennbares Geschwindigkeitsprofil.

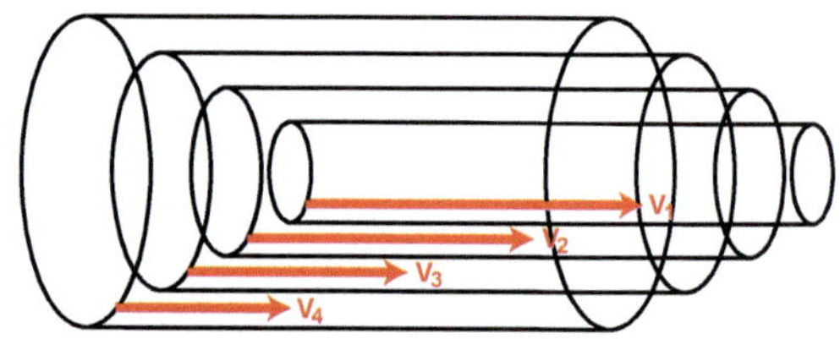

Abb. 2.15 Laminarströmung einer viskösen Flüssigkeit

Bei diesem Strömungsmuster verbrauchen die Wirbel (Strudel) einen Großteil der Energie. Da es keine Entsprechung mehr zwischen Druck und Durchfluss gibt, handelt es sich um ein wenig effizientes Fließverhalten.

Reynolds-Zahl

Die Grenze zwischen Laminar- und turbulenter Strömung lässt sich anhand der folgenden vier Parameter ziehen:

- Gefäßdurchmesser
- Fließgeschwindigkeit
- Viskosität und
- Dichte des Blutes

Ihr Verhältnis zueinander bringt die Reynolds-Zahl (eine Kennzahl ohne Maßeinheit) zum Ausdruck. Sobald die Reynolds-Zahl einen kritischen Wert überschreitet, wird die charakteristische laminare zur turbulenten (Blut-)Strömung. Empirisch lässt sich sagen, dass bei einer Reynolds-Zahl unter 2.400 immer eine laminare und über 10.000 immer eine turbulente Strömung vorliegt. Der Bereich zwischen beiden Zahlen ist mit einer Unsicherheit bezüglich der kritischen Geschwindigkeit behaftet. Hier ist das als *„intermediär"* bezeichnete Strömungsmuster (eine Zwischenform) anzusiedeln.

Das parabelförmige Geschwindigkeitsprofil hängt mit der Viskosität zusammen. In der Mitte des Gefäßes ist die Geschwindigkeit am größten, während sie in der hauchdünnen Schicht mit Kontakt zur Gefäßwand gleich Null ist.

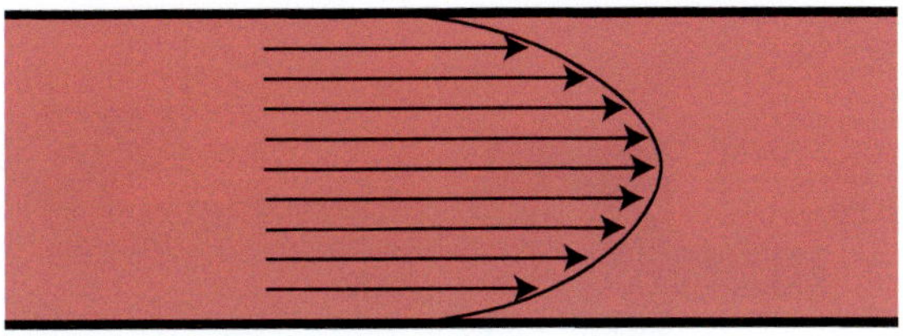

Abb. 2.16 Geschwindigkeitsprofil einer Laminarströmung

Beim Menschen zeigen sich nur an den Abzweigungen großer Arterien Wirbel oder Strudel in der laminaren Strömung der Blutgefäße. Während der systolischen Austreibungsphase herrscht im Herzen und Aortenbogen die meiste Zeit eine turbulente Strömung vor.

Die Reynolds-Zahl der Aorta beträgt in Ruhe etwa 1.650, wobei eine laminare Strömung vorliegt. Unter bestimmten physiologischen oder pathologischen Bedingungen kann sich der errechnete Wert jedoch ändern, beispielsweise bei

- Belastung/Anstrengung: durch vermehrte Durchblutung und höhere Fließgeschwindigkeit
- Anämie: durch weniger Hämoglobin und verminderte Viskosität; mit dem sinkenden Blut-Sauerstoffgehalt kommt es übrigens zu einer kompensatorischen Mehrdurchblutung.
- Stenose: der kleinere Durchmesser an der Engstelle führt bei konstantem Durchfluss zu einer höheren Fließgeschwindigkeit in dem Bereich.

In allen drei Fällen vergrößert sich die Reynolds-Zahl. Die Strömung wird zunehmend turbulenter, was sich klinisch als fühlbares Vibrieren („*Gefäßschwirren*") bei der Palpation und mit hörbaren *Gefäßgeräuschen* bei der Auskultation manifestiert.

Gefäßgeräusche können anstrengungsbedingt, also normal, im Fall einer Stenose oder Anämie aber auch pathologisch sein. Liegt die Reynolds-Zahl während des ganzen Herzzyklus über dem kritischen Wert, kommt es zu Dauergeräuschen. Wird der kritische Wert nur in bestimmten Phasen des Herzzyklus überschritten, treten die Gefäßgeräusche zeitweilig (intermittierend bzw. transitorisch) auf.

2.3.2 Arterielle Hämodynamik

Je nach topografischer Anatomie zeigen sich spürbare Unterschiede in der Beschaffenheit von Arterienwänden. Auch die hämodynamischen Eigenschaften sind von der Lage und der Wandstruktur abhängig.

Arterien des elastischen Typs

Ihre Media enthält reichlich elastische Fasern. Bei Arterien des elastischen Typs handelt es sich um die großkalibrigen Stammgefäße in der Nähe des Herzens, wie die Pulmonalarterie, die Aorta und ihre Hauptäste (Truncus brachiocephalicus, A. subclavia, A. renalis).

Die elastischen Fasern in ihrer Tunica media verleihen ihnen die nötige Elastizität, um sich Druckschwankungen anzupassen (Compliance). Arterien des elastischen Typs dienen als „Stoßdämpfer" für das Blut, das durch die Herztätigkeit schwallartig ausgeworfen wird. Sie verhalten sich wie Druckspeicher und entsprechen aus anatomischer Sicht Leitgefäßen.

Windkesselfunktion

Dank der elastischen Fasern in der Media der Aorta und der großen Arterien kann der wellenförmig pulsierende (diskontinuierliche) in einen steten (kontinuierlichen) Blutfluss umgewandelt werden. Arterien des elastischen Typs üben ihre Stoßdämpfer-Speicher-Funktion mit derselben Wirkung wie ein Windkessel aus, der als Druckluftbehälter auf einer starren Rohrleitung mit diskontinuierlicher Strömung sitzt (➤ Abb. 2.17).

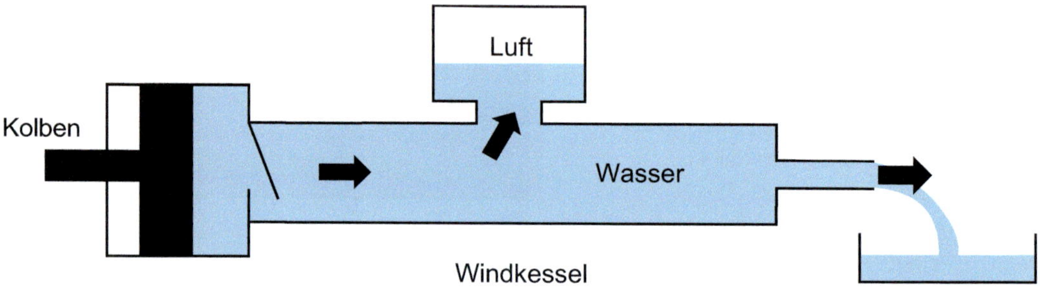

Abb. 2.17 Windkesselfunktion

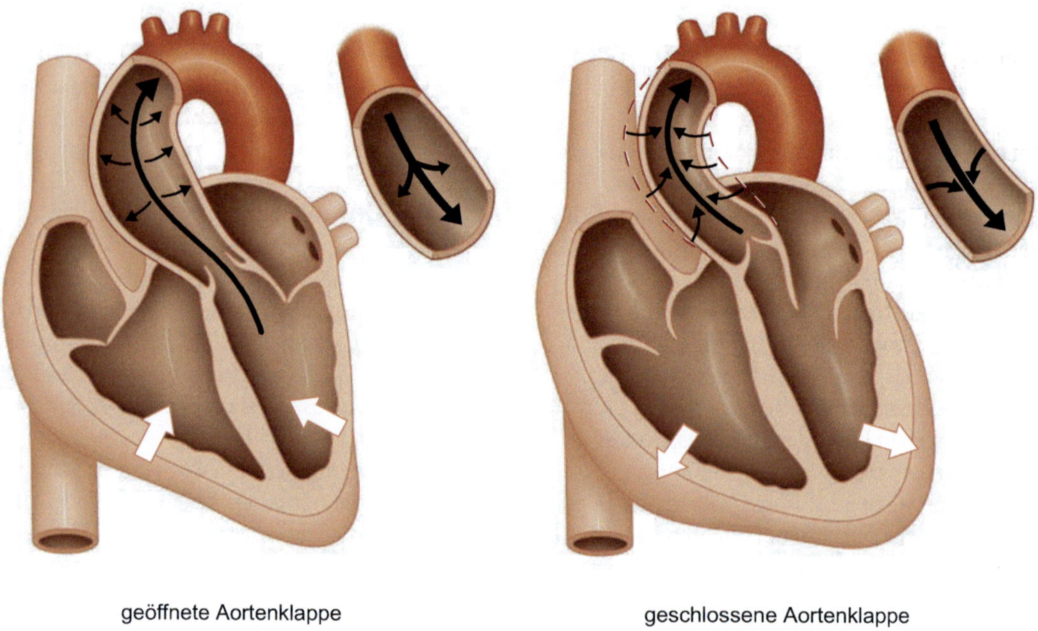

Abb. 2.18 Durchflussregulierung in Arterien vom elastischen Typ

Wenn der arterielle Druck in der Auswurfphase ansteigt, dehnen sich die elastischen Arterienwände und speichern somit potenzielle Energie (➢ Abb. 2.18). Während der Diastole kontrahieren sich die Wände nach dem Aortenklappenschluss wieder und geben diese Energie ab, um eine Strömung zu erzeugen. Auf die Weise wird der Blutfluss selbst dann noch vorwärts getrieben, wenn sich das Herz entspannt hat.

Durch die Elastizität der Aorta wird die Herzarbeit „ökonomischer" (energiesparend). Ihre Pufferfunktion sorgt für einen geregelten, kontinuierlichen statt pulsierenden Blutfluss.

Bei Elastizitätsminderung der Aorta kommt es zum systolischen Druckanstieg. So lässt sich der altersbedingte Bluthochdruck erklären.

Druckwelle

In Anbetracht der Systolendauer kann das gesamte Blutvolumen (etwa 80 ml), das bei jeder Kammerkontraktion in dieser Phase ausgeworfen wird, unmöglich das ganze Gefäßsystem durchströmen. Wir werden noch sehen, dass sich ein Großteil des Blutes vorübergehend in den dehnbaren Aortenwänden staut.

Durch den Schritt für Schritt wiederholten Mechanismus entsteht eine arterielle Druckwelle, die sich in einer Geschwindigkeit von mehreren Metern pro Sekunde an den Wänden des gesamten Arteriensystems entlang fortpflanzt.

Die Ausbreitungsgeschwindigkeit verhält sich proportional zur Wanddicke und Rigidität der Arterien. Je mehr sich die Wand verdickt (z.B. in Beinarterien) oder verhärtet hat (z.B. bei Patienten mit arterieller Hypertonie, Arteriosklerose, Atheromen oder Diabetes), desto schneller breitet sich die Druckwelle aus.

In ihrer wohl bekanntesten Form ist die arterielle Druckwelle nichts anderes als der an peripheren Arterien tastbare Puls.

Arterien des muskulären Typs

Mit zunehmender Entfernung zum Herzen weist die Media von Arterien mehr glattmuskuläre und weniger elastische Fasern auf. Arterien mit mittlerem bis kleinem Durchmesser werden als Arterien des muskulären Typs aufgefasst. Dazu zählen beispielsweise die Koronar-, Milz- und Mesenterialarterien.

Diese Arterien können sich erweitern/zusammenziehen und sorgen durch ihre Vasodilatation bzw. Vasokonstriktion für die Verteilung des Blutes im Körper. Darüber hinaus sind sie Widerstandsgefäße. Von ihrem Kaliber hängt im Wesentlichen der Widerstand ab, auf den der Blutfluss trifft.

Peripherer Gefäßwiderstand

Der Gefäßwiderstand ist eine Gegenkraft zum Blutfluss, die durch die Reibung an den Gefäßwänden zustande kommt. Wenn der Widerstand – wie bei Arterien des elastischen Typs – sehr schwach ist, entsteht nur eine geringe Reibung. Arterien des muskulären Typs haben jedoch einen viel kleineren Durchmesser als die vom elastischen Typ, so dass ihr Gefäßwiderstand entsprechend hoch ist.

Hagen-Poiseuille-Gesetz

Nach dem Hagen-Poiseuille-Gesetz ist der Gefäßwiderstand

- proportional zur Blutviskosität und Länge des Gefäßabschnitts, aber
- umgekehrt proportional zum Innendurchmesser (Lumen) des Gefäßes.

Je höher der Gefäßwiderstand, desto schwächer der Blutfluss.

Demnach lässt sich der Blutfluss auch als Druck/Widerstands-Quotient darstellen. Auf dieses Verhältnis bezieht sich das Hagen-Poiseuille-Gesetz. Der Blutfluss entspricht dem Lumen hoch vier!

Der Innendurchmesser wird so zur Hauptdeterminante für den Gefäßwiderstand. Durch eine Verdopplung des Gefäßdurchmessers kommt zu einer 16-fachen Steigerung des Blutflusses. In der Hämodynamik spielt die Vasomotorik folglich eine wichtige Rolle für die Durchblutung der peripheren Versorgungsgebiete.

Man könnte es auch andersherum ausdrücken: Wenn sich der Gefäßdurchmesser halbiert, vergrößert sich der Gefäßwiderstand um das 16-fache! Aus dem Grund wird verständlich, dass atheromatöse Plaques nicht nur lokale Schäden verursachen, sondern sich insgesamt nachteilig auf die Gesundheit bzw. den Allgemeinzustand auswirken und an der Entstehung einer arteriellen Hypertonie beteiligt sind.

Arteriolen und Gefäßwiderstand

Die Regulierung des Kreislauf- bzw. Gefäßwiderstands findet hauptsächlich in den Arteriolen statt (➤ Abb. 2.19). Durch ihre Vasokonstriktion erhöht sich der totale periphere Widerstand. Da das Herzzeitvolumen aber gleichzeitig unverändert bleibt, führt dies zu einem Anstieg des arteriellen Drucks.

2.3.3 Mikrozirkulation

Aufbau

Arteriolen münden ins Kapillarnetz ein. Kapillargefäße haben einen sehr kleinen (5–8 µm) Durchmesser und eine Wand, die lediglich aus einschichtigem Endothel besteht. Ihre äußerst variable Verteilungsdichte hängt von der durchschnittlichen Stoffwechselaktivität eines Gewebes ab.

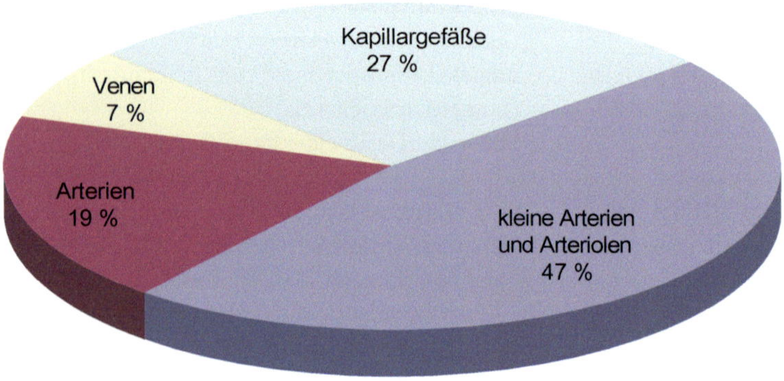

Abb. 2.19 Prozentuale Verteilung des peripheren Widerstands (nach Silbernagl & Despopoulos 1985)

Austauschprozesse

Über Kapillargefäße laufen unterschiedliche Austauschprozesse ab. Poren, deren Größe und Zahl organspezifisch schwankt, lassen nicht-fettlösliche Moleküle passieren. Beschränkt wird die Durchlässigkeit (Permeabilität) nur durch die Molekülgröße, die Zahl der vorhandenen Poren und den Blutfluss. Fettlösliche Moleküle können sogar durch die Kapillarwände (die hauptsächlich aus Lipiden bestehen) hindurch diffundieren. Der Wasserdurchtritt durch die Kapillarwand wird einerseits vom hydrostatischen und andererseits vom onkotischen Druck der Blutproteine bestimmt. Wie die Grafik („Starling-Kurve", ➤ Abb. 2.20) zeigt, ist der hydrostatische Druck im Anfangsteil einer Kapillare höher als der onkotische Druck. Dadurch tritt Wasser ins Interstitium aus (Filtrationseffekt). Im zweiten Teil der Kapillare kehren sich die Verhältnisse um: Der höhere onkotische Druck der Blutproteine (v.a. Albumin) holt das Wasser nach intravasal zurück.

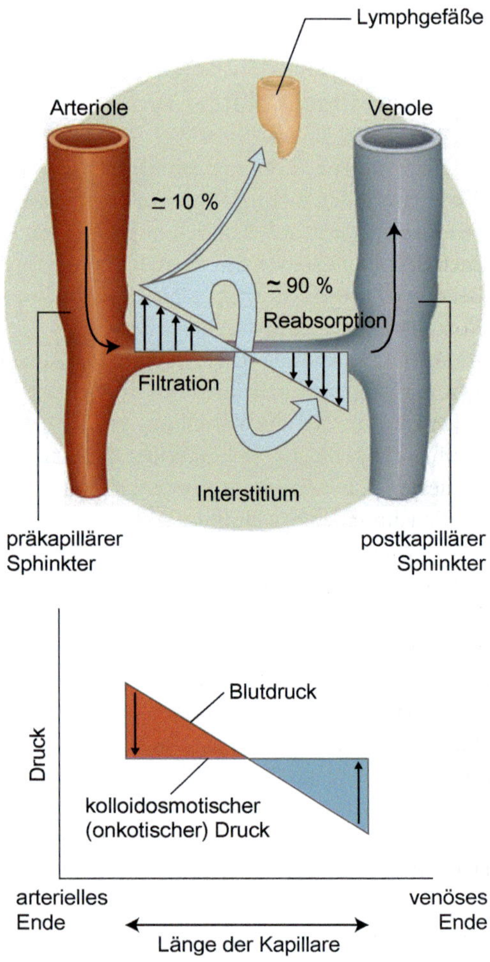

Abb. 2.20 „Starling-Kurve"

2.3.4 Venöse Hämodynamik

Kapazität und Elastizität

Obwohl sie elastischer als Arterienwände sind, können sich Venenwände wegen des hohen Kollagenfaseranteils kaum dehnen. Wenn sich größere Volumenschwankungen beobachten lassen, liegt es hauptsächlich an Veränderungen ihres Querschnitts. In Anspruch genommen wird die Dehnbarkeit der Venenwände nur bei erhöhten Blutdruckwerten.

Unter funktionellen Aspekten können Venen in zwei große Kategorien unterteilt werden:

- Venolen oder postkapilläre Widerstandsgefäße, die durch den Muskelanteil in ihrer Media den Druck und die Durchblutung beeinflussen
- Systemische Venen als Kapazitäts- bzw. Sammelgefäße mit einem hohen elastischen Faseranteil, die durch ihr größeres Füllungsvermögen als Blutreservoir fungieren.

Venöser Rückfluss

Im venösen Kreislauf fließt das Blut zum Herzen zurück. Allein schon der Druckunterschied zwischen Aorta und Hohlvenen (Venae cavae) wäre ausreichend, den venösen Rückstrom zu erklären.

Am Rückfluss sind drei unterschiedliche Kräfte (Energien) beteiligt, die das venöse Blut von hinten (Vis a tergo), seitlich (Vis a latere) oder von vorn (Vis a fronte) antreiben.

- Die *Vis a tergo* entspricht der Residualenergie nach dem Blutauswurf aus dem linken Ventrikel.
- Bei der *Vis a latere* handelt es sich um folgende Komponenten:
  - „Ausquetschen" plantarer Venen beim Aufsetzen der Fußsohle
  - „Wadenmuskelpumpe"
  - Muskelaktivität in der Media der Venenwand, die von den Venenklappen verstärkt wird
  - „Bauchpresse" (abdominale „Zwerchfell-Pumpe" in Verbindung mit Druckgradienten der Eingeweidesäule im Bauchraum)
- Die *Vis a fronte* entspricht der intrathorakalen Sogwirkung beim Einatmen.

Auch die Schwerkraft spielt eine Rolle, da sie den venösen Rückstrom unterhalb des Herzens unterstützt und oberhalb des Herzens behindert bzw. erschwert.

Druck im Bauch- und Brustraum

Für den venösen Rückfluss unterhalb des Zwerchfells sind vor allem Druckgradienten im Rumpfbereich von Bedeutung (➤ Abb. 2.21). Während die Beinvenen mit Klappen ausgestattet sind, zeigt sich nach Freilegen des Leistenbands (Lig. inguinale), dass sich in den iliakalen Venen und der Vena cava inferior keine Venenklappen befinden.

Im Rumpfbereich sorgen Druckunterschiede (überwiegend thorakoabdominale Gradienten) für den regulären venösen Rückfluss zum rechten Vorhof. Wegen der Schwerkraft ist der intraabdominale Druck im Sitzen und aufrecht Stehen nicht homogen, sondern als kraniokaudaler Druckgradient aufgebaut. In Beckenhöhe herrscht der stärkste und unterhalb des Zwerchfells der niedrigste Druck vor. Im Brustraum besteht sogar ein negativer bzw. Unterdruck.

Blut bewegt sich immer vom Ort des höchsten zu Stellen mit niedrigem Druck hin. Solange dabei reguläre, harmonisch ausgewogene Druckgradienten entstehen, sind sie ein notwendiger Bestandteil des venösen Rückstroms. Damit die Gradienten genau abgestuft und regelmäßig sein können, muss sich die viszerale Mechanik im Gleichgewicht befinden. Falls sie nicht frei ist, weil eine Fixierung, Senkung, Dysfunktion oder Reizung vorliegt, wird sich der venöse Blutfluss im betroffenen Gebiet verlangsamen. Stromaufwärts, also in den Venen des Becken- und Beinbereichs, kommt es zu einer Stauung (Stase).

Wenn die regulären thorakoabdominalen Druckverhältnisse aus dem Gleichgewicht geraten, können sich venös bedingte Probleme wie ein Druck- oder Schweregefühl im Becken- oder Beinbereich entwickeln.

Zentraler Venendruck

In unmittelbarer Nähe des rechten Vorhofs beträgt der zentrale Venendruck (ZVD) 7–10 mmHg. Mit einer Größenordnung von 96 mmHg ist der mittlere arterielle Druck (MAD) im Vergleich dazu fast 10-mal so hoch.

In Zusammenhang mit der Begriffsdefinition von Vorlast (Preload) haben wir erläutert, dass die Herzfüllung vom ZVD bestimmt wird: je höher der ZVD, desto höher die Vorlast. Um das systolische Auswurfvolumen zu steigern, muss sich das Herz deshalb stärker kontrahieren (Frank-Starling-Gesetz).

Der ZVD übt also einen intrinsischen Einfluss auf das Herzzeitvolumen aus und kann es verändern, ohne dass das vegetative Nervensystem eingreifen müsste.

Kommt es – wie im Fall einer zu raschen Infusion/Perfusion – zu einer vorübergehenden Zunahme des

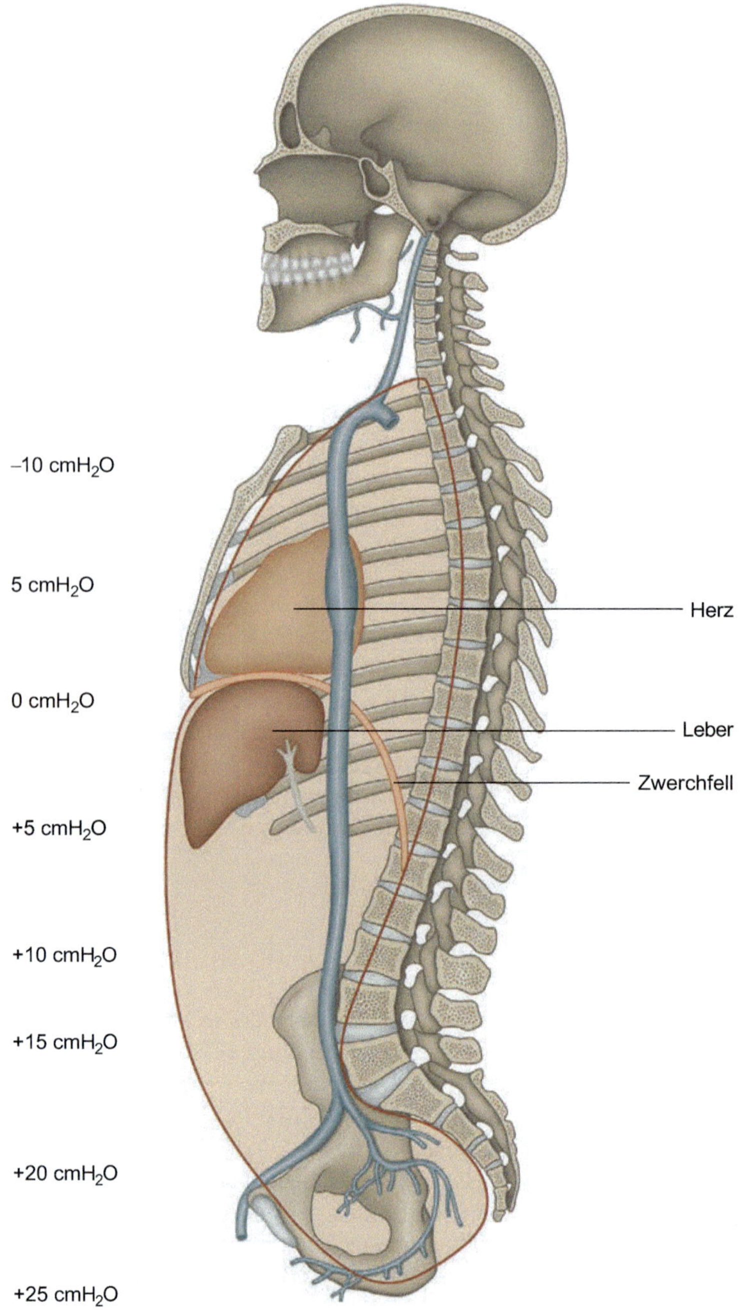

Abb. 2.21 Druckgradienten im Rumpfbereich

Gesamtblutvolumens (transiente Hypervolämie), kann über den ZVD ein *Bainbridge-Reflex* ausgelöst werden. Durch die Stimulierung venöser und atrialer Rezeptoren mittels Sympathikusaktivierung führt er zum reflektorischen Herzfrequenzanstieg. Da die physiologische Bedeutung dieses Reflexes noch nicht geklärt ist, gilt er allgemein als Entsprechung zum Frank-Starling-Anpassungsmechanismus.

KAPITEL

3 Homöostase des Herz-Kreislauf-Systems

3.1 Einleitung

Die Kreislaufregulation dient dazu, alle Körperbereiche kontrolliert mit Blut zu versorgen, in Ruhe und bei Belastung sowie unter wechselnden Umgebungsbedingungen. Sichergestellt sein muss:

- die Durchblutung (Perfusion) jedes einzelnen Organs
- die Steuerung von Herzfunktion und arteriellem Blutdruck
- eine Blutumverteilung zu aktiven Organen auf Kosten von Organen mit ruhender Aktivität.

Wie Silbernagl und Despopoulos (1985) hervorheben, würde eine maximale, gleichzeitige Blutzufuhr zu sämtlichen Organen die Herzkapazität überschreiten.

Für die Aufrechterhaltung normaler Organfunktionen ist die Homöostase des Kreislaufs unverzichtbar. Dazu muss sich das kardiovaskuläre System ständig an hämodynamische Veränderungen anpassen. Die Adaptationsfähigkeit hängt dabei von der Herzleistung und den Gefäßwiderständen ab.

- Dass sich die Herzleistung unverzüglich wechselnden Anforderungen anpassen kann, liegt an zwei Faktoren: der Herzfrequenz und dem systolischen Auswurfvolumen. Die Anpassungen der Herzfrequenz werden als *chronotrop* und die des systolischen Auswurfvolumens als *inotrop* bezeichnet (verbunden mit der Kontraktionsstärke/-kraft des Herzmuskels).
- Die peripheren Gefäßwiderstände, die bei der kardiovaskulären Adaptation eine wichtige Rolle spielen, hängen im Wesentlichen von der Vasomotorik, also der Regulierung der Gefäßweite ab. Die Organdurchblutung (Perfusion) wird durch Veränderungen des Gefäßdurchmessers reguliert.

Den Tonus der glatten Gefäßmuskulatur können lokale, neuronale und hormonelle Faktoren beeinflussen. In die Regulierung der Kreislauffunktion greifen alle drei Kontrollebenen ein, die wir hier nacheinander betrachten wollen: lokale Kontrollmechanismen der Gefäße, das autonome (vegetative) Nerven- und das endokrine (Hormon-)System. Sie alle intervenieren mit unterschiedlicher zeitlicher Verzögerung und Dauer.

3.2 Adaptive Herz-Kreislauf-Faktoren

3.2.1 Lokale Kreislaufregulation

Selbst im Gewebeinnern hängt die Vasomotorik in erster Linie von lokalen Faktoren ab, die eine gewebespezifische Bedarfsanpassung der Durchblutung (innerhalb der neuronal und hormonell abgesteckten Grenzen) ermöglichen.

Der „Hauptregler" für den Gefäßwiderstand im Kreislauf sitzt in den Arteriolen. Bei lokalen Gefäßreaktionen der Arteriolen spielen zahlreiche Parameter eine Rolle:

- Stoffwechsel- bzw. metabolische Veränderungen
- Freisetzung lokaler Botenstoffe
- Temperatur
- Muskeldehnbarkeit.

Autoregulation

In einem passiven Gefäßsystem bestünde eine lineare Beziehung zwischen Blutfluss und Blutdruck: Bei steigendem Druck würde die Organdurchblutung entsprechend zunehmen.

Tatsächlich gibt es aber in vielen Organen, darunter auch Gehirn und Nieren, Gefäße, die einen arteriellen Druckanstieg mit Vasokonstriktion beantworten. Diese Gefäßverengung verhindert eine vermehrte Durchblutung und ist daher das Gegenteil von dem, was ein Druckanstieg in einem völlig passiven Gefäßsystem bewirken würde.

So kann die Organdurchblutung in einem großen (Druck-)Schwankungsbereich stabil bleiben. Wegen der ausgeprägten Vasomotorik der Arteriolen ist die Autoregulation im Wesentlichen ihre Sache. Sie schützen das Kapillarnetz vor größeren Druckschwankungen, die es durch ein gestörtes Gleichgewicht der Austauschprozesse schädigen könnten.

Die Autoregulation der Gefäßweite erfüllt zwei Funktionen:

- Die Durchblutung unabhängig vom arteriellen Blutdruck konstant zu halten, da der Organbedarf ebenfalls konstant bleibt. So passt sich beispielsweise der Widerstand der Nierenarteriolen (Nephrone) automatisch dem Blutdruck an. Wenn der systemische Blutdruck ansteigt, sorgen sie durch Vasokonstriktion weiterhin für einen konstanten renalen Blutfluss.
- Die Durchblutung der Organaktivität anzupassen, damit sie den Anforderungen entspricht, also bedarfsgerecht ist. So kann beispielsweise das Myokard oder ein Skelettmuskel im Bedarfsfall mehrfach stärker (als im Ruhezustand) durchblutet werden.

Autoregulationsmechanismen

Myogene Reaktionen

Wenn sich Gefäße infolge eines Blutdruckanstiegs aufweiten, kommt es reflektorisch zur Kontraktion der glatten Wandmuskulatur. Dabei handelt es sich um einen *myogenen (Muskel-)Dehnungsreflex:* Die passive Dehnung der Arteriolenwand wird mit vermehrter Aktivität der glatten Muskelzellen beantwortet.

Die passive Dehnung hängt von der Blutfüllung der Arteriolen ab: Bei geringerer Dehnung verringert sich auch der Muskeltonus.

Temperatur

In den meisten Geweben führt ein Wärme-/Temperaturanstieg zu einer Vasokonstriktion. In den Hautgefäßen ist es umgekehrt: Hier kommt es aufgrund der zentralen Wärmeregulation und gefäßspezifischer Besonderheiten zu einer Vasodilatation. In der Haut sind nämlich reichlich α_2-Rezeptoren vorhanden, deren Rezeptoraffinität für Noradrenalin sich bei einem Temperaturabfall erhöht.

Durch Weitstellung der Gefäße kann die Wärme besser zur Haut geleitet und nach außen abgestrahlt werden. Die Vasodilatation der Hautgefäße schützt also vor Überwärmung. Bei Kälteexposition wird der Wärmeaustausch mit der Umgebung durch eine Vasokonstriktion der Hautgefäße gedrosselt, damit nicht zu viel Wärme (kalorische Energie) verloren geht.

Sauerstoffmangel

Eine lokale Hypoxie führt im Allgemeinen zur Vasodilatation. Das bedeutet, dass die Durchblutung

(Perfusion) eines Gewebes von seinem Sauerstoffverbrauch abhängig ist.

Metaboliten

Die meisten Stoffwechselprodukte, die sich aufgrund der metabolischen Aktivität lokal im Gewebe ansammeln, wirken relaxierend auf das Gefäßendothel. An der Ausscheidung dieser Produkte sind Kohlendioxid (CO_2), Stickstoffmonoxid (NO), Adenosindiphosphat (ADP), Adenosinmonophosphat (AMP), Wasserstoffionen (H^+) und alle osmotischen Substanzen wie Kalium (K^+) beteiligt, die generell die Durchblutung steigern.

Autakoide

Autakoide sind „lokale" Hormone, die in unmittelbarer Nähe ihrer Produktionsstätte ihre Wirkung entfalten. Zu dieser Gruppe gehören zahlreiche Substanzen, von denen wir die wichtigsten kurz beschreiben wollen.

- Histamin kann sowohl zur Vasokonstriktion und Permeabilitätssteigerung (vermehrten Durchlässigkeit) als auch zur Vasodilatation führen. So werden beispielsweise bei Entzündungen die Arteriolen erweitert, die Venolen verengt und die Permeabilität der Kapillargefäße gesteigert. Wie Histamin wirkt, zeigt sich gut an den allergischen Symptomen eines Heuschnupfens (Schleimhautschwellung, Kongestion).
- Bradykinin wird in Speichel- und Schweißdrüsen gebildet.
- 5-Hydroxytryptamin (5-HT) wird in Blutplättchen, im zentralen Nervensystem (ZNS) und in bestimmten wandständigen Zellen im Darmtrakt produziert.
- Die von Makrophagen, Fibroblasten, Leukozyten und im Gefäßendothel gebildeten Prostaglandine haben unterschiedliche Wirkungen. Während Prostaglandin F (PGF) eine Vasokonstriktion verursacht, sind die gefäßrelaxierenden Prostaglandine E (PGE) und I (PGI, Prostacyclin) vor allem an entzündlichen Prozessen beteiligt.
- Als Entzündungsreaktion setzen Leukozyten Leukotriene frei, die zur Vasokonstriktion und Permeabilitätssteigerung der Kapillargefäße führen.
- Makrophagen produzieren bei Entzündungen den Plättchen-aktivierenden Faktor (PAF), der eine Vasodilatation und Permeabilitätssteigerung der Kapillargefäße bewirkt.

Gefäßendothel

Bei der Steuerung der Vasomotorik spielt das Wandendothel, das die Lumen-/Innenseite der Gefäße auskleidet, eine wichtige Rolle. Von entscheidender Bedeutung ist, dass es:

- als mechanische Barriere die Gefäße relativ gut abdichtet und mithilft, die Permeabilität insbesondere im Kapillarbereich zu regulieren;
- als echte Zwischenschicht zwischen Blut und Gefäßwand eine Übertragung und Übersetzung chemischer Signale ermöglicht.
- durch seine Oberflächeneigenschaften und Sekretionen einer Plättchenaggregation entgegenwirkt.

Diese unterschiedlichen Funktionen sind aber nur gewährleistet, solange das Gefäßendothel strukturell intakt bleibt. Sämtliche negativen Einflüsse auf die Morphologie oder Physiologie der Endothelzellen (Nikotin, Cholesterin, mechanische Überlastung bei Bluthochdruck usw.) können die Permeabilität verändern, die antithrombotische Wirkung abschwächen und die Sekretion vasodilatierender endothelialer Faktoren vermindern.

Endothelveränderungen sind daher an zahlreichen pathologischen Prozessen beteiligt. In der Pathophysiologie atheromatöser Thrombosen spielen sie sogar eine zentrale Rolle.

Ergebnisse

Die unterschiedlichen Stellgrößen in der lokalen Kreislaufregulation addieren sich letztlich zu zwei Ergebnissen:

- Einer metabolischen oder funktionellen Hyperämie, durch die sich der Gefäßdurchmesser verändert, damit die Blutzufuhr genau der Gewebeaktivität entspricht. *Jedes Gewebe passt also seine Durchblutung dem eigenen metabolischen Bedarf an.*
- Einer Gefäßrelaxation unter Beteiligung von Stickstoffmonoxid (NO) und Prostaglandine, da-

3

Tab. 3.1 Lokale Faktoren

Lokale Vasodilatatoren	Lokale Vasokonstriktoren
Produktion: in Geweben mit unzureichender Blutversorgung	Produktion: als Reaktion auf einen systemisch-arteriellen Druckanstieg
Wirkung: Relaxation der (glatten) präkapillären Sphinktermuskulatur	Wirkung: Konstriktion der postkapillären Sphinktermuskulatur; in hoher Konzentration auch an Arteriolen wirksam mit Drosselung der Blutzufuhr zum Gewebe
Beispiele: • Hypoxie • CO_2-(Kohlendioxid-)Anstieg • K^+-(Kalium-)Erhöhung • ADP, AMP • Histamin • Übersäuerung (Milchsäure) • Stickoxid (NO) • Wärme	Beispiele: • Endothelin • Prostaglandine • Thromboxane • Leukotriene

mit der Arteriendurchmesser auf den Bedarf im Versorgungsgebiet abgestimmt werden kann. *Jedes Gefäß passt seinen Durchmesser also dem eigenen Blutfluss an.*

Die lokalen Faktoren sind in ➤ Tabelle 3.1 zusammengefasst.

3.2.2 Nervensystem

Das autonome oder vegetative Nervensystem reguliert den Kreislauf durch Interaktionen und Reflexe, an denen Rezeptoren (Afferenzen), Kreislaufzentren und Efferenzen beteiligt sind. Es spielt auch insofern eine Rolle, als es kurzfristig den systemischen arteriellen Blutdruck kontrollieren kann.

Rezeptoren

Der arterielle Blutdruck unterliegt einer ständigen Überwachung durch Barorezeptoren, die sehr kurzfristig, innerhalb weniger Sekunden, reagieren und ihn verändern können. Barorezeptoren unterstützen die vom autonomen Nervensystem am Herzen und der glatten Wandmuskulatur von Arteriolen eingeleiteten Modifikationen des Herzzeitvolumens und des totalen systemischen Gefäßwiderstands.

Langfristige Anpassungen kommen dadurch zustande, dass sich unter dem Einfluss von Durst (Flüssigkeitszufuhr) und Harnausscheidung (Urinmenge) das Blutvolumen verändert.

In Arterien gibt es Baro- und Chemorezeptoren.

Barorezeptoren

Barorezeptoren sind „Druckfühler", die sehr empfindlich den arteriellen Blutdruck registrieren. Es handelt sich um (nicht eingekapselte) Nervenendigungen in der Adventitia großer Arterien, die sich im Wesentlichen in den Wänden des Karotissinus und Aortenbogens befinden. Im Karotissinus sitzen sie topografisch genau an der richtigen Stelle, um den Blutdruck in den Hirnarterien zu überwachen, während die Barorezeptoren im Aortenbogen alle übrigen Hauptarterien im Körper kontrollieren können.

Aus den Barorezeptoren im Karotissinus geht ein Nerv (Ramus sinus carotici) hervor, der sich mit dem IX. Hirnnervenpaar (N. glossopharyngeus) verbindet. Beide führen zum Kerngebiet des Tractus solitarius im Hirnstamm.

Barorezeptoren registrieren eine veränderte Dehnung bzw. Wandspannung der Gefäßwände – und somit Veränderungen des arteriellen Blutdrucks. Manche Barorezeptoren reagieren auf eine Zunahme, andere auf eine Abnahme der Dehnung bzw. Wandspannung.

Chemorezeptoren

Chemorezeptoren befinden sich in Körperchen (Paraganglien), die im Bereich des Glomus caroticum und des Aortenbogens lokalisiert sind. Nervenfasern aus dem Glomus caroticum ziehen gemeinsam mit dem IX. und Nervenfasern aus dem Aortenbogen gemeinsam mit dem X. Hirnnervenpaar zum Hirnstamm.

Von Chemorezeptoren werden Hypoxie, Hyperkapnie und Azidose registriert. Als Reaktion auf diese Reize kommt es zur gesteigerten Sympathikusaktivität, die mit einer Vasokonstriktion der peripheren Arteriolen und von Venen im Splanchnikusgebiet einhergeht.

Während Chemorezeptoren fortlaufend an der Steuerung der Lungenbelüftung (Ventilation) mitwirken, beschränkt sich ihre Funktion bei der Kreislaufregulation im Wesentlichen auf Extrembedingungen wie eine Asphyxie oder eine schwere Blutung. Wenn die Wirkung des Baroreflexes – insbesondere im Fall einer stärkeren Hypotonie – an ihre Grenzen stößt, springen Chemorezeptoren ein, um den arteriellen Druck aufrechtzuerhalten.

Sonstige Rezeptoren

Neben den Rezeptoren in Aorta und Karotis tragen noch andere Rezeptoren zur Kreislaufregulation bei. Venöse Barorezeptoren in der Wand des rechten Vorhofs registrieren Veränderungen des zentralen Venendrucks. In den Wänden der Pulmonalgefäße wurden ebenfalls Dehnungsrezeptoren nachgewiesen.

Aufgrund der unterschiedlichen Rezeptorsignale, die im Kreislaufzentrum des Hirnstamms ankommen, werden die vegetativen Nervenreaktionen auf den Druck des venösen Rückstroms und intrathorakale Druckschwankungen während der Atmung abgestimmt.

Atriovenöse Rezeptoren sind auch am hormonellen Regelkreis des atrialen natriuretischen Peptids (ANP) beteiligt.

In quer gestreiften Skelettmuskeln sind außerdem Muskel-(„Ergo“-)Rezeptoren beschrieben, die auf metabolische Störungen und mechanische Einflüsse ansprechen. Ihre Rolle könnte darin bestehen, das ZNS über den Aktivitätszustand der Muskeln zu informieren.

Zentrale Regulation

Die Leitungsbahnen dieser unterschiedlichen Rezeptoren enden im bulbären Kreislaufzentrum und im Bereich der Brücke (Pons).

Bulbäres Kreislaufzentrum

Das im unteren Teil der Formatio reticularis gelegene bulbäre Kreislaufzentrum empfängt ständig eine Vielzahl an Informationen.

Barorezeptoren übermitteln kontinuierlich Informationen über den arteriellen Druck. In einer blutdrucksteigernden (pressorischen) Zone des bulbären Kreislaufzentrums werden alle Reaktionen auf Druckschwankungen kontrolliert. Von dort gehen Impulse zum Sympathikus, zum Herzen und zu den Gefäßen, die für einen Ruhetonus (Ruhe-Vasokonstriktion) der Gefäßmuskulatur sorgen.

Zusätzlich zu den Informationen der unterschiedlichen Rezeptoren laufen auch aus höheren Hirnzentren (Kortex, Hypothalamus, limbisches System) Stimuli im Kreislaufzentrum ein. Im limbischen System kann sich beispielsweise vor einem sportlichen Wettbewerb oder bei bestimmten Emotionen (Prüfungsstress) eine kardiovaskuläre Veränderung anbahnen: Die Stimulierung des Kreislaufzentrums lässt die Herzfrequenz hochschnellen.

Ein anderes Beispiel: Bei körperlicher Betätigung steigt die Körpertemperatur an. Der Hypothalamus, der als innerer Thermostat die Körpertemperatur einstellt, signalisiert dies dem Kreislaufzentrum, damit sich die Hautgefäße erweitern und die Wärme nach außen abgestrahlt werden kann.

Reaktionen

Im bulbären Kreislaufzentrum werden die auf die Zielorgane Herz und Gefäße gerichteten Aktivitäten von Sympathikus und Parasympathikus aufeinander abgestimmt. Hier befindet sich auch eine verstreute Gruppe von Neuronen zur Kontrolle der

- Herzfrequenz
- Kammerkontraktilität und
- Gefäßdurchmesser.

Um den metabolischen Bedarf der einzelnen Organe sicherzustellen, muss ein ausreichend hoher arterieller Blutdruck aufrechterhalten werden. Der systemische Blutdruck lässt sich beispielsweise senken, indem das Kreislaufzentrum weniger (sympathische) Impulse über vasomotorische Nerven zur glattmuskulären Wandschicht peripherer Gefäße aussendet. Eine Abnahme des Herzzeitvolumens und des peripheren Widerstands führt dann zu einem systemischen Blutdruckabfall.

Trotz seiner basalen (Grund-)Regulierung steigt der arterielle Druck bei körperlicher Aktivität an, als wäre die Empfindlichkeitsschwelle der Barorezeptoren höher eingestellt. Wenn sich der Blutdruck bei

Belastung nicht erhöht, spricht das für eine linksventrikuläre Störung.

Efferenzen

Beide Teile bzw. efferenten Leitungsbahnen des autonomen Nervensystems (Sympathikus und Parasympathikus) wirken antagonistisch und haben zudem eine unterschiedlich lange Wirkungsdauer:

- Die beschleunigende Wirkung (kardiale Akzeleration) des Sympathikus hält ein Dutzend Herzschläge lang an.
- Die verlangsamende, Vagus-vermittelte Wirkung des Parasympathikus ist nur von kurzer Dauer: etwa so lang wie ein einzelner Herzschlag; die vagale Inhibition gleicht einer plötzlichen Bremsung.

Die efferente Wirkung kann sich in dreifacher Weise entfalten:

- Beeinflussung der Herzfrequenz: durch Veränderung des Schrittmacher-Rhythmus oder der (elektrischen) Reizleitungsgeschwindigkeit in der Herzwand
- Beeinflussung der Pumpleistung: direkt durch schnellere Herzmuskelkontraktion oder durch Spannung/Entspannung der Herzmuskelfasern
- Beeinflussung des peripheren Gefäßwiderstands: Vasokonstriktion oder Vasodilatation.

Sympathikus

Ein erstes Bündel sympathischer Fasern tritt in Höhe von C7 bis Th6 aus dem Rückenmark aus, zieht zu den oberen, mittleren und unteren Halsganglien (Ganglion cervicale superius, medium bzw. inferius) des Truncus sympathicus und verteilt sich dann auf die Wände großer Arterien und das Herz, so dass es das gesamte Myokard innerviert.

Ein weiteres Bündel sympathischer Fasern verlässt das Rückenmark zwischen Th1 und L3, um Arterien, Arteriolen und Venen des Splanchnikusgebiets zu versorgen.

Eine sympathische Stimulation der Herzaktivität bewirkt

- einen Frequenzanstieg
- eine gesteigerte Kontraktilität
- eine gesteigerte myokardiale Erregbarkeit
- eine beschleunigte Reizleitung.

Die meisten Arteriolen im Körper sind durch postganglionäre Sympathikusfasern innerviert, die das vasokonstriktorisch wirksame Noradrenalin freisetzen. Vor allem im Bereich der Skelettmuskulatur gibt es aber nicht nur diese noradrenergen, sondern auch cholinerge Sympathikusfasern, die eine vasodilatierende Wirkung haben und ebenfalls Arteriolen versorgen. Gefäßerweiternde Sympathikuseinflüsse sind auch an der Muskelanpassung bei Sportaktivitäten beteiligt ist [D'Alché 2008].

Parasympathikus

Zum Herzen ziehende Fasern des N. vagus innervieren den Vorhof und das sinuatriale Gewebe, während das restliche Myokard keine parasympathische Versorgung aufweist. Die Zellkörper der präganglionären Fasern befinden sich im Hirnstamm, wohingegen die postganglionären Zellkörper (zweites Neuron) im unteren Plexus aorticus liegen.

Auch wenn der überwiegenden Mehrzahl der Gefäße eine parasympathische Innervation fehlt, gibt es doch einige Ausnahmen:

- Ein sakrales parasympathisches Faserbündel zieht zu Arterien der erektilen Genitalorgane.
- Mehrere kraniale parasympathische Faserbündel teilen sich auf, um Speicheldrüsen-, Pankreas-, Darmschleimhautgefäße und die Koronararterien zu innervieren.

Auf die Herzfunktionen insgesamt übt der Parasympathikus eine inhibitorische Wirkung aus. Denn durch eine parasympathische Stimulation verringern sich gleichzeitig Herzfrequenz (über den Sinusknoten und eine verlangsamte Reizleitung), sinuatriale Erregbarkeit (des Reizbildungsgewebes) und die Kontraktilität.

Bei intensiver Stimulation kann die Verlangsamung bzw. die vagale Hemmwirkung so stark sein, dass es zu einem Ausfall der Reizbildung im Sinusknoten, das heißt einem Sinusarrest kommt, der sich Sekunden später spontan auflöst (➤ Abb. 3.1). Das erklärt, weshalb emotional oder schmerzbedingte vagale Synkopen im Allgemeinen nur kurz dauern und sich rasch wieder bessern.

Unter dem Einfluss kardialer Sympathikusfasern beschleunigt sich die Schlagfrequenz (Akzeleration). Dass die normale Herzfrequenz trotzdem nur bei ca. 70 Schlägen/min liegt, zeigt, dass eine ständige

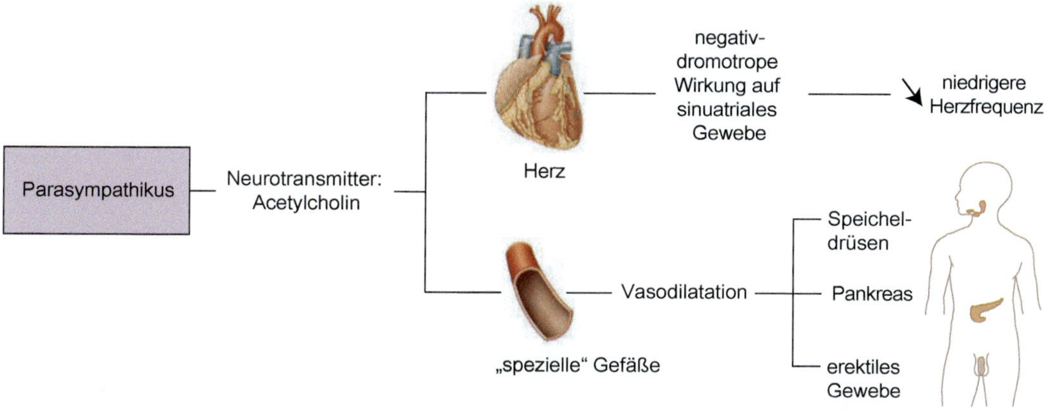

Abb. 3.1 Kardiovaskuläre Parasympathikus-Wirkungen

Verlangsamung durch den Parasympathikus stattfindet.

MERKE

Der mäßigende Einfluss des Parasympathikus (Vagotonus) ist deutlich stärker als der Sympathikotonus.

Neurotransmitter und Rezeptoren

Auf der Gefäßebene wird der kardiovaskuläre Einfluss des vegetativen Nervensystems durch Neurotransmitter (Mediatorsubstanzen) und Rezeptoren ergänzt und moduliert.

Postganglionäre sympathische Neurone, die Herz und Gefäße innervieren, setzen *Noradrenalin* frei. Noradrenalin ist ein Neurotransmitter, der α-Rezeptoren auf glatten Gefäßmuskelzellen und β_1-Rezeptoren auf den Herzzellen stimuliert. Anzumerken ist allerdings, dass bestimmte („spezielle") Gefäße mit β_2-Rezeptoren ausgestattet sind, deren Stimulation genau das Gegenteil bewirkt (➤ Abb. 3.2).

- In Zellmembranen der glatten Gefäßmuskulatur sind am häufigsten α_1-Rezeptoren vertreten, die eine *Vasokonstriktion* bewirken.
- In den Zellwänden der glatten Gefäßmuskulatur sitzen in erster Linie α_2-Rezeptoren mit einer neuromodulierenden Wirkung.
- Die Hauptfunktion kardialer β_1-Rezeptoren besteht in einer Steigerung der Herzfrequenz (positiv-chronotrope Wirkung) und der Myokardkontraktilität (positiv-inotrope Wirkung).
- In Arteriolen quer gestreifter Skelettmuskeln, der Leber und des Koronarsystems gibt es β_2-Rezeptoren, die vasorelaxierend wirken (➤ Abb. 3.2).

Ohne Zwischenschaltung sympathischer Ganglien wird auch das Nebennierenmark durch Sympathikusfasern innerviert; deshalb verkörpern die Nebennierenmarkzellen selbst das zweite Neuron. Sie sezernieren Adrenalin und setzen es ins Blut frei (siehe unten).

Im koordinierten Zusammenwirken der neurovegetativen Einzelkomponenten entsteht ein „Baroreflex". Er sorgt für eine rasche Korrektur bzw. Neueinstellung, wenn sich der arteriell-systemische Blutdruck verändert (➤ Abb. 3.3).

3.2.3 Hormonsystem

Während das Nervensystem rasch und ständig in die Steuerung der Herz-Kreislauf-Funktion eingreift, ist durch das hormonelle System eine langsame, aber auch langfristige Regulation gewährleistet. Dazu tragen im Wesentlichen folgende Hormone/Hormonsysteme bei:

- Katecholamine (Adrenalin und Noradrenalin) aus dem Nebennierenmark
- Vasopressin bzw. antidiuretisches Hormon (ADH)
- Renin-Angiotensin-Aldosteron-System
- Atriales natriuretisches Peptid (ANP)

Andere Hormone haben ebenfalls direkte oder indirekte kardiovaskuläre Wirkungen, wie erst kürzlich

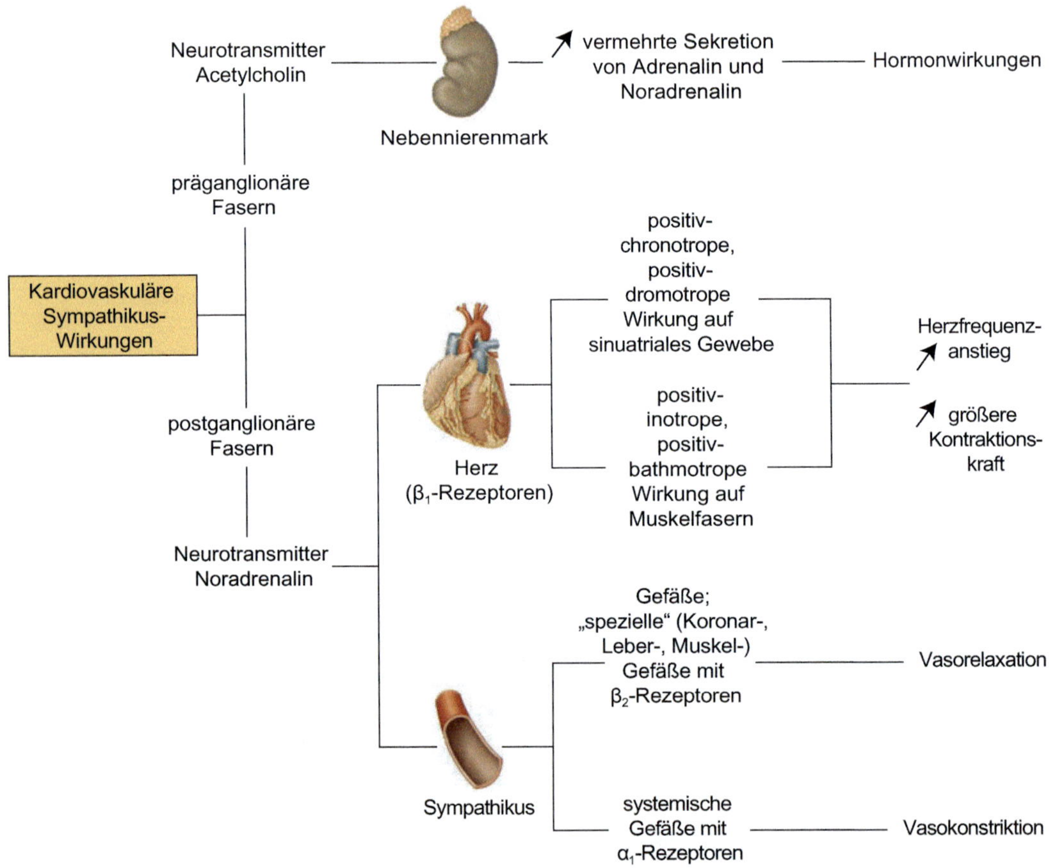

Abb. 3.2 Kardiovaskuläre Sympathikus-Wirkungen

nachgewiesen wurde. Sie sind jedoch noch zu wenig bekannt.

Nebennierenmarkhormone

Produktion

Von endokrinen Zellen im inneren Bereich der Nebennieren (Mark, Medulla) wird Adrenalin ins Blut ausgeschüttet. Das Nebennierenmark stellt gewissermaßen ein hypertrophes und verschlepptes Sympathikusganglion dar, dessen Neurotransmitter nicht an einer Synapse, sondern in den Blutstrom freigesetzt wird. Es handelt sich also tatsächlich um ein endokrines Organ.

Wirkungen

Adrenalin und Noradrenalin sind Katecholamine, die im Nebennierenmark gebildet und mit dem Blut zu ihren Rezeptoren hintransportiert werden. Sie haben sowohl metabolische wie kardiovaskuläre Wirkungen (➤ Abb. 3.4).

- Die metabolischen Katecholaminwirkungen bestehen vor allem in einer vermehrten hepatischen Glykogenolyse und Lipolyse.
- Die kardiovaskulären Wirkungen der Katecholamine betreffen Herz und Gefäße:
  - Durch Bindung an kardiale β_1-Rezeptoren steigern sie die Herzfrequenz (positiv-chronotrope Wirkung auf den Sinusknoten) und die Kontraktilität (positiv-inotrope Wirkung auf die Herzmuskelzellen).

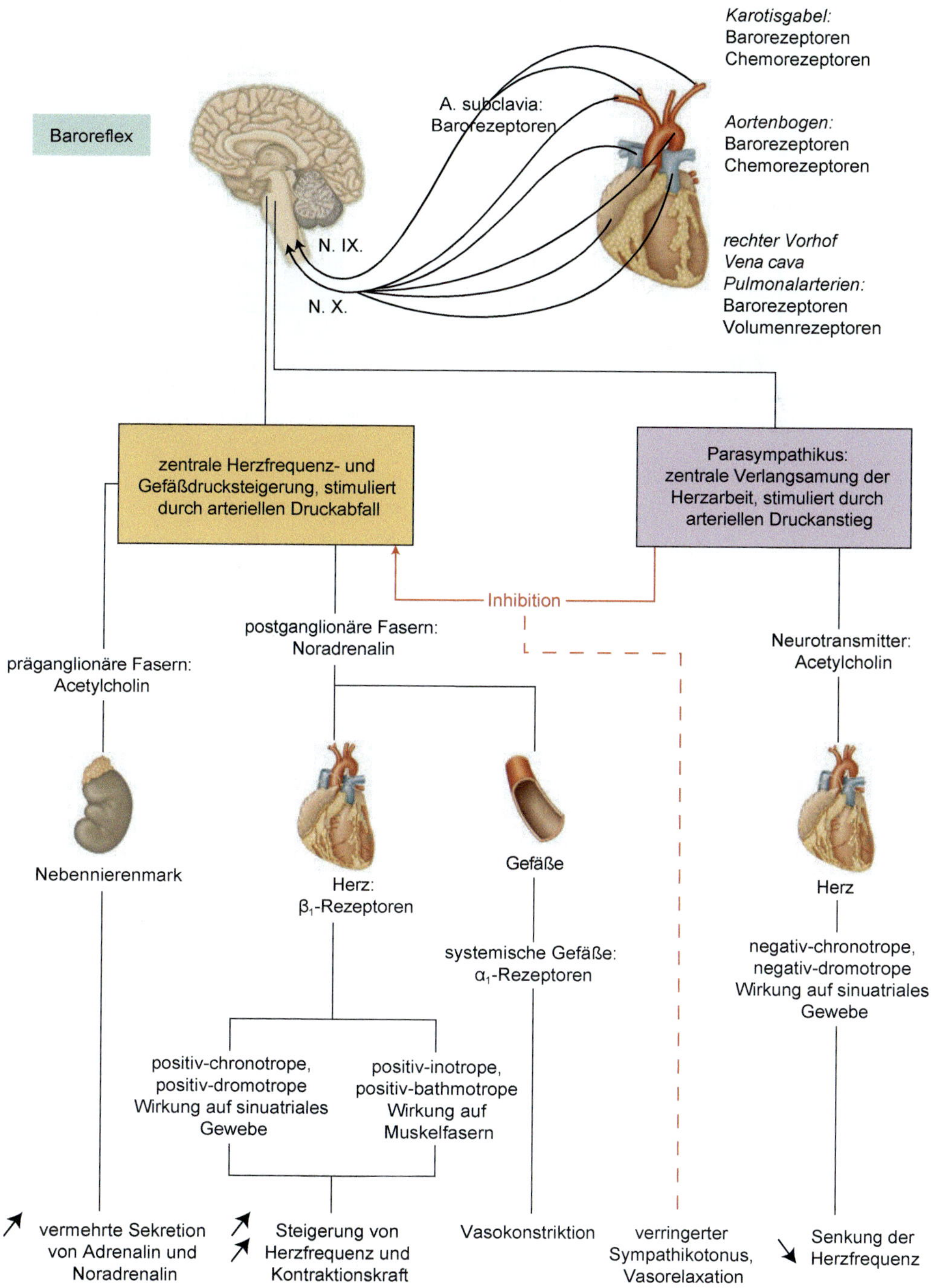

Abb. 3.3 Baroreflex

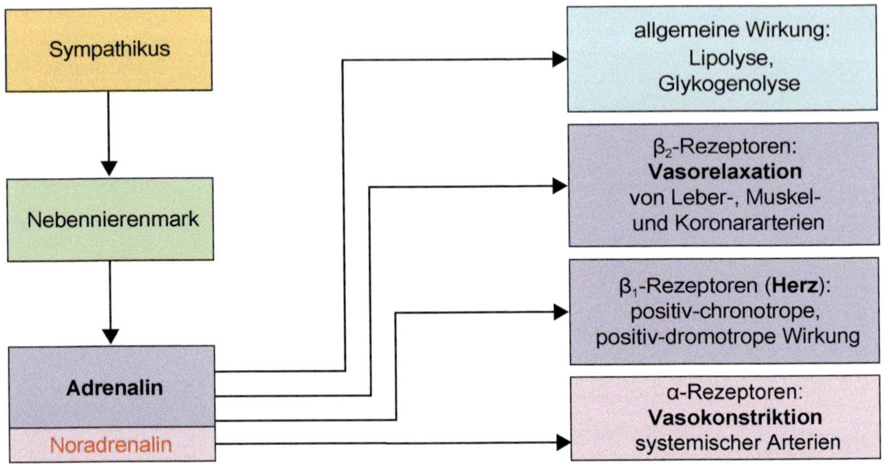

Abb. 3.4 Kardiovaskuläre Wirkungen adrenaler Katecholamine

- Ihre Bindung an α_1-Rezeptoren führt zur Vasokonstriktion.
- In Gefäßen, die mit β_2-Rezeptoren ausgestattet sind und sich insbesondere im Myokard, in quer gestreiften Skelettmuskeln und der Leber befinden, bewirken Katecholamine hingegen eine Relaxation.

Anders als Noradrenalin besitzt Adrenalin eine größere Affinität zu β- statt zu α-Rezeptoren. Das erklärt die unterschiedlichen direkten und indirekten Sympathikuswirkungen.

- Direkte Wirkung: Die Noradrenalin-Freisetzung aus sympathischen Nervenendigungen hat überwiegend eine periphere Vasokonstriktion zur Folge (mit Zunahme des totalen peripheren Widerstands und damit des arteriellen Drucks).
- Indirekte Wirkung: Unter Vermittlung des Nebennierenmarks kommt es durch frei zirkulierendes Adrenalin zu einer Steigerung der Herzfrequenz und der Kontraktilität – also zu einem größeren Herzzeitvolumen. In quer gestreiften Skelettmuskeln lässt sich dagegen eine Relaxation der Gefäße beobachten.

Aktivierung

Unter bestimmten Umständen, wie bei sportlicher Betätigung, niedrigem Blutdruck (arterielle Hypotonie), aber auch bei Angst- oder starken Gefühlsreaktionen greift das Nebennierenmark aktiv in die Kreislaufregulation ein.

Um günstige Ausgangsbedingungen zu schaffen und die nötigen Gegenreaktionen (Aggressionsabwehr, „Kampf oder Flucht") vorzubereiten, sorgen die freigesetzten Katecholamine für eine Mobilisierung von Energiereserven (Glykogenolyse in der Leber, Lipolyse), ein größeres Herzzeitvolumen und eine Vasodilatation zugunsten der (Skelett-)Muskelaktivität.

Vasopressin

Produktion ADH (antidiuretisches Hormon) oder Vasopressin wird im Hypothalamus gebildet und gelangt durch axonalen Transport in den Hypophysenhinterlappen; von dort aus wird es ins Blut freigesetzt.

Wirkung Im Blut zirkulierendes ADH wirkt sich auf die Nieren und das Herz-Kreislauf-System aus.

- Renal entfaltet sich die antidiuretische Wirkung von ADH mit einer gesteigerten tubulären Rückresorption von Wasser.
- Seine kardiovaskuläre Wirkung ist stark von der Konzentration abhängig. Eine periphere Vasokonstriktion durch ADH, insbesondere der Hautgefäße, manifestiert sich als Blässe, während es in Koronar- und Zerebralarterien eine Gefäßrelaxa-

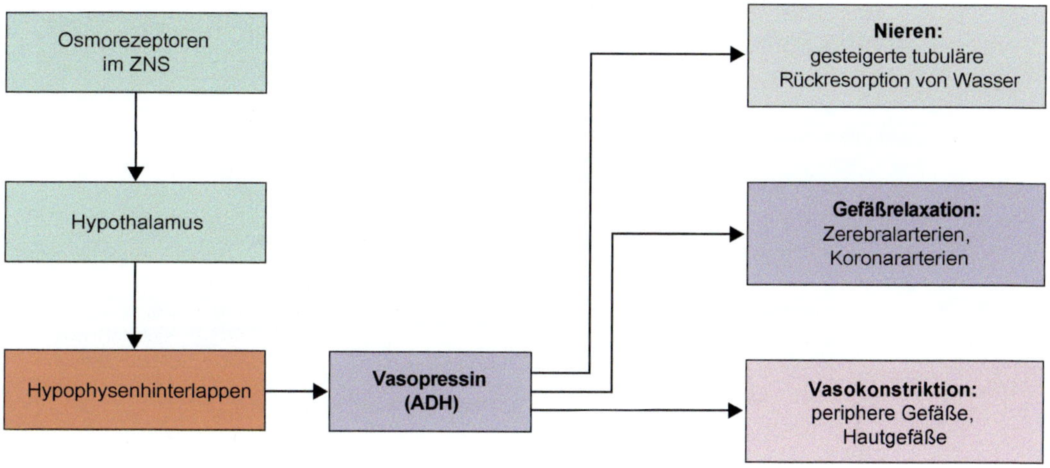

Abb. 3.5 Kardiovaskuläre Wirkungen von Vasopressin (ADH)

tion bewirkt (➤ Abb. 3.5). Dadurch erscheint die Bezeichnung „Vasopressin" gerechtfertigt. Diese Wirkung tritt aber nur bei unphysiologisch hohen Konzentrationen auf.

Aktivierung Sobald zentrale, mit dem Hypothalamus verbundene Osmorezeptoren eine erhöhte Blutosmolarität registrieren, kommt ADH ins Spiel. ADH ist an der Regulation des Blutvolumens (Volämie) und der (Blut-)Osmolarität beteiligt.

Renin-Angiotensin-Aldosteron-System

Produktion Als Reaktion auf einen lokalen oder systemischen Blutdruckabfall wird im juxtaglomerulären Apparat der Niere Renin gebildet. Renin ermöglicht die Umwandlung von Angiotensinogen (ein in der Leber gebildetes Plasmaglobulin) in Angiotensin:

1. Unter Mitwirkung eines im Gefäßendothel produzierten Konversionsenzyms wird die inaktive Form Angiotensin 1 zum aktiven Angiotensin.
2. Diese Transformation findet hauptsächlich in der Lunge statt, da das gesamte Herzzeitvolumen den Lungenkreislauf passiert.

Wirkung Angiotensin 2 hat unterschiedliche Wirkungen (➤ Abb. 3.6):

- Im Bereich der Nebennierenrinde stimuliert es die Freisetzung von Aldosteron, das die Natrium- und Wasserretention in der Niere fördert.
- Auf der (systemischen) Gefäßebene führt Angiotensin 2 zu einer Vasokonstriktion.
- Auf das Herz hat es eine positiv-inotrope Wirkung, denn es verstärkt die Kontraktionen.
- Durch seinen Einfluss auf das periphere Nervensystem wird vermehrt Noradrenalin ausgeschüttet (ein als „Neuromodulation" bezeichnetes Phänomen).
- Im ZNS verstärkt Angiotensin 2 die „Befehle" des Sympathikus.

Aktivierung Jedes Absinken des arteriellen Drucks stimuliert, unabhängig davon, ob es sich um einen systemischen Blutdruck- oder um einen lokalen (intrarenalen) Druckabfall handelt, die Reninbildung. Ausgelöst werden kann die Reninfreisetzung aber auch durch (renale) Sympathikusaktivität oder frei zirkulierendes Adrenalin, beispielsweise im Rahmen des Baroreflexes. Wenn sich der Natriumgehalt der Nierentubuli verringert, wird ebenfalls verstärkt Renin produziert.

Unter Normalbedingungen bestimmt der Renin-Anteil die Aktivität des Renin-Angiotensin-Aldosteron-Systems. Dieser Mechanismus kann jedoch entgleisen, wenn bei chronischen Leberleiden die Angiotensinogen-Synthese beeinträchtigt ist.

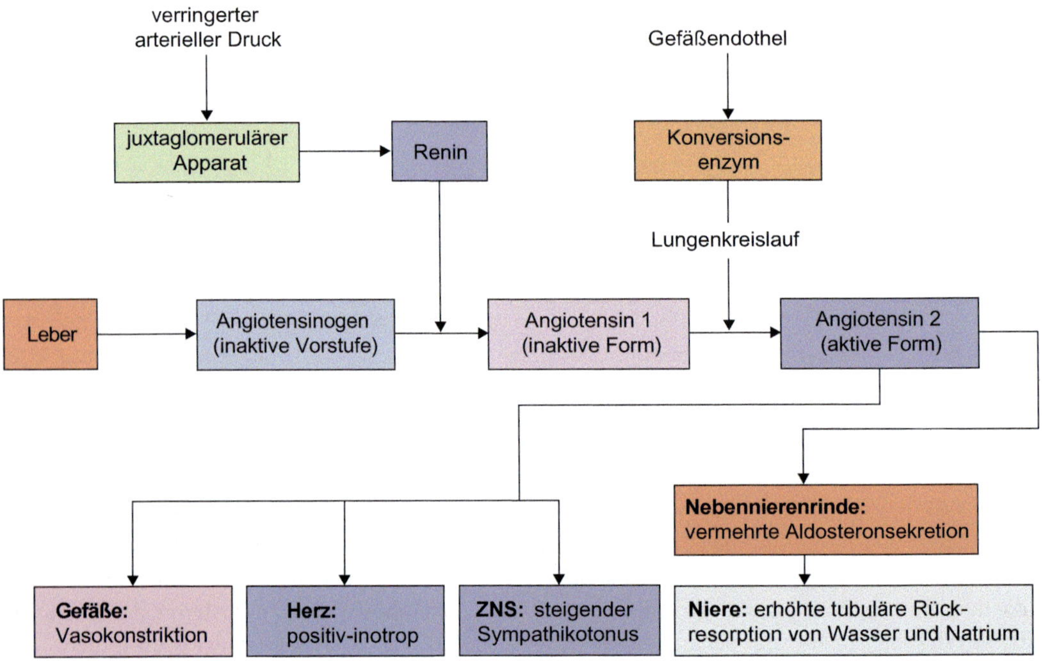

Abb. 3.6 Bildung und Wirkungen des Renin-Angiotensin-(Aldosteron-)Systems

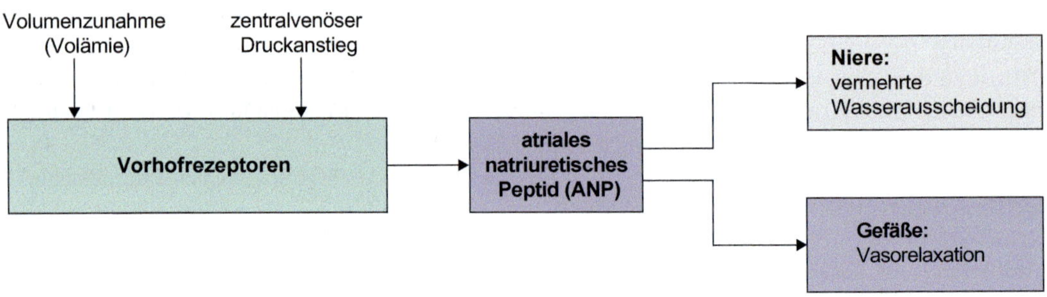

Abb. 3.7 Kardiovaskuläre Wirkungen von ANP

Atriales natriuretisches Peptid (ANP)

Produktion Atriales natriuretisches Peptid (ANP) wird von spezialisierten Myokardzellen in der Vorhofwand gebildet.

Wirkung Im Blut zirkulierendes ANP hat folgende Wirkungen auf Nieren und Gefäße (➤ Abb. 3.7):
- Vermehrte renale Natriumausscheidung
- Gefäßrelaxation relativ bescheidenen Ausmaßes

Aktivierung Stimuliert wird die ANP-Sekretion durch Zunahme der mittleren atrialen Spannung (Vorhofdehnung), das heißt durch einen Anstieg des zentralvenöser Drucks (ZVD).

3.2.4 Neurohormonelles Zusammenwirken

Nerven- und Hormonsystem tragen gemeinsam zur Aufrechterhaltung des systemischen Kreislaufgleichgewichts bei. Sobald sich der arterielle oder zentralvenöse Druck, die Osmolarität oder der pH-Wert des Blutes verändert, greifen sie ein.

- Das Hormonsystem schaltet sich vor allem mittel- bis langfristig ein, um auf zentrale osmotische und kardiovaskuläre Rezeptorsignale zu reagieren. In erster Linie wird dadurch das Gesamtblutvolumen (Volämie) beeinflusst.
- Das Nervensystem interveniert kurzfristig und jederzeit, um über den Baroreflex die Herzfrequenz zu steuern. Von Barorezeptoren ausgehende Veränderungen betreffen meistens die Herzfrequenz. Kardiopulmonale Rezeptoren führen hauptsächlich eine (vasomotorische) Anpassung des Muskeltonus in peripheren Gefäßen herbei.

Während Nerven- und Hormonsystem für das globale Herz-Kreislauf-Gleichgewicht sorgen und es regulieren, stellen lokale oder regionale Veränderungen in erster Linie eine Reaktion auf lokale Mechanismen dar.

Da sich lokale Veränderungen jedoch auf allgemeine Kreislaufparameter auswirken können, gibt die systemische Steuerung den Ausschlag. So beruht beispielsweise die Vasodilatation, zu der es bei körperlicher Betätigung in quer gestreiften Muskeln kommt, im Wesentlichen auf lokalen Einflüssen (metabolische Veränderungen in Verbindung mit der Anstrengung). Über Reflexmechanismen würde die systemische Steuerung erst eingreifen, wenn die Anstrengung so viele Muskeln mit einbezöge, dass sich infolge der Muskelgefäßrelaxation der totale periphere Widerstand und damit auch der arterielle Druck verringerten. Das löst dann den Baroreflex aus.

3.3 Beispiele lokaler Kreislaufadaptationen

3.3.1 Zerebraler Kreislauf

Aus anatomischer Sicht wird der zerebrale bzw. Hirnkreislauf aus vier Zuflüssen gespeist:

- rechter und linker A. carotis interna
- rechten und linken Aa. vertebrales.

Zwischen ihnen gibt es auf drei Ebenen Anastomosen. So entsteht ein ständiger Kreislauf, der unter allen Umständen und in jeder Körperhaltung eine ausreichende Durchblutung sämtlicher Hirnregionen sicherstellt. Dabei handelt es sich um

- den Circulus arteriosus cerebri (Willisii)
- extra- und intrakraniale Anastomosen: insbesondere zwischen den Ästen der A. carotis externa und der A. carotis interna über die A. ophthalmica oder die A. maxillaris interna
- Anastomosen zwischen angrenzenden Kortexarealen, die Äste der Aa. cerebrales anterior, media und posterior untereinander verbinden. Das Hirnparenchym wird hingegen durch Endarterien vaskularisiert.

Da das Gehirn über keine nennenswerten Energiereserven verfügt, ist es unbedingt auf eine konstante Durchblutung bzw. Blutzufuhr angewiesen. Ein zerebraler Kreislaufstillstand führt quasi sofort zum Bewusstseinsverlust. Auch die Sauerstoffversorgung des Gehirns muss wegen seiner Anfälligkeit für hypoxische Schäden konstant bleiben.

Mit einer mittleren Rate von 55 ml/min pro 100 g Hirngewebe entspricht die Hirndurchblutung 12 bis 15% des Herzzeitvolumens. In der grauen Substanz erhöht sich die Durchblutungsrate sogar auf 100 ml/min pro 100 g Gewebe.

Bei Hirntätigkeiten, beispielsweise intellektueller Art, kommt es zu keiner nennenswerten Veränderung der Gesamtdurchblutung, wohl aber der Verteilung auf einzelne Hirnregionen. Visuelle Wahrnehmungen wie das Betrachten einer Szene oder eines Bildes gehen mit einer vermehrten Durchblutung okzipitaler Kortexareale einher, während die Kortexareale im Schläfenbereich beim Hören von Musik oder von Vorträgen stärker durchblutet werden.

Alle Veränderungen in der Verteilung der Hirndurchblutung beruhen im Wesentlichen auf einer metabolisch bedingten Relaxation der Gefäße.

MERKE
Durch eine metabolisch bedingte Hyperämie wird die Hirndurchblutung dem lokalen Gewebebedarf angepasst.

Das Gehirn weist eine hohe Kapillardichte auf. Da die Arteriolen zu kurz sind, verlagert sich der zerebrale Kreislaufwiderstand jedoch eher auf die Hirnarterien. Auch die sympathische Innervation betrifft weniger die Arteriolen als vielmehr überwiegend extrazerebrale Arterien.

Auf die Weise bleibt das Gehirn unabhängig und kann seine Durchblutung konstant halten, indem es sich den systemischen vasomotorischen Vorgaben entzieht. Es kann sich also gegen die systemische Kontrolle der Vasomotorik sperren und sie im Gegenteil sogar den Anforderungen des ZNS unterordnen.

Der zerebrale Kreislauf verfügt daher über eine hoch wirksame Autoregulation, die eine konstante Durchblutung aufrechterhält, wenn der (systemische) mittlere arterielle Druck zwischen 60 und 180 mmHg schwankt.

MERKE

Auf einen systemischen Blutdruckanstieg reagieren die Hirnarterien mit Vasokonstriktion, während sie sich bei einem systemischen Blutdruckabfall entspannen (weitstellen).

Wenn der Blutdruck unter 60 mmHg abfällt oder über 180 mmHg ansteigt, verändert sich aber auch die Hirndurchblutung.

Die Autoregulation des zerebralen Kreislaufs zeigt sich zudem in Reaktionen auf chemische Veränderungen, insbesondere des Kohlendioxid-Partialdrucks. So geht eine willkürliche Hyperventilation mit einer respiratorischen Alkalose (Hypokapnie) einher, die schnell zur Vasokonstriktion der Hirngefäße führt. Eine Apnoe dagegen ist mit einer respiratorischen Azidose (Hyperkapnie) verbunden und löst eine Gefäßrelaxation aus.

Bemerkenswert am zerebralen Kreislauf ist seine „Abdichtung“ durch das Gefäßendothel, das keine Poren enthält und deshalb eine undurchlässige Blut-Hirn-Schranke bildet.

Schließlich befindet sich das Gehirn von Erwachsenen im knöchernen Schädel, der sich nicht ausdehnen kann, wenn der intrakraniale Druck (beispielsweise durch ein Hirnödem) ansteigt, so dass in dem Fall die Hirndurchblutung beeinträchtigt wird. Sobald sich der intrakraniale Druck dem systolischen Blutdruck annähert, wird der zerebrale Blutfluss so eingeschränkt, dass es zur Ischämie kommt. Die Ischämie wiederum verursacht eine metabolische Azidose, durch die sich das Hirnödem noch weiter vergrößert, weil sie zu einem Flüssigkeitsaustritt in den Interstitialraum führt.

3.3.2 Koronarkreislauf

Bemerkenswert am Koronarkreislauf ist seine anatomische Lage. Die unmittelbar hinter der Aortenklappe entspringenden Koronargefäße bilden einen sehr kurzen Kreislauf und münden am Sinus coronarius in den rechten Vorhof. Der Koronarkreislauf weist eine sehr hohe Kapillardichte und (Blut-)Sauerstoffextraktionsrate auf.

Seine Funktion besteht darin, ein ständig aktives Organ kontinuierlich mit Sauerstoff und Energiesubstraten zu versorgen. Diese Zufuhr muss bei vermehrter Herzarbeit, d.h. wenn Herzzeitvolumen und/oder arterieller Blutdruck erhöht sind, unbedingt gesteigert werden.

Bei der Durchblutung zeigen sich je nach Herzarbeit große Schwankungen mit Raten zwischen 70–80 ml/min pro 100 g Gewebe in Ruhe und 300 bis 400 ml/min pro 100 g Gewebe unter Belastung.

Während der Systole verringert sich die koronare Durchblutung, weil die Myokardgefäße in dieser Kontraktionsphase komprimiert werden (was den Blutfluss behindert). So erfolgt die Blutzufuhr (mit 80% des gesamten koronaren Blutflusses) größtenteils während der Diastole. Daraus folgt aber auch, dass die Durchblutungssituation sehr prekär werden kann, wenn sich die Herzfrequenz beschleunigt – etwa bei Patienten mit vorgeschädigten Koronararterien.

Anatomisch handelt es sich bei den Koronargefäßen um Endarterien. Funktionell bedeutet das, es gibt keine Anastomosen, die im Fall einer Obstruktion einen Umgehungskreislauf bilden könnten.

Um den Mindestbedarf zu decken, spielt eine Weitstellung der Koronargefäße eine wichtige Rolle für die Durchblutungsregulation. Sie wird metabolisch beeinflusst. Durch seine Bindung an β_2-Rezeptoren entfaltet Adrenalin eine vasorelaxierende Wirkung.

In Bezug auf Energiequellen erweist sich der Herzmuskel als sehr flexibel. Denn er kann nicht nur Glukose, sondern auch Fettsäuren, Ketonkörper und Laktate zur Energiegewinnung nutzen. Zudem verfügt er über eine Sauerstoffreserve in Form des Myoglobins.

3.3.3 Splanchnikusgebiet (Mesenterial-/Pfortaderkreislauf)

Auch der Kreislauf im Splanchnikusgebiet weist anatomische Besonderheiten auf. Seine drei Hauptarterien (Truncus coelicus, A. mesenterica superior, A. mesenterica inferior) und ihre Äste bilden ein weitverzweigtes Netz, dessen Anastomosen beim Verschluss eines der Arterienstämme einen sehr effektiven Umgehungskreislauf ermöglichen.

Darüber hinaus vereinen sich Milz- und Mesenterialvenen zur „Pfortader" (V. portae) und ziehen zur Leber. So fließt das Blut durch zwei Kapillarnetze hintereinander, zuerst durch das mesenteriale im Bereich der Milz, dann durch das portalvenöse im Bereich der Leber. Wie in einem typischen „Port"-System sind die Gefäße in Reihe geschaltet.

Wegen ihrer doppelten Blutzufuhr beläuft sich die Gesamtdurchblutung der Leber auf etwa 1 bis 1,5 l/min, denn sie erhält

- arterielles, sauerstoffgesättigtes Blut aus der A. hepatica propria (ca. ⅓) und
- venöses, sauerstoffarmes Blut aus der V. portae (ca. ⅔).

Für eine funktionelle Anpassung im Pfortaderkreislauf sorgt ein Puffermechanismus (hepatic arterial buffer response): Wenn die A. hepatica stärker durchblutet wird, verringert sich die Durchblutung der V. portae und umgekehrt.

Durch die Nahrungsaufnahme (außer Wasser) wird eine mesenteriale Hyperämie ausgelöst, die den venösen Rückstrom in den Mesenterialgefäßen und damit in der V. portae verstärkt. Wegen der stärkeren Füllung der Pfortader verringert sich der Blutfluss in der Leberarterie. Im Nüchternzustand ist es umgekehrt: Die V. portae wird schwächer durchblutet, während der Blutfluss in der Leberarterie durch Relaxation der hepatischen Arteriolen gesteigert wird.

Mit einem Anteil von 20% des Herzzeitvolumens liegt die Mindestdurchblutung der Leber weit über ihrem eigenen Stoffwechselbedarf. Das lässt sich durch ihre wichtige Rolle als Ausscheidungsorgan mit exokrinen sowie zahlreichen endokrinen Funktionen erklären.

Der Kreislauf im Splanchnikusgebiet ist in beträchtlichem Umfang an der Blutdruckregulation beteiligt. Manchmal bedarf es einer länger anhaltenden ausgeprägten Vasokonstriktion, um beispielsweise bei sportlichen Höchstleistungen den arteriellen Blutdruck aufrechtzuerhalten.

- Einerseits kann die Verringerung des peripheren Widerstands (infolge einer Relaxation der Muskelgefäße) teilweise durch die arterielle Vasokonstriktion kompensiert werden.
- Andererseits hilft die Vasokonstriktion im venösen Teil den zentralvenösen Druck aufrechtzuerhalten. Hier spielt das Splanchnikusgebiet eine entscheidende Rolle im Sinne eines Kapazitätsgefäßsystem.

Nach einer Mahlzeit entspannen sich die Mesenterialgefäße. Dadurch verstärkt sich der Blutfluss in der V. portae, während gleichzeitig der oben erwähnte Puffermechanismus für eine Vasokonstriktion der Leberarterie sorgt.

3.3.4 Lungenkreislauf

Der Lungenkreislauf stellt den pulmonalen Gasaustausch zwischen Alveolen und Kapillaren sicher. Als obligate, da einzige Verbindung vom rechten zum linken Herzen nimmt er 100% des Herzzeitvolumens auf.

Die Pulmonalarterien sind auch die einzigen Arterien im menschlichen Körper, die sauerstoffarmes Blut (aus dem Herz) transportieren. Sie leiten es zu den pulmonalen Kapillargefäßnetzen, in denen der Gasaustausch mit der Atemluft in den Lungenalveolen stattfindet. Über die vier Pulmonalvenen fließt das frisch mit Sauerstoff angereicherte Blut dann zum linken Herzen zurück.

Da im Lungenkreislauf nur ein schwacher Strömungswiderstand herrscht, kann der Durchfluss entsprechend hoch sein. Der Blutdruck ist leicht erhöht, und die Arterienwände sind ziemlich dünn. Im Vergleich zum linken Ventrikel und zur Aorta ist der Druck im rechten Ventrikel und Truncus pulmonalis 6- bis 8-mal niedriger. Trotz des Druckunterschieds – möchten wir noch einmal betonen – werfen beide Ventrikel aber dieselbe Blutmenge aus.

Wenn das Herzzeitvolumen zunimmt, verringert sich der pulmonale Gefäßwiderstand. Wegen ihrer großen Dehnbarkeit können die Pulmonalgefäße deutlich mehr Blut aufnehmen, ohne dass sich der

Druck nennenswert erhöht. Das schützt die empfindliche alveolokapillare Barriere.

Im Lungenkreislauf zirkulieren etwa 10–12% des gesamten Blutvolumens, das sich kaum zu verändern scheint. Der ovale Querschnitt der Lungenarterien wird erst bei der Passage des anflutenden Blutes kreisrund. Auch hier lässt sich wieder durch die elastische Verformbarkeit der Gefäßwände erklären, dass sie wie Stoßdämpfer wirken (Windkesselfunktion) und das schubweise aus dem Herzen ausgeworfene Blut in einen kontinuierlichen pulmonalkapillären Blutfluss umzuwandeln.

Aufgrund der großen Dehnbarkeit der Pulmonalgefäße macht sich auch der Einfluss der Schwerkraft im Lungenkreislauf stärker bemerkbar. Im Stehen führen hydrostatische Druckunterschiede dazu, dass die Gefäße an der Lungenbasis weit geöffnet sind, während die apikalen Gefäße kollabiert sein können. In liegender Position zeigt sich ein homogeneres Blutverteilungs-/Perfusionsmuster.

Im Unterschied zu anderen Gebieten reagiert der Lungenkreislauf mit einer Vasokonstriktion auf eine Hypoxie oder auf Substanzen wie Histamin und Bradykinin.

Erinnert sei auch noch an die wichtige Rolle, die der Lungenkreislauf durch die Produktion von Konversionsenzymen in der systemischen Kreislaufregulation spielt.

KAPITEL

4 Kardiovaskuläre Risikofaktoren

Nicht jeder ist im selben Maße anfällig für eine kardiovaskuläre Erkrankung. Wenn schon früh atherosklerotische Läsionen auftreten, gelegentlich bereits im Jugendalter, entwickeln sie sich umso rascher, je mehr verstärkende Faktoren hinzukommen. Heutzutage sind die sog. kardiovaskulären Risikofaktoren relativ gut bekannt.

Zu den Risikofaktoren zählen Verhaltensweisen, Voraussetzungen oder Vorerkrankungen, die zu einem Anstieg der Erkrankungshäufigkeit führen. Risikofaktoren lassen sich sowohl über physiologische (z.B. das Alter) und pathologische Zustände (z.B. arterielle Hypertonie) als auch über Lebensgewohnheiten (Nikotinkonsum) definieren, die mit einer höheren Krankheitsinzidenz einhergehen.

Als kardiovaskuläre Risikofaktoren gelten:

- Alter und Geschlecht: Männer über 50, Frauen über 60 Jahre
- Tabakkonsum bzw. Rauchen: fortgesetzt oder erst seit weniger als drei Monaten beendet
- Diabetes: egal, ob gut eingestellt oder unbehandelt
- Bluthochdruck: egal, ob gut eingestellt oder unbehandelt
- Veranlagung
- Überschuss an „schlechtem“ und/oder Mangel an „gutem“ Cholesterin
- Übergewicht oder Adipositas
- Bewegungsmangel
- Stress
- Alkoholkonsum

4.1 Alter und Geschlecht

Im Laufe des Lebens verlieren Arterien ihre Elastizität und verhärten sich zunehmend. Die atherosklerotischen Plaques in den Gefäßwänden stellen Endothelschäden dar, die zum Ausgangspunkt für kardiovaskuläre Erkrankungen werden können.

So kommt es, dass sich die Wahrscheinlichkeit eines Herzinfarkts oder Schlaganfalls (zerebrovaskulärer Insult) bei Männern ab 50 und Frauen ab 60 Jahren deutlich erhöht. Hinsichtlich dieses Risikos schließen Frauen nach der Menopause jedoch binnen weniger Jahre zu den Männern auf.

Das unterschiedliche koronare Erkrankungsrisiko von Männern und Frauen lässt sich höchstwahrscheinlich aus der geschlechtsspezifischen Hormonsituation erklären:

- Vor der Menopause haben Frauen ein geringeres kardiovaskuläres Risiko als Männer.
- In der Menopause verringert sich die Östrogenausschüttung, während die Häufigkeit kardiovaskulärer Ereignisse bei Frauen deutlich ansteigt, bis sie fast so hoch wie bei gleichaltrigen Männern ist.
- Einige Jahre nach der Menopause haben Frauen sogar ein höheres kardiovaskuläres Risiko als Männer.

4.2 Tabakkonsum

Tabakkonsum ist direkt oder indirekt für sehr viele Todesfälle verantwortlich. Denn Rauchen verursacht nicht nur zahlreiche bronchopulmonale Erkrankungen, sondern hat sich darüber hinaus als wichtiger kardiovaskulärer Risikofaktor herausgestellt. Es lässt sich insbesondere mit akuten Komplikationen einer Koronarerkrankung und Folgen wie einem Myokardinfarkt oder plötzlichen Herztod in Verbindung bringen.

Gegenüber einem Nichtraucher kann sich das Risiko einer kardialen Krise bei Rauchern durch täglich 10 Zigaretten verdoppeln und durch täglich 20 Zigaretten sogar verdreifachen.

Auch Passivrauchen gefährdet die Gesundheit. Es ließ sich zeigen, dass das Infarktrisiko von Nichtrauchern, die mit Rauchern verheiratet sind, um 25% ansteigt.

Raucherentwöhnung führt schon bald zu einer merklichen Besserung. Zwei oder drei Jahre später unterscheidet sich das koronare Risiko eines Exrauchers nicht mehr signifikant von dem eines Nichtrauchers. Schon im ersten Jahr der Nikotinabstinenz geht die Rezidiv- oder Sterberate im Fall eines Herzinfarkts deutlich zurück, um innerhalb weniger Jahre wieder auf dasselbe Niveau wie bei Nichtrauchern zu sinken.

4.3 Diabetes

Diabetes kann zahlreiche gesundheitliche Folgen haben. Überhöhte Blutglukosewerte wirken sich nach einigen Jahren toxisch auf Gefäße und Nerven aus. Betroffen sind vor allem kleine Arterien im Bereich von Augen und Nieren.

- Im Augenbereich kommt es zu einer diabetischen Retinopathie. Sie manifestiert sich durch Sehstörungen und kann zur Erblindung führen. Diabetes ist die Hauptursache von Blindheit im Erwachsenenalter.
- Im Nierenbereich entwickelt sich aus der Arteriopathie schließlich eine chronische Niereninsuffizienz, die auf Dauer eine Dialysebehandlung bzw. Nierentransplantation erforderlich macht.

In großen Arterien wird die atheromatöse Plaquebildung gefördert, die das kardiovaskuläre Erkrankungsrisiko deutlich ansteigen lässt. Die drei Prädilektionsstellen befinden sich in folgenden Bereichen:

- Herz: Durch einen diabetischen Befall der Koronararterien wird ein Herzinfarkt oder eine Angina pectoris begünstigt.
- Gehirn: Eine diabetische Angiopathie der Karotisarterien kann zum Ausgangspunkt für viele zerebrovaskuläre Ereignisse werden.
- Beine: Im Bereich der unteren Extremitäten können Arterienverschlüsse durch den Diabetes auftreten.

Die Nervenbeteiligung führt zu kaum linderbaren Beinschmerzen. Mit längerer Dauer der Erkrankung und im höheren Alter der Patienten nimmt die Häufigkeit der diabetischen Neuropathie noch weiter zu.

Da bei der diabetischen Neuropathie kleine Gefäße mit einbezogen sind, kann es zu Fußwunden (Gangrän) kommen, unter Umständen sogar eine Amputation erforderlich machen.

4.4 Arterielle Hypertonie

Ein Zusammenhang zwischen Bluthochdruck und kardiovaskulärem Risiko ist gut belegt. In den Industrieländern zählt die Hypertonie zu den häufigsten Erkrankungen. Da die Ursache in den meisten Fällen nicht ersichtlich ist, wird von *essenzieller (primärer) Hypertonie* gesprochen.

Doch bei bestimmten Patienten beruht sie auf eindeutig erkennbaren Ursachen wie Alkohol, Medikamenten (Kortikoide, orale Kontrazeptiva), Drogenkonsum (Kokain, Ecstasy) oder Erkrankungen (vor allem der Nieren) und wird daher als *sekundäre Hypertonie* bezeichnet [HAS 2005].

In den meisten Fällen verläuft eine arterielle Hypertonie (AHT) „stumm", d.h. ohne Symptome und klinische Zeichen, unsichtbar und gefährlich wie ein „stiller Killer". Entdeckt werden kann sie nur durch regelmäßige Blutdruckmessungen.

Groß angelegte epidemiologische Studien haben gezeigt, dass Bluthochdruck stärker mit einem zerebralen als mit einem koronaren Risiko korreliert ist.

Man muss zwei Krankheitsprozesse unterscheiden: Während zwischen *Arteriosklerose*, AHT und Altern eine spezifische Verbindung besteht, gilt die AHT bei der *Atherosklerose* lediglich als ein Risikofaktor. Eine Arteriosklerose manifestiert sich mit pathologischen Veränderungen an der Media großer und kleiner Gefäße. Atherosklerotische Veränderungen zeigen sich dagegen im Wesentlichen an der Intima großer Arterienstämme, und zwar in Abschnitten mit turbulenter Strömung.

Auf *zerebraler Ebene* ist an weniger als 50% der vaskulären Ereignisse eine Arteriosklerose beteiligt, die kleinflächige Hirninfarktbezirke durch den Verschluss von Arteriolae perforantes verursacht. Etwa ein Drittel der Hirnläsionen von Hochdruckpatienten ist atherosklerotisch bedingt, wobei es sich um großflächige (einzelne oder multiple) Infarktbezirke handelt. Nur in 20% der Fälle liegt ein hämorrhagischer Prozess bzw. eine Hirnblutung vor.

Auf *kardialer Ebene* wird einerseits die atherosklerotische Plaquebildung in den großen Koronargefäßen – und damit eine echte „organische" Herzinsuffizienz – durch eine AHT begünstigt, die andererseits zusammen mit neurohormonellen Faktoren dazu beiträgt, dass sich eine Hypertrophie des linken Ventrikels entwickelt. Letztere ist mit Strukturanomalien und Funktionsstörungen kleiner Koronararterien und -arteriolen verbunden, durch die sich die Koronarinsuffizienz noch weiter verstärkt.

4.5 Veranlagung

Eine (familiäre) Veranlagung zu kardiovaskulären Erkrankungen ist ein wichtiger Risikofaktor. Als signifikant sind kardiovaskuläre Ereignisse bei Angehörigen ersten Grades (Vater, Mutter, Geschwister) anzusehen. Schon ein einziger Fall in der unmittelbaren Verwandtschaft reicht aus, um von einem erhöhten Erkrankungsrisiko auszugehen.

Dabei werden allerdings nur relativ früh aufgetretene Fälle berücksichtigt, nämlich

- Myokardinfarkt oder plötzlicher Herztod
  - des Vaters oder eines Bruders vor dem 55. Lebensjahr bzw.
  - der Mutter oder einer Schwester vor dem 65. Lebensjahr.
- Zerebrovaskuläres Ereignis bei einem Familienmitglied unter 45 Jahren.

4.6 Blutfette

Dass Hypercholesterinämie und Atherosklerose zusammenhängen, lässt sich insbesondere für Koronarleiden gut belegen.

Cholesterin ist ein Fett-/Lipidbestandteil von Körpergeweben und -flüssigkeiten und wird zur Bildung von Geschlechtshormonen, Kortikoiden und Galle benötigt. Auch wenn ein Teil mit der Nahrung zugeführt wird, erfolgt die Cholesterinproduktion doch im Wesentlichen in der Leber.

Um mit dem Blutkreislauf in die unterschiedlichen Gewebe zu gelangen, ist es an Transportproteine im Plasma gebunden. Diese Lipoproteine werden nach ihrer Dichte klassifiziert:

- *Lipoproteine niedriger Dichte* (low-density lipoproteins, LDL) transportieren Cholesterin von der Leber zu allen Körperzellen, die es für die Zellmembranfunktion und -regeneration benötigen. Im Übermaß vorhandenes LDL-Cholesterin lagert sich an den Arterienwänden ab. Aus diesen Fett-(Lipid-)Ablagerungen gehen die für kardiovaskuläre Erkrankungen verantwortlichen atherosklerotischen Plaques hervor. Ein Anstieg des LDL-Cholesterins spricht für ein erhöhtes Risiko von Fettablagerungen. Deshalb wird es manchmal als „schlechtes" Cholesterin bezeichnet.
- *Lipoproteine hoher Dichte* (high-density lipoproteins, HDL) haben eine Klärfunktion, denn sie transportieren überschüssiges Cholesterin aus den Organen zur Leber, damit es ausgeschieden wird. Das schützt die Arterienwände vor Ablagerungen. Bei niedrigen HDL-Werten ist ihre schützende Wirkung zu schwach. HDL-Konzentrationen unter 0,35 g/l (europäischer Richtwert) bzw. unter 0,4 g/l (US-amerikanische Empfehlung) können daher als zusätzlicher Risikofaktor gesehen werden.

4.7 Übergewicht und Adipositas

Übergewicht wird allgemein nach dem Body Mass Index (BMI) berechnet und als Körpergewicht (in kg) pro Körperoberfläche (Größe in m^2) angegeben.

- BMI von 20–25 kg/m^2 = Normalgewicht
- BMI von 25–30 kg/m^2 = Übergewicht
- BMI von ≥30 kg/m^2 = Adipositas
- BMI von ≥40 kg/m^2 = krankhafte Adipositas

Übergewicht und natürlich auch Adipositas gehen mit einem erhöhten Koronarrisiko einher. Hierbei spielt unter anderem der Einfluss des Übergewichts auf die anderen Risikofaktoren eine Rolle.

ANMERKUNGEN

Es sei daran erinnert, dass
- sich das Gefäßnetz durch jedes zusätzliche Kilo (Fett) um 650 km verlängert!
- eine arterielle Hypertonie in über 75% der Fälle teilweise durch Übergewicht bedingt ist.

Heutzutage breiten sich Adipositas und Übergewicht immer weiter aus. Für die reichen Länder lässt sich sagen, dass fast die Hälfte der Einwohner übergewichtig ist.

Über die Korpulenz (als Gesamtmasse) hinaus wirkt sich insbesondere die Fettverteilung auf das kardiovaskuläre Risiko aus. Ein größerer Bauchumfang (*Bauchfettsucht*, „abdominale Adipositas") lässt das Risiko signifikant ansteigen. Zur Risikoabschätzung wird entweder das Verhältnis zwischen Taillen- und Hüftumfang (waist-to-hip ratio, WHR) oder einfach nur die Taillenweite herangezogen. Als Indikator für ein erhöhtes kardiovaskuläres Risiko gilt eine WHR ≥0,95 bei Männern bzw. ≥0,80 bei Frauen.

Eine ausgeprägte Bauchfettsucht korreliert eng mit einer gewissen Anzahl von Störungen, die in der Medizin als *„metabolisches Syndrom"* bezeichnet werden und in verschiedenen Schweregraden vorliegen können:

- Insulinresistenz mit Neigung zu Hyperglykämie oder Typ-II-Diabetes
- Hyperlipidämie mit typisch erhöhten Triglyzeridwerten und niedriger HDL-Cholesterin-Konzentration
- Neigung zu Bluthochdruck.

4.8 Bewegungsmangel

Da regelmäßige körperliche Betätigung dazu führt, dass sich die Herzfrequenz verringert und der Blutdruck sinkt, trägt sie zu einem geringeren Sauerstoffbedarf des Myokards bei. Darüber hinaus hilft sie auch, Gewicht abzunehmen, die Triglyzeridwerte zu senken, die HDL-Cholesterin-Konzentration zu erhöhen, Thrombozytenaggregation und adrenerge Stressreaktionen abzuschwächen und die Fibrinolyse zu stimulieren.

Bei einer großen Mehrheit der städtischen Bevölkerung ist der Energieverbrauch ausschließlich auf Freizeitaktivitäten beschränkt. Mit ihrer Metaanalyse konnten Berlin und Colditz [1990] auf der Basis mehrerer Kohortenstudien zeigen, dass sich das Risiko eines koronaren Herztods durch Bewegungsmangel um den Faktor 1,9 vervielfachte.

Als Therapeuten sollten wir unseren Patienten daher unbedingt ans Herz legen, sich täglich mindestens 30 Minuten lang mit mäßiger Intensität sportlich zu betätigen, beispielsweise durch eine halbe Stunde flottes Gehen.

4.9 Stress

Es dauerte Jahre, bis sich die wissenschaftliche Gemeinschaft darauf verständigte, Stress als eigenständigen kardiovaskulären Risikofaktor anzusehen. In einer Wechselbeziehung zwischen Individuum und Umgebung entwickelt sich Stress. Dabei ist das kardiovaskuläre Risiko enger mit der individuellen Stressreaktion als mit den Belastungen selbst verknüpft.

Stress lässt sich in zwei Kategorien unterteilen:

- Psychische Faktoren wie Angst, Depression, affektive Störungen oder die Unfähigkeit, seine Wut zu zeigen
- Chronischer Stress, der mit einem niedrigen sozioökonomischen Status, Arbeitsbelastung oder schwacher emotionaler Unterstützung einhergeht.

Psychosozialer Stress entsteht durch ein Ungleichgewicht zwischen individueller Belastung (sämtliche Anforderungen, die unsere Umgebung oder wir selbst an uns stellen, alltägliche Sorgen, belastende Lebensereignisse) und der Fähigkeit, solche Schwierigkeiten meistern oder bewältigen zu können. Das gestörte Gleichgewicht ruft erste Anzeichen von Stress im Gefühlsleben, Denken, Verhalten und im Körper hervor, die den Stress noch verstärken und weiter aufrechterhalten.

Stress führt zu einer vermehrten Sympathikusaktivität und einem Anstieg der Katecholamine (wie Noradrenalin) im Blut. Die höheren Katecholaminspiegel tragen dann dazu bei, dass sich die Cholesterin- und Blutzuckerwerte erhöhen, der arterielle Blutdruck steigt und die normalen Schwankungen im Herzrhythmus weniger fließend sind [Black & Garbutt 2002].

Zu den häufigsten Alarmzeichen gehören Einschlaf- und/oder Durchschlafstörungen (frühes morgendliches Erwachen), chronische Müdigkeit, Muskelverspannungen im Kiefer-, Nacken- und Schulterbereich, eingeschränkte Regenerationsfähigkeit, Konzentrationsschwäche und Vergesslichkeit (schwaches Kurzzeitgedächtnis) sowie Agoraphobie.

4.10 Alkoholkonsum

Bei Patienten mit Bluthochdruck sollte man auch den Alkoholkonsum berücksichtigen. Mit einem Tageskonsum von mehr als drei Gläsern Wein bei Männern bzw. mehr als zwei Gläsern Wein bei Frauen beginnt der Alkoholexzess [HAS 2005].

Nicht zu vergessen die kumulative Wirkung – wie sich leicht errechnen lässt, summieren sich drei Gläser Wein am Tag auf ca. 120 Flaschen Wein pro Jahr!

KAPITEL

5 Häufige Herz-Kreislauf-Erkrankungen

5.1 Atherosklerose

5.1.1 Pathoanatomie

In der Intima großer und mittlerer Arterien können sich atheromatöse bzw. atherosklerotische Plaques entwickeln. Dabei handelt es sich um eine Anhäufung von Cholesterin und anderer lipoider Substanzen, die mit einer Hypertrophie glatter Gefäßmuskelzellen und fetthaltiger Monozyten verbunden ist und von einer fibrösen „Kappe" bedeckt wird.

Die wachsenden Plaques breiten sich an den Arterienwänden entlang aus und ragen in die Gefäßlichtung hinein. Gelegentlich ist eine Gefäßwand in voller Schichtdicke oder ein recht langer Gefäßabschnitt betroffen. Manche atheromatösen Plaques brechen auf, so dass das unter der Intima befindliche Material mit Blut in Kontakt kommt. Das kann Thromben und Gefäßspasmen verursachen, durch die sich der Blutfluss verändert. Am häufigsten sind Herz-, Hirn-, Nieren-, Dünndarm- und Beinarterien betroffen.

5

5.1.2 Ätiologie

Eine Atherosklerose gilt als Erkrankung älterer Patienten, denn die klinischen Zeichen manifestieren sich üblicherweise in dieser Altersgruppe. In höher entwickelten Ländern beginnen sich die atheromatösen Plaques allerdings bereits in der Kindheit zu entwickeln. Obwohl nicht geklärt ist, wodurch sie entstehen, scheinen sich prädisponierende Faktoren längerfristig auszuwirken. Dazu gehören:

- familiäre Vorbelastung
- Prävalenz des männlichen gegenüber dem weiblichen Geschlecht (bis zur Menopause)
- Altern
- arterielle Hypertonie
- Diabetes
- Rauchen/Tabakkonsum
- starker Stress
- Ernährung (reich an raffinierten Kohlenhydraten, Cholesterin und gesättigten Fettsäuren)
- Adipositas
- Bewegungsmangel
- exzessiver Alkoholkonsum

In den meisten Fällen führt eine Kombination verschiedener Faktoren zur Bildung atheromatöser Plaques.

5.1.3 Folgen

Atheromatöse Plaques können zu einem Teilverschluss oder zur kompletten Okklusion von Arterien führen und dadurch die Blutzufuhr einschränken oder vollständig unterbinden. Wie sie sich auswirken, hängt von ihrer Lokalisation und der Größe des betroffenen Gefäßes sowie von der Ausprägung eines Kollateralkreislaufs ab.

Durch eine inkomplette Arterienstenose kommt es stromabwärts (hinter der Stenose) zu einer Gewebeischämie. Auch wenn das Gewebe noch genügend Blut zu Deckung seines Mindestbedarfs erhält, reicht die Blutzufuhr für gesteigerte Stoffwechselleistungen nicht mehr aus. Erhöht sich beispielsweise die Muskelarbeit, können ischämische Schmerzen auftreten, die einem Muskelkrampf gleichen. Am häufigsten sind Myokard und Beinmuskeln betroffen. Ischämische Herzschmerzen werden als *Angina pectoris* oder *„Herzenge"* bezeichnet, ischämische Schmerzen in den Beinen als *Claudicatio intermittens.*

Im Fall eines kompletten Arterienverschlusses findet eine rasche Degeneration des Versorgungsgebiets statt; aufgrund der Ischämie kommt es zur Infarzierung mit Nekrose des Gewebes. Der Schweregrad der Läsion hängt von der Größe der okkludierten Arterie, der Gewebeart und Ausdehnung ihres Versorgungsgebiets sowie vom Vorhandensein eines Kollateralkreislaufs ab. So führt die Okklusion von

- Koronararterien zum Myokardinfarkt und
- Zerebralarterien über eine Ischämie zum Hirninfarkt.

5.1.4 Komplikationen

Thrombose und Infarkt

Wenn atheromatöse Plaques aufbrechen und Thrombozyten aktiviert werden, kann sich ein Blutpfropf (Thrombus) bilden, der die Arterie mehr oder weniger stark verstopft und dadurch eine Ischämie und einen Infarkt bewirkt. Von dem Thrombus können sich auch Bruchstücke lösen und stromabwärts mit dem Blut in kleinere Arterien eingeschwemmt werden (Embolie).

Blutung

Wenn sich in den Plaques Kalziumsalze abgelagert haben, wird die Arterienwand brüchig und spröde, so dass sie sich nur schlecht an Blutdruckerhöhungen anpassen kann. Bei Einrissen kann es zur Blutung kommen.

Aneurysmabildung

Blutströmungshindernisse, wie sie atheromatöse Plaques darstellen, können eine lokale Gefäßdilatation begünstigen, aus der sich dann anschließend ein Aneurysma entwickelt.

5.1.5 Symptomatik

Von der Lokalisation der atheromatösen Plaques wird das klinische Bild der Atherosklerose bestimmt. Einige Bereiche sind jedoch bevorzugt betroffen; solche Prädilektionsstellen sind bei manchen Patienten auch kombiniert. Dabei handelt es sich am häufigsten um die:

- Koronararterien
- Karotisgabel
- Iliakal- und Femoralarterien.

Eine Pulsmessung gibt wichtige Hinweise. Bei größeren Beinarterienstenosen lässt sich manchmal kein Puls mehr feststellen.

Auch die Aorta kann früh betroffen sein. Dass eine Aortenstenose lange asymptomatisch bleibt, liegt an der Größe der Hauptschlagader. Atheromatöse Plaques in der Aorta können allerdings zum Ausgangspunkt für Embolien in distale Gefäßgebiete oder für die Entstehung eines Bauchaortenaneurysmas werden.

Solange die atheromatöse Plaquebildung nicht zum Verschluss einer oder mehrerer Arterien geführt und die Durchblutung so stark eingeschränkt hat, dass es zu einer Ischämie im Versorgungsgebiet kommt, treten gewöhnlich keine Symptome auf. Der atherosklerotische Prozess insgesamt verläuft also klinisch stumm und über lange Zeit asymptomatisch.

So kann beispielsweise eine weit fortgeschrittene Koronararterienstenose von 75% keinerlei Beschwerden oder höchstens eine stabile Gefäßverengung bewirken. Das erste Symptom wird dann möglicherweise ein Herzinfarkt sein, sobald ein Thrombus plötzlich das restliche Lumen an der Engstelle verlegt.

Je nachdem, ob eine Koronar- oder eine Beinarterie betroffen ist, sind intrathorakale Schmerzen oder Beinschmerzen die typischen atherosklerotischen Symptome. Eine Atherosklerose geht häufig mit einer arteriellen Hypertonie einher.

5.2 Arteriosklerose

Dabei handelt es sich um eine mit dem Alter fortschreitende Degeneration der Arterienwände, die mit Bluthochdruck verbunden ist.

5.2.1 Große und mittlere Arterien

Da die Media von fibrösem Gewebe und Kalzium infiltriert ist, verlieren die betroffenen Gefäße ihre Elastizität. Sie werden zunehmend weiter und geschlängelt. Dieser Elastizitätsverlust verhindert, dass sich die Arterien während der Systole noch stärker aufweiten können, und lässt den systolischen Blutdruck ansteigen. Infolge des größeren systolisch-diastolischen Druckunterschieds erhöht sich der Differenzialdruck.

5.2.2 Kleine Arterien und Arteriolen

Durch eine Mediaverdickung verengt sich die Gefäßlichtung dieser Arterien, und sie werden gewundener. Wie bereits erläutert, bestimmen hauptsächlich die kleinen Arterien den peripheren Gefäßwiderstand. Wenn ihr Lumen kleiner wird, vergrößert sich der periphere Widerstand und gleichzeitig steigt auch der arterielle Druck an. Im Versorgungsgebiet der betroffenen Arterien kann es zur Gewebeischämie kommen. Eine Ischämie in den Beinen prädisponiert zur Gangränbildung, die bei Diabetikern besonders schwer sein kann.

Als *Arteriosclerosis senilis* wird eine Erkrankung von älteren Patienten bezeichnet, die zu einem fortschreitenden Elastizitätsverlust mit Einengung der Arterien führt. Das kann eine Hirnischämie und intellektuelle Funktionseinbußen zur Folge haben.

5.3 Arterienaneurysmen

5.3.1 Pathoanatomie

Ein Aneurysma stellt eine anomale Erweiterung von Arterien dar, die im Allgemeinen lokal begrenzt bleibt und unterschiedlich groß sein kann. Ein Aneurysma entsteht, wenn die Gefäßwand eines Segments (Arterie oder venöser Schenkel) ausgedünnt und geschwächt ist und sich eine mehr oder weniger starke ballonförmige Ausbuchtung bildet.

5.3.2 Ätiologie

Die Ätiologie ist ungeklärt, es gibt aber bestimmte Faktoren, die zur Aneurysmabildung prädisponieren. Zu den häufigsten Ursachen zählen:

- Atherosklerose
- Traumata
- Atherome
- arterielle Hypertonie
- angeborene Gefäßanomalien
- Bildungsstörung des Gefäßwandkollagens
- Syphilis.

5.3.3 Formen

Aneurysmen können ganz unterschiedlich aussehen (➤ Abb. 5.1). Zu den häufigsten Formen gehören:

- *Aneurysma fusiforme*: Die gleichmäßige spindelförmige Ausbuchtung der Gefäßwand ist vor allem in der Aorta und gelegentlich in den Iliakalarterien anzutreffen, in denen sich gewöhnlich atheromatöse Plaques gebildet haben.
- *Aneurysma sacciforme*: Die sackförmige Ausbuchtung an einer Seite der Gefäßwand kann auf einer Kollagensynthesestörung oder einer Atherosklerose beruhen oder angeboren sein.
- *Aneurysma dissecans*: Davon ist in erster Linie der Aortenbogen betroffen. Von einer Läsion (Spalt) im Wandendothel aus dringt Blut zwischen die Intima und die Media ein. Diese Spaltbildung kann sich nach und nach auf die gesamte Länge der Arterienwand ausdehnen.

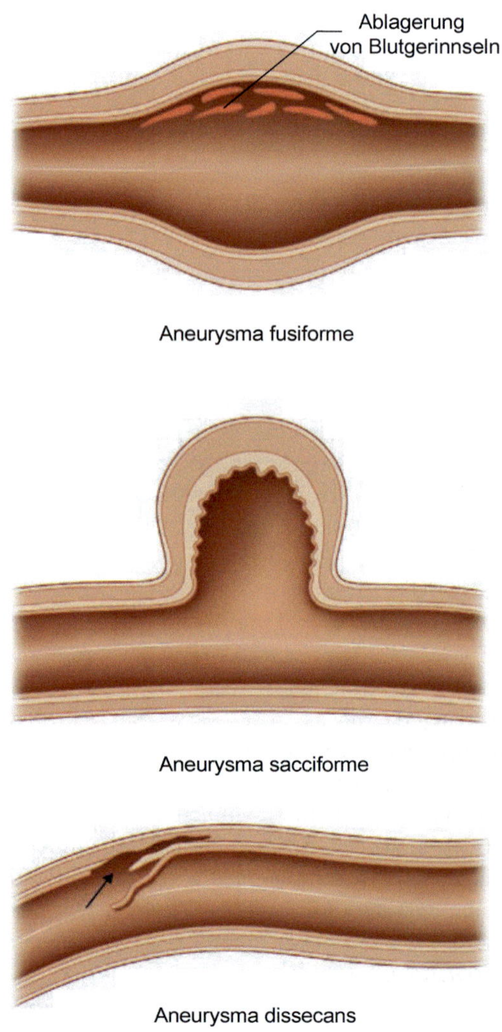

Abb. 5.1 Arterienaneurysmen

- *Mikroaneurysmen* treten hauptsächlich in kleinen Hirnarterien und -arteriolen auf. Sie gehen mit Bluthochdruck einher und führen häufiger zu transitorischen ischämischen Attacken (TIA), wenn sich Thromben bilden, oder zu einer Hirnblutung, wenn es zur Aneurysmaruptur kommt.

5.3.4 Verlauf und Therapie

Unbehandelt vergrößert sich ein Aneurysma. Es muss daher überwacht werden, indem es in regelmäßigen Abständen gemessen und die Gefäßwanddicke kontrolliert wird. Falls ein chirurgischer Eingriff erforderlich ist, wird der Defekt in der Arterienwand üblicherweise mit einem Dacron©-Patchgraft verschlossen.

5.3.5 Komplikationen

Blutung

Durch ein Aneurysma kann die Gefäßwand so dünn werden, dass sie zerreißt. Eine Aneurysmaruptur verursacht eine starke Blutung, die häufig mit einem Schockzustand, heftigen Schmerzen und zerebrovaskulären Insulten einhergeht. Je nach Größe der betroffenen Arterie und Sitz der Läsion kann sie zum Tod oder einer bleibenden Behinderung des Patienten führen.

Kompression

Selbst wenn es nicht zur Ruptur kommt, stellt ein Aneurysma dennoch eine Schwellung oder Raumforderung dar, die auf angrenzendes Gewebe Druck ausüben und es schädigen kann:
- Durch eine Kompression anderer Blutgefäße wird die Durchblutung gedrosselt.
- Organe, Nerven und benachbarte Knochen können ebenfalls komprimiert werden.

Thromboembolie

Im Aneurysmasack kann sich auch ein Blutgerinnsel oder Thrombus bilden. Wenn sich ein Bruchstück (Embolus) löst und mit dem Blutstrom in eine weiter distal befindliche, kleinere Arterie eingeschwemmt wird und sie verschließt, führt das zum ischämischen Infarkt.

5.3.6 Symptomatik

Aneurysmen verursachen im Allgemeinen keine Schmerzen. Manchmal bleiben selbst große Aneurysmen asymptomatisch und werden nur zufällig bei einer bildgebenden Untersuchung entdeckt.

Ein Hirn- oder (thorakales bzw. abdominales) Aortenaneurysma dürfte eher symptomatisch werden, wenn es groß genug ist, um auf Nachbarstrukturen zu drücken oder nozizeptive Nervenendigungen zu reizen. Doch die Symptome lassen sich leider nicht direkt mit der eigentlichen Störung in Verbindung bringen, sondern zeigen meist nur, dass sich ein Aneurysma seit kurzem vergrößert hat. Hier ist große Vorsicht geboten, weil rasch wachsende Aneurysmen eher zu zerreißen drohen.

Je nach Lokalisation des Aneurysmas sollte besonders darauf geachtet werden, ob neben kardiovaskulären Risikofaktoren noch folgende Anzeichen und Symptome vorliegen:
- Kopfschmerzen (deren Verschlimmerung eine kleinere Blutung auslösen kann)
- Diplopie
- Visus- oder Sehfeldverlust
- Zittern oder unkontrollierbare Augen-/Lidbewegungen
- Strabismus
- Gesichtsschmerzen

Bei einem thorakalen Aortenaneurysma treten nur selten Symptome auf; falls doch, handelt es sich meist um:
- intrathorakale und/oder zervikothorakale Schmerzen (HWS/BWS-Übergangsbereich)
- keuchende/pfeifende Atmung
- blutig gefärbten Auswurf
- raue oder krächzende Stimme
- Dysphagie (Schluckbeschwerden)
- Horner-Syndrom (frz.: Claude-Bernard-Horner-Syndrom) mit Ptosis (Lidsenkung), Miosis, Enophthalmus und fehlender Schweißbildung in der gleichseitigen Gesichtshälfte.

Ein abdominales bzw. Bauchaortenaneurysma führt im Allgemeinen zu Symptomen wie:

- Pulsieren im Abdomen
- Oberbauchschmerzen
- Rückenschmerzen (Thorakolumbal- und/oder LWS-Bereich).

Bei einer Aneurysmaruptur richten sich die Symptome nach der Lokalisation:

- Die Ruptur eines Bauchaortenaneurysmas verursacht intensive Schmerzen bzw. Druck im Magen- oder unteren Rückenbereich.
- Die Ruptur eines Brustaortenaneurysmas löst heftige Schmerzen im oberen Thorax aus, die sich auf den Rücken und manchmal auf den ganzen Rumpf ausbreiten.
- In beiden Fällen können starker Blutverlust und Organversagen (z.B. der Nieren) tödlich sein.
- Die Ruptur eines Hirnaneurysmas führt zum hämorrhagischen zerebrovaskulären Insult (Hirnblutung), dessen Symptome vom Schweregrad und Sitz des Hämatoms abhängen.

5.4 Angiome

Angiome sind gutartige Blut- (Hämangiome) und Lymphgefäßtumoren (Lymphangiome). Letztere kommen jedoch so selten vor, dass der Begriff „Angiom" gewöhnlich synonym mit „Hämangiom" verwendet wird. Angiome bestehen aus einer Wucherung von Blutgefäßen. Sie weisen kein charakteristisches Muster auf und sind durch Kollagenfasern unterteilt. Auch wenn sie keine echten Tumoren darstellen, ist die Ähnlichkeit groß genug, um sie als solche zu klassifizieren.

5.5 Koronarinsuffizienz

Bei einer Koronarinsuffizienz kommt es infolge der eingeschränkten Blutzufuhr zu einer Unterversorgung des Herzmuskels mit Sauerstoff. Je nach Schweregrad der Blockade reichen die Symptome von leichten Brustschmerzen bis hin zur kompletten kardialen Krise. Einer Koronarinsuffizienz können viele unterschiedliche Ursachen zugrunde liegen. Die beiden wichtigsten sind Atherosklerose und Koronarspasmen.

Achtung: Klinisch manifestiert sich die Stenose eines Koronararterienstammes erst in fortgeschrittenen Stadien!

5.6 Tiefe Beinvenenthrombose

5.6.1 Pathophysiologie

Eine Beinvenenthrombose entsteht durch einen Thrombus in einer Beinvene und entwickelt sich oft in den tiefen Venen der unteren Gliedmaßen. Als schwere Komplikationen einer Beinvenenthrombose sind besonders Lungenembolie und Venenentzündung gefürchtet. Wenn der Thrombus in den pulmonalarteriellen (Lungen-)Kreislauf gelangt, kommt es zur Lungenembolie. Spätfolgen einer Venenentzündung (Thrombophlebitis, Phlebothrombose) wie Ödeme, Schmerzen und Hautveränderungen sind dagegen durch die Zerstörung von Venenklappen bedingt.

Die Diagnose lässt sich sonografisch stellen. Eine tiefe Beinvenenthrombose ist als echter medizinischer Notfall anzusehen.

5.6.2 Symptomatik

In rund der Hälfte der Fälle verursacht eine Venenthrombose keinerlei Symptome, vor allem nicht zu Beginn, wenn die Gerinnsel-/Thrombusbildung noch klein und lokal begrenzt ist. Oft treten Symptome erst nach einem kompletten Venenverschluss auf. Eine Venenthrombose kann unterschiedliche Symptome auslösen:

- Ödembildung: Ein mehr oder weniger ausgeprägtes, lokales Beinödem in Knöchel-, Waden- oder Oberschenkelhöhe kann beim Fußbeugen schmerzen.
- Spontan oder beim Gehen auftretende Schmerzen in der Wade oder im Oberschenkel

- Druckempfindlichkeit: Eine druckempfindliche Stelle am Bein kann geschwollen und heißer als die Haut in der Umgebung sein.
- Zyanose, eine bläuliche Verfärbung der Haut.

Zu achten ist auch auf folgende Verdachtszeichen:

- Erythem (starke Rötung) oder extreme Blässe eines Beines
- Kribbelparästhesien („Ameisenlaufen“)
- Anhaltende Wadenkrämpfe
- Venenstauung mit erweiterten oberflächlichen Venen; im Fall einer oberflächlichen Thrombose zeigt sich ein roter, harter, empfindlicher Venenstrang direkt unter der Haut.
- Temperaturanstieg (leichtes Fieber)
- Wärme.

Kein einziges dieser Symptome ist spezifisch für eine Venenthrombose. Denn Lymphangitis, Haut-/Unterschenkelinfektion oder Nierenerkrankung können zu denselben klinischen Veränderungen führen. Als klassische diagnostische Zeichen gelten Wadenverhärtung und schmerzhafte Dorsalflexion des Fußes, die aber leider oft fehlen.

Aus dem Grund ist es wichtig, Patienten zum Arzt zu überweisen, falls entsprechende Symptome vorliegen oder einfach nur Zweifel bestehen, damit die Diagnose durch eine bildgebende (meist dopplersonografische) Untersuchung bestätigt werden kann.

Erwähnt sei auch, dass Faktoren wie die Einnahme oraler Östrogene, Rauchen und Adipositas die Entwicklung einer Venenthrombose begünstigen können.

5.7 Arterielle Hypertonie

Bluthochdruck, also eine arterielle Hypertonie (AHT), ist die häufigste Herz-Gefäßerkrankung.

- Bei der primären oder essenziellen Hypertonie lässt sich der konstant erhöhte Blutdruck auf keine organische Ursache zurückführen. Zu dieser Kategorie gehören 90–95% der Fälle.
- In den restlichen 5–10% liegt eine sekundäre Hypertonie vor, bei der sich eine Ursache identifizieren lässt, und zwar eine:
  - Nierenerkrankung: Als klassische Komplikation einer Nierenerkrankung beruht die renale Hypertonie auf der gesteigerten Reninsekretion geschädigter Nierenzellen.
  - Endokrinopathie: Bei Beteiligung der Nebennierenrinde kommt es zur Hypersekretion von Aldosteron und Cortisol, die zu einer Natrium- und Wasserretention in den Nieren mit Hypervolämie und Blutdrucksteigerung führt. Ist das Nebennierenmark beteiligt, wie im Fall eines Phäochromozytoms, erhöht sich der arterielle Blutdruck durch vermehrte Katecholaminausschüttung (Adrenalin und Noradrenalin).
  - Aortenstenose: Infolge des Rückstaus kommt es zu einer Hypertonie in den Arterien, die oberhalb der Stenose aus der Aorta abzweigen.

5.7.1 Folgen

Unbehandelt bzw. ohne richtige Blutdruckeinstellung entwickelt sich eine Hypertonie zu einer ernsten Störung, da sie Herz-, Hirn- und Nierenschädigungen hervorrufen kann.

- In den meisten Fällen ist das Herz betroffen. Denn es verbraucht mehr Energie, um seine Arbeit trotz Hypertonie zu leisten und das Blut gegen den erhöhten Blutdruck auszuwerfen. Die gesteigerte Herzarbeit führt zur Verdickung des Herzmuskels und Hypertrophie des linken Ventrikels. Zudem benötigt das Herz auch mehr Sauerstoff. Wenn sein Mehrbedarf nicht gedeckt wird, kann eine Angina pectoris, eine Linksherzinsuffizienz oder sogar ein Myokardinfarkt die Folge sein.
- Auf zerebraler Ebene kann eine Vorschädigung der Gefäße durch den länger anhaltenden Bluthochdruck entstehen. Wenn Hirnarterien im Bereich von Mikroaneurysmen oder im Bereich größerer Stämme platzen, kommt es zu einer Hirnblutung.
- Auch die Nieren gehören zu den Zielorganen hypertensiver Schädigungen. Hier befinden sich die Läsionen an den zuführenden Arteriolen. Unter dem Einfluss eines konstant erhöhten Blutdrucks verdicken sich die Wände der Nierenarteriolen, während sich die Gefäßlichtung verkleinert. Auf die fortlaufende Verringerung des renalen Blutflusses reagiert die Niere mit der Ausscheidung von Renin, das die arterielle Hypertonie noch

verschlimmert und die Störung kompliziert bzw. verstärkt. Durch die eingeschränkte Blutversorgung können Nierenzellen absterben, was zum allmählich fortschreitenden Funktionsverlust bis zum chronischen Nierenversagen (Niereninsuffizienz) führt.

5.7.2 Verlauf und Therapie

Bislang gibt es noch kein Heilmittel für die essenzielle Hypertonie. Bei bestimmten sekundären Hypertonien gelingt es hingegen, die Ursache auszuschalten, sofern sie rechtzeitig diagnostiziert wird.

In einigen Fällen lässt sich der Blutdruck auch bei einer essenziellen Hypertonie eindrucksvoll senken, beispielsweise durch folgende Maßnahmen:

- Natriumarme Ernährung (weniger Salz)
- Erhöhte Kalzium- und Kaliumzufuhr
- Geringerer Alkoholkonsum
- Gewichtsreduktion
- Rauchverzicht
- Mehr Bewegung
- Abbau von Stress und psychischen (emotionalen) Belastungen
- Osteopathische Behandlung, Akupunktur etc.

Falls eine medikamentöse Behandlung nötig wird, stehen verschiedene Arzneimittel mit unterschiedlichen Wirkungsweisen zur Verfügung:

- Diuretika entwässern, indem sie die Harnausscheidung fördern; dadurch verringert sich das Blutvolumen und der Blutdruck sinkt.
- ACE-(Angiotensin-Converting-Enzym-)Hemmer verhindern die Bildung von Angiotensin-II; das führt zu einer Vasodilatation mit verringerter Aldosteronsekretion.
- Betablocker hemmen die Reninsekretion und vermindern die Herzfrequenz sowie die Kontraktionsstärke.
- Vasodilatanzien (α_1-Rezeptorenblocker), die eine Entspannung glatter Muskelzellen in den Arterienwänden ermöglichen, bewirken eine Blutdrucksenkung, indem sie durch eine Gefäßerweiterung den systemischen Gefäßwiderstand verringern.
- Kalziumantagonisten oder Kalziumkanalblocker verlangsamen den Kalziumeinstrom in die glatte Gefäßwandmuskulatur und bilden eine wichtige Kategorie der Vasodilatanzien. Da sie den Kalziumeinstrom in die Herzmuskelfasern ebenfalls verzögern, helfen sie auch mit, die Herzarbeit zu reduzieren.
- Antihypertensiva mit zentraler Wirkung senken den arteriellen Blutdruck in erster Linie durch die Stimulation α_2-adrenerger Rezeptoren. Verordnet werden sie vor allem bei einer schwierig kontrollierbaren Hypertonie.

5.8 Raynaud-Krankheit

Von dieser chronischen Durchblutungsstörung sind überwiegend Frauen betroffen. Typisch sind ischämische Krisen, die üblicherweise beidseitig in den Fingern oder Zehen auftreten. Als Reaktion auf Kälte oder emotionale Auslöser blasst die Haut ab und beginnt schmerzhaft zu brennen. Je nach Ursache werden zwei Formen unterschieden:

- Am häufigsten, nämlich in 90% der Fälle, kommt eine Raynaud-Krankheit im engeren Sinn bzw. ein *primäres vasospastisches Syndrom* vor. Die mild ausgeprägten Symptome werden zwar als unangenehm empfunden, verursachen aber weder Gefäß- noch Gewebeschäden. Nach einigen Jahren kann die Störung, die gewöhnlich mit 15–25 Jahren auftritt, spontan wieder verschwinden. Manchmal schwächen sich die Symptome im Laufe einer Schwangerschaft ab. Frauen sind häufiger betroffen als Männer.
- Deutlich seltener handelt es sich um ein *sekundäres vasospastisches Syndrom* (sog. Raynaud-Syndrom oder -Phänomen). Es verläuft in der Regel viel schwerer und entsteht durch:
  - Gefäß- oder bestimmte Autoimmunkrankheiten wie Sklerodermie, Lupus erythematodes oder rheumatoide Polyarthritis
  - Ereignisse oder Tätigkeiten, die Gefäßschäden hervorrufen können, wie beispielsweise Erfrierungen („Frostbeulen") bei wechselnder Wärme und Kälte, Umgang mit Eis oder Tiefkühlprodukten, Handhabung vibrierender oder rüttelnder Werkzeuge (Schlagbohrer, Presslufthammer)
  - Giftstoffe wie Vinylchlorid

- Medikamente, insbesondere Betablocker oder Ergotamine, sowie Langzeitbehandlung mit bestimmten Chemotherapieprotokollen.

Ein sekundäres Raynaud-Syndrom manifestiert sich gewöhnlich im Alter um die Vierzig. In schweren (chronischen) Fällen kann die Durchblutung so stark beeinträchtigt sein, dass es zur Finger- oder Zehendeformierung, zu schmerzhaften Ulzerationen oder sogar zu einer Nekrose (Gangrän) kommt.

5.9 Horton-Syndrom

Das Horton-Syndrom ist eine entzündliche Arteriitis, die bei über 50-jährigen Patienten beginnt – mit einem Häufigkeitsgipfel im Alter von 70–80 Jahren. Da die Entzündung der Arterienwände besonders in den Schläfenarterien auftritt, wird sie auch als Arteriitis temporalis bezeichnet, obwohl oft auch andere Arterien betroffen sein können. Ihre Hauptsymptome sind:

- Starke Kopfschmerzen im Schläfen-, Stirn- und Nackenbereich, die oft mit einer Überempfindlichkeit der Kopfhaut einhergehen
- Kauschmerzen und Kauschwierigkeiten (durch die fortgeleitete Entzündung bedingte Kieferklemme, schmerzhafte Kaumuskelschwäche)
- Allgemeinsymptome wie leichtes Fieber, Gewichtsverlust, Müdigkeit, Gelenkschmerzen, die an einen grippalen Infekt denken lassen.

Oft sind eine oder beide Schläfenarterien sichtbar verdickt, druckschmerzhaft und manchmal auch verhärtet. Im Allgemeinen lässt sich kein Puls tasten.

Da ein Horton-Syndrom auch alle anderen Arterien betreffen kann und sich das klinische Bild nach dem Befallsmuster richtet, wird es manchmal schwierig, die richtige Diagnose zu stellen. So können unter anderem respiratorische (trockener Husten), neurologische, psychiatrische (Depression) oder rheumatische Beschwerden (z.B. eine rhizomele Pseudopolyarthritis mit Schulter- und Beckenschmerzen) auftreten.

Jeder dritte Patient hat Sehstörungen wie Doppelbilder (Diplopie), Verschwommensehen, Lidsenkung (Ptose) usw.

Übrigens: Das Hauptrisiko besteht darin, dass bei Beteiligung der zentralen Netzhautarterie ein totaler Verlust des Sehvermögens droht. Aus dem Grund ist eine retinale Arteriitis als medizinischer Notfall zu behandeln. Um eine irreversible Erblindung zu verhindern, muss umgehend eine hoch dosierte Kortikoidtherapie eingeleitet werden.

5.10 Herzinsuffizienz

Wenn das Herz es nicht mehr schafft, unter allen Umständen das normale Herzzeitvolumen aufzubringen, wird von Herzversagen oder Herzinsuffizienz gesprochen. In leichteren Fällen ist sein Leistungsvermögen in Ruhe noch ausreichend, kann aber, wenn es bei Belastung nötig wäre, nicht mehr gesteigert werden.

Selbst wenn die Insuffizienz einer Seite überwiegt, bilden beide Herzhälften doch einen gemeinsamen Regelkreis. Wenn die Pumpfunktion auf einer Seite schwächer wird, kommt es daher oft zur Überlastung der anderen Herzhälfte, bis sie schließlich ebenfalls insuffizient wird. Das klinische Bild hängt davon ab, welche Seite stärker betroffen ist.

In unseren Sprechstunden sehen wir meistens Patienten mit chronischem Herzversagen. Eine chronische Herzinsuffizienz verläuft progredient. Trotzdem zeigen sich anfangs manchmal nur leichte Symptome, da kardiale Kompensationsmechanismen hineinspielen können.

5.10.1 Chronisches Rechtsherzversagen

Eine Insuffizienz des rechten Ventrikels entsteht, wenn sich während der Myokardkontraktion kein ausreichender Druck in dieser Herzkammer aufbaut, um das Blut effektiv in den Lungenkreislauf zu befördern. Da sich der Ventrikel nicht mehr vollständig entleert, bleibt zu viel Blut im rechten Vorhof und der Vena cava zurück (Stauungsinsuffizienz). Der Rückstau setzt sich immer weiter nach hinten (retrograd) im gesamten Venensystem fort. Als erste Organe sind Leber, Milz und Nieren davon betroffen. Später können Beinödeme und ein Aszites hinzukommen.

Die Störungsursache kann in einem Anstieg des pulmonalen Gefäßwiderstands, einer Herzmuskelschwäche sowie einer Stenose und/oder Insuffizienz der Trikuspidal- oder Pulmonalklappe liegen.

5.10.2 Chronisches Linksherzversagen

Ein Linksherzversagen entwickelt sich, wenn sich während der Myokardkontraktion kein ausreichender Druck im linken Ventrikel aufbaut, um das aufgenommene Blut auszuwerfen. Bei Insuffizienz des linken Ventrikels kommt es zur Dilatation des linken Vorhofs und zum retrograden Druckanstieg im Lungenkreislauf. Daraus resultiert auch ein Druckanstieg im rechten Herzen (Vorhof und Ventrikel) und schließlich eine globale Herzinsuffizienz.

Der Rückstau in der Lunge führt zum Lungenödem und einer Dyspnoe, die sich nachts oft verstärkt.

Chronisches Linksherzversagen kann auf einer arteriellen Hypertonie, einer Mitral- und/oder Aortenklappeninsuffizienz, einer Aortenstenose oder Myokardschwäche (meist infolge einer Koronarkrankheit) beruhen.

5.11 Altersbedingte kardiovaskuläre Veränderungen

Die körperliche Alterung gleicht einem Elastizitätsverlust der einzelnen Körperbestandteile. Auch das Herz-Kreislauf-System bildet keine Ausnahme von dieser Regel. Zu der Vielzahl von Veränderungen, die sich im Laufe des Alterungsprozesses beobachten lassen, gehören unter anderem:

- Geringere Dehnbarkeit (Compliance) der Aorta
- Kleineres Volumen der Herzzellen
- Nachlassende Kraft des Herzmuskels
- Abnehmendes Herzzeitvolumen und niedrigere maximale Herzfrequenz
- Systolischer Druckanstieg.

Durch osteoporotische Veränderungen (kleinere Körpergröße) und den Elastizitätsverlust der Körpergewebe werden die Arterien im Bauchraum stärker gebogen und gewunden.

Während Cholesterinspiegel und LDL-Anteil (Low-density-Lipoprotein) im Alter tendenziell ansteigen, geht der Anteil der Lipoproteine hoher Dichte (HDL) eher zurück. Die im Alter häufigere Koronarinsuffizienz stellt eine Hauptursache für Kardiomyopathie und Todesfälle dar. Eine Herzinsuffizienz kann sich im Alter mit einer Reihe von Symptomen manifestieren, die mit der unzureichenden kardialen Auswurfleistung zusammenhängen.

Insbesondere atherosklerotische Veränderungen an zerebralen Blutgefäßen können die Hirndurchblutung soweit einschränken, dass es zu Funktionsausfällen oder zum Untergang von Hirnzellen kommt. Verglichen mit 30-Jährigen ist die Hirndurchblutung von 80-Jährigen um 20% und der renale Blutfluss um 50% verringert.

Die Arterien sind im Alter gewundener bzw. geschlängelter, weil sie dem Blutfluss weniger Widerstand entgegensetzen, sondern sich aufweiten. Dilatierte Arterien sind tendenziell länger, obwohl der Abstand vom Ursprung bis zu ihrer Mündung gleich groß bleibt. Das lässt sich besonders gut an der Schläfenarterie älterer Menschen erkennen.

KAPITEL

6 Vereinfachte Untersuchung auf kardiovaskuläre Symptome

Dieses Buch stellt keine medizinische Abhandlung dar, denn es fällt weder in unseren Zuständigkeits- noch Kompetenzbereich, sämtliche Elemente, die für eine umfassende medizinische Diagnostik nötig wären, hier aufzulisten.

Wir können nicht oft genug wiederholen, dass wir als Manualtherapeuten das Beste aus unseren Händen machen, ihre Fertigkeit perfektionieren sollten – was keine Kleinigkeit ist. Es setzt eine lange, schwierige, nie endende Lehrzeit voraus.

Allerdings wenden sich auch viele Patienten an uns, weil sie ihre Symptome pauschal auf eine (gelenk)mechanische Ursache zurückführen, obwohl es völlig andere Erklärungen gäbe. So suchten uns schon Patienten wegen Schmerzen im Thorax auf, vergaßen aber darauf hinzuweisen, dass sie schon mehrere Herzinfarkte hinter sich hatten.

Deshalb ist es wichtig, das „Terrain“ der Patienten genauer zu sondieren. Wie die Übersicht über die häufigsten kardiovaskulären Erkrankungen (➤ Kap. 5) zeigt, sind die Symptome selten spezifisch, oft nicht vorhanden oder lange Zeit so diskret bzw. larviert, dass man einfach den „richtigen Riecher“ haben muss, um allen klinischen „Fallstricken“ auszuweichen. Dieses klinische „Gespür“ darf sich strikt nur auf objektive Befunde wie Risikofaktoren, Anamnese (Befragung) und klinische Untersuchung stützen.

- Die Erhebung von Risikofaktoren ermöglicht in einem ersten Schritt, sich eine ziemlich genaue Vorstellung von der Beschaffenheit des vaskulären „Terrains“ bei einem Patienten zu machen und daraus abzuleiten, wie aufmerksam es angegangen werden sollte.
- Danach kann eine möglicherweise zugrunde liegende kardiovaskuläre Erkrankung durch eine konzentrierte Patientenbefragung nach bestimmten Kardinalsymptomen des Herz-Kreislauf-Sys-

tems näher eingegrenzt bzw. ausgeschlossen werden.
- Schließlich lassen sich durch eine gezielte klinische Untersuchung objektive Anzeichen aufdecken, die für eine manifeste Erkrankung sprechen und manchmal auch etwas über das Entwicklungs- oder Verlaufsstadium aussagen. In dem Fall ist eine Überweisung des Patienten an einen Spezialisten notwendig.

6.1 Anamnese: Patientenbefragung

6.1.1 Fragen

Befragen Sie den Patienten
- zur **Vorgeschichte**:
  - Herzinfarkt
  - Koronarinsuffizienz
  - Pneumothorax
  - frühere kardiopulmonale Eingriffe
- zu einer **bekannten Vorerkrankungen**
  - kardialen Fehlbildung
  - arteriellen Malformation
  - Klappenanomalie
  - Hiatushernie
- zu **früheren Operationen** mit
  - Klappenersatz
  - Stenteinlage (Gefäßendoprothese)
  - Herzschrittmacherimplantation
- zu folgenden **Krankheiten**
  - akuter Gelenkrheumatismus (kann auf Klappen übergreifen)
  - Diabetes, systemische Krankheiten (unterschiedlicher Gewebe: Binde-, Lymphgewebe, retikuloendotheliales System usw.)
  - angeborene oder erworbene Gefäßfragilität
  - wiederholte Angina
- zur **Lebensweise**
  - Bewegungsmangel (sitzende Tätigkeit)
  - Ernährungsgewohnheiten (zu viel Zucker, Fett, Alkohol)
  - schädlichem Konsum (Nikotin, verschiedene Formen von Abhängigkeit)
  - erhöhter psychischer/emotionaler Belastung
- zum **Blutdruck**
  - Sind eigene Blutdruckwerte bekannt?
  - Einnahme von blutdrucksenkenden Mitteln
- zu **Schmerzen** (wann sie auftreten, wo sie lokalisiert sind, wie stark sie sind, wie lange sie anhalten)
  - *Auftreten*: spontan, ohne erkennbare Ursache; bei Aktivität/Belastung; nach Mahlzeiten (postprandiale Magenfülle begünstigt Angina-pectoris-Krisen); bei Kälte-/Windexposition; beim Hinlegen; im Schlaf (so dass Patient aufwacht und sich aufsetzen muss); lassen Luft anhalten; in Rückenlage
  - *Lokalisation*: retrosternal; hinter den Rippen; einschnürender Druck auf der Brust; mit Ausstrahlung in den Hals-, Kiefer-, Arm-, Ohrbereich
  - *Schmerzintensität*: unangenehmes/Taubheits-/brennendes Gefühl; einschnürend (Konstriktion); unerträgliche Schmerzen verhindern jegliche Aktivität; mit Unwohlsein, Übelkeit, Palpitationen, stolpernden, unregelmäßigen Herzschlägen verbunden
  - *Schmerzdauer*: nach Beendigung der Aktivität in Ruhe rasch abklingend; Nachlassen oder Verschwinden der Schmerzen mit Aufstoßen einhergehend
- zu folgenden **Anzeichen** (mögliche Hinweise auf eine arterielle Hypertonie!)
  - grelle Blitze, Flimmern; Sehstörungen; Ohrensausen; Kopfdruck; morgendliche Hinterkopfschmerzen; zervikale (Hals-)Schmerzen; Verspannung/Schmerzen im Kieferbereich ohne mechanische Ursache; belastungsinduzierte Palpitationen; nicht-lageabhängiger Schwindel

6.1.2 Kontraindikationen

Vor allem aber zögern Sie nicht, Patienten bei folgenden klinischen Zeichen unverzüglich zu einem Arzt zu überweisen:
- **Präkordiale Schmerzen** beim Gehen oder bei Belastung (könnte auf eine vorübergehende Unterversorgung des Myokards mit Sauerstoff hinweisen)
- **Thoraxschmerzen**, die bei Beendigung der Aktivität rasch abklingen

- **Vernichtungs-, Beklemmungs-, krallenartiges Beengtheitsgefühl** in der Brust, das einen sofortigen Aktivitätsabbruch erzwingt
- **(Todes-)Angst**: Nur in den seltensten Fällen äußert ein Patient grundlos die Angst oder das Gefühl zu sterben.
- **Kopfschmerzen**: plötzliche, heftige Attacken aus heiterem Himmel (verdächtig auf ein Aneurysma oder einen Hirntumor)
- **Atemblockade**: anstrengungsinduziertes Gefühl von Luftnot, einer blockierten Atmung, das in Ruhe rasch nachlässt
- **Armschmerzen** auf der Innenseite des linken Arms, die bis zum Ohr ausstrahlen können
- **Synkope** (kurze Ohnmacht des vasovagalen Typs)
- **Belastungsdyspnoe** (unverhältnismäßige Kurzatmigkeit bei Aktivitäten)
- **Dyspnoe in Rückenlage** als Anzeichen einer Herzinsuffizienz: Das Myokard kann selbst im Ruhezustand keinen ausreichenden Lungenkreislauf mehr gewährleisten.
- **Palpitationen** mit unregelmäßigem, beschleunigtem Herzrhythmus (Extrasystolen)
- **Schmerzen mit Schluck- und Artikulationsstörungen** (Dysphagie und Dysphonie): verdächtig auf einen Mediastinaltumor oder ein thorakales Aortenaneurysma.

6.1.3 Funktionelle (mechanische) Schmerzen

Zur besseren Abgrenzung sei noch kurz an die Besonderheiten funktionell-mechanischer Schmerzen erinnert:

- Ausgelöst werden sie durch Aktivität und Belastung, lassen aber nicht nach wenigen Minuten wieder nach, sondern bleiben bestehen.
- Bewegung/Aktivität verstärkt sie.
- Beim Ausruhen und in bestimmten Positionen schwächen sie sich deutlich ab.
- Zudem führen sie nur in Ausnahmefällen, wenn überhaupt, zu
  - Husten, Dysphagie
  - Fieber
  - Krisen (Ängstlichkeit)
  - vegetativer Dystonie (Unwohlsein, Schweißausbrüche, Übelkeit/Nausea, Kurzatmigkeit, Schwäche)
  - Hypertonie oder Hypotonie.
- Vor allem lösen sie niemals Todesängste aus.

6.2 Inspektion

Die Inspektion ist ein wichtiger Teil der Untersuchung. Auch wenn Osteopathen eher „taktil", also mit dem Tastsinn arbeiten, dürfen sie nicht vergessen, ihre Patienten anzusehen.

Wir behaupten keineswegs, eine Inspektion entlang der folgenden „Linien" würde genügen, sondern möchten unsere Empfehlungen auf die im Rahmen unseres Themas wesentlichen Elemente konzentrieren.

Durch aufmerksame Musterung bestimmter Körperregionen lassen sich viele kleine Hinweise entdecken, die mit kardiovaskulären Störungen zusammenhängen könnten.

6.2.1 Gesichtsinspektion

Gesichtsfarbe

Eine *diffuse Blässe* spricht für

- Anämie: Diese Verdachtsdiagnose lässt sich durch Untersuchung der Schleimhäute oder einfach nur der blassen Augenbindehaut erhärten. Es gibt viele verschiedene Ursachen. Bei Frauen sind starke, lang anhaltende Regelblutungen (manchmal einfach durch ein Intrauterinpessar) die häufigste benigne Ursache einer Anämie.
- Mangelzustände, z.B. Eisenmangel
- Toxizität: Sie kann durch eine zufällige berufliche Exposition bedingt sein oder durch eine kosmetische Gesichtsbehandlung mit phenolhaltigen Produkten. Auch Medikamente kommen als Auslöser in Frage.

Eine *Hyperpigmentierung* (Dunkelfärbung) kann

- metabolisch, beispielsweise durch eine Hämochromatose mit erhöhtem Eisengehalt der Haut, oder

- endokrin, im klassischen Fall durch eine Addison-Krankheit, verursacht sein. Sie kann außerdem im Verlauf eines Cushing-Syndroms, einer Akromegalie, eines Phäochromozytoms oder einer Hyperthyreose auftreten.

Eine *Gesichtsrötung* kann auf einer

- diffusen Erythrosis facialis beruhen, die
  - als chronische Form bei Polyglobulie oder ungenügender Sauerstoffsättigung evtl. mit einer Lippenzyanose (Blaufärbung) einhergeht, oder
  - anfallsweise, spontan als sog. Flush oder Flushing auftritt. Unterschieden wird zwischen einer trockenen und einer feuchten (mit Schwitzen verbundenen) Form des flüchtigen Gesichtserythems. Die Hautröte, die sich auf den Hals und oberen Brustkorb bzw. bis zum Abdomen ausbreiten kann, entsteht bei vermehrter Hautdurchblutung infolge einer neurogenen Reaktion oder durch im Blut zirkulierende vasoaktive Substanzen. Die Ursachen sind vielfältig: Neben einer Überempfindlichkeit gegen Alkohol und einige Nahrungsmittelzusätze sollte auch an Arzneimittelnebenwirkungen, systemische Erkrankungen sowie bestimmte Tumorarten gedacht werden.
- Eine Gesichtszyanose (Erythrocyanosis) kann auf eine Rechtsherzinsuffizienz oder eine Mitralstenose hinweisen.

Augenlider

Um die Augenlider gründlich untersuchen zu können, hält der Patient die Augen geschlossen. Schon die Inspektion der Augenlider hilft systemische Erkrankungen zu diagnostizieren.

- Ein *Xanthelasma* ist eine ockerfarbene oder gelbbraune Einlagerung in der Haut, die sich meist am inneren Augenwinkel oder in Nähe eines Nasenflügels befindet und sofort an eine Hypercholesterinämie denken lassen sollte. In dem Fall empfiehlt es sich, den Cholesterinwert zu bestimmen und nach einer chronischen hepatischen Cholestase zu suchen.
- Ein *Lidödem* liegt häufig bei nephrotischen Syndromen vor.

Pupillen

Als häufigste Anomalie lässt sich am Rand der Iris ein porzellanfarbener *Arcus senilis* (corneae) bzw. ein Gerontotoxon feststellen, der sich auf einen Teilbogen der Iris beschränken oder sie komplett umrunden kann. Obwohl er im Allgemeinen auf eine Hypercholesterinämie hindeutet, findet man ihn auch bei Atherosklerose-Patienten ohne Hyperlipidämie. Er ist immer verdächtig auf eine Hypertonie.

Wenn ein Arcus senilis vorliegt, sollte nach weiteren Fetteinlagerungen an anderen Stellen (Xanthelasmen der Augenlider oder Sehnenxanthomen) gesucht werden.

Augenbindehaut

Bei der Untersuchung der Augenbindehaut kann sich eine Verfärbung des normalen Weiß zeigen:

- Bei *Gelbfärbung* muss der Bilirubinspiegel bestimmt werden, der im Fall einer Hämolyse, einer Cholestase oder eines Gilbert-Syndroms erhöht sein kann.
- *Gerötete Augen* beruhen in den meisten Fällen auf einer harmlosen subkonjunktivalen Blutung, sollten aber zur Abklärung einer arteriellen Hypertonie veranlassen.

Lippen

Im Fall einer *Lippenzyanose* sollte eine arterielle Blutgasanalyse durchgeführt und der Hämoglobinwert bestimmt werden, um eine Hypoxie festzustellen. Zyanotische Lippen lassen sich bei Polyglobulie, Kardiomyopathie oder chronischen bronchialen Erkrankungen beobachten.

Teleangiektasien sind kleine dunkelrote Gefäßerweiterungen, die auch an der Zunge auftreten können. Wenn es sich um eine Frau handelt und die Patientin zusätzlich über Raynaud-Beschwerden klagt, sollte an eine Sklerodermie gedacht werden.

Zahnfleisch

Zahnfleischblutungen können auf eine Hämostase-/ Gerinnungsstörung hindeuten. Häufig sind auch Patienten unter einer Antikoagulanzientherapie betroffen.

Ohren

Ein schräg eingekerbtes Ohrläppchen (➤ Abb. 6.1) sollte zur Suche nach kardiovaskulären Risikofaktoren veranlassen. Achten Sie auch auf Anzeichen einer Koronarinsuffizienz.

Bei dem sog. Lichtstein- oder Franck-Zeichen handelt es sich um eine schräge Ohrläppchenfalte, oft beidseitig, die für eine vorzeitige Alterung des Haut- und koronaren Bindegewebes spricht.

Das häufig bei Patienten über 50 Jahren mit signifikanter Koronarkrankheit anzutreffende Zeichen scheint recht zuverlässig zu sein. Jedenfalls zeigte eine in Sao Paulo an 1500 Personen durchgeführte Studie, dass diese Anomalie und Koronarleiden zueinander in Beziehung stehen [Tranchesi et al. 1992].

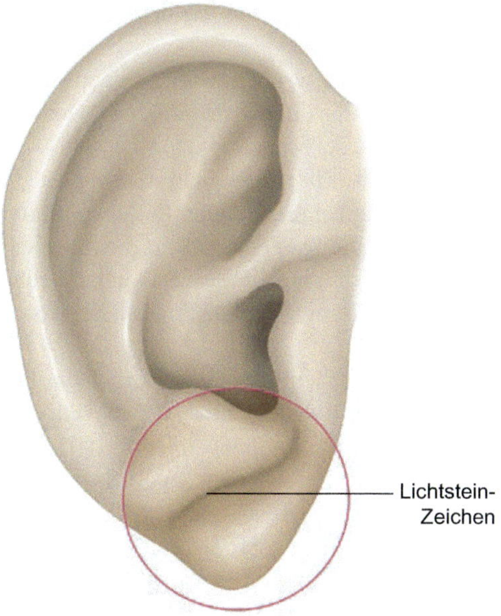

Abb. 6.1 Schräge Ohrläppchenkerbe (Lichtstein- oder Franck-Zeichen)

In der Praxis ist das Vorliegen dieser Ohrläppchenfalte ein Argument dafür, bei leicht atypischen Brustschmerzen davon auszugehen, dass es sich um pektanginöse präkordiale Schmerzen handelt.

6.2.2 Handinspektion

Teleangiektasien

Teleangiektasien sind Erweiterungen oberflächlicher Hautgefäße, die auf Druck mit einem Spatel oder Objektträger verschwinden. Sie können im Rahmen einer Sklerodermie und einer Vielzahl anderer Erkrankungen wie bei einer pulmonal-arteriellen Hypertonie oder einem Vorhofmyxom (primitiver benigner Herztumor) auftreten.

Trommelschlägelfinger

Bei Trommelschlägelfingern (Digiti hippocratici) sind die Fingerendglieder durch Hypertrophie sowie eine feste und elastische Weichteilinfiltration aufgetrieben. Damit gehen als weitere Deformität oft Uhrglasnägel einher – eine übermäßige Rundung der Fingernägel in Quer- und Längsrichtung, die sich in der Aufsicht und im Seitenprofil gut erkennen lässt.

In einigen Fällen sind sie idiopathisch. Erworbene Trommelschlägelfinger sprechen am häufigsten für einen intrathorakalen Befund wie:

- chronische bronchopulmonale Erkrankung
- Tumor
- angeborene Kardiopathie.

Palmarerythem

Als klassisches Zeichen einer Leberzellinsuffizienz kann ein Palmarerythem auch direkt mit kardiovaskulären Störungen zusammenhängen. Man sieht es beispielsweise bei

- Polyglobulie
- Thrombozythämie
- infektiöser Endokarditis (geröteter Handinnenflächenrand: Janeway-Zeichen)
- Trikuspidalklappeninsuffizienz
- Hypervaskularisierung

6

Denken Sie auch daran, dass ein Palmarerythem im Rahmen einer rheumatoiden Polyarthritis, eines Morbus Basedow oder einer Schwangerschaft auftreten kann.

Sonstige Zeichen

Achten Sie bei der Inspektion außerdem auf:

- Beinödeme
- Aussackung und Blutfülle der Venenstämme (Stauung bei Behinderung des venösen Rückflusses)
- Schwellung bzw. Turgor der Jugular- und Halsvenen, der Arm- und Thoraxvenen (könnte kompressionsbedingt sein: Mediastinaltumor oder Aneurysma)
- Erweiterung der Abdominalvenen (aufgrund einer Kompression der V. cava inferior oder Rechtsherzinsuffizienz).

6.3 Palpation

6.3.1 Arterienpulse

Im Prinzip sollten Arterien immer weich und regelmäßig zu tasten sein. Achten Sie daher während der Palpation auf:

- Sklerose und Verhärtung („Pfeifenrohr"-Arterien)
- Musset-Zeichen: kleine pulssynchrone nickende Kopfbewegungen (bei Aorteninsuffizienz oder seltener bei einem Aneurysma)
- Cardarelli-Zeichen: bei zurückgelegtem Kopf seitlich an der Trachea und am Larynx tast- und sichtbare systolische Ausschläge (bei Aortenbogenaneurysma)
- (anomale) Dilatation großer Arterien (verdächtig auf ein Aneurysma, wie schon erwähnt).

6.3.2 Pulsqualitäten

Tasten Sie nach dem Radialispuls. Manche Autoren sehen schon eine Ruhe-Pulsfrequenz über 80/min als kardiovaskulären Risikofaktor an.

Um es noch einmal zu wiederholen: Uns geht es nicht darum, aus Manualtherapeuten Kardiologen zu machen. Wir wissen, wo unser Platz ist. Das soll uns aber nicht davon abhalten, unsere Kenntnisse und medizinische Allgemeinbildung zu verbessern.

Hier eine Auflistung charakteristischer Pulsqualitäten:

- Ein Pulsus alternans ist durch eine Reihe abwechselnd kräftiger und schwacher Schläge gekennzeichnet (Myokardschädigung).
- Ein Kapillarpuls ist an einem Wechsel zwischen subkutaner Blässe und Röte (z.B. im Nagelbett) erkennbar und beruht auf einer Aorteninsuffizienz. Es handelt sich dabei um eine rhythmische Aufweitung von Kapillaren und subkutanen Venen.
- Ein Pulsus durus ist hart wie „Eisendraht" mit schwacher Amplitude (arterielle Hypertonie).
- Ein Pulsus filiformis ist fadenförmig dünn und schwach. Er lässt sich kaum wahrnehmen und leicht „eindrücken", weil der diastolische Druck schwach ist (ebenso bei Hypotonie).
- Ein Leberpuls entsteht durch rhythmisches systolisches Pulsieren der Lebervenen bei einer signifikanten Trikuspidalklappeninsuffizienz.
- Ein instabiler Puls ist typisch für niedrigen Blutdruck und zeigt sich besonders deutlich bei einem Lagewechsel.
- Ein Jugularispuls beruht auf einer Dilatation der Jugularvenen, die durch Schwankungen des rechten Vorhofdrucks hervorgerufen wird.
- Zu einem Pulsus paradoxus kann es bei Kussmaul-Atmung kommen: Tiefes Einatmen führt zur Abschwächung oder zum Verschwinden des Pulses (mechanisches Hindernis in den oberen Atemwegen, Tumor, Perikarditis, Aneurysma usw.).
- Ein respiratorischer Puls entsteht durch das Pulsieren der Jugularvenen und lässt sich nach einer körperlichen Anstrengung palpieren.
- Venenpulse sind an den meisten großen Venenstämmen tastbar, besonders deutlich an den Jugularvenen. Eine Abschwächung des Jugularvenenpulses während der normalen Kammersystole ist physiologisch.

6.3.3 Arterieller Druck

Klassische Blutdruckmessung

Die Blutdruckmessung ist ein unverzichtbarer Bestandteil osteopathischer Behandlungen. Die klassische Messtechnik wollen wir hier nicht beschreiben, sondern verweisen auf Croibier [2005], falls technische Einzelheiten nötig sind.

Neben den Blutdruckwerten und dem Verhältnis des systolischen zum diastolischen Druck legen wir großen Wert auf einen Seitenvergleich des systolischen Drucks in beiden Armen. Bei einer Seitendifferenz wird von „anisotonen" Werten (Anisosphygmie) gesprochen. In denen meisten Fällen liegt auf der Seite mit dem schwächeren systolischen Druck eine „Fixierung" vor.

Dabei kann es sich um eine vaskuläre, osteoartikuläre, fasziale, viszerale oder sonstige Funktionseinschränkung handeln.

Da es gar nicht so selten zu einem „Weißkitteleffekt" (Blutdruckanstieg vor lauter Aufregung zu Beginn der Sprechstunde) kommen kann, ist es wichtig, die Blutdruckmessung im Laufe der Sitzung zu wiederholen.

Systolischer Index

Der systolische Index ergibt sich aus dem Verhältnis des am Knöchel und am Oberarm gemessenen systolischen Drucks. Normalerweise beträgt er 0,9. Jeder niedrigere Wert spricht für eine Minderperfusion, die umso stärker ausgeprägt ist, je schlechter eine arterielle Schädigung kompensiert wird. Wird beispielsweise am Bein ein systolischer Wert von 110 mmHg und am Arm ein Wert von 140 mmHg gemessen, errechnet sich ein Index von 0,78 – der nicht normal ist.

Ein anomaler systolischer Index ist das klassische Anzeichen einer

- Arteriopathie
- Obliteration (Arterienlichtungsverschluss) oder
- Störung im Lumbosakralbereich. Jedenfalls konnten wir dies in mehreren Fällen einer Lumbalkanalstenose feststellen.

Eine arterielle Verschlusskrankheit in den Beinen ist eine ernste Gefäßerkrankung, die sehr oft unterschätzt wird, wenn man sich nur an die Angaben des Patienten hält. Als einfache Messmethode, für die kein teures Gerät benötigt wird, eignet sich der systolische Index zu einer systematischeren Untersuchung. Dies empfiehlt sich insbesondere, um Patienten mit kardiovaskulären Risikofaktoren rechtzeitig an einen Spezialisten überweisen zu können.

6.4 Adson-Wright-Test

In der Manualmedizin wird der Adson-Wright-Test sehr geschätzt. Während der abduzierte Arm in eine Außenrotation geführt wird, wird gleichzeitig der Radialispuls am gleichseitigen Handgelenk kontrolliert. Wenn der Puls schwächer wird oder verschwindet, ist der Test „positiv". Das deutet im Prinzip auf ein gleichseitiges Engpass-(Thoracic-Outlet-)Syndrom durch Kompression der A. subclavia in der Supraklavikulargrube hin.

Genauer gesagt kann die Störung aber

- weiter entfernt vom Schultergürtel vorliegen, jedoch immer ipsilateral;
- unterschiedliche Ursachen haben und von
  - Knochen (z.B. schiefes Schlüsselbein)
  - Gelenk- oder Weichteilbändern (z.B. Pleura oder Lig. costoclaviculare)
  - Nervengeflechten (Plexus coeliacus oder kardialen Plexus) oder von
  - Nerven (N. phrenicus) ausgehen.

Anmerkung: Da sich die Vene (V. subclavia) vor der Arterie befindet, wird sie zuerst eingeklemmt. Das zeigt sich an bläulich verfärbten „Blutwurstfingern", die sich nur langsam wieder normalisieren.

Auch der Armplexus (Plexus brachialis) kann mitbetroffen sein. Ein Schulter-Arm-Syndrom löst ein Taubheitsgefühl in den Fingern aus, als wären sie „abgestorben", und veranlasst Patienten, ihre Hand und Finger eine Zeit lang auszuschütteln.

In den meisten Fällen tritt eine Schultergürtelkompression nachts bei beengter Schlafhaltung ein. Wie lange es dauert, bis das Taubheitsgefühl in den Fingern abklingt, hängt auch davon ab, wann es zu der Einklemmung kam.

6.5 Sympathikovagales Gleichgewicht

Eine gute gesundheitliche Verfassung beruht unter anderem auf einer neurovegetativen Ausgeglichenheit, die auf einem harmonischen Gleichgewicht zwischen Sympathikus und Parasympathikus (Vagus) gründet, die sich in Wirklichkeit ergänzen, obwohl sie oft als Gegenspieler angesehen werden.

Gesundheitsprobleme verraten sich häufig durch ein gestörtes sympathikovagales Gleichgewicht: In der folgenden Gegenüberstellung (➤ Tab. 6.1) sind die Hauptmerkmale eines Ungleichgewichts zusammengefasst.

Tab. 6.1 Sympathikotonie – Vagotonie

Sympathikotonie	Vagotonie
• **Verhalten**	• **Verhalten**
– Nervosität	– Traurigkeit
– Übererregbarkeit	– Depression
– Instabilität	– Mutlosigkeit
– Reizbarkeit	– Melancholie
– Ängstlichkeit	• **Vasomotorik**
– Pessimismus	– Blässe
– Aggressivität	– Starkes Schwitzen
– Hyperaktivität	– Akrale Zyanose
– Insomnie	– Retention (Stauung)
• **Neurologie (allgemein)**	– Mangeldurchblutung peripherer Bereiche
– Hyperreflexie	• **Verdauungstrakt**
– Zittern	– Hypersekretion
– Abmagerung	– Sialorrhö (vermehrte Speichelbildung)
• **Augen**	– Hyperchlorhydrie
– Mydriasis	– Pyrosis (Sodbrennen)
– Ophthalmie (leichtgradig)	– Neigung zu Erbrechen
• **Kreislaufsystem**	– See-, Reisekrankheit
– Tachykardie	– Koliken
– Präkordiale Schmerzen	– Darmspasmen
– Palpitationen	– Hyposthenurie
– Systolischer Wert leicht erhöht	• **Augen**
• **Verdauungstrakt**	– Miosis
– Dyspepsie	• **Kreislaufsystem**
– Sekretionshemmung (Speichel, Magensaft)	– Bradykardie
– Erregbarkeit/Spannungsschmerzen im Bereich des Solarplexus	– Extrasystolen
– Meteorismus	– Hypotonie
– Häufige Obstipation	– Vegetative Dystonie (Unwohlsein, vermehrtes Schwitzen, Übelkeit, flache Atmung, Hypotonie, Sehstörungen)
– Postprandiale Schmerzen	• **Atemtrakt**
	– Bradypnoe
	– Beengtheitsgefühl oder Konstriktion
	– Bronchospasmen

Vaskuläre Manipulationstechniken können dem Körper helfen, wieder zu einer gewissen Harmonie der beiden Nervensysteme zurückzufinden.

Abschließend werden in Kasten 6.1 noch Vorsichtsmaßnahmen vor einer Gefäßmanipulation aufgeführt.

KASTEN 6.1: VORSICHTSMAßNAHMEN VOR GEFÄSSMANIPULATIONEN

- Blutdruckmessung
- Auf Seitendifferenz der systolischen Werte achten; sie kann durch eine Gefäßstenose, eine angeborene oder erworbene Atherosklerose oder eine Störung in folgenden Bereichen bedingt sein:
  - gleichseitige viszerale bzw. Weichteilstörung
  - Schultergürtel bzw. obere Thoraxapertur (Kompressionssyndrom)
  - Halsregion oder Plexus cervicobrachialis

- Adson-Wright-Test: Ein positives Testergebnis spricht für eine Störung in folgenden Bereichen:
  - Schultergürtel bzw. obere Thoraxapertur (Kompressionssyndrom)
  - Halspleura
  - Lig. acromioclaviculare und Lig. sternoclaviculare
  - Lig. conoideum und Lig. trapezoideum (korakoklavikuläre Bänder)
  - Lunge: Pancoast-Tumor
- Radialispuls am Handgelenk unter folgenden Aspekten kontrollieren:
  - Arrhythmie
  - Dysrhythmie (Rhythmusstörung)
  - Tachykardie
  - Bradykardie
- Beine nach einem Ödem absuchen (Fingerdruck hinterlässt Dellen, sog. „Napfzeichen"); evtl. den Blutdruck im Knöchelbereich messen, um den systolischen Index zu ermitteln
- Die wichtigsten Arterienpulse im Abdominalbereich bestimmen, vor allem an der
  - Bauchaorta
  - Milzarterie
  - A. hepatica communis
  - A. mesenterica superior

Diese Arterienpulse dienen auch zur Kontrolle des Behandlungsverlaufs.

II Prinzipien viszeraler Gefäßmanipulationen

KAPITEL

7 Prinzipien viszeraler Gefäßmanipulationen

7.1 Entwicklung

Vor allem Mobilität Viszerale oder Weichteiltechniken wurden zu Beginn hauptsächlich zur Verbesserung der Organmobilität und -motilität angewandt. Sie bestanden in einer (Manipulations-)Behandlung viszeraler Aufhängungsstrukturen wie der Pleura, des Peritoneums, der Faszien und Bauchnetze (Omenta) und orientierten sich an den großen Bewegungsachsen, um die Bewegungen und Druckverhältnisse zu harmonisieren. Diese Techniken behalten weiterhin Gültigkeit und bilden einen Ausgangspunkt, an dem man hinsichtlich der Organgesundheit nicht vorbeikommt.

Röhren- und Sphinktersystem Für eine reguläre Funktionsweise benötigen die Ausscheidungsorgane ein Abfluss- (Röhren-) und Sphinktersystem. Am Beispiel der Leber zeigt sich, wie wichtig es ist, dass die intra- und extrahepatischen Gallenwege ungehindert frei sind. Der Gallenblasen- und Lebergallengang (Ductus cysticus, Ductus hepaticus communis), der Hauptgallengang (Ductus choledochus) und der Oddi-Sphinkter müssen ihre Funktion voll erfüllen können.

Viskoelastizität Infolge von (traumatischen) Verletzungen, Verdauungsstörungen, chirurgischen Eingriffen, einer Arzneimittel-, Nahrungsmittel-, Alkohol- oder Suchtmittelintoxikation können solide Organe fibrosieren. In dem Fall lässt sich ihre Viskoelastizität mit den entsprechenden Techniken großenteils wiederherstellen – und damit die Organfunktion und Energie wirksam verbessern.

Ungehinderte Zirkulation Arterien, Venen und Lymphgefäße der Organe bilden ein Zirkulations- oder Kreislaufsystem, das einen optimalen Flüssigkeitsaustausch gewährleisten soll. Selbst wenn sich viszerale Gefäßmanipulationen eher auf die Arterien konzentrieren, haben sie Auswirkungen auf das gesamte Kreislaufsystem. Und nicht zu vergessen, auch frei zirkulierende Hormone nutzen den Kreislauf zur Stimulierung ihrer Zielorgane.

Nervensystem im Gleichgewicht Ein guter Gesundheitszustand hängt weitgehend davon ab, ob sich Sympathikus und Parasympathikus im Gleichgewicht befinden. Beide Teile des Nervensystems müssen für eine permanente Anpassung an lokale, regionale und zentrale Faktoren sorgen. Es ist die ewige Suche nach einem Ausgleich zwischen „zu viel" und „zu wenig". Über viszerale Gefäßmanipulationen lässt sich dieses neurovegetative Gleichgewicht beeinflussen. Denn die Arterien werden ja von zahlreichen Nervengeflechten (Plexus) begleitet. Wenn wir Arterien behandeln, kommen wir daher auch mit den Nerven in Kontakt und können durch viszerale Gefäßmanipulationen eine zentrale Autoregulation induzieren.

Harmonisches elektromagnetisches Feld Unsere experimentellen Messungen mit Wärmedetektoren in einigem Abstand zur Haut haben in zahlreichen Experimenten deutlich gezeigt, dass sich manuelle Techniken auf die Infrarotstrahlung von Organen auswirken. Infrarotstrahlen gehören zum Spektrum des elektromagnetischen Feldes. Auf thermische Veränderungen sprechen fast ausnahmslos auch Strahlen anderer Wellenlänge (wie Ultraschall-, Radio-, Kurz-, elektrische Wellen) an. Durch viszerale Gefäßmanipulationen lässt sich also auch das elektromagnetische Feld beeinflussen.

Emotionale Entlastung Das Gehirn versucht mit allen Mitteln, sich einer unberechenbaren emotionalen Belastung zu entledigen und verschiebt sie in den meisten Fällen auf ein anderes Organ. So entsteht ein Teufelskreis, in dem ein psychisches Missbehagen durch ein Organ unterhalten werden kann. Wenn beispielsweise die Leberfunktion beeinträchtigt ist, fühlt man sich leer und deprimiert. Durch unterstützende Behandlung der Leber lassen sich die Widerstandskräfte aber so stärken, dass man mit den Schwierigkeiten des Lebens (wieder) besser klarkommt.

In der Osteopathie geht es ständig darum, wie leidenden Patienten „mit den Händen", das heißt mit manualtherapeutischen Mitteln geholfen werden kann.

7.2 Globales Konzept der Viszeralgefäße

Um die normale (physiologische) Funktion eines Organs wiederherzustellen, müssen Gefäßmanipulationen auch auf Organe und Viszeralstrukturen ausgedehnt werden, mit denen es vaskulär verbunden ist. Soll die Leberfunktion verbessert werden, können wir beispielsweise Duodenum, Pankreas, Magen und Milz mit in die Behandlung einbeziehen. Dasselbe gilt für eine verbesserte Durchblutung der Ovarien; hier bieten sich Uterus- und Nierengefäßtechniken als sinnvolle Ergänzung an.

Auch aus dem Grund sind gute gefäßanatomische Kenntnisse sehr wichtig.

7.2.1 Wechselseitige Abhängigkeit

Nur eine optimale, uneingeschränkte Blutzirkulation macht Organe voll funktionstüchtig. Falls sie unterversorgt sind, werden sie versuchen, den eigenen Mangel zu beheben, indem sie andere Organe „anzapfen".

Wenn wir den Abdominalbereich als Beispiel nehmen, wird deutlich, dass Leber, Pankreas, Duodenum, Magen und Milz größtenteils aus dem Truncus coeliacus versorgt werden. Doch es reicht nicht, dass ihre Gefäße einem gemeinsamen Stamm entspringen, sie bilden untereinander auch zahlreiche Anastomosen, über die ein weiterer Austausch stattfindet.

Ausgewählte Beispiele

Wir möchten die wechselseitige Abhängigkeit der Gefäßversorgung am Beispiel einiger Bauchorgane aufzeigen.

Magen

- Die A. gastrica sinistra geht direkt aus dem Truncus coeliacus ab, die A. gastrica dextra aus der A. hepatica propria.
- Die linke A. gastroomentalis ist ein Ast der Milzarterie, die rechte A. gastroomentalis entspringt der A. gastroduodenalis.

So entsteht das Gefäßnetz des Magens.
- Die Milzarterie (A. splenica [lienalis]) kann die A. gastrica dextra über die A. omentalis ersetzen.

Pankreas

- Die A. pancreaticoduodenalis superior anterior stammt wie die A. pancreaticoduodenalis superior posterior von der A. gastroduodenalis ab.
- Die A. pancreaticoduodenalis inferior ist mit der A. mesenterica verbunden.

Dünndarm

- Die A. colica dextra (aus der A. mesenterica superior) mündet in die A. jejunocaecalis.
- Stellvertretend kann es auch die A. mesenterica inferior sein.
- Die erste der jejunalen Arterien verbindet sich mit der A. pancreaticoduodenalis.

Duodenum

- A. pancreaticoduodenalis superior anterior und A. pancreaticoduodenalis superior posterior (A. gastroduodenalis)
- A. pancreaticoduodenalis inferior (A. mesenterica superior)
- Die A. pancreaticoduodenalis zieht zur ersten A. jejunalis.

Diese Beispiele unterstreichen – als einige von vielen – die herausragende Rolle, die das Duodenum im abdominalen Gefäßsystem einnimmt.

7.2.2 Arterien und Schmerzen

Kopfschmerzen

Lange Zeit glaubte man, (Migräne-)Kopfschmerzen beruhten lediglich auf Gefäßstörungen und seien auf eine Vasodilatation nach vorhergehender Vasokonstriktion zurückzuführen; dies würde die reaktive Hyperämie als Folge einer Minderdurchblutung erklären.

Die Vasomotorik von Arterien hängt aber eng mit ihrer intrinsischen oder extrinsischen Innervation zusammen.

Neurochemische (hormonelle) Achse

Zu Beginn einer Migräneattacke lässt sich eine neuronale Aktivierung im Hirnstamm und Hypothalamus beobachten. Dabei handelt es sich um eine vorübergehende (transitorische), starke Nervenzelldepolarisation (Mitteilung von Gilles Géraud, Universitäts-Klinikzentrum Toulouse-Rangueil).

Die Minderdurchblutung könnte eine Folge dieser neuronalen Depression (Verminderung des Membranpotenzials der Nervenzellen) und durch Aktivierung vasokonstriktorischer Neurone bedingt sein. In unserem Buch „Manipulationen kranialer Nerven“ [Barral-Croibier 2006] haben wir dieses Problem bereits angesprochen.

Halssympathikus

Die Kortex-, Pia- und Dura-Gefäße werden sensibel durch Nervenfasern aus dem Ganglion trigeminale, von anderen kranialen Nerven, aus dem verlängerten Rückenmark und dem oberen Zervikalbereich versorgt. Bei Stimulation der Nerven kommt es zu einem Serotonin-Anstieg im Blut; Serotonin wirkt stark gefäßverengend.

Wie komplex die Beziehungen von Nerven und Gefäßen ineinandergreifen, zeigt sich nicht nur am Beispiel von Migräne-Kopfschmerzen, sondern wird auch an der Pathophysiologie von Brustschmerzen deutlich.

Pathophysiologie von Brustschmerzen

Gefäße im Bindegewebe der Brustdrüse (Mamma) reagieren sehr empfindlich auf Östrogene, unter deren Einfluss es zu einer Vaskularitätszunahme und Vasodilatation kommt. Infolge der lokal gesteigerten Durchlässigkeit (Permeabilität) der Kapillargefäße bildet sich ein interstitielles Ödem, das durch Dehnung der Gewebefasern und Druck auf die sensiblen Nervenfasern Schmerzen in der Brust auslösen kann [Seippel & Bäckström 1998].

Diese komplexen Wechselbeziehungen hat der Gynäkologe Bertrand Tournant am Hôpital Saint-Louis in Paris gründlich untersucht und herausgefunden, dass die Vasodilatation mit endogenen, exogenen und lokalen Östrogeneinflüssen zusammenhängt.

In den Gefäßen des Mammagewebes befinden sich Östrogenrezeptoren, die empfindlich jede Veränderung des Östrogenspiegels registrieren. Wenn sie stimuliert werden, bildet sich aufgrund der erhöhten Kapillarpermeabilität ein Ödem. Es dehnt die Gewebefasern und führt durch Reizung und Kompression der sensiblen Nervenfasernetze zu Schmerzen.

Mit sanften lokalen Massagetechniken kann das interstitielle Ödem verkleinert und eine Schmerzlinderung erzielt werden. Da sie einen peripheren Schmerzkontrollmechanismus aktivieren, erzeugen Massagetechniken eine kurzzeitige Analgesie: Ein Tormechanismus auf Ebene des Rückenmarks verhindert die Weiterleitung nozizeptiver Reize zum Gehirn (Gate-Control-Theorie).

Arterien sprechen aber nicht nur auf den Östrogengehalt im Blut an, sondern auch auf eine Stimulation peri- und intraarterieller Rezeptoren, auf Katecholamine, Histamin, Serotonin sowie auf Vagus-, Sympathikus- und zentralnervöse Einflüsse (Hypothalamus, limbisches System etc.).

7.3 Behandlungstechniken für Gefäße

7.3.1 Gleit-Induktion

Bestimmte Regionen sind empfindlich, manchmal sogar reizbar. In solchen Fällen wenden wir Gleit-Induktionstechniken an, die darin bestehen, mit den Fingern sanft und behutsam über eine Arterie zu streichen.

Diese Induktionsbehandlung richtet sich vor allem auf die kleinen Nervengeflechte, die Arterien überziehen. Wichtig ist, besonderen Nachdruck auf Unebenheiten, weniger glatte Stellen zu legen, da sie am besten auf die Behandlung ansprechen.

Unebenheiten können auf einem Elastizitätsmangel, Mikroverkalkungen der Arterienwand oder Verhärtungen im Nervengewebe beruhen.

7.3.2 Dehn-Induktion

Mit Dehn-Induktionstechniken lassen sich große Arterien, vor allem des muskulären Typs, behandeln. Durch die Dehnung werden Mechanorezeptoren in der Media der Arterienwand stimuliert. Die Media spricht auf Dehnungen in axialer (Längsachse), lateraler und anterior-posteriorer Richtung an.

7.3.3 Druck-Induktion (Kompression-Dekompression)

In bestimmten Bereichen lässt sich der Arterienverlauf nicht auf ganzer Länge mit den Fingern verfolgen. Hier kann mit Daumen oder Fingerkuppe in einem umschriebenen Gefäßabschnitt langsam Druck ausgeübt und wieder gelockert werden (Kompression und Dekompression). Diese Technik kann man beispielsweise am Truncus coeliacus oder an der Aortenbifurkation anwenden.

7.3.4 Kombinierte Dehnungen

Bei langen Arterien, die sich wie die Armarterie (A. brachialis) einfach palpieren lassen, kann es sinnvoll sein, die Dehnung mit einer Gliedmaßenbewegung zu kombinieren. Während sich Arterien in Beugestellung verkürzen, werden sie beim Strecken der Gliedmaße (besonders wenn noch eine leichte Abduktion hinzukommt) in die Länge gezogen.

Bei dieser Technik besteht das Prinzip darin, einen festen Arterienpunkt zu wählen und während der Gliedmaßenbewegung weiterhin gedrückt zu halten.

7.3.5 „Akkordeontechnik"

Manche Organe wie das Pankreas oder der Uterus haben stark gebogene Gefäßsysteme. Um überhaupt eine Wirkung erzielen zu können, wird versucht, die gewundenen Arterien zuerst zusammenzuziehen und dann zur ursprünglichen Länge zurückkehren zu lassen.

Durch eine „Ziehharmonika"- oder „Akkordeontechnik" kann sowohl das Gefäßsystem als auch die

Viskoelastizität des betreffenden Gewebes beeinflusst werden.

7.3.6 Durchblutungsfördernde Techniken

Eine optimale Organfunktion setzt eine bestmögliche Durchblutung voraus. Doch zahlreiche Faktoren können die Zirkulation behindern. Zu den wichtigsten zählen:

- Bewegungsmangel, langes Sitzen
- Übergewicht
- Schlechte Ernährung
- Arterienerkrankungen (parietale und obstruktive)
- Wirbel- und/oder Rippenfixierungen
- Posttraumatische oder postoperative Adhäsionen
- Skoliose
- Osteoporose

Nicht zu vergessen die altersbedingte „Schrumpfung" der Wirbelsäule: Die kleinere Körpergröße führt dazu, dass die Organe dichter zusammenliegen und sich in ihrer Beweglichkeit einschränken oder auf Arterien, Venen und Lymphgefäße drücken.

Behandlungsprinzipien

Je nach Lage des Organs und Anordnung seines Gefäßstiels kann eine anhaltende Hebung oder Dehnung die richtige Methode sein.

Manche Arterien befinden sich unter einem Organ, so dass sie im Fall einer Schwellung (Kongestion), Entzündung, Fibrosierung oder Adhäsion komprimiert bzw. aus ihrer normalen Lage verdrängt werden. Für sie ist die Hebetechnik geeignet: Das Organ wird 20 Sekunden lang in kranialer Richtung hochgehalten, damit sich der Kreislauf in der Zeit verbessern kann. Auf die Weise empfängt das Gehirn mechanische Reize von Gefäßnerven, die ihm lange Zeit gefehlt haben.

Andere Organe (z.B. der Magen) sprechen wegen ihrer anatomischen Lage und der Gefäßversorgung besser auf Dehnungstechniken an.

Es sei daran erinnert, dass unsere Behandlungsergebnisse zum großen Teil auf einer zentralen (efferenten) Reflexwirkung beruhen.

Arteriovenöse Achse

Da Arterien und Venen häufig komprimiert werden, kann sich der lokale Kreislauf durch Anheben eines Organs in Richtung der großen Gefäßstämme vorübergehend verbessern. Bei entsprechend starker Stimulation arteriovenöser Mechanorezeptoren werden regionale Kreislaufzentren im Bulbärhirn und Thalamus aktiviert.

Aufrechterhalten der Hebung oder Dehnung

Nach der Mobilisierung in Richtung der großen Gefäßstämme sollte das Organ 20 Sekunden in dieser Position gehalten werden, damit sich die Durchblutung in der Zeit unverzüglich verbessert und die Mechanorezeptoren reaktionsfähiger werden. Dann gelangen nämlich Informationen über eine gute Durchblutung zum Gehirn (Cerebellum und Cerebrum), die es seit langem nicht mehr empfing. Als Feedback-Wirkung wird sich der lokale Kreislauf daraufhin neu einstellen.

Arteriovenöse „Entfaltung"

Sämtliche Auslöser einer schlechten Durchblutung lassen Arterien und Venen mit der Zeit geschlängelt aussehen. Durch Anheben werden die viszeralen Gefäße wieder gestrafft („entfaltet" bzw. „geglättet"). Jede Dehnung bewirkt eine deutliche funktionelle Besserung, die durch direkte Stimulation der arteriellen Muskelfasern zustande kommt.

Ein Versuch

Ein befreundeter Chirurg ließ uns bei einer abdominalen Beckenoperation hospitieren. So konnten wir uns von der Wirkung einer viszeralen Gefäßmanipulation (Anhebung) auf den Uterus überzeugen. Der Uterus war geschwollen und blau verfärbt. Wurde er in Richtung der arteriovenösen Gefäßstämme angehoben, sah er sofort rosiger aus, weil das venöse Blut wieder abfließen konnte. Das funktionierte aber nur beim Anheben des Uterus in seiner eigenen Achse. Bei Bewegungen, die ihn nach hinten oder zur Seite kippen (Retro- oder Lateroversion) ließen, verstärkte sich dagegen die blaue Verfärbung.

Methodisches Vorgehen

Gefäßachsen respektieren Eine unverzichtbare Voraussetzung ist das Anheben in Richtung der großen Gefäßachsen. Danach dürfen einzelne Manipulationen auch quer zu diesen großen Achsen erfolgen. So werden beispielsweise die Pankreasarterien, die von rechts nach links vom Sphinkter Oddi zur Milz verlaufen, zuerst in Längsrichtung mit der „Akkordeontechnik" behandelt. Es gibt aber zahlreiche kleinere Pankreasgefäße, die anschließend auch noch quer zur Längsachse behandelt werden.

Gefäße zuerst zusammenschieben Hierbei handelt es sich um eine Dehnung der Gefäße. Wie Doppler-Untersuchungen gezeigt haben, wird der arterielle Blutfluss in Organen umgehend verbessert, wenn man die Arterien vorher zusammenzieht („verkürzt"). Diesbezüglich ließe sich die Hypothese aufstellen, dass:

- die Mechanorezeptoren in den Arterien überrumpelt werden und deshalb sofort auf jeden Reiz reagieren, oder dass
- die Verkürzung gleichzeitig auch Venen und Lymphgefäße beeinflusst, so dass in einem Reflexbogen eine zentrale Stimulation ausgelöst wird.

Beachte: Während eine vorhergehende Verkürzung den Blutfluss unverzüglich verstärkt, kann er nach dem Anheben einer Arterie sekundenlang verzögert sein.

Wichtige Zielorgane Durchblutungsfördernde Techniken eignen sich besonders für folgende Organe:

- Lunge
- Leber
- Magen
- Darm, Duodenum
- Pankreas
- Schilddrüse
- Uterus und Ovarien.

7.4 Arterien und Venen sind untrennbar

Wenn wir von Gefäßmanipulationen sprechen, beziehen wir immer das Venensystem mit ein. Denn jede Arterie hat eine oder zwei Begleitvenen, die wie sie verlaufen. Es wäre also unsinnig, den anatomischen Verlauf jeder einzelnen Vene getrennt zu beschreiben.

Venen führen zum Herzen. Deshalb versuchen wir, das gesamte arteriovenöse System zu beeinflussen, indem wir Arterien kurz vor der Dehnung ein wenig „verkürzen".

Dass wir hauptsächlich über Arterien sprechen, liegt an ihren Pulsen; sie erlauben eine genauere Palpation. Mit Doppler-Untersuchungen der Arterien lässt sich auch die Wirkung der Behandlung objektivieren.

Bei jeder „Arterienmanipulation" gilt es sich klarzumachen, dass die Behandlung auf den gesamten Gefäßstiel eines Organs abzielt und sich somit auch auf die darin enthaltenen Venen auswirkt.

Abschnitt 1: Intrathorakale Gefäße

KAPITEL

8 Vom Brustkorb zur Brusthöhle

8.1 Der Thorax als (Brust-)Korb

Bevor wir uns dem kardiovaskulären Inhalt der Brusthöhle zuwenden, müssen sämtliche Verspannungen der äußeren Knochen-, Knorpel-, Bänder- und Faszienstrukturen so weit wie möglich gelöst werden. Denn im frei beweglichen Brustkorb lassen sich die intrathorakalen (viszeralen) Gefäßtechniken feiner abstimmen und auch der ausgeübte Druck wird besser abgefedert.

Nicht zu vergessen ist der Einfluss, den die Intervertebral- und Kostovertebralgelenke auf die intrathorakalen Organe haben können.

8.2 Suche nach unbeweglichen Stellen

Das Brustbein ist ein flacher (Platt-)Knochen mit einem hervorragenden intraossären Gedächtnis für erlittene Traumata sowie prä- und postnatale Fehlstellungen. Insofern erinnert es an das Sakrum, dessen Knochen und Periost über dieselbe Fähigkeit verfügen.

Das Sternum kann uns sowohl als Untersuchungs- wie als Behandlungsinstrument dienen.

Im Laufe des Lebens sind die knöchernen und knorpeligen Rippen zahlreichen Stößen ausgesetzt. Bei einem Sturz oder einem Verkehrsunfall werden oft eher die Rippen als die Wirbelsäule geprellt. Das trifft im Fall eines schweren Traumas allerdings nicht mehr zu.

8.2.1 Untersuchung in sagittaler Richtung

In Rückenlage

Die flach auf dem Rücken liegende Patientin hat die Hände auf dem Bauch und die Ellbogen auf der Behandlungsliege abgestützt, um die myofasziale Spannung im Schulterbereich zu lockern.

1. Methode

Legen Sie beide Handflächen übereinander auf das Brustbein, um es oberhalb des Angulus sterni nach hinten und leicht kaudalwärts zu drücken (➤ Abb. 8.1). Um die chondrosternale und chondrokostale Elastizität beurteilen können, verschieben Sie Ihre

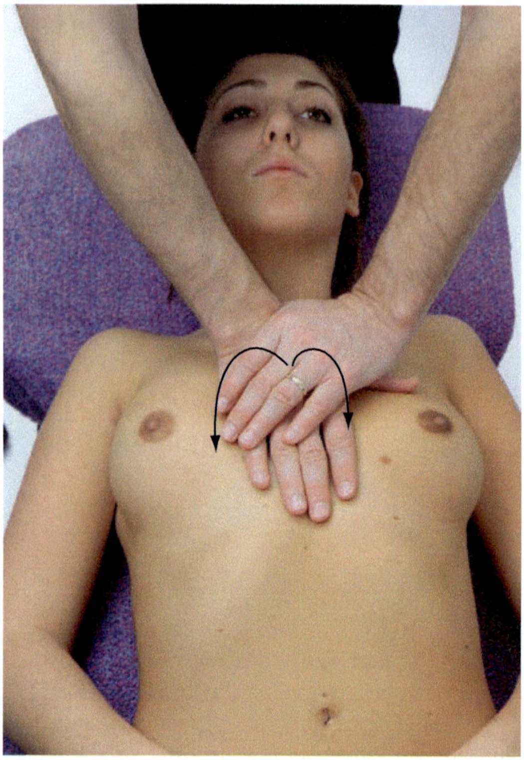

Abb. 8.1 Thoraxuntersuchung in sagittaler Richtung

Handflächen zuerst nach links, dann nach rechts. Wiederholen Sie das ganze Manöver auch unterhalb des Angulus sterni.

Mit diesem Test lassen sich Fixierungen der vorderen sternalen Rippenknorpelansätze nachweisen, die bei der Brustkorbkompression eine besondere Resistenz zeigen.

2. Methode

Schieben Sie eine Hand flach unter die Brustwirbel, um mit den Fingern die Rippen-Wirbel- und Querfortsatzgelenke sowie den hinteren Rippenwinkel nach vorn zu drücken, während Sie gleichzeitig den Arm des Patienten mit Ihrer freien Hand in eine Außenrotation führen.

Mit diesem Test lassen sich Fixierungen der hinteren (Knochen-)Gelenke und Fixierungen der benachbarten Weichteile besonders gut voneinander abgrenzen.

In Bauchlage

Der Patient liegt flach auf dem Bauch und lässt die Stirn auf den Händen ruhen.

Mit beiden Handflächen wird nun Druck auf die Kostovertebral- und Querfortsatzgelenke sowie den hinteren Rippenwinkel (den vorspringenden hinteren Rippenteil) ausgeübt.

8.2.2 Seitliche Untersuchung

Obwohl sie starke mechanische Erschütterungen aushalten müssen, werden die seitlichen Rippenbereiche sehr häufig einfach „vergessen". So können Rippen, selbst wenn sie im vorderen und hinteren Teil völlig frei beweglich sind, laterale Fixierungen aufweisen, die ihre Nachbarorgane und die Pleura parietalis beeinträchtigen.

Das lässt sich in Seitenlage oder mit der sog. beidhändigen Kompressions-(Doppeldruck-)Technik überprüfen.

8.2.3 Untersuchung mit der Doppeldruck-Technik

Auf diese Untersuchung darf nicht verzichtet werden. Denn sie hilft verfestigte (rigide) Stellen aufzufinden, die bei den zuvor beschriebenen Tests möglicherweise übersehen wurden (➤ Abb. 8.2).

Versuchen Sie dreidimensional zu denken, während Sie die Untersuchung durchführen. Der Brustkorb wölbt sich wie ein großer Behälter um kleinere Hohlräume im Inneren herum. Mit Ausnahme des Sternums ist der Thorax an keiner anderen Stelle völlig abgeflacht.

Position

In Rückenlage der Patientin ruhen ihre Hände auf dem Bauch, während der Therapeut seitlich neben der Behandlungsliege steht.

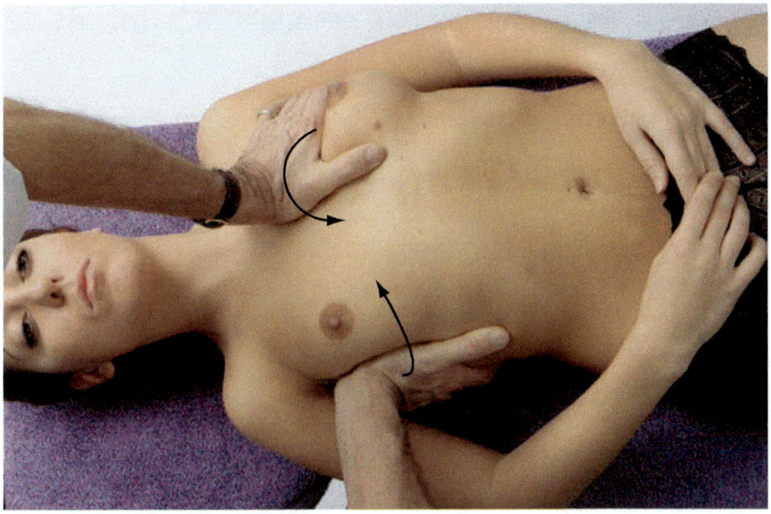

Abb. 8.2 Thoraxuntersuchung mit beidhändiger Kompression

Test

Legen Sie eine Hand seitlich an den Thorax, um Druck in Richtung des Sternums auszuüben: zuerst zum oberen, dann zum mittleren und schließlich zum unteren Abschnitt hin. Wenn Sie Ihren Ellbogen am eigenen Brustkorb abstützen, können Sie den Druck so dosieren, dass er kräftig genug, aber nicht schmerzhaft ist, ohne sich unnötig anstrengen zu müssen.

Für uns Osteopathen gilt nämlich, dass wir bei starkem Druck nur mehr die eigenen Finger spüren und dabei riskieren, fixierte Stellen gar nicht mehr wahrzunehmen. Deshalb sind alle „mühsamen" Techniken kontraindiziert. Sie sind nicht nur umständlich, sondern lassen uns die eigene Erschöpfung deutlicher den Körper des Patienten spüren.

Mit der anderen Hand drücken Sie in Höhe des Sternums oder im vorderen Rippenbereich nach unten (in anterior-posteriorer Richtung). Sie sollten merken, wie beide Drücke in einem verhärteten Bereich zusammentreffen.

Diese (Doppeldruck-)Untersuchungstechnik kann zu überraschenden Ergebnissen führen und neue Fixierungen aufdecken, die mit den ersten beiden Testmethoden nicht erkennbar waren.

Um alle Ebenen in anterior-posteriorer Richtung gründlich zu untersuchen, sollten Sie die beiden Drücke in unterschiedlicher Tiefe variieren.

8.2.4 Behandlung mit der Doppeldruck-Technik

Die Behandlung erfolgt nach demselben Prinzip, nur mit veränderten Positionen. Um die lokoregionären Mechanorezeptoren zu stimulieren, wird der Bereich, der sich als rigide herausgestellt hat, mehrmals direkt komprimiert. Daran schließt sich eine Induktion (Verstärkung der Bewegung in Richtung des Ecoute-Tests) an, ohne die beidhändige Kompression aufzugeben.

Dabei sind zwei Schritte zu beachten:

- **1. Schritt:** Drücken Sie mit einer Hand seitlich gegen den Brustkorb und mit der anderen Hand in sagittaler Richtung auf das Brustbein oder die vordere Rippenfläche.
- **2. Schritt:** Beide Drücke sollten im fixierten Bereich zusammenlaufen. Stimulieren Sie mit federndem Druck die Mechanorezeptoren, ehe Sie beidhändig eine Induktion durchführen. Drücken Sie dann erneut in anterior-posteriorer Richtung auf das Sternum oder die Rippen. Die rigideste Stelle, an der beide Drücke aufeinandertreffen, wird mit der Induktionstechnik behandelt. Manchmal müssen die Grenzen der Induktionsbehandlung allerdings leicht überschritten werden.

Am Ende sollten Sie buchstäblich den Eindruck haben, als wäre der Thorax jetzt weicher, ohne punktförmige Resistenzen an irgendeiner Stelle – wie ein praller Ball, aus dem nach und nach die Luft entwichen ist.

Mit dieser Technik lassen sich nicht nur gute Behandlungsergebnisse erzielen, sondern auch ein Gefühl für eine dreidimensionale Behandlung entwickeln.

8.3 Inhalt der Brusthöhle

Erst wenn der Brustkorb keine Verhärtungen mehr aufweist, ist es sinnvoll, sich dem Inhalt der Brusthöhle, also intrathorakalen Strukturen wie Perikard, Mediastinum, Herz und Lunge, zuzuwenden.

Besonders ausführlich wollen wir das Herz und das Gefäßsystem der Lunge beschreiben.

KAPITEL

9 Herz

Das Herz wird meist als faustgroßes, auf dem Zwerchfell liegendes Hohlorgan beschrieben. Mit einer Größe von 10 cm Höhe auf 11 cm Breite und einem Umfang von 25 cm wiegt es etwa 275 g.

In Bezug zur Körperlängsachse ist nach links geneigt, so dass sich die Herzspitze kaudal befindet und nach links zeigt, während die Herzbasis (der obere bzw. kraniale Teil) rechts und weiter hinten liegt.

Aus osteopathischer Sicht hat das Herz insofern große Bedeutung, als es Ausgangs- und Endpunkt des gesamten Gefäßsystems darstellt.

9.1 Anatomische Aspekte

9.1.1 Herzfigur

Die Vorderwand des rechten Ventrikels bildet mit einem kleinen Teil des linken Ventrikels die Ventralseite des Herzens. In einer Längsfurche (Sulcus interventricularis anterior) zwischen beiden Ventrikeln verläuft der Ramus interventricularis anterior der linken Koronararterie.

- Den rechten Herzrand bilden rechter Vorhof und V. cava superior. Zwischen (rechtem) Vorhof und Ventrikel befindet sich die rechte Koronararterie. Der rechte Herzrand ist etwa einen Finger breit von der rechten Kante des Sternums entfernt.
- Der linke Herzrand, der von der linken Vorhof- und Ventrikelgrenze gebildet wird, befindet sich leicht einwärts einer senkrechten Schnittlinie durch das linke Schlüsselbein (linke Medioklavikularlinie).

Unsere Techniken richten sich – vom Thorax und Rippenbereich aus – vornehmlich auf die Ventralseite des Herzens.

9.1.2 Erregbarkeit der Herzmuskelfasern

Die neuromuskuläre Reizleitungsfähigkeit des Herzmuskels stellt eine Reizübertragung von Faser zu Faser sicher. Dank seines autonomen Nervensystems kann das Herz daher völlig unabhängig funktionieren.

Die im Sinusknoten (Keith-Flack-Knoten) gebildete Erregung breitet sich in der Muskulatur der Vorhofwand bis zum Atrioventrikularknoten (AV- oder Aschoff-Tawara-Knoten) aus und wird dann über die beiden Schenkel des His-Bündels zu den Ventrikeln weitergeleitet.

Da die Erregung nur in der diastolischen Entspannungsphase eine neue Stimulation des Herzmuskels auslösen kann, wird jede Form von spasmodischer Kontraktion vermieden.

ZNS-Wirkung

Das ZNS induziert kaum neurovegetative Veränderungen. Unter zentralnervösem Einfluss kann die (nicht willkürlich steuerbare) Herzfrequenz schwanken, ohne dass die Autonomie des Sinus-/AV-Knotens davon betroffen wäre.

Parasympathikus-(Vagus-)Wirkung

Unter Parasympathikus-(Vagus-)Einfluss nehmen Herzfrequenz und Kontraktionsstärke ab. Dasselbe Ergebnis lässt sich übrigens auch erreichen durch

- Druck auf die Augäpfel (Bulbusdruckversuch/okulokardialer Reflex) oder eine
- intrakraniale Drucksteigerung (bitemporaler Schläfendruck, etwas schwächer bei frontookzipitaler Schädelkompression).

Sympathikus-Wirkung

Unter Sympathikus-Einfluss nehmen Herzrhythmus und Kontraktionsstärke zu. Deshalb können auch Gefühle und sympathomimetisch wirksame Substanzen (Kaffee, Alkohol, Tabak) die Herzfrequenz beschleunigen.

ANMERKUNG

Durch kräftiges Zusammendrücken des linken Ohrläppchens (quer) lässt sich das Herz ebenfalls stimulieren. Dies ist gut zu wissen, falls jemand ohnmächtig wird (vagale Synkope).

Auch Vasomotorik und Gefäßdruck unterliegen sympathikovagalen Einflüssen.

- Sympathikus: Gefäßverengung und Druckanstieg (Hypertonie)
- Parasympathikus: Gefäßerweiterung und Drucksenkung (Hypotonie).

Karotissinus

Der Karotissinus (Sinus caroticus) dient als Druckregler. Wenn der Karotisarteriendruck ansteigt, wird eine Bradykardie ausgelöst, um die Druckspannung zu senken. Unter den neurovaskulären Techniken (➤ Kap. 23) ist auch eine geeignete Methode für den Karotissinus beschrieben.

Depressor-Nervenäste

Im Endokard und Aortenbogen befindliche Vagusfasern des Depressor- oder Cyon-Nervs können ebenfalls mit einer reflektorischen Bradykardie und Blutdruckabfall reagieren.

Als allgemeine Regel gilt, dass eine Kompression des oberen Herzbereichs (Herzbasis) zur parasympathischen (Vagus-)Aktivierung führt; darauf kommen wir weiter unten zurück.

9.1.3 Große Herzgefäße

Im vorderen Herzbereich bzw. auf der Ventralseite sind folgende Gefäße zu sehen:

- Der Truncus pulmonalis entspringt als erster Abschnitt der Lungenarterie im rechten Ventrikel, innen von der Aorta.
- Die Aorta entspringt im linken Ventrikel und biegt um den Truncus pulmonalis herum, um dann auf der Herzrückseite kaudalwärts zu ziehen.

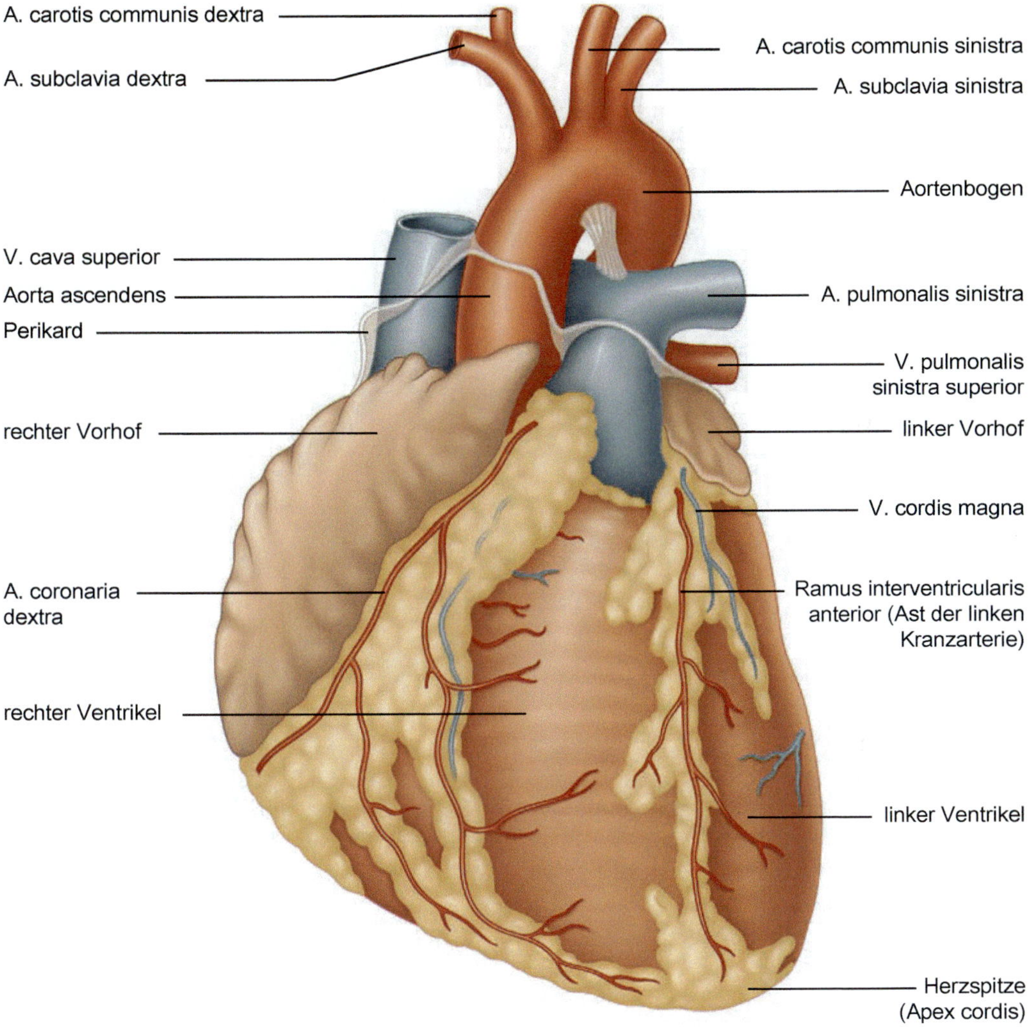

Abb. 9.1 Herz und große Gefäße

9

- Der Aortenbogen (Arcus aortae) befindet sich in Höhe des Angulus sterni. Von ihm zweigen Kopf-, Hals- und Armarterien ab, die wir im zweiten Abschnitt (Kap. 14–23) näher betrachten wollen.

Die Herzspitze in Höhe der 4./5. Rippe liegt fast an der linken Medioklavikularlinie. Hier sind die Herzschläge („Herzspitzenstöße") besonders deutlich zu spüren (➤ Abb. 9.1).

9.1.4 Vereinfachtes Orientierungsschema

In einem vereinfachten Schema haben wir das Herz auf die vordere Thoraxwand projiziert und Bezugspunkte angegeben (➤ Abb. 9.2). Natürlich sind dabei konstitutionell bedingte, individuelle Unterschiede zu berücksichtigen.

- Herzbasis: horizontale Linie durch den Angulus sterni (2. Sternokostalgelenk)

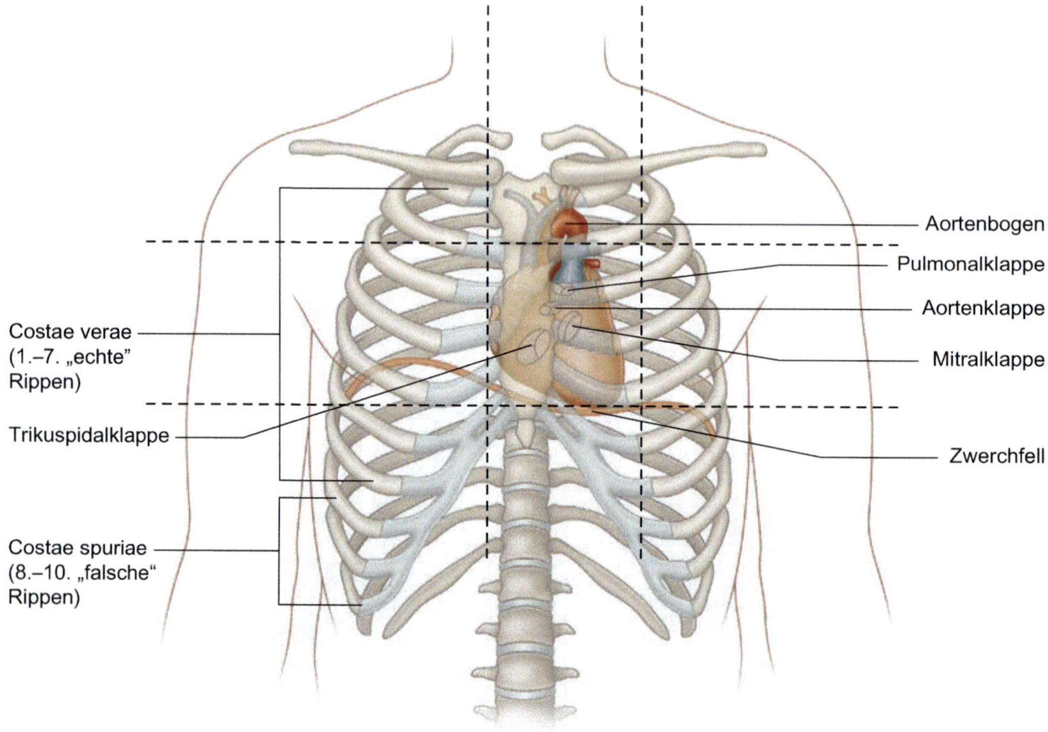

Abb. 9.2 Bezugspunkte für das Herz (vereinfachtes Schema)

- Herzspitze: horizontale Linie zwischen 4. Rippe (rechts) und 5. Rippe (links)
- Rechter Herzrand: senkrechte Linie lateral des rechten Sternumrands
- Linker Herzrand: senkrechte Linie medial der linken Medioklavikularlinie

9.1.5 Fasergerüst des Herzens

Ein Transversal- oder Querschnitt durch die Herzbasis (in der oberen Herzhälfte) zeigt, dass fast alle Herzklappen in einer Ebene angeordnet sind. Dabei handelt es sich um die sog. „Klappenebene", in der sich das Bindegewebe zum Fasergerüst des Herzens verdichtet hat (➤ Abb. 9.3).

Die straffsten und robustesten Bereiche bilden die Aorten-, Trikuspidal- und Mitralklappe samt dem derben Bindegewebe, das sie verbindet. Aus anatomischer Sicht werden die zentralen Verbindungen als Trigona fibrosa cordis bezeichnet.

Trikuspidal- und Mitralklappe werden von einem halben Faserring verstärkt, der den Segelklappen als Ansatzstelle dient.

ANMERKUNG

Da die Pulmonalklappe nicht am Fasergerüst des Herzens aufgehängt ist, erscheint sie bei der Druckpalpation weniger fest. Trotzdem ist auch in ihrem Bereich ein gewisser Widerstand spürbar.
Beim Drücken unterschiedlicher Herzbereiche lassen sich deutlich Stellen abgrenzen, die fester, dichter und robuster als andere sind. Sie befinden sich alle in der oberen Herzhälfte, d.h. an der Herzbasis.
Dass man dem manualtherapeutischen Differenzierungsvermögen bestimmter Herzbereiche mit Skepsis begegnet, lässt sich gut nachvollziehen. Es gibt aber ein Untersuchungsprotokoll, das tatsächlich solche feinen Unterscheidungen ermöglicht.

9

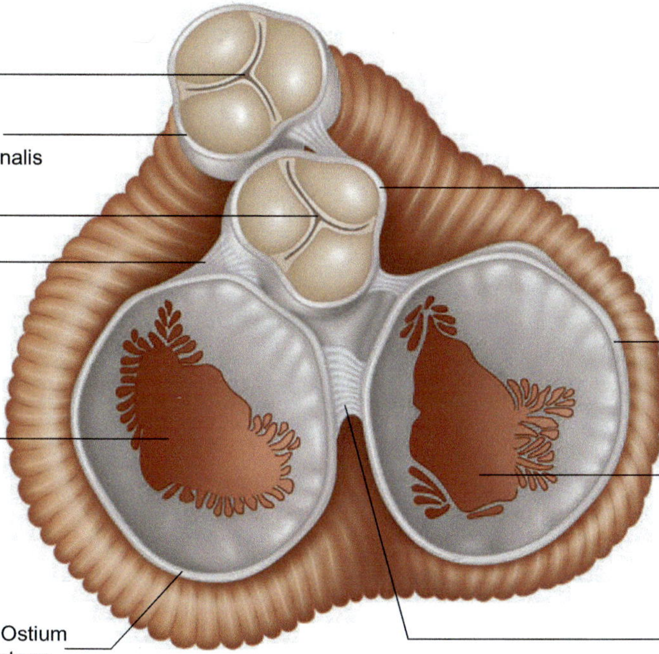

Abb. 9.3 Fasergerüst des Herzens

9.2 Klinische Untersuchung von „Brustschmerzen"

9.2.1 Präkordialschmerzen

Wer hat nicht schon einmal Schmerzen in der Herzgegend gespürt, ohne dass eine kardiale Störung vorlag? Trotzdem ist Vorsicht geboten; selbst wenn unsere Patienten medizinisch gut betreut werden, gilt es stets achtsam zu bleiben.

Wir haben mehr als ein Dutzend Fälle von Koronarerkrankungen erlebt, in denen die Schmerzlokalisation an eine banale Interkostalneuralgie denken ließ. Dass diese „Rippenschmerzen" nur bei Anstrengung aufträten und rein mechanisch-funktionell bedingt seien, versicherten uns die Patienten – obwohl sich damit eine belastungsinduzierte kardiale Störung manifestiert hatte.

Umgekehrt kennen wir aber auch Patienten, die wegen einer einfachen kostovertebralen Fixierung auf die kardiologische Station eingeliefert wurden.

Welche Fragen beim Verdacht auf präkordiale Schmerzen gestellt werden sollten, haben wir unten aufgelistet. Wenn ein Patient die meisten mit „ja" beantwortet, ist dringend eine weitere medizinische Abklärung zu veranlassen.

Im Anschluss an die Fragen beschreiben wir die wesentlichen Kennzeichen funktionell-mechanischer Schmerzen.

Schmerzcharakter

- **Auftreten der** Schmerzen
  - Spontan, eher zufällig?
  - Unter Belastung, bei Bewegung?
  - Nach dem Essen?
  - Unter Kälteeinwirkung?
  - Im Liegen oder nachts im Schlaf?
- **Schmerzlokalisation und -ausstrahlung**
  - Im Interkostalbereich?
  - Hinter dem Brustbein?
  - Einseitig?

- Ausstrahlung in den Arm (Innenseite), linken Kleinfinger, Hals oder Kiefer?
- **Schmerzintensität**
  - Unangenehm, nicht direkt schmerzhaft?
  - Taubheits-/Beklemmungs-/Einschnürungsgefühl, brennend?
  - Auszuhalten oder unerträglich?
  - Angst- oder Vernichtungsgefühl (das Gefühl, gleich sterben zu müssen)?
  - Vagotonie, Ohnmachtsneigung (Synkope), Atembeschwerden (Dyspnoe), „Herzklopfen" (Palpitationen) oder Herzrhythmusstörungen durch die Schmerzen?
- **Schmerzdauer**
  - Lassen die Schmerzen bei Beendigung der Aktivität sofort nach?
  - Verschafft mehrmaliges Aufstoßen nach Abklingen der Krise Schmerzlinderung?
  - Bleibt ein chronisches Schmerzgefühl nach der Attacke zurück?
- **Dyspnoe**
  - Hat der Patient den Eindruck, eine bislang normale Aktivität fällt ihm plötzlich schwer und geht mit Atemnot einher?
  - Zwingt ihn ein unerklärliches Beklemmungsgefühl, nachts aufzustehen oder sich mit Kissen im Rücken höher aufzurichten, sich vornüber zu beugen oder rittlings auf einem Stuhl sitzend die Stirn gegen die Rückenlehne zu legen?
  - Spürt er sein Herz stärker klopfen, beunruhigend stark?
  - Hat er ein Gefühl, als würde ein verschluckter Pfirsichkern im Ösophagus stecken?

9

Erläuterung

Für funktionell-mechanische Schmerzen im Wirbel- oder Interkostalbereich gilt im Allgemeinen, dass sie
- plötzlich, nach Belastung oder einem Trauma, einsetzen
- in bestimmten Stellungen abklingen
- durch Husten, Niesen, Druck auf die Rippen oder das Sternum verstärkt werden
- meistens einseitig auftreten
- weder als bedrohlich empfunden werden noch Angst auslösen
- sich im Fall einer Rippen(knorpel)-, sternokostalen oder kostovertebralen Fixierung durch Bewegungstests eines betroffenen Bereichs nachweisen lassen.

Es empfiehlt sich, besonders auf Schmerzen zu achten, die
- „aus heiterem Himmel" auftreten oder „anarchisch" (ohne erkennbares Muster) sind
- durch Kälte provoziert werden
- nachts im Schlaf und völlig unabhängig von irgendeiner Bewegung einsetzen
- mit einem Beklemmungsgefühl einhergehen
- bewegungs- oder belastungsinduziert sind
- nach dem Essen (postprandial) auftreten
- beunruhigend wirken oder Ängste auslösen
- sich nicht durch osteoartikuläre Fixierungen erklären lassen.

9.2.2 Nichtkardiale Brustschmerzen

Wie schon erwähnt, können zahlreiche Symptome an ein Herzproblem denken lassen. Doch besonders wenn ihnen eine Magen- oder Ösophagusstörung zugrunde liegt, ist die Differenzialdiagnose nicht immer offensichtlich, da die Symptome auf demselben neuronalen Weg „gebahnt" oder vermittelt werden können. Die häufigsten Ursachen nichtkardialer Brust- oder Herzschmerzen sind nachfolgend beschrieben.

Magen

Präkordiale Schmerzen beruhen häufig auf einer Magendilatation durch „Luftschlucken". Im Fall eines gasgefüllten Magens lässt sich deutlich ein tympanitischer Klopfschall unter dem linken Rippenbogen wahrnehmen. Da sich die Beschwerden durch Aufstoßen oft bessern, kann es schließlich zum Tic ausarten: Jeder „Rülpser" verstärkt nur noch das Bedürfnis aufzustoßen. Solche Eruktationen können allerdings auch durch ein Herzproblem ausgelöst werden!

Vermutlich führt die Magendilatation aber nicht nur direkt zu den funktionell-mechanischen Lokalbeschwerden, sondern über eine anomale Vagusstimulation zur Hyperchlorhydrie mit Spasmen der

Magenmuskulatur, die eine Sogwirkung für die weitere „Luftzufuhr" erzeugen.

Die Herzinnervation erfolgt zum großen Teil durch Vagusäste. Ob nun Afferenzen aus dem Verdauungstrakt oder aus der Herzregion kommen, unterscheidet das Gehirn nicht immer genau.

Ösophagus

Sowohl motorisch als auch sensibel wird die Ösophagusmuskulatur von Vagusfasern versorgt. Auch wenn es nicht die einzigen sind, spielen sie doch eine wesentliche Rolle für die Innervation des Bereichs.

Aufgrund der anatomischen Lagebeziehungen sind Herz und Speiseröhre eng verbunden. Das erklärt, weshalb ein Ösophagusspasmus (oder eine entzündliche Reizung) die Patienten beunruhigen kann und sofort eine kardiale Ursache annehmen lässt.

Schließlich können präkordiale Schmerzen auch durch eine Hiatushernie oder einen gastroösophagealen Reflux ausgelöst werden.

Kostovertebralneuralgien

In typischen Fällen sind die Patienten auf den Rücken, die Seite, den Arm gestürzt und spüren einige Monate später ein leichtes Drücken oder Stechen in der linken Thoraxhälfte. Deswegen befürchten sie ein Herzproblem. Kostovertebrale Fixierungen können auch Atembeschwerden und ein einschnürendes Druckgefühl auf der Brust verursachen.

Nach und nach schleicht sich das Gefühl ein, in Gefahr zu schweben. Jedes noch so kleine zusätzliche Symptom wird als bedrohliches kardiales Risiko empfunden.

Solchen Patienten muss dringend zur Konsultation des Hausarztes oder eines Kardiologen geraten werden, da sie ihre ganze Aufmerksamkeit auf die Herzregion richten. Ihr Gehirn wartet nur darauf, kleinste somatische Anzeichen im Thoraxbereich zu einer Gefährdung umzudeuten.

Das veranschaulichen wir Patienten gern an folgendem Beispiel: Die über Ihnen wohnenden Nachbarn sind sehr laut, so dass Sie sich ständig in Ihrer häuslichen Ruhe gestört und „gestresst" fühlen. Eines Tages hören Sie nichts mehr von oben. „Was ist denn los, dass sie heute keinen Krach machen", wundern Sie sich. Ihr Gehirn liegt quasi auf der Lauer und wartet auf die Geräusche, deren Lautstärke es manchmal sogar noch hochdreht!

Dasselbe geschieht mit allen regelmäßig wiederkehrenden nozizeptiven Reizen: Das Gehirn erwartet sie schon, um sie häufig noch zu verstärken.

ANMERKUNG

Verdächtig sind Schmerzen ohne erkennbare Ursache, denen Patienten keine Kausal-(Ursache-Wirkungs-)Beziehung zuordnen können; das gilt insbesondere, wenn Knorpel-Knochen-Gelenkfixierungen fehlen.

Vorsicht ist auch bei Kieferschmerzen geboten, wenn kein Anzeichen einer Kiefergelenk-(Temporomandibulargelenk-) oder Okklusionsstörung (Malokklusion) vorliegt.

Dieselbe Vorsicht ist gegenüber Thoraxbeschwerden ohne vorhergehendes Trauma angebracht, selbst wenn sie rechts lokalisiert sind.

Schließlich sind immer auch Ängste und Befürchtungen der Patienten zu berücksichtigen.

Sonstige Ursachen

Von zahlreichen Organen können Signale ausgehen, die Patienten für eine Kardiopathie halten. Aufgrund unserer klinischen Beobachtungen haben wir eine Liste erstellt, die natürlich keinen Anspruch auf Vollständigkeit erhebt.

- Bronchien: besonders Bronchospasmen
- Gallenblase: vermutlich über die Verbindung mit dem N. vagus
- Milz: löst linksseitige Interkostalneuralgien aus
- Nierensteine
- Wirbel-, Rippenfixierungen etc.

9.2.3 Psychische Auslöser

Das Herz reagiert sehr rasch und bereitwillig auf Stress. Es erweckt den Eindruck, als poche es schneller und stärker als sonst („Herzklopfen", Palpitationen). Auch ein „Schraubstock"-Gefühl in der Brust kann dadurch entstehen. Bei zahlreichen Patienten haben wir erlebt, dass sie hundertprozentig überzeugt waren, an einem Herzproblem zu leiden, obwohl sich kein einziger objektiver Befund erheben ließ. Es handelte sich in Wirklichkeit um eine emotionale Reaktion.

9.3 Manualtherapeutischer Ansatz

VORSICHTSREGEL

Bei Osteoporose darf nur vorsichtig Druck auf Knochen und Knorpel ausgeübt werden.

9.3.1 Indikationen

Für einen manuellen Behandlungsansatz am Herzen gibt es folgende Anwendungsgebiete:

- Schweres Thoraxtrauma: Wie wir uns erinnern, sind es die intrathorakalen Organe, die dem Brustraum durch ihren viskoelastischen Widerstand Festigkeit verleihen, nicht der Brustkorb.
- Kardiopulmonale Operationsfolgen
- Ängstliche Überempfindlichkeit: Wir haben in der Pneumologie und Herzchirurgie gearbeitet und auf den Stationen erstaunlich viele Patienten erlebt, die thorakale Berührungsängste hatten, obwohl gerade dieser Bereich der Behandlung bedurfte.
- Subjektive „Kardiopathie" ohne einen einzigen objektiven Befund
- Herzangst (Kardiophobie)
- Bluthochdruck
- Tachykardie und Rhythmusstörungen

9

9.3.2 Kontraindikationen

Kontraindiziert ist die Behandlung nach Herzoperationen mit Stenteinlage, Klappenersatz oder Schrittmacherimplantation.

Zurückhaltung ist darüber hinaus geboten, wenn folgende Symptome noch nie ärztlich-medizinisch abgeklärt wurden:

- Nicht-positionsabhängiger Schwindel
- Kraftlosigkeit oder Nachgeben der Beine
- Heftige, plötzlich auftretende Kopfschmerzen
- Sehr schwache Femoralpulse

Diese klinischen Zeichen und Symptome sind verdächtig auf ein Aortenaneurysma!

Zudem muss auf mediastinale Druckzeichen geachtet werden:

- Retrosternalschmerz
- Husten
- Heiserkeit (Dysphonie; durch Kompression des N. laryngeus recurrens)
- Schluckbeschwerden (Dysphagie).

9.3.3 Druckpalpation des Herzens

Um Unterschiede in der Herzkonsistenz spüren zu können, sollte nach einem bestimmten Ablaufschema (Protokoll) vorgegangen werden.

Methodisches Vorgehen

Der Patient hat in Rückenlage die Hände auf dem Bauch gekreuzt; der Therapeut nimmt auf einer Seite der Behandlungsliege Platz.

Im Bereich zwischen Angulus sterni und Xiphosternalgelenk werden beide Handflächen übereinander auf das Sternum (jeden Druck auf den Proc. xiphoideus vermeiden) gelegt, um diesen sternokostalen Abschnitt in sagittaler Richtung zu drücken und so die erste Knorpel-Knochengrenze zu überwinden.

Stellen Sie sich die Kompression dreidimensional räumlich vor. Wie bereits erwähnt, bildet der Thorax einen Festkörper, in dem andere, weichere Gebilde enthalten sind. Sobald Sie die Herzschläge wahrnehmen, sind Sie an der zweiten Barriere, dem Aufhängungssystem des Herzens, angekommen. Sie wird unter Beihaltung der Kompression mit leichtem Druck überwunden, um zu spüren, dass bestimmte Herzbereiche fester bzw. härter sind.

ANMERKUNG

Dies darf weder schmerzhaft noch beängstigend sein. Gehen Sie behutsam und zügig vor, so dass Sie jedes Mal das Gefühl haben, in einen anderen Raum zu gelangen, wenn sich eine Barriere öffnet.
Bei der Kompression wird zuerst die Elastizität bestimmter Bereiche spürbar. Danach lässt sich auch ihre Viskoelastizität einschätzen, indem man überprüft, wie die Strukturen allmählich wieder ihre ursprüngliche Form annehmen, wenn man den Druck langsam löst.

Physiologisch festere Bereiche

Die von Natur aus derberen Stellen entsprechen dem Fasergerüst des Herzens.

Ein Transversal- oder Querschnitt durch die Herzbasis (obere Herzhälfte) zeigt, dass die Herzklappen in einer Ebene, der sog. „Klappenebene“, angeordnet sind. Sie befindet sich zwischen dem 2. Interkostalraum links und dem Sternumansatz der 4. Rippe rechts (➤ Abb. 9.4).

In der Klappenebene hat sich das Gewebe um die Herzöffnungen herum verdichtet; hier befinden sich Aorten-, Trikuspidal- und Mitralklappe. Aus anatomischer Sicht werden die zentralen Verbindungen des Fasergerüsts als Trigona fibrosa cordis bezeichnet. In unmittelbarer Nähe der Klappenebene mündet auch die Pulmonalarterie. Trikuspidal- und Mitralklappe haben eine unvollständige Ringverstärkung, an der die Sehnenfäden ansetzen. Nur die Pulmonalklappe ist nicht am Fasergerüst des Herzens aufgehängt.

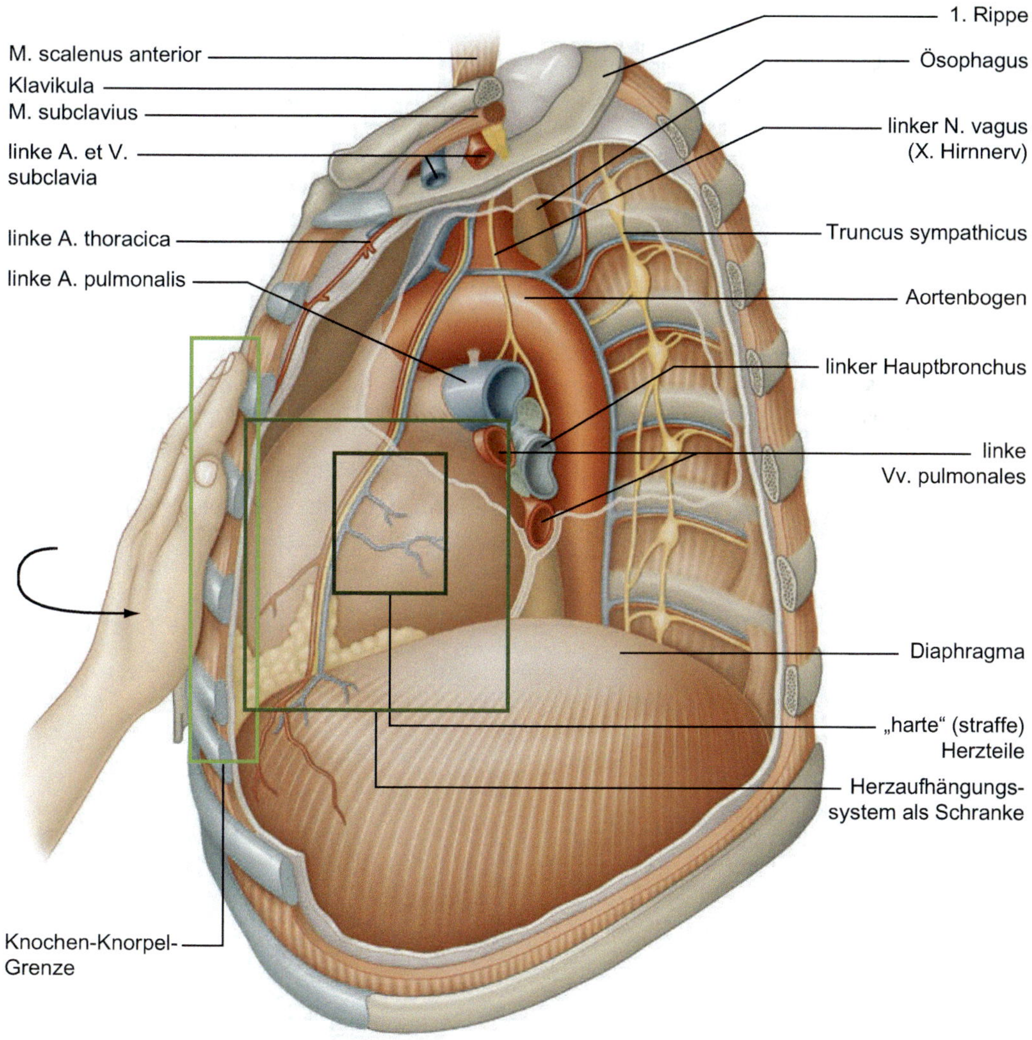

Abb. 9.4 Sagittalschnitt durch den Thorax zur Einschätzung der Palpationstiefe

Neben einer mechanischen Stützfunktion für den Herzmuskel spielt das Fasergerüst eine wichtige Rolle als elektrische Isolierung, die dazu beiträgt, Herzströme zu bremsen und die Reizleitung zwischen Vorhöfen und Ventrikeln zu steuern [Dauzat et al. 2002].

Tastempfinden

Bei der Tastuntersuchung lassen sich die einzelnen Bestandteile des Herzfasergerüsts, aber auch die Öffnungen des Truncus pulmonalis und der Vena cava superior unterscheiden.

Mit einiger Übung können dann die natürlich derben Stellen ertastet werden. Das bedeutet im Umkehrschluss, dass jede unregelmäßige oder wenig homogen erscheinende Verhärtung, die zu Beschwerden oder Atemnot führt, kein Normalbefund ist. In solchen Fällen sind unsere Techniken anzuwenden.

Sobald guter Handkontakt zum Herzen besteht, empfiehlt es sich, einen lokalen Ecoute-Test durchzuführen, um genauer zu bestimmen, wo Verhärtungen gelockert werden müssen.

9.3.4 Manipulationstechniken

Herzfasergerüst

Die Ausgangsposition ist dieselbe wie bei der oben beschriebenen Untersuchung.

Direkte Technik

Die direkte Technik wird an Stellen angewandt, die beim Viskoelastizitätstest auffielen (➤ Abb. 9.5). Drücken Sie auf die verhärtete Stelle und geben Sie dann leicht mit dem Druck nach, um eine Induktion durchzuführen, während Sie den betroffenen Bereich fortlaufend federnd zurückkommen lassen.

Wiederholen Sie das Manöver, bis eine deutliche Besserung eintritt, indem sich zuerst die Viskoelastizität spürbar normalisiert und dann auch der Ecoute-Test keine weitere Anziehung durch das bisherige Störungsfeld mehr zeigt.

Doppeldruck-Technik

Scheuen Sie sich nicht, die Doppeldruck-Technik (➤ Abb. 9.6) anzuwenden, um Brustkorb- und intrathorakale Elemente gleichzeitig zu behandeln. Mit ihr lassen sich viel zielgenauer tiefer liegende Verhärtungen beseitigen.

Anhand der Herzschläge kann die Wirkung der Technik kontrolliert werden. Wenn sämtliche mechanisch-funktionellen Verspannungen beseitigt sind, kann das Herz freier, voller und harmonischer schlagen.

Schließlich sollte immer auch versucht werden, die kardiale von der Viskoelastizität der umgebenden Strukturen abzugrenzen.

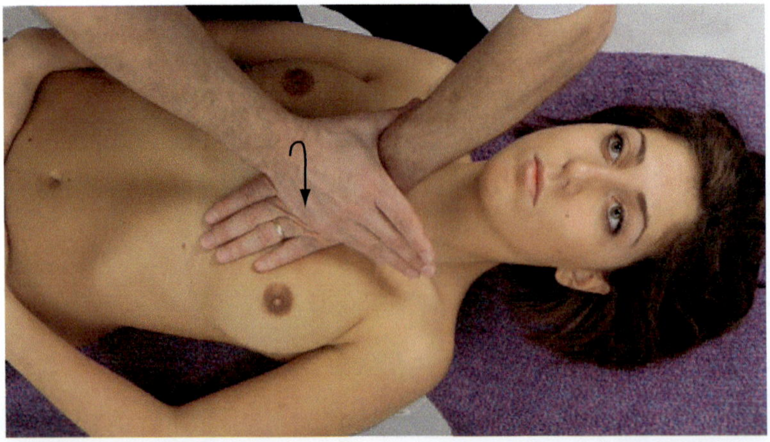

Abb. 9.5 Behandlung des Herzfasergerüsts

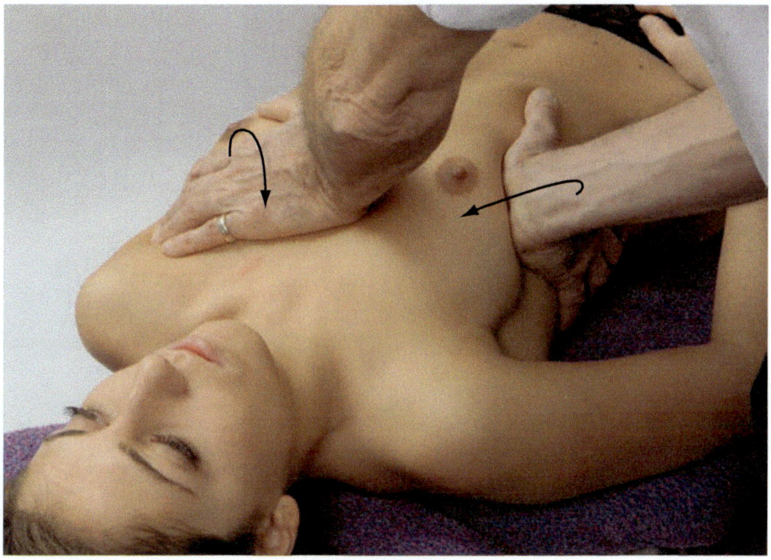

Abb. 9.6 Beidhändige Kompression des Herzfasergerüsts (Doppeldruck-Technik)

Aortenbogen

Den Aortenbogen (➤ Abb. 9.7) sollte man vor allem wegen der unterschiedlichen Nervenfasern, die den Anfangsteil der Aorta umgeben, manuell behandeln. Etwas schematisch und stark vereinfacht haben wir bereits erwähnt, dass der Aortenbogen wie das Endokard und die Herzbasis stärker vom Parasympathikus (Vagus) beeinflusst wird.

Untersuchung

Ein mechanischer Funktionstest setzt viel Erfahrung voraus und ist sehr schwierig. Dabei wird der Behandlungseffekt anhand der Seitendifferenz der Radialispulse kontrolliert. Nach erfolgreicher Anwendung der Technik wird der Herzrhythmus zunehmend langsamer und regelmäßiger, was wir in zahlreichen Fällen mit einem Pulsoxymeter nachprüfen konnten.

Wir hatten wie gesagt schon Patienten, die wegen präkordialer Schmerzen – mit Verdacht auf Herzinfarkt oder Koronarinsuffizienz – stationär aufgenommen wurden und bei denen alle Untersuchungen negativ ausfielen. Denn es handelte sich lediglich um Fixierungen (Knorpel-Knochen- oder Bindegewebe-Perikard-Ebene) oder höchstens um Koronarspasmen.

Genau bei solchen funktionellen Störungen haben wir ausgezeichnete Resultate erzielt.

Behandlungstechnik

In Rückenlage des Patienten ruhen die Hände auf dem Bauch; der Therapeut steht seitlich.

Beide Hände des Therapeuten liegen übereinander auf dem Angulus sterni (➤ Abb. 9.8) und drücken das Sternum behutsam und zunehmend stärker, bis die erste Knochenbarriere überwunden ist und die Herzschläge spürbar werden.

Unter ständiger Beibehaltung der Kompression gleiten die Handflächen kranialwärts und leicht nach links. Unterhalb des linken Sternoklavikulargelenks findet ein Richtungswechsel statt, um mit einer Kippung nach kaudal der Krümmung des Aortenbogens zu folgen.

Mit dieser Technik sollen die Mechanorezeptoren im Aortenbogen stimuliert werden, die ständig Informationen zum ZNS leiten, damit eine optimale Durchblutung gewährleistet wird.

Beenden Sie die Behandlung mit einer Induktion. Auch hierbei sollten Sie die Qualität der Herzschläge richtig einzuschätzen wissen, um eine Feinabstimmung der Bewegungsrichtung vornehmen zu können.

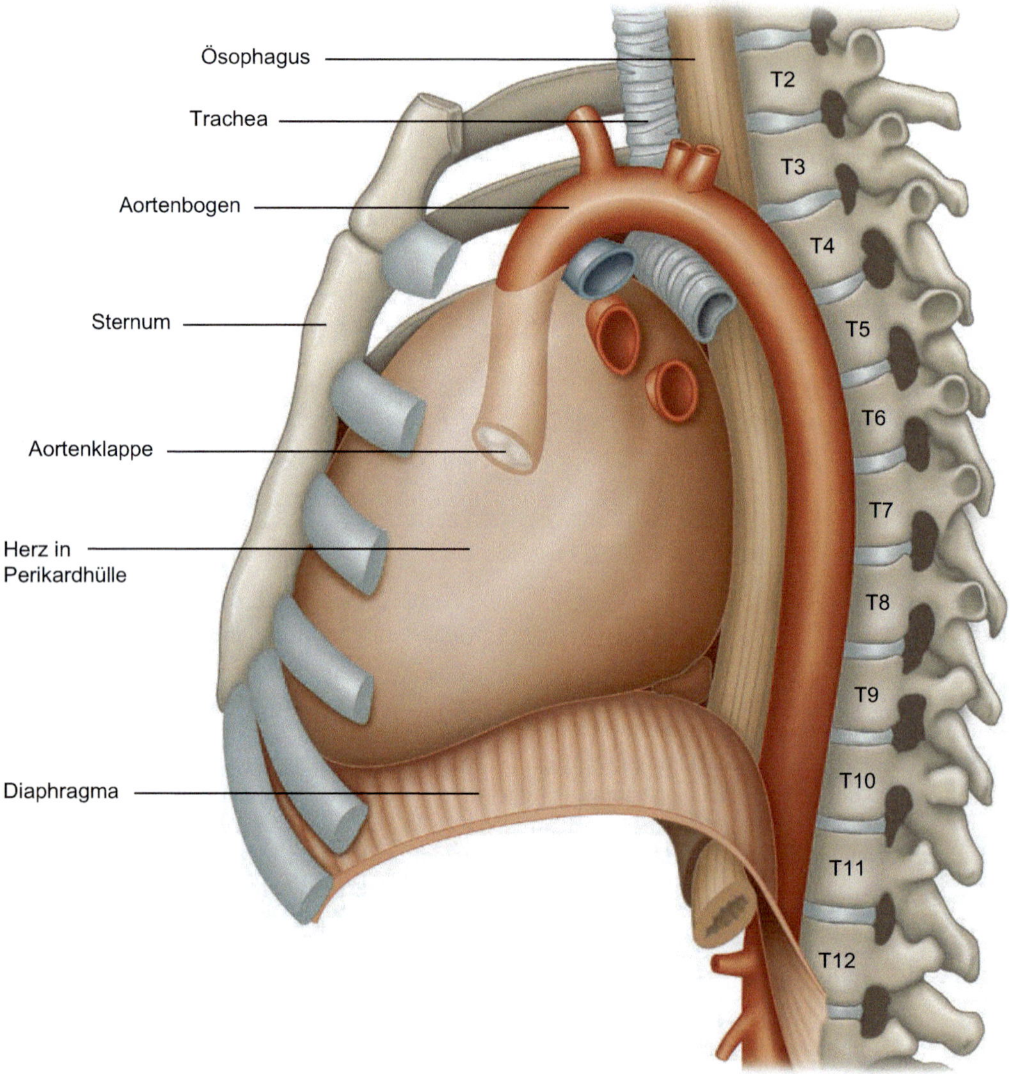

Abb. 9.7 Aortenbogen

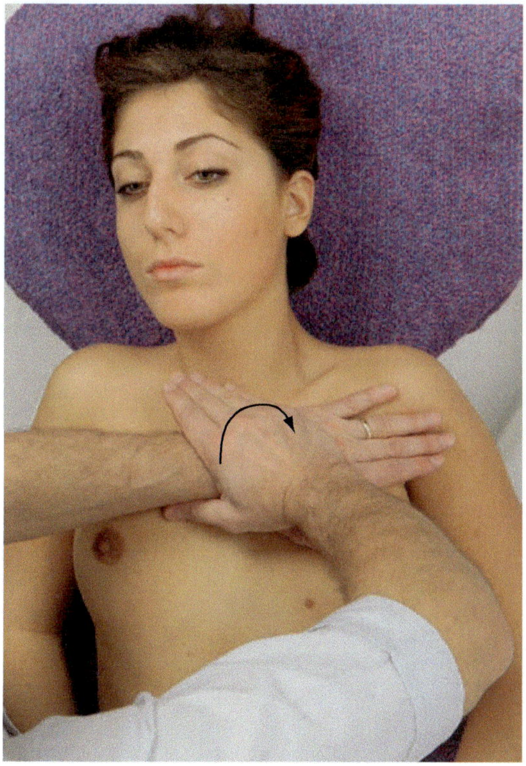

Abb. 9.8 Behandlung des Aortenbogens

KAPITEL

10 Thymus

Kann man den Thymus überhaupt spüren?

Hinter dem Sternum liegt er geschützt und verborgen und lässt sich daher unmöglich ertasten.

10.1 Anatomische Aspekte

Der Thymus befindet sich im oberen Mediastinalraum, im Bereich der Herzbasis mit den Abgangsstellen der großen Gefäße. Er liegt vor der V. brachiocephalica und der V. cava superior (➤ Abb. 10.1) und ist auf allen Seiten von Pleurafalten umgeben.

In Höhe des Angulus sterni (2. Kostosternalgelenk) bilden die Thymuslappen ein Dreieck, dessen Spitze nach kaudal zeigt.

10.1.1 Entwicklung

Bei Neugeborenen wiegt der Thymus etwa 12 g. Er wächst noch während der Pubertät und hat auf dem Höhepunkt seiner Entwicklung ein Gewicht von rund 40 g (➤ Abb. 10.2).

Man kann zwei Thymuslappen unterscheiden, die in den meisten Fällen den unteren Teil der Schilddrüse umschließen. Bei Erwachsenen kann der Thymus bis in den 4. Interkostalraum hinunter reichen.

Bei unseren Dissektionen unter Anleitung von Prof. Arnaud zeigte sich, dass nur noch kleine, in Bindegewebe eingelassene Inseln vom Thymus im Erwachsenenalter übrig bleiben. Wie uns Prof. Arnaud bestätigte, führt die Rückbildung (Involution) des Drüsengewebes dazu, dass sich der Thymus in ein kardiales Ligament zur Perikardverstärkung umwandelt. Man kann also nicht einmal das Gewicht des erwachsenen Thymus genau bestimmen. Infolge der Thymusinvolution kann sich eine große Formenvielfalt ergeben (➤ Abb. 10.3).

10.1.2 Gefäßversorgung, Innervation und Aufbau

Gefäßversorgung Für die Blutzufuhr zum Thymus sorgt hauptsächlich die A. thoracica interna, ein Ast der A. subclavia (➤ Abb. 10.4). Ergänzend können noch kleinere Thymusäste der unteren Schilddrüsenarterien (A. thyroidea inferior) und perikardialen Arteriolen hinzukommen.

Innervation Wie bei allen intrathorakalen Organen stammen auch die Nerven, die den Thymus versorgen, vom Vagus und Sympathikus ab. In geringe-

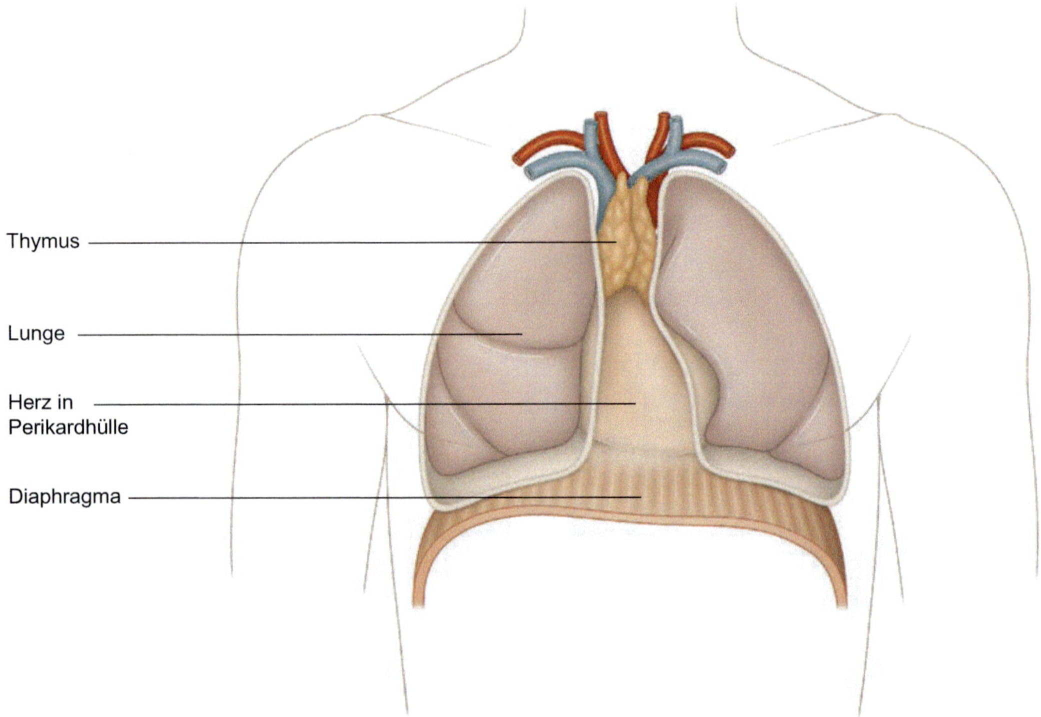

Abb. 10.1 Lagebeziehungen des Thymus

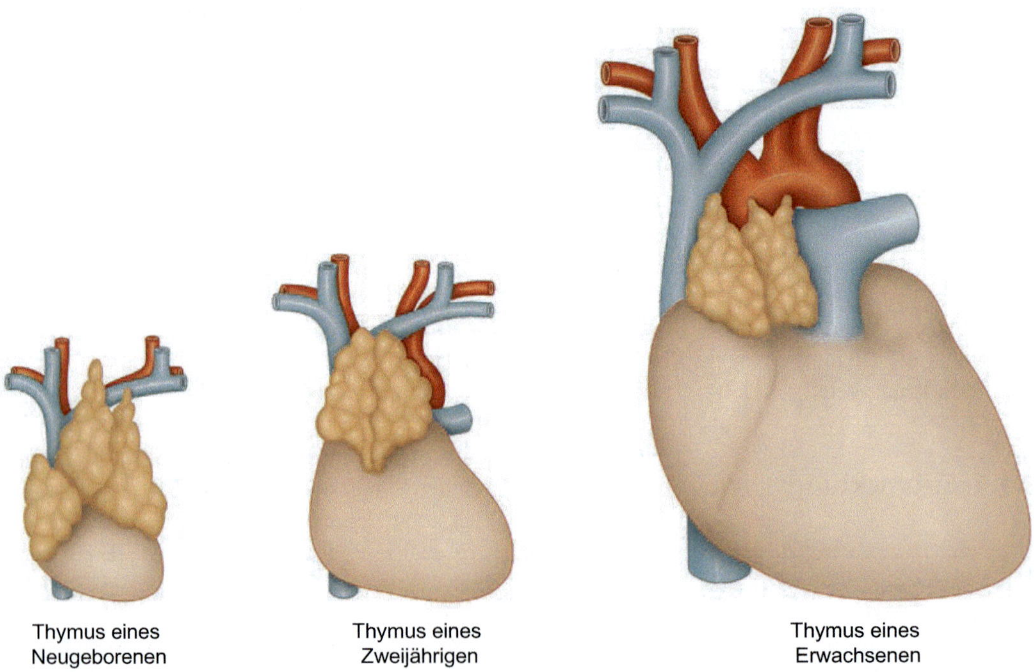

Abb. 10.2 Entwicklung des Thymus

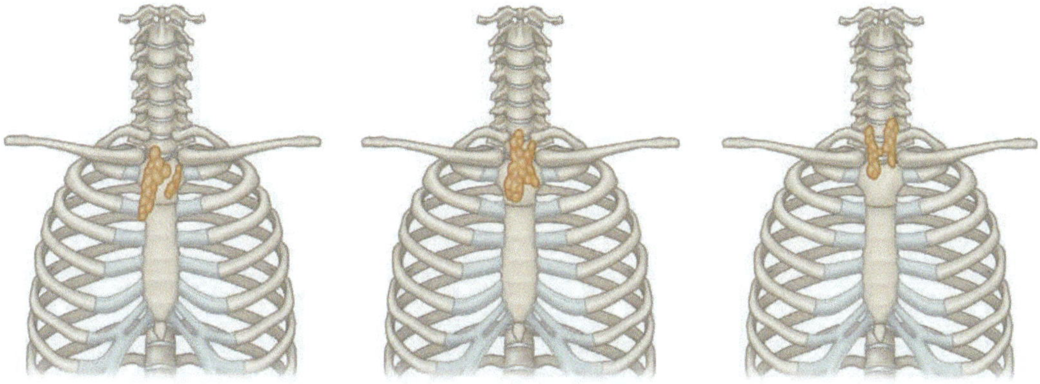

Abb. 10.3 Formvarianten des Thymus

rem Umfang findet ein Faseraustausch mit den Nn. phrenici und dem Plexus cardiacus statt.

Aufbau Der Thymus besteht aus retikuloepithelialen Zellen, die von zahlreichen Bindegewebsfasern durchzogen werden. Von außen umgibt ihn eine schützende Kapsel.

10.2 Physiologie (vereinfachte Darstellung)

Der Thymus erfüllt im Wesentlichen eine Immunfunktion als lymphatisches Organ. Bis zur Pubertät liefert er den größten Anteil der T-Lymphozyten, deren Lebensdauer 5–6 Monate beträgt. Diese kleinen Lymphozyten erwerben als thymusabhängige Zellen eine spezifische Immunkompetenz und sind an der zellvermittelten Immunität beteiligt. Wenn sie Antigene entdecken, gegen die sie sensibilisiert wurden, sorgen sie für deren Zerstörung: entweder durch Zytotoxizität (zytotoxische T-Lymphozyten) oder durch Phagozytose, indem sie Botenstoffe freisetzen, die Fresszellen (Makrophagen) anlocken. T-Lymphozyten spielen auch bei der humoralen Antikörpersekretion eine Rolle.

Sie stellen 60–75% der Blutlymphozyten und können zwischen „körpereigenen" und „fremden" Zellen unterscheiden. Immunkompetente T-Lymphozyten aus dem Thymus gelangen über das Kapillarendothel in den Blutkreislauf.

10.3 Behandlungsmethoden

Es ist wichtig, sich Folgendes unmissverständlich klarzumachen: Da man den Thymus nicht ertasten und abgrenzen kann, gibt es auch keine spezifischen Manipulationstechniken.

Selbst im Fall eines Thymoms waren die Ergebnisse von Ecoute-Tests weder eindeutig noch aussagekräftig.

10.3.1 Retrosternale Technik

Wir vermuten aber, dass sich der Thymus aufgrund seiner Lage zwischen Sternum und Herz durch Manipulationen im Bereich der Herzbasis stimulieren lässt. Deshalb wenden wir federnden Druck (Wechsel zwischen Kompression und Entlastung) am Sternum und retrosternale Viskoelastizitätstechniken an. Näheres können Sie unter den Punkten Herzfasergerüst und Aortenbogen im vorhergehenden Kapitel (➤ Kap. 9) nachlesen.

HNO- und rezidivierende bronchopulmonale Infektionen behandeln wir ebenfalls mit federnden Drucktechniken im Sternumbereich.

10

Häufig zeigen wir Müttern, wie sie die Behandlung selbst bei ihrem Säugling durchführen können: einmal täglich je 20 Kompressionen. Auch sie berichten oft über einen positiven Effekt – doch worin besteht er genau?

Indem wir Druck auf das Brustbein ausüben, werden gleichzeitig Lunge, Bronchien, Herz und Lungenkreislauf beeinflusst.

10.3.2 Gefäßmanipulationen

Wir glauben, dass sich auch die Thymusdurchblutung durch Gefäßmanipulationen an den regionalen Arterien (A. subclavia, A. thyroidea inferior, A. thoracica interna) verbessern lässt.

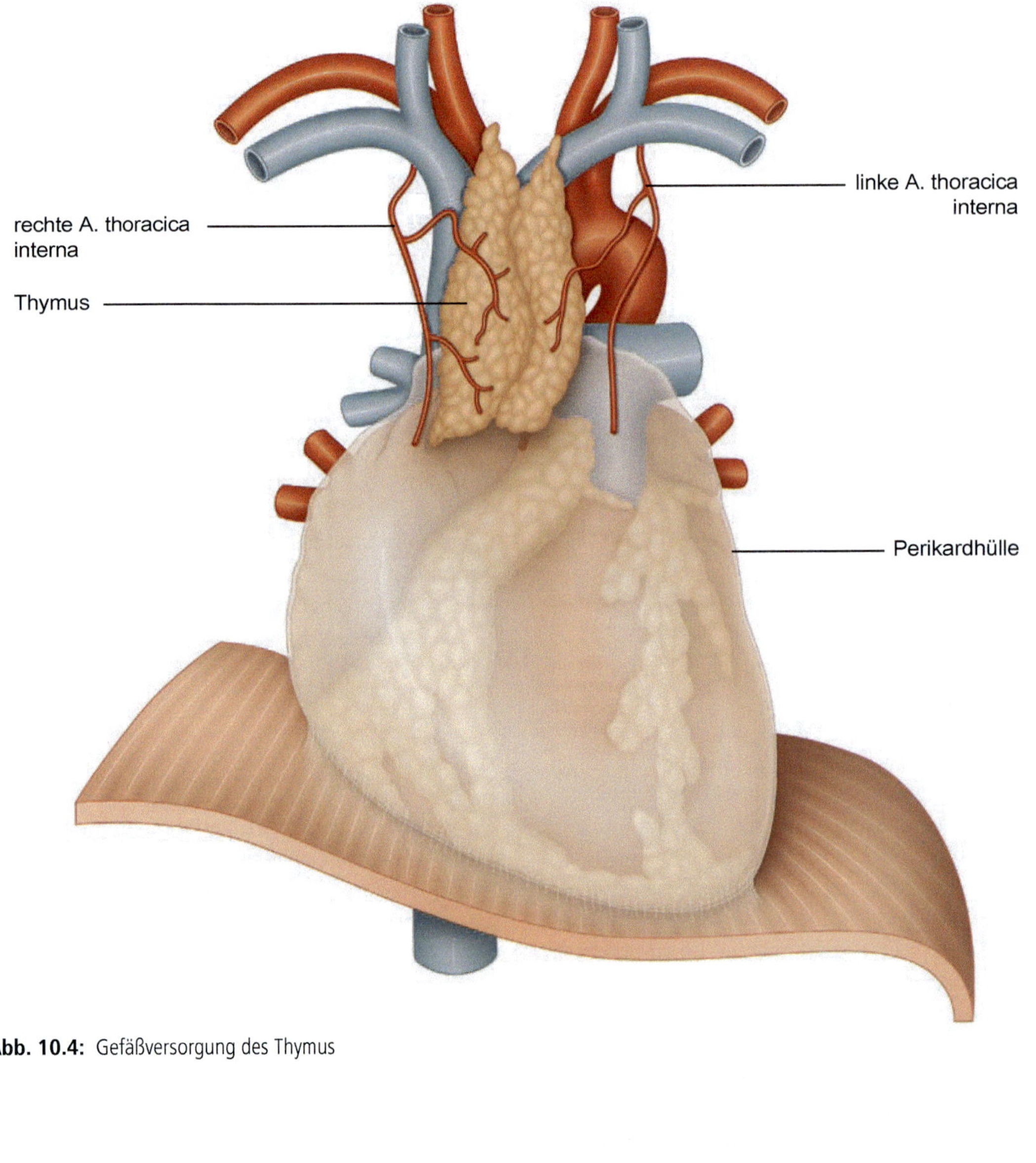

Abb. 10.4: Gefäßversorgung des Thymus

KAPITEL

11 Arteria subclavia

Die Bedeutung der Unterschlüsselbeinarterie (A. subclavia), die sich an einer strategisch wichtigen Kreuzung des menschlichen Körpers befindet, kann nicht genug unterstrichen werden. Die obere Thoraxapertur (thoracic outlet) oder Skalenuslücke zählt zu den Schwachstellen unseres Körpers. Als der Mensch sich noch auf allen Vieren bewegte, war der Bereich sicher besser geschützt und funktionaler.

11.1 Anatomische Aspekte

11.1.1 Ursprung

Die linke und die rechte A. subclavia haben unterschiedliche Ursprünge (> Abb. 11.1), werden aber trotzdem mit denselben Techniken und in gleicher Weise behandelt.

- Die linke A. subclavia entspringt dorsolateral und stromaufwärts der primitiven A. carotis sinistra direkt aus dem Aortenbogen. Topografisch-anatomisch verläuft sie im Hals- und Brustbereich und geht daher in die intrathorakalen Lagebeziehungen mit ein.
- Die rechte A. subclavia entspringt an der Aufzweigung des Truncus brachiocephalicus in Nähe des rechten Sternoklavikulargelenks (in Höhe von Th1). Deshalb ist es eine reine Halsarterie.

11.1.2 Größe und Verlauf

Mit einem mittleren Durchmesser von 9–12 mm ist die linke A. subclavia insgesamt etwas dünner, während sich die rechte nur im Mittelteil an einer Stelle (Isthmus Staheli) leicht verengt. Die Länge der linken Arterie beträgt 9 cm, die rechte ist 6 cm lang.

Die A. subclavia zieht nach lateral und, indem sie eine konkave Kurve beschreibt, ein wenig weiter vorn nach unten. Oberhalb der ersten Rippe verläuft sie durch die Skalenuslücke. Im Halssegment der Arterie lassen sich drei Abschnitte unterscheiden, die sich vor, in bzw. hinter den Skalenusmuskeln befinden.

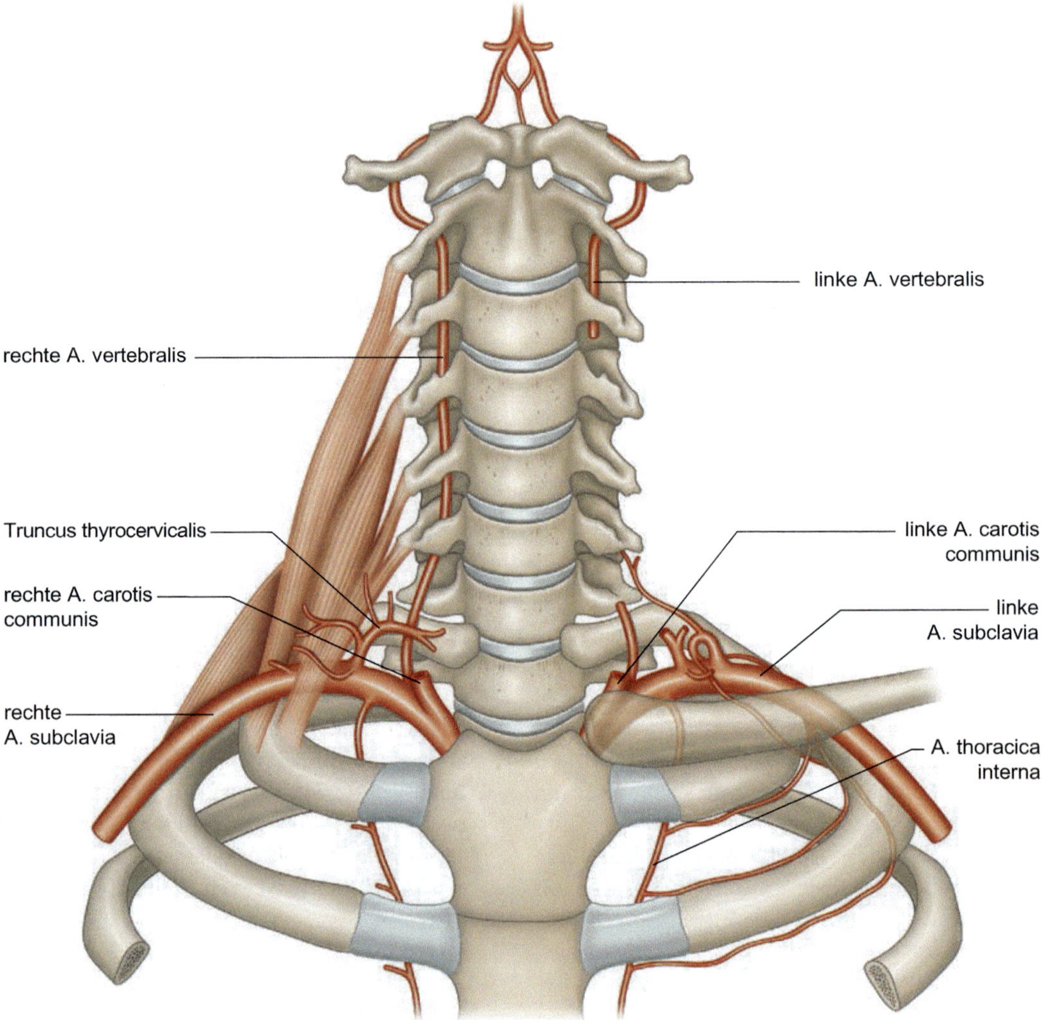

Abb. 11.1 Arteria subclavia

11.1.3 Wichtige Lagebeziehungen

Vor der Skalenuslücke liegt die A. subclavia auf der Vorderseite der Pleurakuppel und ist dort von einem Nervengeflecht umgeben, dessen Fasern aus dem unteren Halsganglion (Ganglion cervicale inferius) und der Ansa subclavia kommen. Dieser Arterienabschnitt befindet sich am medialen Klavikulaende mit dem Sternoklavikulargelenk und hat enge Verbindung zum N. phrenicus und N. vagus. Auf der rechten Seite wird die A. subclavia vom Ramus recurrens (n. vagi) umrundet. In ihrer unmittelbaren Nähe fließen die V. subclavia und die V. jugularis interna zusammen. Auf der linken Seite unterhält die A. subclavia in einem größeren Bereich den Kontakt zur Pleura und zur Lunge als rechts.

Zwischen den Skalenusmuskeln (M. scalenus anterior, M. scalenus medius) durchquert die A. subclavia den unteren Teil der Skalenuslücke. Hinter und über ihr bleibt Platz für die ersten Nervenbündel des Plexus brachialis. Die V. subclavia verläuft vor dem M. scalenus anterior.

Hinter der Skalenuslücke wird die A. subclavia oberflächlicher und zieht supraklavikulär nach unten und außen, dann anterolateral an der ersten Rippe entlang. Sie wird vom Platysma sowie der oberflächlichen und mittleren Halsfaszie bedeckt. Durch die V. subclavia und den M. subclavius, an die sie vorn angrenzt, ist sie vom Schlüsselbein getrennt.

11.1.4 Kollateralen

Alle Kollateralen zweigen schon im ersten Teil (vor der Skalenuslücke) von der A. subclavia ab. Nur die A. scapularis anterior bildet eine Ausnahme und hat ihren Ursprung erst innerhalb der Lücke. Bei diesen Kollateralgefäßen handelt es sich um
- die A. vertebralis
- den Truncus thyrocervicalis (früher: Truncus thyro-cervico-scapularis)
- den Truncus costocervicalis (früher: Truncus cervico-intercostalis)
- die A. thoracica interna (früher: A. mammaria interna) und
- die A. scapularis posterior.

11.1.5 Mündung und Versorgungsgebiete

Die A. subclavia endet im kostoklavikulären Spaltraum und zieht von dort aus als A. axillaris weiter.

Auch die Versorgungsgebiete unterstreichen die herausragende Rolle der A. subclaviA. Das zeigen uns tagtäglich Patienten, die als Verkehrsopfer ein Peitschenhiebsyndrom erlitten haben. Direkt oder indirekt sind beide AA. subclaviae an der Gefäßversorgung der folgenden Strukturen beteiligt:
- Rückenmark und Medulla oblongata
- Brücke (Pons), Kleinhirn und hinterer Teil des Großhirns
- Innenohr
- Dura mater cranialis posterior
- Brustdrüse.

11.2 Manualtherapeutischer Ansatz

Mechanisch-funktionell kann sich eine Vielzahl von Faktoren auf die obere Thoraxapertur auswirken:
- Fetale Fehlhaltung (Malposition)
- Dystokien
- Schultergürtel-Arm-Verletzungen
- Halswirbelsäulen-(HWS-)Trauma
- Herz-Lungen-Operationen
- Rippenbrüche usw.

Auf emotionaler Ebene kann chronische Abschottung (mit Rückzug auf sich selbst) dazu führen, dass sich die Thoraxöffnung nach und nach durch Muskelspasmen verschließt.

Der Brustkorb symbolisiert den Raum, den die eigene Persönlichkeit einnimmt, und die Öffnung bzw. Einstellung gegenüber der Außenwelt.

11.2.1 Kontraindikationen

Ein Arterienaneurysma der A. subclavia kommt selten vor und entwickelt sich dann meist auf der rechten Seite. Es lässt sich als pulsierende Schwellung tasten, die senkrecht das mittlere Drittel des Schlüsselbeins oder Sternums überschreitet.

Allgemein gilt, dass pulsierende Schwellungen immer verdächtige Zeichen sind.

11.2.2 Indikationen

Aus dem großen Versorgungsbereich der A. subclavia ergeben sich entsprechend zahlreiche Indikationen für eine Gefäßmanipulation. Zu den wichtigsten gehören:
- Schwindel und Instabilität
- Tinnitus
- Hypakusis
- Armparästhesien
- Karpaltunnelsyndrom
- Kapsel- und rezidivierende Sehnenentzündung (Kapsulitis und Tendinitis) im Armbereich.

11.2.3 Palpation (Pulstaststellen)

Aufsuchen der A. brachialis Mit Hilfe der Armarterie lässt sich eine distale Zugspannung an der A. subclavia erzeugen (➤ Abb. 11.2).

Legen Sie einen Daumen zwischen Bizeps und Trizeps auf die Armarterie. Auf halber Höhe bzw. in der Mitte des Oberarms ist der Brachialis-Puls kräftig und somit leicht zu tasten. Beim Drücken der Armarterie verändert sich häufig auch der Subklavia-Puls.

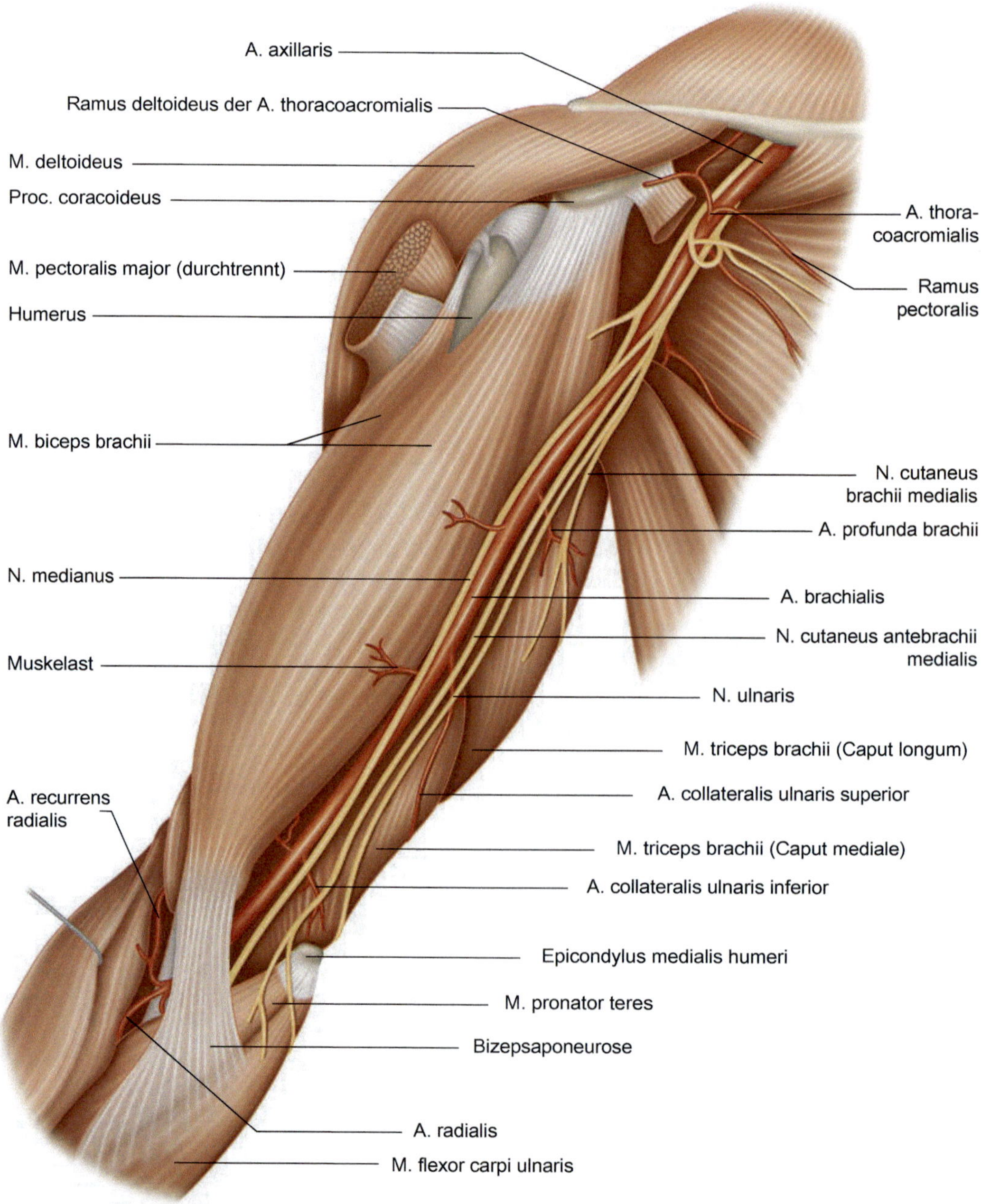

Abb. 11.2 Aufsuchen der Armarterie (A. brachialis)

Aufsuchen der A. subclavia Legen Sie den anderen Daumen direkt neben dem Ansatz des M. sternocleidomastoideus an der Klavikula auf die A. subclavia (➤ Abb. 11.3). Mit einem Durchmesser von rund 1 cm ist es eine große Arterie, deren kräftiges Pulsieren gut spürbar ist. Sollte sie sich schwierig palpieren lassen, ziehen Sie die gleichseitige Schulter mit einer Hand heran und schieben den Daumen der anderen Hand, etwa zwei Finger breit vom Sternoklavikulargelenk entfernt, hinter das Schlüsselbein.

Sie können den Patienten auch bitten, die Hände anterolateral auf die Schultern zu legen, um dadurch die obere Thoraxapertur beidseits weiter zu öffnen. In dieser Stellung lassen sich beide Subklavia-Pulse im Seitenvergleich kontrollieren.

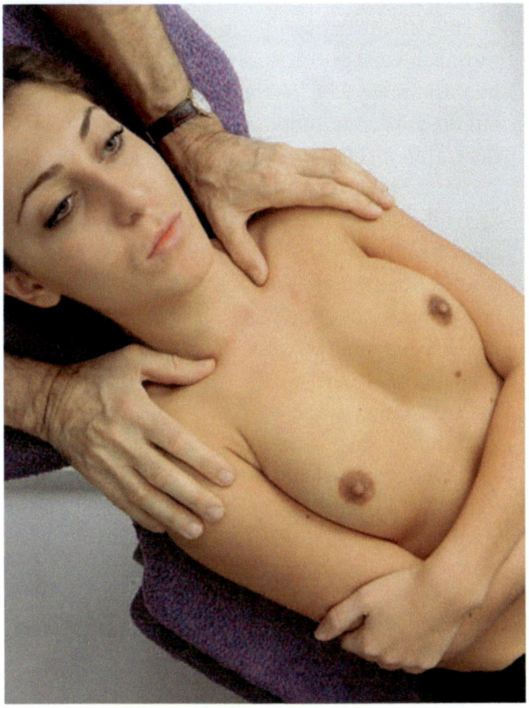

Abb. 11.3 Aufsuchen der A. subclavia

11.2.4 Manipulationstechniken

Erste Behandlungsmethode

Ausgangsposition Der Patient schiebt in Rückenlage beide Hände unter die Brustwirbelsäule, um die rechte und linke Thoraxapertur weit zu öffnen. Falls ihm diese Stellung Schwierigkeiten bereitet, kann ein Kissen untergelegt werden, so dass er nur die Innenrotation der Schultern/Arme beibehalten muss. Der Therapeut sitzt auf der Behandlungsseite.

Durchführung Mit dem Daumen wird in lateraler, distaler und leicht kaudaler Richtung Zug auf die A. subclavia ausgeübt; der Daumen selbst bleibt stationär, ohne über die Arterie zu gleiten (➤ Abb. 11.4). Er dient auch zur Kontrolle der idealen Zugstärke an der Armarterie, die einen kräftigeren Subklavia-Puls bewirken soll.

Der andere Daumen (oder Finger der anderen Hand) zieht die A. brachialis in distaler Richtung ein wenig nach lateral, um eine Längsspannung aufzubauen, die bis zur Subklavia zurückreicht.

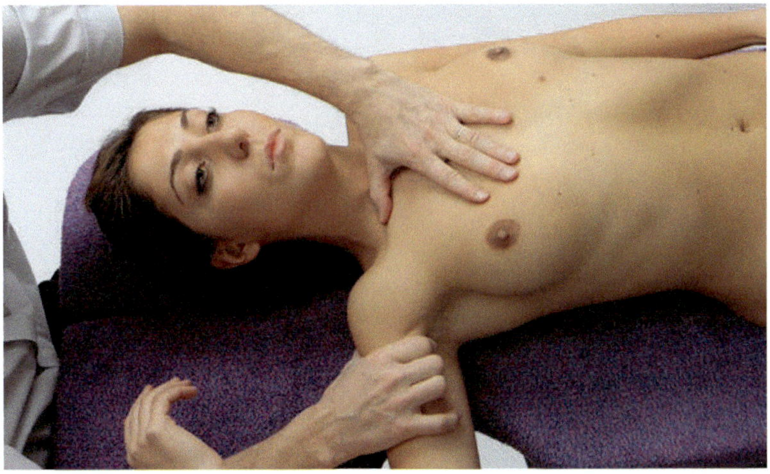

Abb. 11.4 Kombinierte Behandlung der A. subclavia und der Armarterie

Schließen Sie die Augen und stellen Sie sich die Arterie als lange Rohrleitung vor, die Sie mit einer gut koordinierten Aktion beider Daumen dehnen wollen. Wiederholen Sie das Ganze rund ein Dutzend Mal oder so lange, bis Sie den Eindruck haben, dass eine Kontinuität zwischen beiden Daumen bestünde. Was übrigens ein höchst angenehmes Gefühl ist.

Zweite Behandlungsmethode

Wie alle großen Arterien ist die A. subclavia von Nervenfasern umgeben, die Informationen über den Blutdruck und die Pulsfrequenz zum Hypothalamus und Kleinhirn weitermelden.

Die nachfolgend beschriebene Methode besteht aus zwei Schritten:

- Lockerung der pleurozervikalen Aufhängung und
- „Scannen" der A. subclavia (> Abb. 11.5).

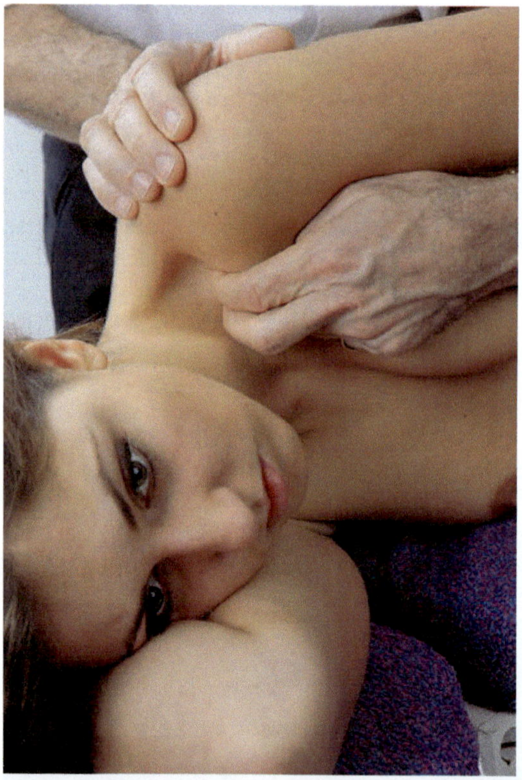

Abb. 11.5 „Scannen" der A. subclavia

Lockerung der pleurozervikalen Strukturen

Die Behandlung erfolgt in Seitenlage der Patientin, so dass die obere A. subclavia frei zugänglich ist. Der Therapeut steht hinter der Behandlungsliege, um die Finger in zwei Phasen tief und schmerzlos in die obere Thoraxapertur vorzuschieben.

- 1.Phase: Die Finger liegen direkt hinter dem Schlüsselbein am klavikulären Ansatz des M. sternocleidomastoideus. Zuerst wird die Schulter nur nach vorn gedrückt, aber nicht hochgeschoben. Dann werden die Finger der anderen Hand auf die vorderen Apophysen oder Querfortsätze der unteren Halswirbel (C5, C6, C7) gelegt.
- 2.Phase: Erst jetzt wird die Schulter der Patientin zum Ohr hochgeschoben. Wenn sie sich dagegen sperrt, sollte sie ihre Schulter selbst vorsichtig zur Wange hochziehen. Dadurch bewegen sich die Finger hinter der Klavikula auf die Pleurakuppel zu. Um den Pleurakontakt an den Halswirbeln zu verfeinern, fordern Sie die Patientin auf, mehrmals tief einzuatmen, so dass die pleurozervikale Spannung gut spürbar wird.

Lassen Sie Ihre Finger im Ecoute-Test zu den pleurozervikalen Fixierungen hinleiten, um ein Dutzend Induktionen durchzuführen.

Achtung: Die Finger immer flach halten, damit sie nicht die vielen kleinen Nervengeflechte in der Region beschädigen.

Aufgrund der Atembewegungen und sämtlicher traumatischer Einwirkungen auf die Wirbelsäule, den Thorax und die oberen Gliedmaßen liegen in den pleurozervikalen Aufhängungsstrukturen zahlreiche mikroskopisch kleine Fixierungen vor. Dessen sind sich die Patienten aber oft nicht bewusst, sondern denken vielmehr an die berühmt-berüchtigte „Halsarthrose".

Die Lockerung der pleurozervikalen Aufhängungen hat den Vorteil, dass mit dieser Technik auch Verspannungen in der Umgebung der A. subclavia beseitigt werden.

„Scannen"

Nachdem der erste Schritt abgeschlossen ist, dürfte die A. subclavia relativ spannungsfrei sein. Bewegen Sie die Finger zu der Stelle, an der Sie den Arterienpuls spüren können.

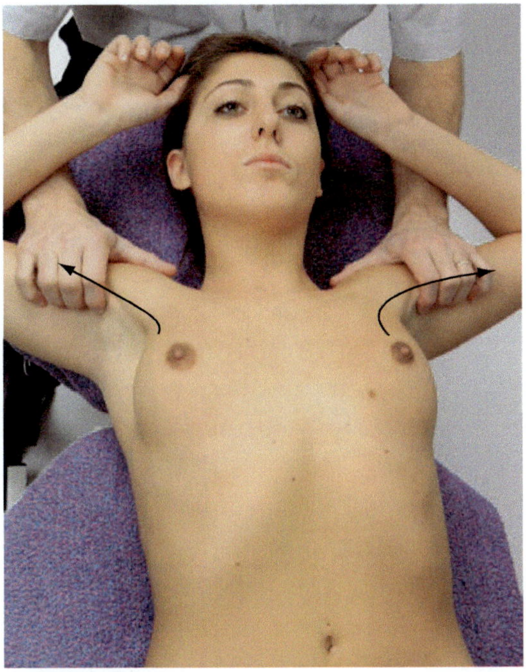

Abb. 11.6 Behandlung der A. subclavia (dritte Methode mit aortobrachialer Induktion)

Lassen Sie die Finger danach auf der Suche nach kleinen verhärteten Nervenfasern über die Arterie gleiten. Dieses „Scannen" setzt viel Übung voraus. Doch auch ohne die Verhärtungen genau zu lokalisieren, lassen sich Pulsqualität und -frequenz mit dieser Methode verbessern.

Dritte Behandlungsmethode

In Rückenlage hält die Patientin ihre Arme kandelaberförmig über den Kopf, so dass sie einen rechten Winkel zum Rumpf bilden und die Unterarme noch 90° zu den Oberarmen angewinkelt sind (➤ Abb. 11.6). Der Therapeut steht am Kopfende der Liege.

In einem ersten Schritt können die Pulse der beiden Armarterien verglichen werden.

Dehnen Sie die Armarterien mit beiden Händen in distaler Richtung. Mit dieser Technik lassen sich unterschiedliche Widerstände der beiden Arterien gut erkennen. Sobald sich die Zugspannungen (bzw. der Dehnungswiderstand) beider Arterien ausgeglichen haben, wird die Behandlung beendet.

ANMERKUNG

Auch der N. medianus wird mit einbezogen. Denken Sie daran, dass Nerven keine Kompression vertragen.

KAPITEL

12 Pulmonalgefäße

12.1 Anatomische Aspekte

Bei den Pulmonalgefäßen werden Vasa publica, die funktionell zum Lungenkreislauf gehören, und Vasa privata unterschieden, die vom Körperkreislauf aus die Lunge versorgen.

- **Vasa publica:** Der Truncus pulmonalis teilt sich in die zwei Pulmonalarterien auf, die sauerstoffarmes Blut zu den Lungenalveolen führen und sich vor den Hauptbronchien befinden.
- **Vasa privata:** Während das Parenchym der linken Lunge von bronchialen Ästen der Aorta thoracalis versorgt wird, stammen die Arterien zur rechten Lunge von der A. intercostalis posterior (III und IV) ab. Aus dem Grund müssen die rechtsseitigen Gefäße mit sehr viel tiefer gehendem Druck behandelt werden.

Der **Lungenhilus** oder auch Lungenstiel, aus dem die Gefäße austreten, befindet sich auf der Innenseite (Facies medialis) der Lunge und bildet ein Rechteck von 4–5 cm Höhe auf 4 cm Breite. Er ist etwa gleich weit von der Lungenbasis und der Lungenspitze entfernt, verlagert sich aber in der Sagittalebene weiter nach hinten.

Rechts ist der Lungenhilus breiter und etwas niedriger als links. Auf den Rücken projiziert reicht er bis zum oberen Rand der vierten (kranial) bzw. der sechsten Rippe (kaudal).

ANMERKUNG

Auf den ersten Blick lassen sich drei Charakteristika der pulmonalen Gefäßstämme erkennen. Sie verlaufen
- vor der Trachea und den Bronchien,
- werden zum großen Teil vom Herzen überlagert und
- sind deutlich transversal (horizontal) ausgerichtet.

Deshalb behandeln wir sie
- mit zwei Druckpunkten, um die Herzregion auszusparen und
- dehnen den Lungenhilus in lateraler Richtung.

12.2 Behandlung

12.2.1 Vorsichtsregeln

Bei **Osteoporose** ist Vorsicht geboten, da die Behandlung über Knorpel-Knochen-Strukturen erfolgt.

Bei **Gefäßfragilität**, insbesondere der Venen, empfiehlt es sich, die Gesichtsfarbe des Patienten während der Behandlung zu kontrollieren. Es darf keineswegs soweit kommen, dass er sich unwohl fühlt.

Darüber hinaus gibt es Zeichen, auf die unbedingt schon vor einer Lungengefäßmanipulation geachtet werden sollte. Zögern Sie nicht, beim geringsten Zweifel Patienten mit folgenden Symptomen und Befunden zum Arzt zu überweisen:

- Fieber, Abmagerung
- Hautemphysem
- Lymphknotenschwellung (retroklavikulär und axillär)
- Husten (neu aufgetretener oder plötzlich veränderter vorbestehender)
- Heiserkeit, Schluckbeschwerden
- Dyspnoe (ohne ersichtliche Ursache oder bei stärkerer Belastung)
- Starkes Seitenstechen (ohne mechanische Ursache)
- Ungewöhnliche Gesichtsblässe
- Ruhetachykardie
- Rippenschmerzen bei tiefer Einatmung (ohne vorhergehendes Trauma)
- Hautbläschen im Interkostalraum
- Auswurf (erst kürzlich aufgetreten)
- Schulter-Arm-Syndrom (Zervikobrachialneuralgie).

12.2.2 Kontraindikationen

Zu den wichtigsten Kontraindikationen zählen:

- Spontanpneumothorax
- Stent oder Bypass
- Herzschrittmacher: Da sie am häufigsten unter der rechten Klavikula eingepflanzt werden, besteht die Gefahr, dass sie den Behandlungsdruck abbekommen und sich verlagern. Deshalb sollte in dem Fall besser von der Behandlung abgesehen werden.

Bei Thoraxschmerzen muss mit Nachdruck nach einem Spontanpneumothorax gesucht werden, der sich unter Belastung oder idiopathisch, ohne ersichtlichen Grund entwickeln kann. Wir haben schon erlebt, dass sich die Schmerzen bei Surfern und Kletterern lediglich auf HWS- (Zervikalgie) oder Schulterbeschwerden beschränkten. Die häufigsten Symptome eines Spontanpneumothorax sind heftige, schmerzhafte Seitenstiche, die manchmal die Luft abschnüren und die mit trockenem Husten oder Hustenanfällen und ungewohnter Angst einhergehen.

12.2.3 Indikationen

Geeignete Anwendungsgebiete für Gefäßmanipulationen sind:

- Pleura- und Lungenerkrankungen
- Chronische Bronchitis, Asthma, Dyspnoe
- Häufiges Seitenstechen
- Allergien (kombinierte Behandlung von Lungen-, Leber- und Pankreasgefäßen).

12.3 Gefäßmanipulationen

Der Brustkorb verhindert eine Palpation der Pulmonalgefäße. Da ihre Pulse folglich nicht beurteilt werden können, orientieren sich die Manipulationen eher an der Verlaufsrichtung der großen Gefäßstämme. Im Unterschied zu den senkrechten Längsachsen der großen Herzgefäße verlaufen die Lungengefäße – außer im Anfangsteil der A. pulmonalis – eher horizontal (transversal).

Deshalb behandeln wir die großen elastischen Arterien in transversaler und die unzähligen kleinen Arteriolen, die besonders gut auf viskoelastische Techniken ansprechen, in sagittaler Richtung (➤ Abb. 12.1).

BESONDERE EMPFEHLUNG

Vor Lungengefäßmanipulationen sollten Sie als ersten Schritt

- einen Adson-Wright-Test durchführen
- die pleurozervikalen Aufhängungen kontrollieren und
- die A. subclavia beidseits untersuchen.

12.3.1 Ausgangsposition

Die Patientin hat in Rückenlage die Hände auf dem Bauch gekreuzt (➤ Abb. 12.2), während der Therapeut hinter ihr steht und seine Hände flach auf ihren Thorax legt:

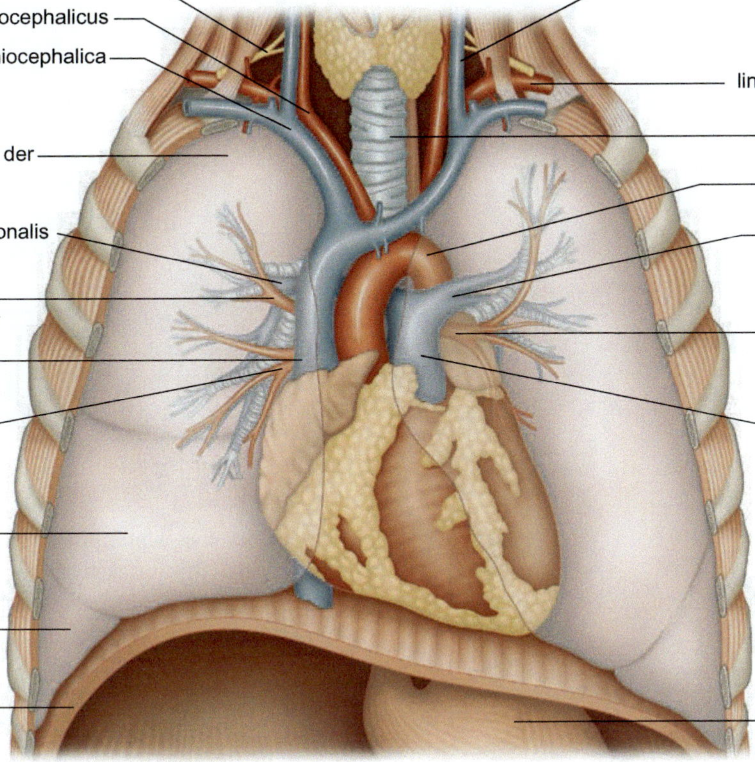

Abb. 12.1 Pulmonale Gefäßversorgung

- Rechts ist der Herzrand ca. 1 Fingerbreit vom rechten Sternumrand entfernt. Der rechte Hauptbronchus befindet sich auf einer schräg rechts von der 2. zur 4. Rippe hinunter ziehenden Linie. Um den Druck gezielt auf die Lunge zu konzentrieren, wird die rechte Handfläche genau senkrecht auf der rechten Medioklavikularlinie aufgesetzt.
- Links befindet sich der Herzrand leicht einwärts der linken Medioklavikularlinie. Die linke Handfläche wird deshalb außerhalb dieser Linie aufgesetzt.

12.3.2 Techniken

Pulmonalarterien

Wie bereits erwähnt, dienen die meisten thorakalen Techniken eher zur Behandlung des knöchernen Brustkorbs und der Muskelansätze. Um tiefere Bereiche (wie das Herz) zu erreichen, muss ein Weg durch verschiedene Hindernisse hindurch gebahnt werden.

- Zu Beginn der sagittalen Kompression ist zunächst der starke Widerstand des Brustkorbs unter den Händen spürbar. Machen Sie behutsam und kontinuierlich weiter, ohne den Druck zeitweilig zu lockern, um diese Barriere zu überwinden. Danach verändert sich die Situation und Sie nehmen einen zweiten, geringer ausgeprägten Widerstand wahr, als würden Sie sich auf ein weiches Kissen stützen. Jetzt berühren Sie die Lunge.
- Ohne mit der sagittalen Kompression nachzulassen, ziehen Sie beide Hände seitlich auseinander und halten die Spannung 15 Sekunden lang. Auch wenn Sie das Gewebe von lateral wieder nach medial zurückkehren lassen, bleibt die sagittale Kompression noch weiterhin aufrechterhalten. Wiederholen Sie die laterale Dehnung in

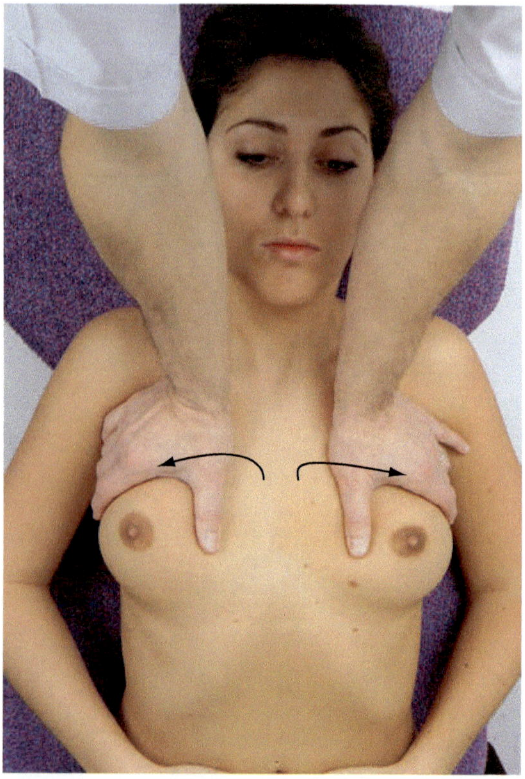

Abb. 12.2 Behandlung der Pulmonalarterien

mehreren Schüben, als wollten Sie die Lungenflügel jeweils vom Hilus wegziehen.

Es ist wichtig, sich die Lungenflügel und den Hilus im Geiste vorzustellen, um diese Dehnung in der richtigen Richtung auszuführen.

Lungenarteriolen

Arbeiten Sie anschließend an der Viskoelastizität der Lunge, diesmal in sagittaler Richtung. Sie sollten eine Induktion durchführen und dabei sehr sorgfältig auf die fortschreitende, langsame Normalisierung des Gewebes achten. In dem Bereich stellt sich wirklich ein „schwammartiges“ Gefühl ein, als würde ein Schwamm mehrmals ausgedrückt und sich beim Loslassen wieder entfalten.

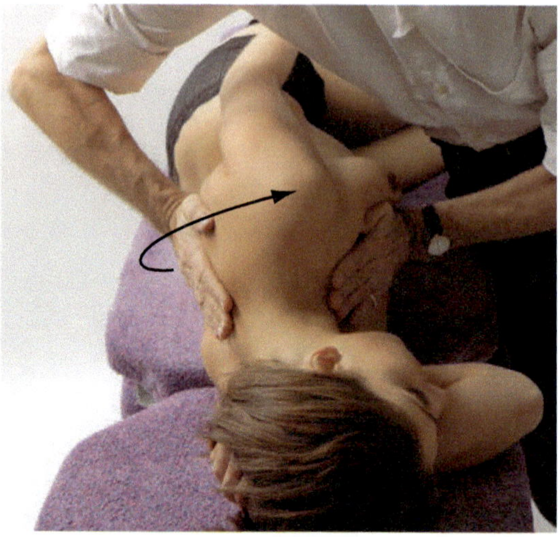

Abb. 12.3 Behandlung in Seitenlage

Behandlung in Seitenlage

Sie können die Hände auch vorn und hinten (am Rücken) in gleicher Höhe auflegen, um eine Doppeldruck-Induktionstechnik anzuwenden. Stellen Sie aber vorab sicher, dass sich auch die Hand am Rücken frei durch die knöcherne Brustkorb-Barriere hindurch bewegen kann.

Wählen Sie vorn und hinten zwei Auflagestellen für die Hände, die sich genau gegenüber befinden sollten (➤ Abb. 12.3). Mit vereinten Kräften dehnen Sie den Thorax und die Lungenflügel mit beiden Händen gleichzeitig in kraniolateraler Richtung.

Es muss sich so anfühlen, als würde sich der Hemithorax bei diesem Manöver anheben.

KAPITEL

13 Brust-(Mamma-)Gefäße

13.1 Mastodynie und Östrogene

In Verbindung mit ihrem Menstruationszyklus klagen Frauen häufiger über Brustschmerzen (Mastodynie), die gelegentlich aber auch anarchischer, ohne erkennbares Muster auftreten. Dabei handelt es sich fast immer um ein hormonelles Ungleichgewicht durch Östrogene, besonders einen Überschuss an Östradiol. Östradiol gilt als wirksamstes Östrogen und zirkuliert an ein spezifisches Globulin gebunden im Blut.

- Östrogene stimulieren das Wachstum der Brustdrüse (Mamma) in der Pubertät, bereiten die Implantation der Eizelle vor und führen zur Zunahme des subkutanen Fettgewebes.
- Sie fördern eine vermehrte Wasser- und Salzretention in den Nieren und die Ausbildung von (Haut-)Ödemen.
- Sie steigern darüber hinaus die Osteoblastenaktivität; nach der Menopause entwickelt sich daher bei vielen Frauen eine Osteoporose.
- Da Östrogene die LDL-Konzentration senken und die HDL-Konzentration erhöhen, haben Frauen vor der Menopause im Übrigen seltener eine Atherosklerose.
- Schließlich verfeinern Östrogene die Hautstruktur und machen sie weicher.

Mit unseren Techniken können wir nicht die Ursachen, sondern nur die Folgen hormoneller Störungen behandeln. Umgekehrt scheinen die Manipulationen der weiblichen Brust aber gelegentlich eine zentrale Wirkung zu entfalten, vielleicht nicht direkt, sondern auf dem Weg über das Gefäßsystem und das Fettgewebe. Es sei daran erinnert, dass das Fettgewebe hormonell eine zentrale Rolle spielt, die noch immer zu wenig untersucht ist. Dass sehr dünne Frauen meistens unter sekundärer Amenorrhö leiden, dürfte zum großen Teil durch den Mangel an Fettgewebe erklärbar sein.

13.2 Brustkrebs

Nach den aktuellen Statistiken wird mehr als jede zehnte Frau an Brustkrebs erkranken, der im Einzelfall operiert, bestrahlt und/oder chemotherapeutisch behandelt werden muss. Es kann aber nicht nur zu kanzerogenen Veränderungen der weiblichen Brust kommen, sondern zu einer Vielzahl mechanisch-funktioneller Belastungen durch den aufrechten Stand sowie durch große hormonelle Umstellungen wie in der Menopause und in der Stillzeit.

Die chirurgische und strahlentherapeutische Behandlung von Brustkrebs hinterlässt in allen Geweben und Weichteilen der Brust selbst und in der Umgebung ihre Spuren: ob in der Haut, im Fettgewebe, Drüsenkörper, in Nerven, Gefäßen, Lunge, Pleura, Herz, Mediastinum oder Skelettknochen.

Obwohl die Strahlentherapie enorme Fortschritte gemacht hat, neigen noch immer sämtliche Weichteile zur Fibrosierung und die Knochen zur Entkalkung. Hier könnte eine gute Blut- und Flüssigkeitszirkulation in der Brust dazu beitragen, dass sich das Gewebe regeneriert und Fibrosen sich auflösen.

Wir werden häufig gefragt, ob denn auch in der aktiven Brustkrebsphase Gefäßtechniken angewandt werden sollten, da sie das Tumorwachstum begünstigen könnten. Andererseits lassen sich die körpereigenen Abwehrkräfte – nach einem der obersten Grundsätze der Osteopathie – nur durch eine gute Kreislauffunktion stimulieren. Sicher sind wir uns darin: Ziel der Behandlung muss eine Stützung des Blut- und Lymphflusses in der Brust sein. Generell gilt, dass es immer besser ist, wenn einzelne Körperbereiche/-strukturen gut durchblutet werden.

13.3 Anatomische Aspekte

13.3.1 Äußerer Aufbau der weiblichen Brust

Die Brüste befinden sich in Höhe der 3. bis 7. Rippe und werden durch Kollagenfasern in Form gehalten. Diese Cooper-Ligamente oder auch Ligamenta suspensoria mammae (➤ Abb. 13.1) verlaufen zwischen der Dermis und dem Bindegewebe der Brust und können auf dem M. pectoralis bis in die Achselhöhle hineinreichen. Sie bestehen aus zahlreichen bindegewebigen Septen, die vor und hinter dem Brustdrüsenkörper befindliche Faszien vereinen und im oberen hinteren Brustbereich am dichtesten sind.

Die Brust ist beweglich (verschieblich), da sie dank einer hinteren Fettgewebeschicht auf Muskeln und Faszien hin und her gleiten kann. Es gibt eine oberflächliche und eine tiefe Muskel-Faszienebene:

- Oberflächlich liegt die Brustdrüse zu zwei Dritteln auf dem M. pectoralis major und zu einem Drittel auf dem M. obliquus externus und dem M. rectus abdominis. Über einen axillaren Faszienausläufer (Proc. lateralis) ist sie auch mit der 5. und 6. „Zacke" des M. serratus verbunden.
- Die tiefe Muskelschicht bilden der M. subclavius und der M. pectoralis minor, die von der Fascia clavipectoralis umhüllt sind.

13.3.2 Innenstrukturen der weiblichen Brust

Zwischen die Septen sind Drüsenläppchen und Fettgewebe des Brustdrüsenkörpers eingelagert (➤ Abb. 13.2).

Form und Größe der Brüste hängen vom Fettgewebe ab. Um den Brustwarzenhof (Areola mammae) sind rund 15 Glandulae areolares angeordnet, die Talg und Schweiß produzieren. Jedes Drüsenläppchen besitzt einen Ausführungsgang, der zu einem der Sammelleiter bzw. Milchgänge (Ductus lactiferi) in Richtung der Brustwarze hinführt.

Im Alter werden die Drüsenläppchen durch Fettgewebe ersetzt, während die Cooper-Ligamente zunehmend erschlaffen.

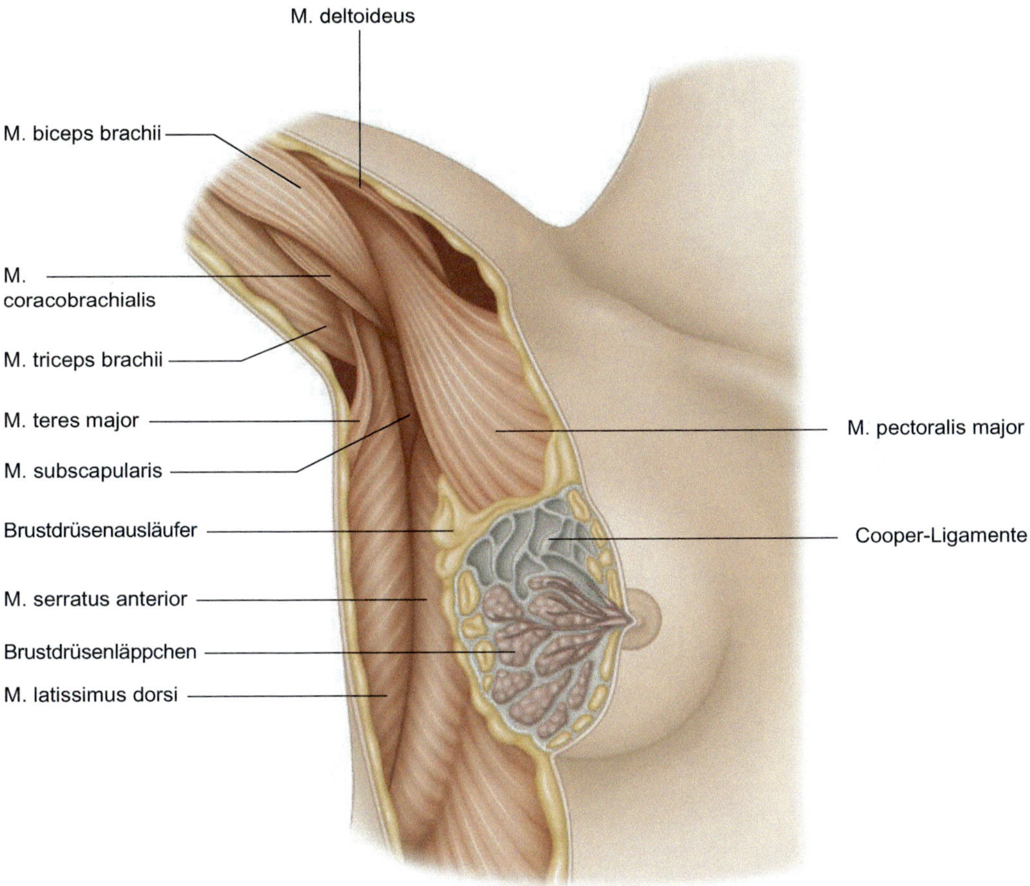

Abb. 13.1 Äußerer Aufbau der weiblichen Brust

13.3.3 Innervation

Interkostalnerven Die Brüste werden im Wesentlichen durch Äste der Interkostalnerven (III–VI) versorgt (➤ Abb. 13.3), deren laterale Hautäste die äußeren Brustquadranten innervieren, während die vorderen Hautäste über den M. pectoralis major hinweg zu den inneren Quadranten ziehen.

Vegetative Nerven Sie stammen aus Nervengeflechten in Begleitung der A. thoracica (interna bzw. lateralis). Das Nervengeflecht der A. thoracica interna steht mit dem Plexus subclavius in Verbindung, dessen Nervenfasern aus dem Ganglion stellatum [cervicothoracicum] kommen.

Nervenendkörperchen In dem dichten Nervengeflecht um den Warzenhof und die Brustwarze (Mamille) sind Corpora genitalia (Dogiel-Körperchen) und stark druckempfindliche Rezeptoren enthalten. Die früher als Golgi- und Vater-Pacini-Körperchen bezeichneten Nervenendigungen werden heute als Lamellenkörperchen (Corpuscula lamellosa) bezeichnet.

13.3.4 Gefäßversorgung

Wir möchten noch einmal darauf hinweisen, dass Gefäßmanipulationen automatisch die Venen mit einbeziehen. Die Brust ist besonders reichlich mit Venen ausgestattet (➤ Abb. 13.4).

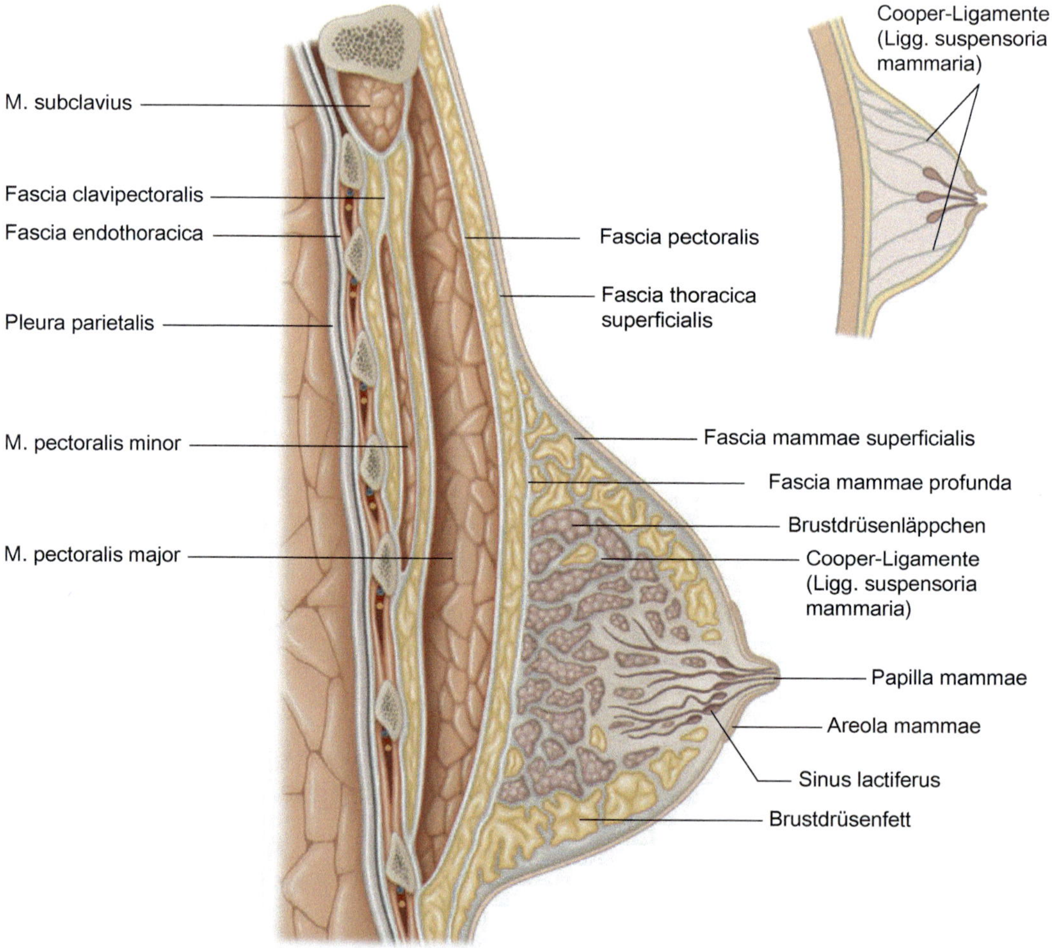

Abb. 13.2 Innerer Aufbau der weiblichen Brust

Arterien

Die Brust wird im Wesentlichen von Ästen der A. subclavia bzw. der A. axillaris in deren Verlängerung versorgt. Das vaskuläre Zentrum bildet die Areola mammae.

A. subclavia

Da sie direkt oder indirekt an der Durchblutung des Kleinhirns, der Medulla oblongata und des Rückenmarks, der Brust und der Arme beteiligt ist, ist die A. subclavia eine sehr wichtige Arterie (➤ Kap. 11).

A. thoracica interna

- **Ursprung:** Die A. thoracica interna entspringt auf der Vorderseite der A. subclavia und befindet sich im Vergleich zur A. thyroidea inferior einen Fingerbreit weiter lateral vom Sternoklavikulargelenk.
- **Verlauf:** Hinter dem medialen Klavikulaende zieht sie auf der Rückseite der Rippenknorpel am Innenrand des Sternums entlang. An ihrer Abzweigung wird sie vom N. phrenicus gekreuzt, der sich dann im Verhältnis zu ihr nach medial wendet.
- **Kollateralen:**
  - Ihre vorderen Äste (Rami anteriores) dringen in Höhe des 3., 4. und 5. (vorderen) Interkos-

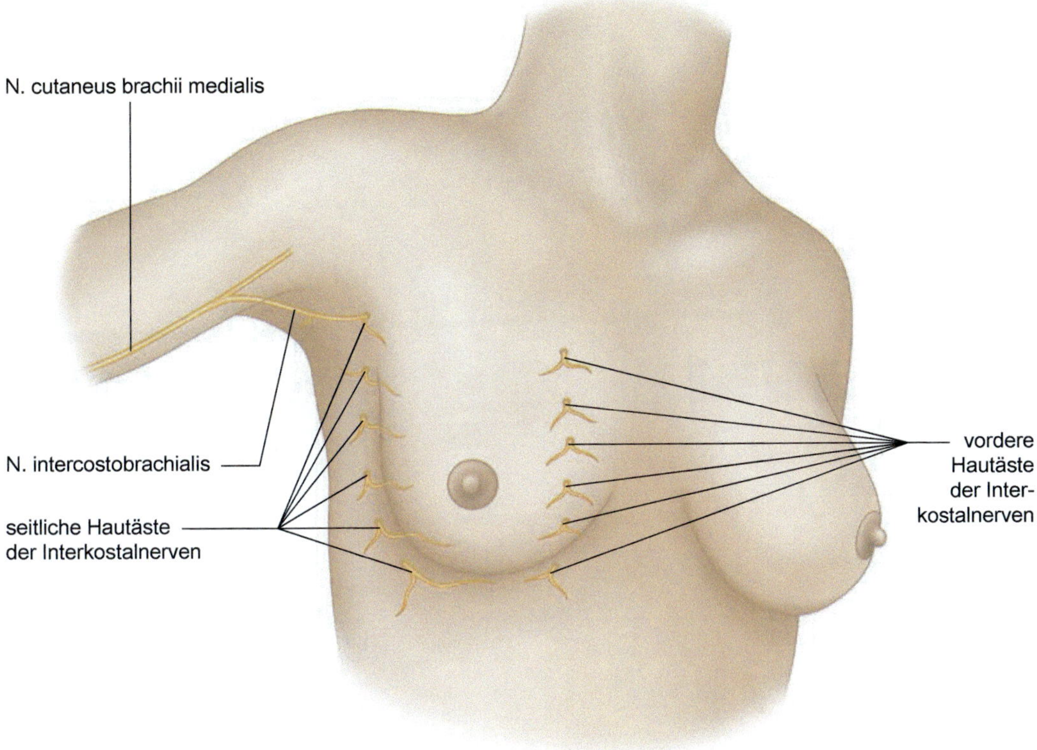

Abb. 13.3 Innervation der (weiblichen) Brust

talraums in die Interkostalmuskeln und den M. pectoralis major ein. Sobald sie die Brustdrüse erreicht haben, werden sie als AA. mammariae mediae bezeichnet.
  - Ihre hinteren Äste (Rami posteriores) ziehen zum Thymus und zum Perikard.
  - Aus den Seitenästen (Rami laterales) gehen die paarweise zu jedem Interkostalraum ziehenden vorderen Äste hervor.
- **Endäste:** Hinter der 6. Rippe teilt sich die A. thoracica interna in folgende Äste auf:
  - Thorakale Äste, die als vordere Interkostalarterien zu den unteren sechs Interkostalräumen ziehen
  - Zwerchfelläste
  - Abdominale Äste: Die A. thoracica interna anastomosiert mit der A. epigastrica, einem Ast der A. iliaca externa. Über xiphosternale Faserbündel des Diaphragmas verlässt der abdominale Endast den Thorax. Hier kommen thorakale und sub-/infraperitoneale Zellgewebe miteinander in Berührung.

A. axillaris

- **Ursprung:** Die A. axillaris entspringt unterhalb des Schlüsselbeins als Fortsetzung der A. subclavia.
- **Verlauf und Mündung:** Sie verläuft schräg nach unten in laterokaudaler Richtung. An der Insertionsstelle des M. latissimus dorsi endet die A. axillaris und zieht von dort aus als A. brachialis weiter.
- **Wichtige Lagebeziehungen:** Der M. pectoralis minor stellt den wichtigsten Bezugspunkt für die A. axillaris dar. Es folgt eine kurze Zusammenfassung ihrer Lagebeziehungen.
  - *Oberhalb* des M. pectoralis minor folgt die Arterie der vorderen Wand der Achselhöhle, die vom M. pectoralis major und der Fascia clavi-

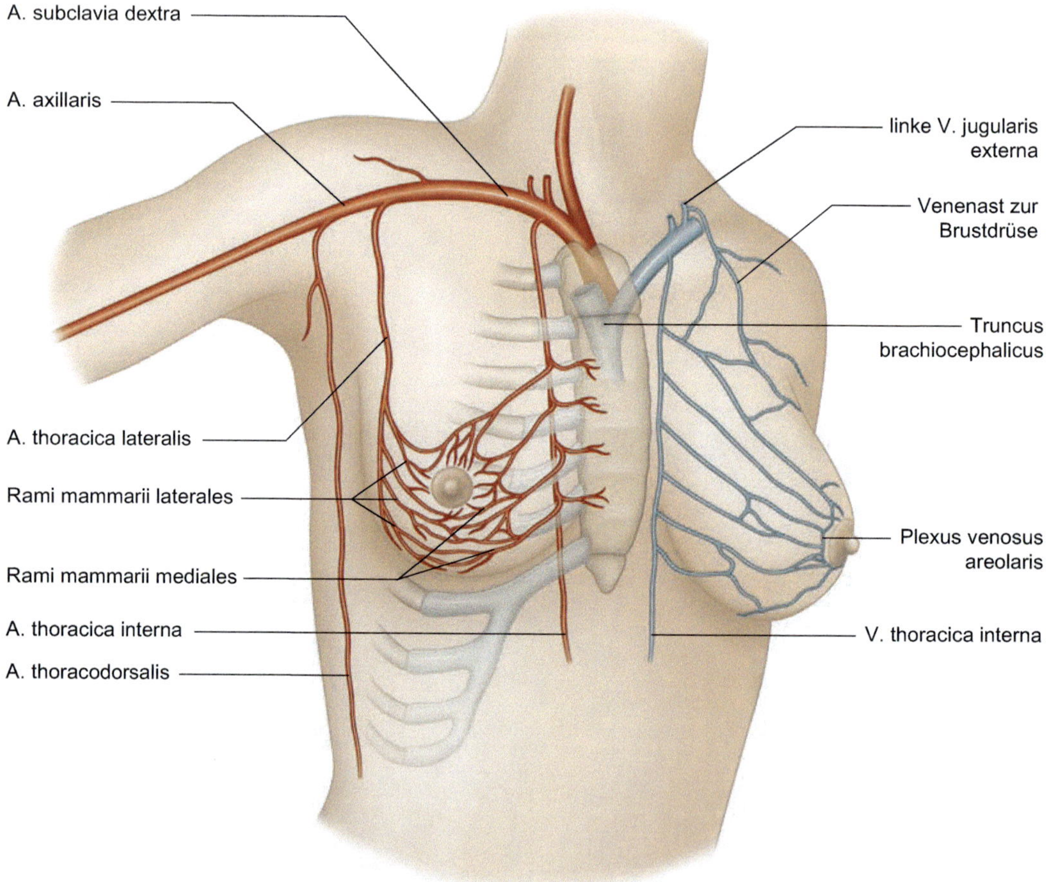

Abb. 13.4 Gefäßversorgung der (weiblichen) Brust

coraco-axillaris gebildet wird. Sie wird im rechten Winkel vom kleinen Brustmuskel gekreuzt, der schräg nach unten (medial) zieht. Zwischen Klavikula und 1. Rippe bleibt die A. axillaris außerhalb des Armplexus. (Die Achselvene ist übrigens oft dreimal so groß wie die Arterie.) Danach verläuft die A. axillaris, überlagert vom M. pectoralis major und M. subclavius, auf dem M. serratus. Hier zweigt die A. thoracica superior als Ast der A. thoracoacromialis ab.

- *Hinter* dem M. pectoralis minor verlässt die A. axillaris die Rippenebene und wird von der Muskelfaszie mit eingehüllt. In diesem Bereich befindet sich die Medianusgabel, die von medialen und lateralen Faserbündeln des Armplexus gebildet wird.
- *Unterhalb* des M. pectoralis minor beginnt der längste und am besten zugängliche Abschnitt der Arterie. Sie ist weiterhin vom M. pectoralis major bedeckt, während sie dem Sehnenspiegel des M. latissimus dorsi und des M. teres major aufliegt. Zwischen dem M. coracobrachialis und der (außen befindlichen) A. axillaris zieht der N. medianus, der sie ein Stück begleitet, um dann vor und etwas lateral der Arterie abzusteigen.

- **Kollateralen:**
  - Die *A. thoracoacromialis* befindet sich direkt über dem M. pectoralis minor. Von ihr zweigt die A. thoracica superior ab.
  - Die *A. thoracica superior* verläuft zwischen dem großen und kleinen Brustmuskel. Sie anastomosiert mit der A. thoracica interna und

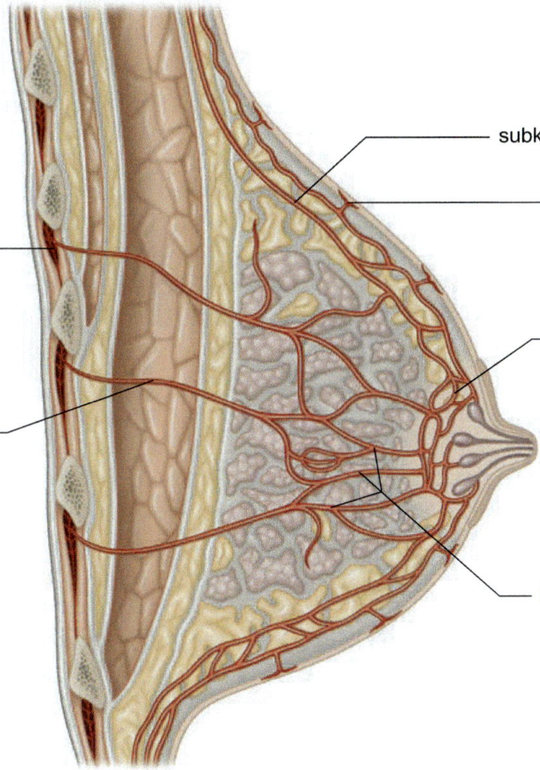

Abb. 13.5 Brustarterienanastomosen

der ersten Interkostalarterie. Etwa 2 Fingerbreit unterhalb des Schlüsselbeins lässt sich in der Medioklavikularlinie ihr Puls tasten. In Höhe des 3. Interkostalraums erreicht sie die Brustdrüse.

- Die *A. thoracica lateralis*, die zwischen dem M. pectoralis major und dem M. serratus anterior bis zum 5. Interkostalraum zieht, anastomosiert mit den Interkostalarterien und gibt Äste zur Brustdrüse ab. Auf den Thorax projiziert, verläuft sie in einer senkrechten Linie eine Daumenbreite neben der Apophyse.
- **Anmerkung:** In der Fettschicht der Brust anastomosieren alle Kollateralen miteinander, so dass perimammär ein reich verzweigtes arteriovenöses Netz entsteht. Von ihm gehen feinste Hautästchen und etwas stärkere Drüsenästchen ab. In den interlobulären Septen verzweigen und teilen sich viele Kapillaren zu den Drüsenläppchen noch weiter auf (➤ Abb. 13.5).

Tiefes Venennetz

Der venöse Abfluss der Brust nach medial und posterior kann zu einem Metastasierungsweg werden.

- Nach medial erfolgt der venöse Abfluss beidseits zur V. thoracica interna, die auch den venösen Abfluss aus der Pleura parietalis aufnimmt. Dadurch ist eine Metastasierung in die Lunge möglich.
- Nach posterior erfolgt der venöse Abfluss über die Interkostalvenen, die rechts in die V. azygos und links in die V. azygos accessoria einmünden. Auf diesem Weg kann eine Metastasierung in Lunge, Knochen und Ovarien stattfinden. In der V. azygos sammelt sich das Blut aus den Wirbel-, Becken-, Schulter- und proximalen Femoralvenen.

13.4 Gefäßmanipulationen

Die Behandlung der Brüste muss sich auf den M. pectoralis minor und seinen Sehnenansatz konzentrieren. Es geht darum, alle Strukturen, die sich ober- und unterhalb bzw. direkt hinter dem Sehnenansatz dieses Muskels befinden, behutsam zu lockern.

13.4.1 Vorbehandlung

Vor jeder Manipulation der Brustgefäße empfiehlt es, mechanische Verspannungen in der Umgebung zu lösen. Das betrifft folgende Strukturen:

- Sternokostal-, Rippenknorpel-, Kostovertebral-, Sternoklavikular-, Akromioklavikular- und Schultergelenke
- M. subclavius mit Faszie
- Ligamenta coracoclavicularia (mit besonderer Berücksichtigung des Lig. conoideum und des Lig. trapezoideum)
- Pleurozervikale Aufhängungsstrukturen
- Mittlere Halsfaszie
- Pleura und Perikard.

13.4.2 A. thoracica interna

Pulstastung Aufgrund der Thoraxform lässt sich ihr Puls manchmal schwierig tasten. An einem großen Brustkorb ist der Puls im 3., 4. und 5. (vorderen) Interkostalraum einen Fingerbreit vom lateralen Sternumrand palpierbar. Etwas weiter außen können auch ihre oberflächlicheren Mammaria-interna-Äste aufzufinden sein.

Technik Die Patientin hat in Rückenlage die Hände auf dem Bauch liegen oder unter die Wirbelsäule geschoben, um die Interkostalräume zu weiten.

Vom Sternumrand aus lassen Sie Ihre Fingerkuppe am unteren Rand der oberen und am oberen Rand der unteren Rippen entlangwandern. Versuchen Sie den Puls zu spüren und dann eine Gleit-Induktion in medialer Richtung an den Rippenrändern entlang anzuwenden.

Zeigen Sie der Patientin, wie sie selbst die Interkostalräume von innen nach außen massieren kann. Es reicht, einmal täglich ein Dutzend Mal über jeden Interkostalraum zu streichen.

13.4.3 A. axillaris

Hier geht es im Wesentlichen um eine Lockerung der Begleitstrukturen (Muskelfaszien). Da die A. axillaris unter dem M. subclavius entspringt, muss dieser zuerst behandelt werden.

Behandlung des M. subclavius Der Muskel befindet sich zwischen der Klavikula und der ersten Rippe. Verspannungen im Muskel selbst – bzw. in den Ligg. conoideum und trapezoideum in seiner Verlängerung – lassen sich lösen, indem man die beiden knöchernen Strukturen hin und her bewegt (➤ Abb. 13.6).

Die Patientin liegt auf der Seite, die nicht behandelt wird, mit einer Hand hinter dem Kopf. Ihre andere Hand ruht auf der Behandlungsliege, die Innenfläche nach oben, dem Gesicht zugewandt.

Zwei Finger einer Hand setzen von oben und der Daumen von unten am Schlüsselbein an und werden in kaudaler (Finger) bzw. in kranialer Richtung (Daumen) hinter die Klavikula geschoben, bis sich Finger und Daumen im Kostoklavikularraum treffen. Versuchen Sie ihn zu vergrößern. Um der Patientin nicht wehzutun, darf ihre Schulter mit der anderen Hand zuerst nur nach vorn und erst im zweiten Schritt nach oben gedrückt werden.

Behandlung des M. pectoralis minor (hinterer Teil) Die Patientin behält die Seitenlage bei. Jetzt wird ein Daumen in die Achselhöhle geschoben, um unter dem großen Brustmuskel direkt nach dem Sehnenansatz des M. pectoralis minor am Proc. coracoideus zu tasten (➤ Abb. 13.7). Lassen Sie die Sehne „spielen" und nach vorn schnellen. Die Finger der anderen Hand sind hinter der Klavikula eingehakt, um sie beim Lockern der Brustmuskelsehne gleichzeitig nach vorn zu ziehen.

Wichtig: Lateral der A. axillaris befindet sich der Armplexus, dessen Nerven auf keinen Fall komprimiert werden dürfen! Deshalb sollte die Arterie vor allem mit Gleit-Induktionstechniken behandelt werden.

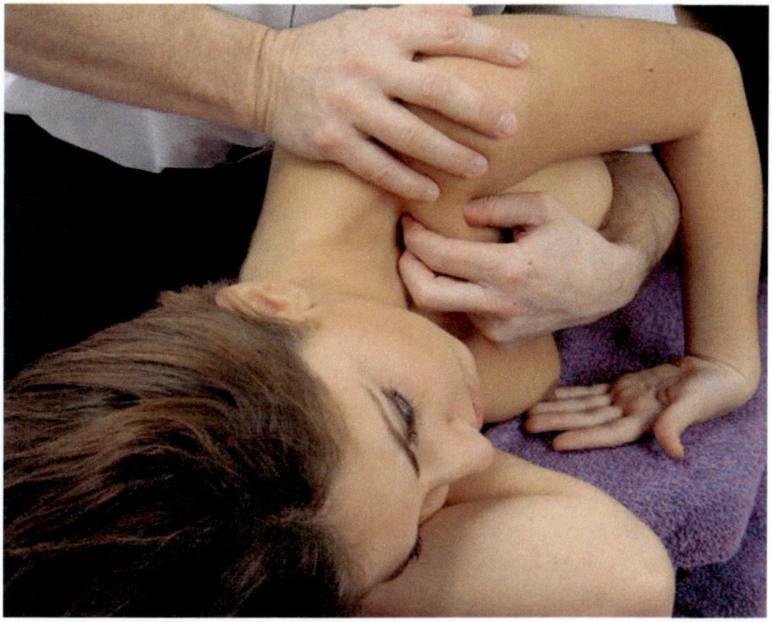

Abb. 13.6 Behandlung der A. axillaris bzw. des M. subclavius

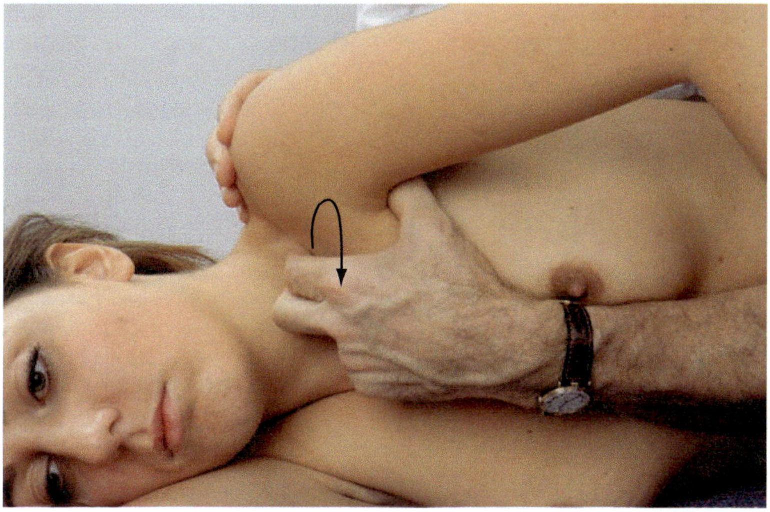

Abb. 13.7 Behandlung des M. pectoralis minor (hinterer Teil)

13.4.4 AA. thoracicae und A. brachialis

- Der Puls der **A. thoracica superior** lässt sich etwa 1 Fingerbreit unter der Klavikula (Mitte) tasten. Sobald Sie ihn spüren, lenken Sie Ihre Fingerkuppe kaudalwärts.
- Unter dem M. latissimus dorsi wird im seitlichen Thoraxbereich die **A. thoracica lateralis** aufgesucht. Lassen Sie den Finger flach auf der Arterie liegen, damit er nicht verrutscht, wenn Sie ihr nach unten folgen.
- Über die A. brachialis kann die A. axillaris ebenfalls merklich beeinflusst werden (➤ Kap. 11).

13.4.5 Viskoelastizitätstechnik

Durch die vielen Arteriolen, Venolen und kleinen Lymphgefäße in der Brust wird sie zu einem Organ, in dem leicht Stauungen auftreten. Es dauert lange, bis kleinflächige Hautblutungen (Ekchymosen) oder Hämatome resorbiert worden sind.

Zahlreiche experimentelle Infrarotmessungen haben gezeigt, dass die Temperatur deutlich niedriger als in anderen Organen liegt. Brüste und Gesäß sind daher die beiden kühlsten Körperregionen – und in beiden bilden sich Ekchymosen und Hämatome entsprechend langsam zurück.

Das Brustgewebe verhält sich wie ein Schwamm und spricht sehr gut auf viskoelastische Techniken an (➤ Abb. 13.8).

Vorsichtsregel Um jede Zweideutigkeit zu vermeiden, bitten wir unsere Patientinnen, dass sie ihre Brüste zumindest zu Beginn der Behandlung mit den eigenen Händen bedecken, während wir unsere Hände obenauf legen, wenn wir die viskoelastischen Manipulationen vornehmen. Sehr oft erkundigen sie sich nach einer Weile aber selbst, ob die Technik ohne die eigenen Hände nicht noch wirksamer wäre. In dem Fall entscheiden wir uns dann für eine direkte Berührung.

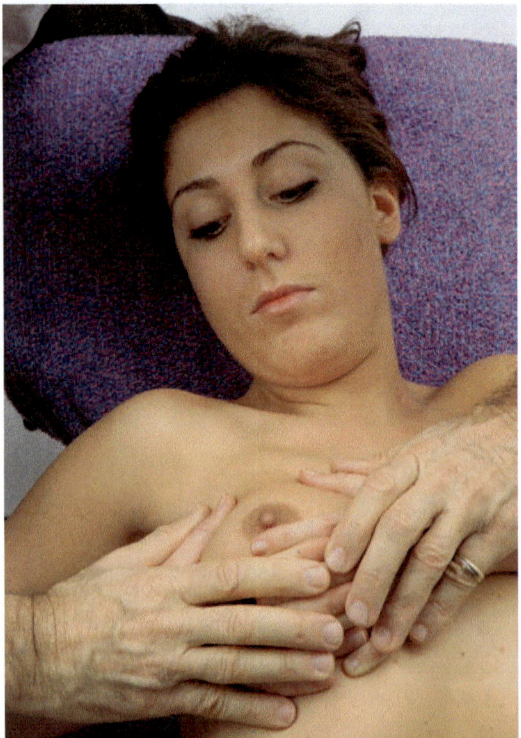

Abb. 13.8 Viskoelastische Brustmanipulation

Ausgangsposition In Rückenlage umfasst die Patientin mit beiden Händen die Brust, die behandelt werden soll. Um die Mechanorezeptoren zu aktivieren, drücken wir das Brustgewebe zunächst mehrmals von außen (über die Hände der Patientin) zusammen. Dann folgt eine Induktion, bis der Ecoute-Test keine weitere Einschränkung mehr anzeigt. Man kann die Behandlung auch mit intermittierendem Druck (abwechselnd Kompression und Druckentlastung) beginnen, um dadurch die thorakalen Aufhängungen der Brust zu lockern.

Zeigen Sie der Patientin danach, wie sie sich selbst mit diesen Techniken behandeln kann (cA. 1 Monat lang einmal täglich cA. 20 Kompressionen; bei Bedarf das Ganze wiederholen).

13.4.6 Traktions-Induktionstechnik

Es erscheint sinnvoll, die Brust auf der Fettschicht unter (hinter) der Brustdrüse hin und her gleiten zu lassen. Denn in diesem Raum befinden sich zahlreiche kürzere Gefäße, die für den Venen- und Lymphabfluss (Drainage) der Brust eine wichtige Rolle spielen. Es gibt zwei Varianten dieser Technik.

Erste Methode

Mit allen vier Fingern beider Hände wird die Brust an den Rändern gehalten (➤ Abb. 13.9). Die Daumen liegen in senkrechter Verlängerung der Brustwarze aneinander und dienen als Fixpunkt zwischen beiden Händen, während ein globaler (Ecoute-)Test durchgeführt wird.

Stellen Sie mit leichtem Druck in die Mitte der Brust vorsichtig den Kontakt zur Brustdrüse her und behalten Sie ihn bis zum Ende bei. Üben Sie danach eine leichte Traktion aus, so als wollten Sie die Brust langsam und behutsam immer weiter vom Thorax abheben. Achten Sie während der Mobilisierung auf kleine spontane Brustdrüsenbewegungen, die Sie durch eine Induktion allmählich vergrößern sollten.

Wenn der Ecoute-Test nichts mehr anzeigt, ändert sich im Allgemeinen die Konsistenz der Brustdrüse, die sich nun weicher und fließender zwischen den Fingerkontakten anfühlt.

Mit dieser Technik lässt sich der Venen- und Lymphabfluss der Brust verbessern. Dadurch klingen schmerzhafte Schwellungen nach der Bestrahlung oder Operation merklich rascher ab. Auch die Resorption von Kontrastmitteln und Farbstoffen, die während der präoperativen Diagnostik auf der Suche nach Wächter-(Sentinel-)Lymphknoten injiziert werden, wird gefördert. Kontrastmittel und Farbstoffe führen häufiger zu einer langwierigen Entzündung, die bei zu schwachem oder unzureichendem Abfluss besonders ausgeprägt sein kann.

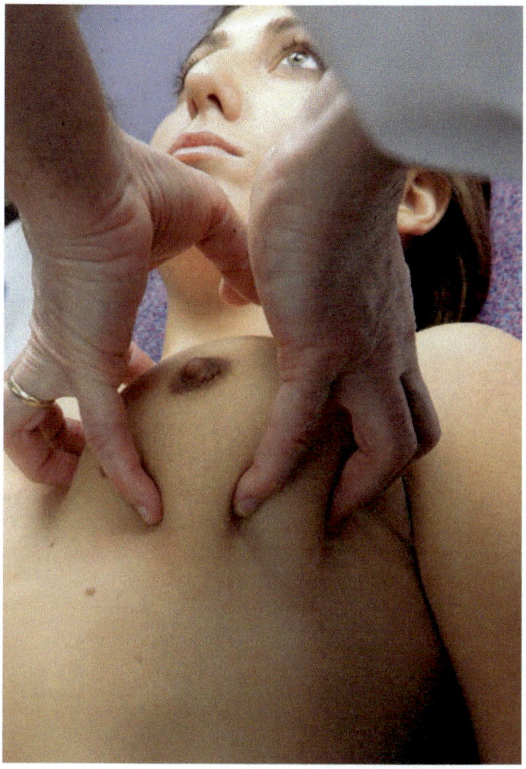

Abb. 13.9 Brustmanipulation mit Traktion und Induktion

Die Technik eignet sich ebenfalls zur Selbstbehandlung, indem die Patientin die Brust mit beiden Händen umfasst und behutsam nach vorn zieht (➤ Abb. 13.10)

Zweite Methode

Die zweite Variante richtet sich gezielt auf die Brustmuskel- und Faszienausläufer in der Achselhöhle. Sie kann in Rücken- und in Seitenlage angewandt werden.

Beide Daumen liegen auf der Achselseite der Brust (➤ Abb. 13.11). Im ersten Schritt werden die Daumen auseinander gezogen, um im nächsten Schritt die Brustdrüse nach vorn und zur Mitte (medial) zu schieben.

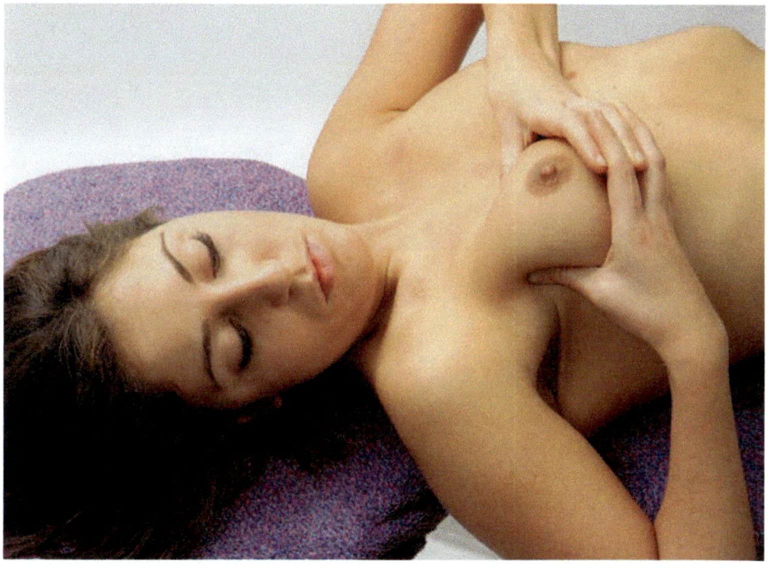

Abb. 13.10 Selbstmanipulation der Brust

13.4.7 Interkostaler Brustansatz

In Rückenlage der Patientin nimmt der Therapeut hinter ihr Platz.

Die Zeigefingerkuppe wird auf den unteren Rand der oberen Rippe gelegt. Um den Kontakt zum interkostalen Brustansatz (Rippenstiel) zu verbessern, richtet sich der Druck zunächst etwas nach medial. Anschließend erfolgt eine Gleit-Induktion nach hinten und nach vorn (> Abb. 13.12).

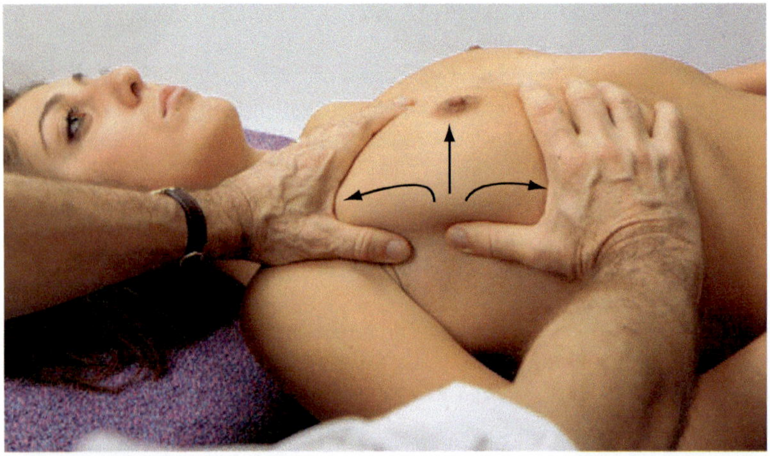

Abb. 13.11 Brustmanipulation mit Traktion und Induktion (zweite Methode)

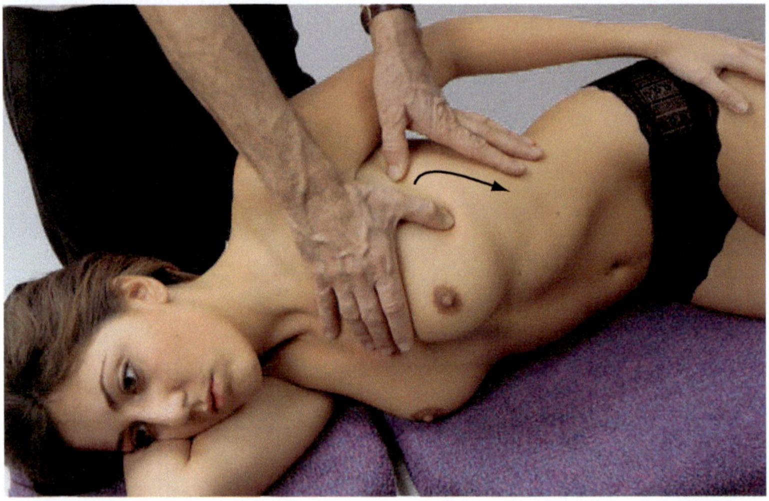

Abb. 13.12 Behandlung des interkostalen Brustansatzes

Abschnitt 2: Kopf- und Halsgefäße

KAPITEL

14 Arteria carotis communis

14.1 Anatomische Aspekte

14.1.1 Ursprung, Verlauf, Mündung

Die rechte A. carotis communis hat ihren Ursprung im Truncus brachiocephalicus, während die linke direkt aus der Aorta entspringt und deshalb etwas länger ist (➤ Abb. 14.1).

Die Karotisgefäße verlaufen mehr oder weniger in der Trachea-Ösophagus-Achse und innerhalb des M. sternocleidomastoideus.

Die A. carotis communis endet beidseits an der Karotisgabel (Bifurcatio carotidis), wo sie sich in die A. carotis interna und A. carotis externa aufteilt. Die Karotisgabel liegt zwischen Zungenbein (Os hyoideum) und Schildknorpel (also in Höhe von C3–C4) mit folgender Häufigkeitsverteilung:

- In 67% der Fälle befindet sie sich am oberen Teil des Schildknorpels (Cartilago thyroidea), das heißt in Höhe von C4.
- In 20% der Fälle ist sie in Höhe des Zungenbeins (C3) lokalisiert.

14.1.2 Lagebeziehungen, Karotisdreieck

Bedeckt wird die A. carotis communis beidseits vom

- M. omohyoideus
- M. sternohyoideus
- M. sternocleidomastoideus und
- Platysma (flacher Hautmuskel des Halses).

Im Bereich des Karotisdreiecks (Trigonum caroticum) liegt die Arterie dicht unter der Haut, nur bedeckt vom Platysma und der oberflächlichen Halsfaszie (➤ Abb. 14.2).

Folgende Muskeln bilden das Karotisdreieck:

- M. sternocleidomastoideus
- M. omohyoideus
- M. digastricus (hinterer Bauch = Venter posterior)

BESONDERHEIT

Eine gemeinsame Faserhülle fasst A. carotis communis, V. jugularis interna und N. vagus zu einem Gefäß-Nerven-Bündel zusammen. Deshalb ist es schwierig, bei einer Arterien- bzw. Gefäßmanipulation das Nervensystem auszusparen, besonders wenn man weiß, dass in Nähe der Vagusfasern (und damit in unmittelbarer Nachbarschaft der A. carotis communis) auch sympathische Nervenfasern verlaufen.

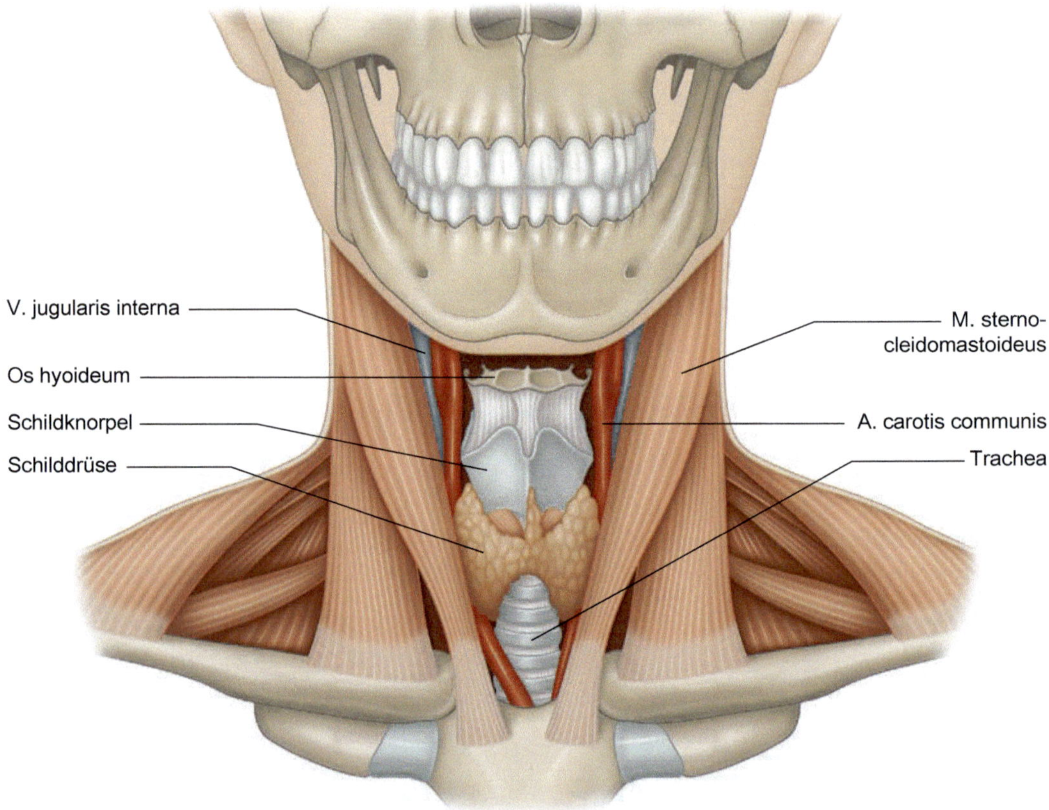

Abb. 14.1 Arteria carotis communis

14.1.3 Endäste

Die A. carotis communis hat keine Kollateralgefäße, sondern lediglich zwei Endäste, nämlich die A. carotis interna und die A. carotis externa.

14.2 Manualtherapeutischer Ansatz

14.2.1 Palpation

Die Patientin liegt auf dem Rücken, die Ellbogen auf der Liege abgestützt, die Hände auf dem Bauch. Ihr Kopf ist leicht abgewandt von der Seite, auf der die Arterie palpiert werden soll. Die Palpation erfolgt mit zwei oder drei Fingerkuppen.

Weil sich der M. sternocleidomastoideus und die A. carotis communis X-förmig kreuzen, verändert sich die Palpationstechnik in den unterschiedlichen Kreuzungsbereichen (➤ Abb. 14.3).

Kaudaler Teil

Im unteren Teil der Kreuzung lässt sich die A. carotis communis zwischen den kaudalen Ansätzen des M. sternocleidomastoideus direkt über dem Schlüsselbein tasten, indem man das Caput claviculare des Muskels etwas zur Seite schiebt.

Palpiert wird mit zwei oder drei Fingern, die unmittelbar neben der Trachea, innen vom Caput ster-

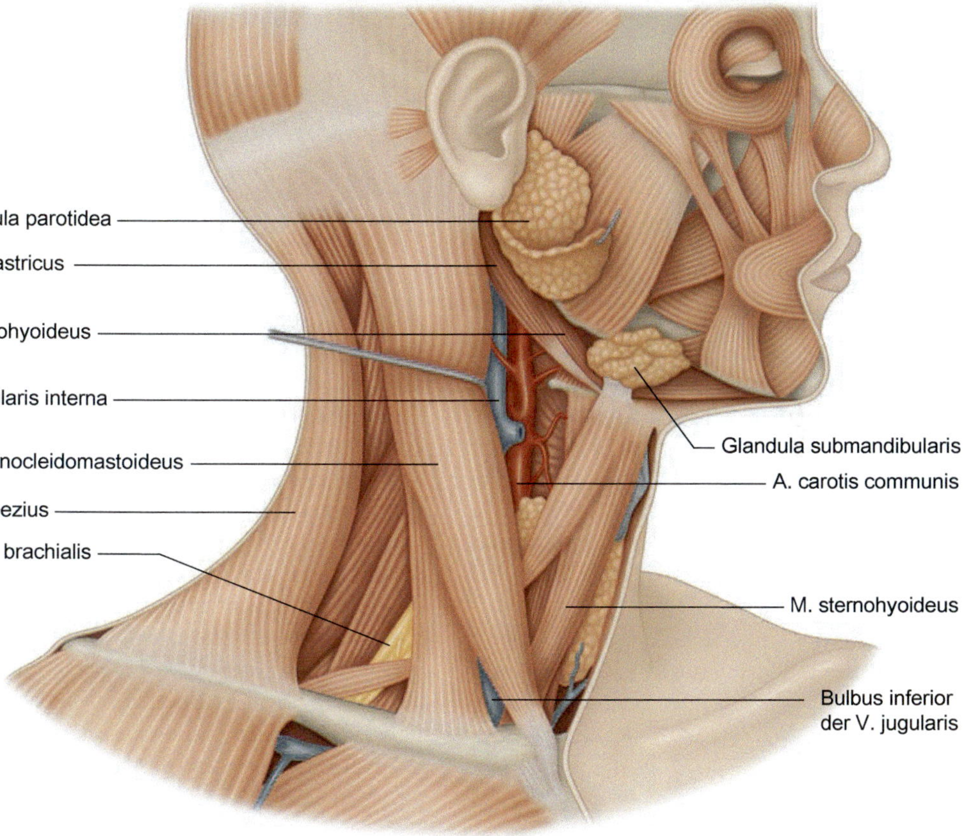

Abb. 14.2 Trigonum caroticum (Karotisdreieck)

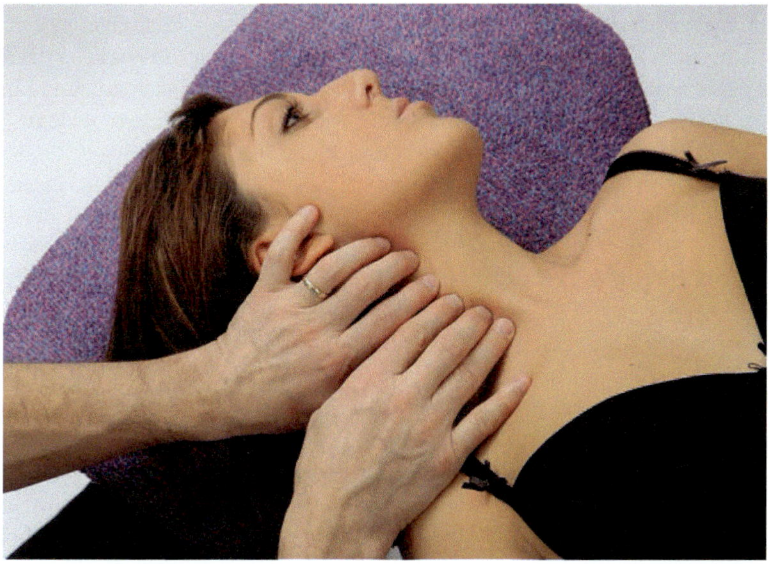

Abb. 14.3 Palpation der A. carotis communis

nale des Muskels, aufgelegt werden. Da der M. sternocleidomastoideus schräg (diagonal) verläuft, nähert sich die A. carotis communis zunehmend seinem Vorderrand.

Lassen Sie Ihre Finger von unten nach oben über die Arterie gleiten, um den ganzen Abschnitt beurteilen zu können.

Mittelteil

Der mittlere Arterienabschnitt wird zwei oder drei Fingerbreit neben dem seitlichen Rand der Trachea und dem Caput sternale des M. sternocleidomastoideus betastet. Zögern Sie nicht, den Muskel beiseitezubewegen, wenn der Puls dadurch besser spürbar wird.

Im Karotisdreieck liegt die A. carotis communis nur unter einer dünnen Schicht (Haut, Platysma und oberflächliche Halsfaszie). Sie grenzt

- medial an die Luft- und Speiseröhre, den Kehlkopf und die Schilddrüse sowie
- lateral an die V. jugularis interna und den N. vagus.

Kranialer Teil

Etwa 2 cm unter dem Oberrand des Schildknorpels löst sich die A. carotis communis vom M. sternocleidomastoideus. In dem Bereich lässt sich der Puls unterhalb des Zungenbeins (Os hyoideum) tasten.

Es sei daran erinnert, dass sich in Höhe von C3 bzw. C4 die Karotisgabel befindet (die Aufteilung der Arterie in die A. carotis interna und A. carotis externa).

Worauf gilt es zu achten?

Lassen Sie die Fingerkuppen beim Palpieren der Arterie fächerförmig gleiten, um

- die Konsistenz der Arterie,
- eventuell vorhandene Kaliberschwankungen und
- die Pulsqualität (auf der gesamten Länge deutlich spürbar und frei?) besser beurteilen sowie
- eventuelle Unebenheiten feststellen zu können.

ANMERKUNG

Machen Sie immer einen Seitenvergleich beider Arterien und behandeln Sie dann die Arterie mit dem schwächeren Puls oder mit tastbaren Unebenheiten. Auch der Kreuzungsbereich der A. carotis communis mit dem M. sternocleidomastoideus muss gründlich untersucht werden, weil sich dort besonders häufig Unebenheiten befinden. Manchmal kann ein stärker entwickeltes Tuberculum anterius des 6. Halswirbels zu Druckbeschwerden oder sogar zur Kompression der A. carotis communis führen.

14.2.2 Vorsichtsregeln

Vorsicht ist geboten bei

- schwerer Hypertonie
- atheromatöser Plaquebildung
- Hypercholesterinämie
- Schwindel und unerklärlicher Ganginstabilität.

Bei Frauen ist zusätzlich darauf zu achten, ob sie rauchen, orale Kontrazeptiva einnehmen und erhöhte Cholesterinwerte haben.

Adenopathien der Halslymphknoten kommen relativ häufig vor. Geschwollene Lymphknoten sind oft harmlos und lediglich Ausdruck einer Immunreaktion auf mehr als weniger schwere Angriffe auf die körperlichen Abwehrkräfte.

Sie sollten sich folgende Faustregeln merken:

- Kleine, reiskorngroße Nackenlymphknoten, die sich leicht verschieben lassen, weisen oft auf eine allergische Reaktion hin (inhalative oder Nahrungsallergene).
- Im Nacken oder seitlichen Halsbereich treten nach Entzündungen oder Infektionen oft einseitig betont kleine, haselnussgroße Lymphknoten auf.
- Vor allem einseitige Lymphknotenschwellungen können auf gleichseitige Zahnfleisch-/Zahn- oder HNO-Probleme hindeuten. Fragen Sie deshalb routinemäßig nach dem letzten Zahnarztbesuch, besonders wenn Patienten ohne vorhergehendes Trauma an einem „Halssyndrom" (Zervikalgie) leiden.
- Vergrößerte Lymphknoten unter dem Kinn und im Kieferbereich sprechen für eine Gesichts- oder Kaumuskelinfektion.
- Jugendliche haben oft geschwollene Lymphknoten im Halswirbelsäulen- (HWS-) und Halsbereich als Zeichen einer allgemeinen Erschöpfung.

Auch an eine Mononukleose sollte gedacht werden. Bei Angina oder einer starken Lymphadenopathie sind die Lymphknoten schmerzlos vergrößert, hart und prall (glatt).

14.2.3 Kontraindikationen

Kontraindiziert ist eine Gefäßmanipulation der A. carotis communis in folgenden Fällen:

- Blutdruckwerte über 150/90 mmHg
- Drop-Attacks (plötzliches Umfallen infolge einer zeitweiligen Basilaris-Insuffizienz)
- Gefäßfragilität (bei Diabetes, Bindegewebs- und anderen systemischen Erkrankungen). Es versteht sich von selbst, dass Patienten beim geringsten Zweifel zum Arzt überwiesen werden müssen. Kollegen fragen häufiger nach dem Embolierisiko. Wer atheromatöse Plaques bei Dissektionen gesehen hat, weiß, dass sie im Allgemeinen fest haften und sich nicht so leicht lösen, zumindest nicht bei den Techniken, die wir anwenden.
- Karotisarterienaneurysma: Durch die pulsierende Aussackung der A. carotis communis wird der M. sternocleidomastoideus etwas angehoben. Sie fühlt sich ziemlich weich an und lässt sich wegdrücken. In transversaler Richtung lässt sich die längliche Schwellung gut verschieben. Bei distaler Kompression wird sie stärker, bei proximaler Kompression schwächer. Ein Karotisarterienaneurysma kann mit Heiserkeit bzw. Krächzen (durch Nervenkompression des Rekurrens), Reizhusten und Zervikalsyndrom einhergehen.

14.2.4 Indikationen

Aufgrund des großen Versorgungsgebiets der A. carotis communis gibt es eine Vielzahl von Indikationen für Gefäßmanipulationen:

- Kopfschmerzen
- Schwindel, Instabilität
- Bluthochdruck
- Tachykardie, Herzarrhythmie
- Präkordiale Schmerzen
- Gastroösophagealer Reflux
- Solarplexus-Schmerzen
- Vagotonie, Sympathikotonie
- Schilddrüsenfunktionsstörungen
- Seh-/Augenfunktionsstörungen
- Hemiplegie
- Zerebrale Ausfälle/Defizite
- Folgezustände nach Gesichtsschädelverletzungen
- Operationsfolgen.

14.2.5 Manipulationen

Für alle Techniken gilt dieselbe Ausgangsposition: Die Patienten liegen auf dem Rücken, die Hände auf dem Bauch, die Ellbogen auf der Liege abgestützt, und drehen den Kopf wie bei der Palpation leicht zur Gegenseite (die nicht behandelt wird). Der Therapeut nimmt auf der Behandlungsseite Platz, um eine Dehnung durchzuführen oder eine Gleit-Induktionstechnik anzuwenden.

Zwei-Finger-Dehnungstechnik

Im Dreieck zwischen den kaudalen Ansätzen des M. sternocleidomastoideus wird die A. carotis communis mit leichtem Daumendruck fixiert (➤ Abb. 14.4). Der andere Daumen übt zunächst im Mittelteil und danach im kranialen Teil der Arterie leichten Druck aus. Dann wird der Bereich, in dem sich der Arterienpuls bei der ersten Palpation am schwächsten tasten ließ, mehrmals gedehnt. Abschließend erfolgt eine Induktionsbehandlung der ganzen Arterie.

ANMERKUNG

Um eine zentrale Wirkung (Stimulation) zu erzielen, sollten immer beide Arterien mit dieser Technik behandelt werden.

Mehr-Finger-Dehnungstechnik

Zwei oder drei Fingerkuppen werden flach ober- und unterhalb der Kreuzungsstelle der A. carotis communis mit dem M. sternocleidomastoideus aufgelegt (➤ Abb. 14.5). Ziehen Sie mit einer Gleitbewegung die Finger auseinander.

14

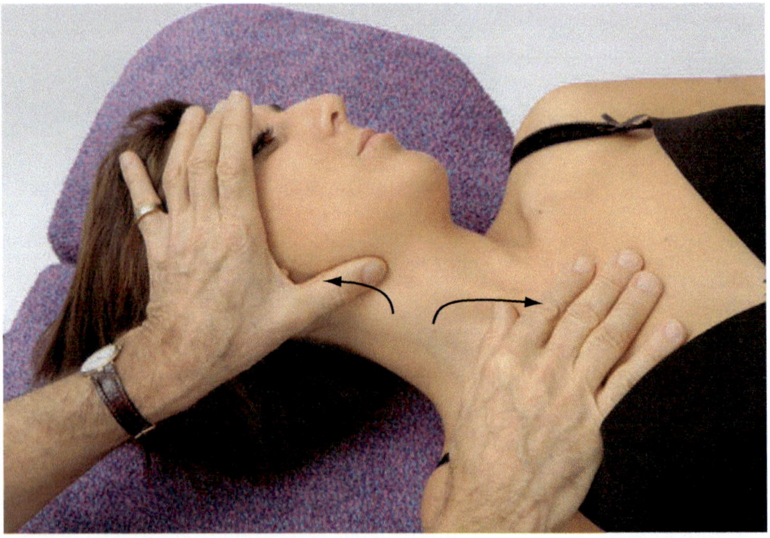

Abb. 14.4 Dehnung der A. carotis communis mit zwei Fingern (Daumen)

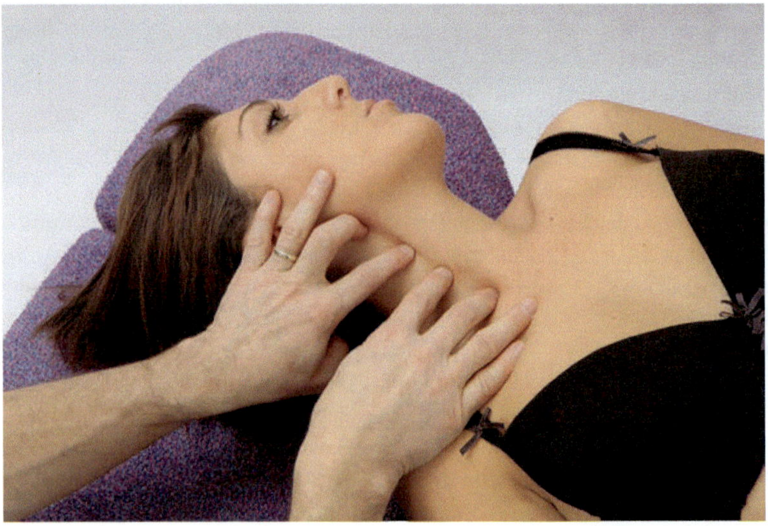

Abb. 14.5 Dehnung der A. carotis communis mit mehreren Fingern

Arterien müssen ähnlich wie Nerven gedehnt werden, damit sich ihre Elastizität verbessert, dürfen aber keineswegs komprimiert werden.

Man kann die Technik auch einhändig anwenden und durch Drehbewegungen des Kopfes bzw. der HWS mit der anderen Hand die Dehnwirkung verstärken.

Gleit-Induktionstechnik

Lassen Sie die Fingerkuppen mit leichtem Druck an der A. carotis communis entlang gleiten. Sie sollten völlig geschmeidig darüber hinweg gleiten können. Wenn sich die Finger an einer Unebenheit reiben, wird an der Stelle eine Gleit-Induktion durchgeführt. Dabei liegen die Finger wie beschrieben auf der Arterie und steigern die im Ecoute-Test spürbare Bewegung.

Das Ziel der Behandlung besteht darin

- den Tonus der beiden Arterien auszugleichen
- Verspannungen/Verhärtungen, die einen harmonisch ausgeglichenen Blutfluss verhindern, zu lösen
- Nervenfasern des Glossopharyngeus spielerisch zu bewegen, um eine zentrale Wirkung zu erzielen.

KAPITEL

15 Arteria carotis externa

Die A. carotis externa ist eine echte Halsarterie. Nachdem alle anderen Gewebefixierungen beseitigt wurden, kann über sie und ihre Äste (in den folgenden Kapiteln beschrieben) noch die Funktion von Schilddrüse, Parotis, Trachea, Gesichts- und Kaumuskulatur verbessert werden.

15.1 Anatomische Aspekte

Ursprung Ihr Ursprung befindet sich an der Karotisgabel, an der sich die A. carotis communis in die A. carotis interna und die A. carotis externa aufteilt (➤ Abb. 15.1). Diese Aufteilung kann in Höhe des Zungenbeins (Os hyoideum) oder am oberen Schildknorpelrand (Cartilago thyroidea) stattfinden. Sie liegt aber – wie erwähnt (➤ Kap. 14) – viel häufiger in Höhe von C4 als in Höhe von C3 (Gonion).

Verlauf Die A. carotis externa verläuft vor und etwas näher zur Mittellinie (medial) als die A. carotis interna. Sie zieht zuerst diagonal, ab dem Gonion dann in einer senkrechten Linie nach oben und endet am Kiefergelenk (Collum mandibulae).

Kollateralen Sie bildet insgesamt sechs Kollateralen:

- drei vordere Verbindungsäste: A. thyroidea superior, A. lingualis, A. facialis
- zwei hintere Verbindungsäste: A. occipitalis, A. auricularis posterior
- einen mittleren Verbindungsast: A. pharyngea.

In den nächsten Kapiteln werden alle Kollateralgefäße außer der A. lingualis und der A. pharyngea näher beschrieben. Das hat den Grund, dass die beiden Letztgenannten schwer zugänglich sind und kaum auf Gefäßmanipulationen ansprechen.

15.2 Manualtherapeutischer Ansatz

15.2.1 Palpation

An ihrer Ursprungsstelle liegt die A. carotis externa nur unter einer dünnen Schicht aus Haut, Platysma und oberflächlicher Halsfaszie. Kranialwärts wird sie dann vom M. digastricus und M. stylohyoideus sowie vom N. hypoglossus bedeckt. Sie grenzt lateral an den Pharynx und vorn (ventral) an die A. carotis interna.

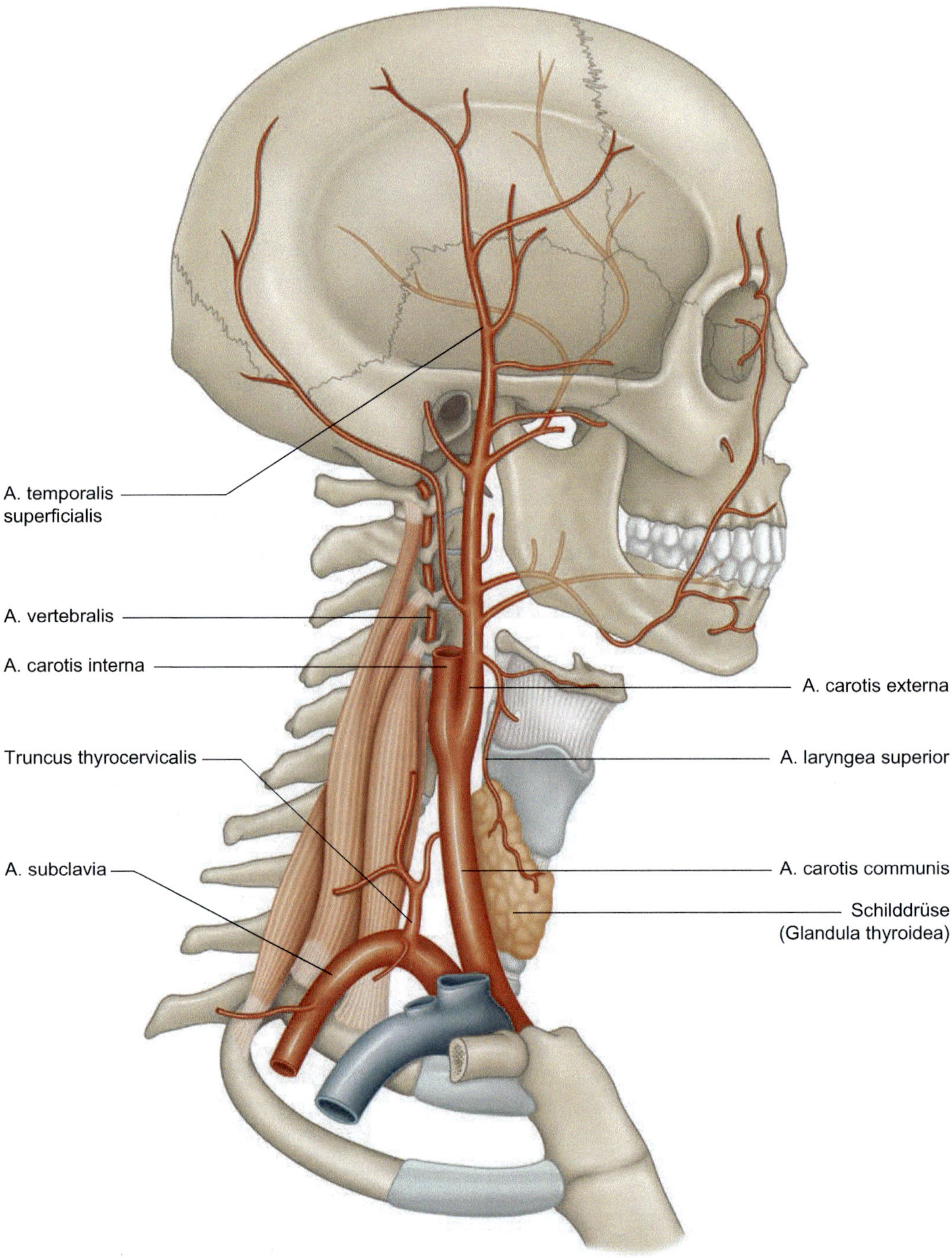

Abb. 15.1 Arteria carotis externa

15.2.2 Vorsichtsregeln

Lassen Sie Vorsicht walten und zögern Sie nicht, Patienten mit folgenden Symptomen zu einem Arzt zu überweisen:

- Rezidivierende Schwindelanfälle ohne vorhergehendes Trauma
- Instabilität
- Torkelnder Gang (wie betrunken)

15.2.3 Kontraindikationen

In folgenden Fällen ist eine Behandlung der A. carotis externa kontraindiziert:

- Drop-Attacks (plötzliches Umfallen, ohne Bewusstlosigkeit; meist infolge einer Basilaris-Insuffizienz)
- Lokalisierte, plötzlich und spontan „aus heiterem Himmel“ auftretende Kopfschmerzen, die an ein Aneurysma denken lassen sollten
- Kaum tastbarer, schwacher Arterienpuls
- Gefäßfragilität (bei systemischen Erkrankungen)
- Atheromatöse Plaquebildung.

Besonders verdächtig sind Schwindelanfälle oder Gangunsicherheit bei Raucherinnen, die „die Pille“ einnehmen und erhöhte Cholesterinwerte haben. Sie gelten als Risikopatientinnen für „brüchige“ Gefäße im Karotis- oder Basilarisgebiet.

15.2.4 Indikationen

Indiziert ist eine Behandlung der A. carotis externa in folgenden Fällen:

- Kopfschmerzen
- Gesichtslähmung (Fazialisparese)
- Schilddrüsenfunktionsstörungen
- Gesichts-, Zahn-/Kiefer- und Pharynx-/Larynxbeschwerden
- Zustand nach einem HWS-Trauma mit funktionellen Störungen wie Schwindel, Instabilität, Tinnitus und Kopfschmerzen.

15

15.2.5 Manipulationen

Für alle Behandlungstechniken gilt dieselbe Ausgangsposition: Die Patienten liegen auf dem Rücken, die Hände auf dem Bauch, die Ellbogen auf der Liege abgestützt, und drehen den Kopf leicht zur Gegenseite (weg von der A. carotis externa, die behandelt werden soll). Der Therapeut nimmt auf der Behandlungsseite Platz.

Zwei-Finger-Dehnung

Ein Daumen liegt direkt neben (lateral) dem oberen Schildknorpelrand auf der Arterie und fixiert sie (➤ Abb. 15.2).

Der andere Daumen wird in Nähe des Gonions unter den M. digastricus geschoben, um die A. caro-

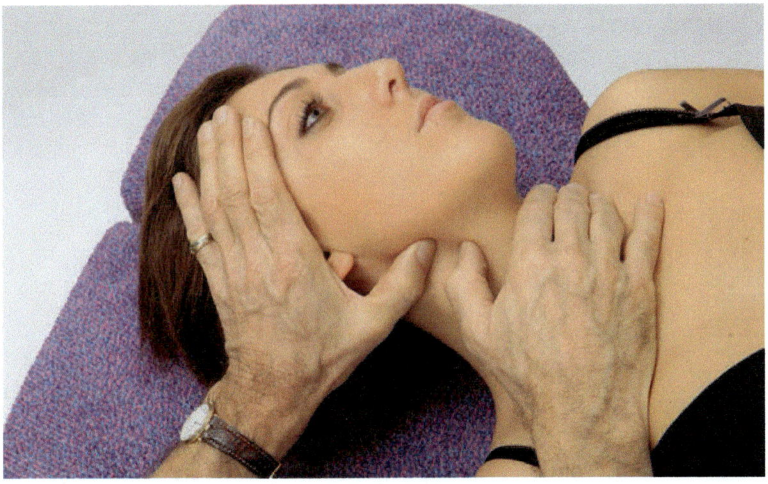

Abb. 15.2 Dehnung der A. carotis externa mit zwei Fingern (Daumen)

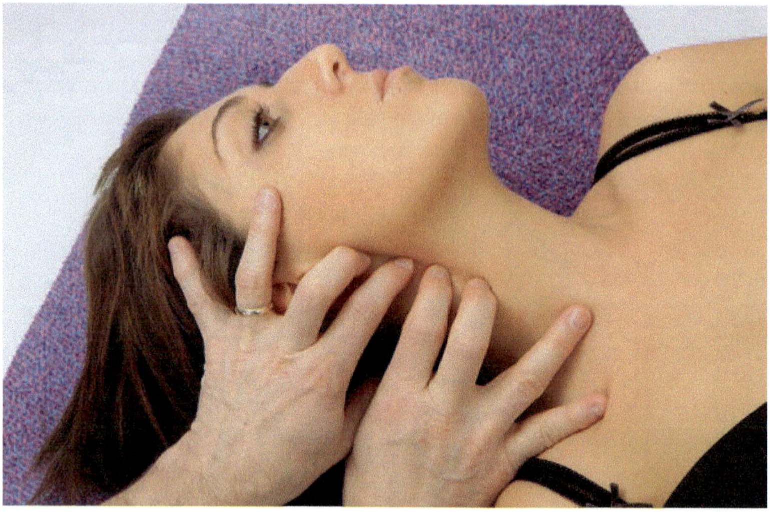

Abb. 15.3 Behandlung der A. carotis externa mit gespreizten Fingern

tis externa in kranialer Richtung (und leicht medial) zu dehnen. Beenden Sie die Behandlung wie üblich mit einer Induktion.

Gleit-Induktionstechnik

Ausgangspunkt ist auch hierbei der obere Schildknorpelrand. Während ein Daumen die Arterie stabilisiert, wird ausgehend von dieser Stelle mit dem anderen Daumen oder Zeigefinger eine Gleit-Induktion durchgeführt.

Es ist wichtig, in kleinen Schritten minuziös alle Abschnitte „durchzumustern", über die der Finger nicht reibungslos hinwegzugleiten scheint.

Die Behandlung wirkt sich nicht nur auf die Arterienwände, sondern auch auf begleitende Nervenfasern (N. hypoglossus) aus.

Spreiz-Gleittechnik

Die Behandlung mit dieser Technik erfolgt ähnlich wie die Palpation mit zwei oder drei Fingern beider Hände (> Abb. 15.3).

Die Aktion der Finger richtet sich gezielt auf die Bereiche, an denen das Gleiten schwieriger war.

Wir möchten daran erinnern, dass vor allem die Gleitkomponente bei dieser Technik wichtig ist und nur minimaler Druck ausgeübt werden darf.

Sobald die Finger reibungslos, ohne irgendeine Unebenheit zu spüren, über die Arterie gleiten können, wird die Behandlung beendet.

Mit dieser Technik lässt sich nicht nur die Wandelastizität der Arterie verbessern, sondern auch eine Wirkung auf die periarteriellen Nervenfasern (Halssympathikus, N. hypoglossus und N. glossopharyngeus) erzielen.

Am Ende der Behandlung sollte in allen Abschnitten der A. carotis externa ein gleichmäßig kräftiger Arterienpuls zu tasten sein.

ANMERKUNG

Auch der Bereich, in dem der M. sternocleidomastoideus die A. carotis kreuzt, darf nicht übersehen werden. Denn hier liegen häufiger Fixierungen bestimmter Hypoglossus-Fasern vor.

KAPITEL

16 Arteria facialis

16.1 Anatomische Aspekte

Ursprung Die Gesichtsarterie (A. facialis) entspringt zwischen Zungenbein (Os hyoideum) und Unterkieferbasis als Ast der A. carotis externa (➤ Abb. 16.1).

Verlauf Sie zieht vor der A. carotis externa nach vorn und zur Unterkieferdrüse (Glandula submandibularis) hoch. Ihr weiterer Verlauf führt am Mundwinkel und Nasenflügel vorbei, bevor sie dann als A. angularis am inneren Augenwinkel endet.

Kollateralen Die Gesichtsarterie bildet insgesamt acht Kollateralen im Hals- und Gesichtsbereich.
Zervikal:
- A. palatina inferior
- A. pterygoidea
- A. submentalis
- A. submandibularis

Fazial:
- A. masseterica inferior
- A. labialis inferior
- A. labialis superior
- Ramus lateralis nasi

Funktion Die A. facialis versorgt die Gaumenmandel, das Gaumensegel, die Gesichtsmuskulatur (Mm. pterygoideus, mylohyoideus, digastricus), die Unterkieferdrüse und das ganze Gesicht mit Blut.

Anastomose Im Endabschnitt wird sie zur A. angularis, die mit der A. ophthalmica, einem Ast der A. carotis interna, eine Anastomose bildet.

16.2 Manualtherapeutischer Ansatz

16.2.1 Pulstastung

Am leichtesten lässt sich der Puls an den nachfolgend genannten Stellen tasten (➤ Abb. 16.2, ➤ 16.3, ➤ 16.4). Wir benutzen sie auch zur Kontrolle der Wirksamkeit unserer Techniken.

- Am Unterkiefer kann der Puls am kaudalen Rand der Mandibula, auf halber Strecke zwischen dem Gonion und dem Tuberculum mentale, aufgesucht werden.
- Im Nasenbereich ist zwischen Os nasale und Maxilla der Puls der A. angularis spürbar. Die Augenwinkelarterie kann leicht mit der A. supratrochlearis, einem Ast der A. carotis interna, verwechselt werden. Lassen Sie eine Fingerkuppe von unten nach oben über die Stelle gleiten, um zu versuchen, beide Arterien voneinander abzugrenzen.

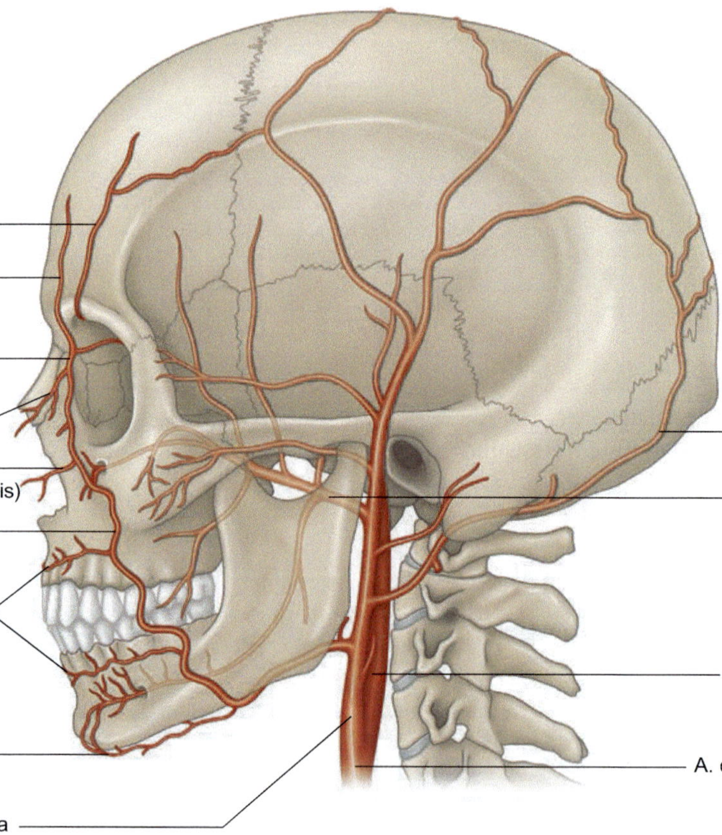

Abb. 16.1 Gesichtsarterie (A. facialis)

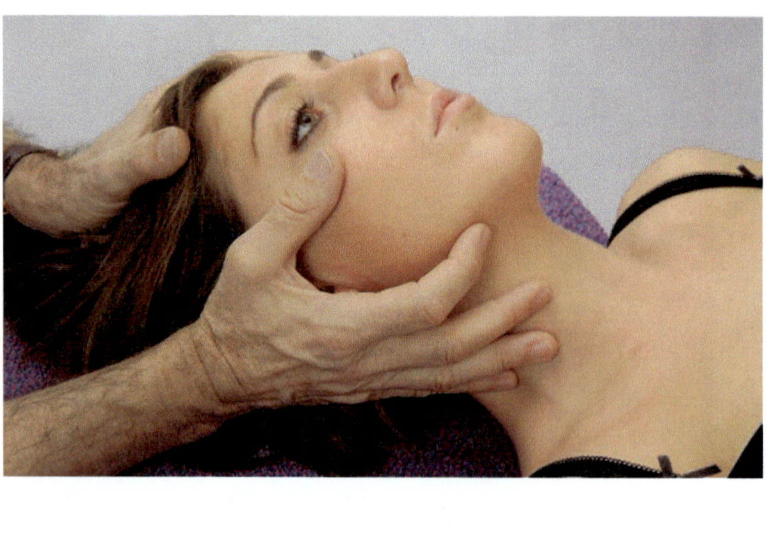

Abb. 16.2 Pulstastung der A. facialis am Unterkiefer

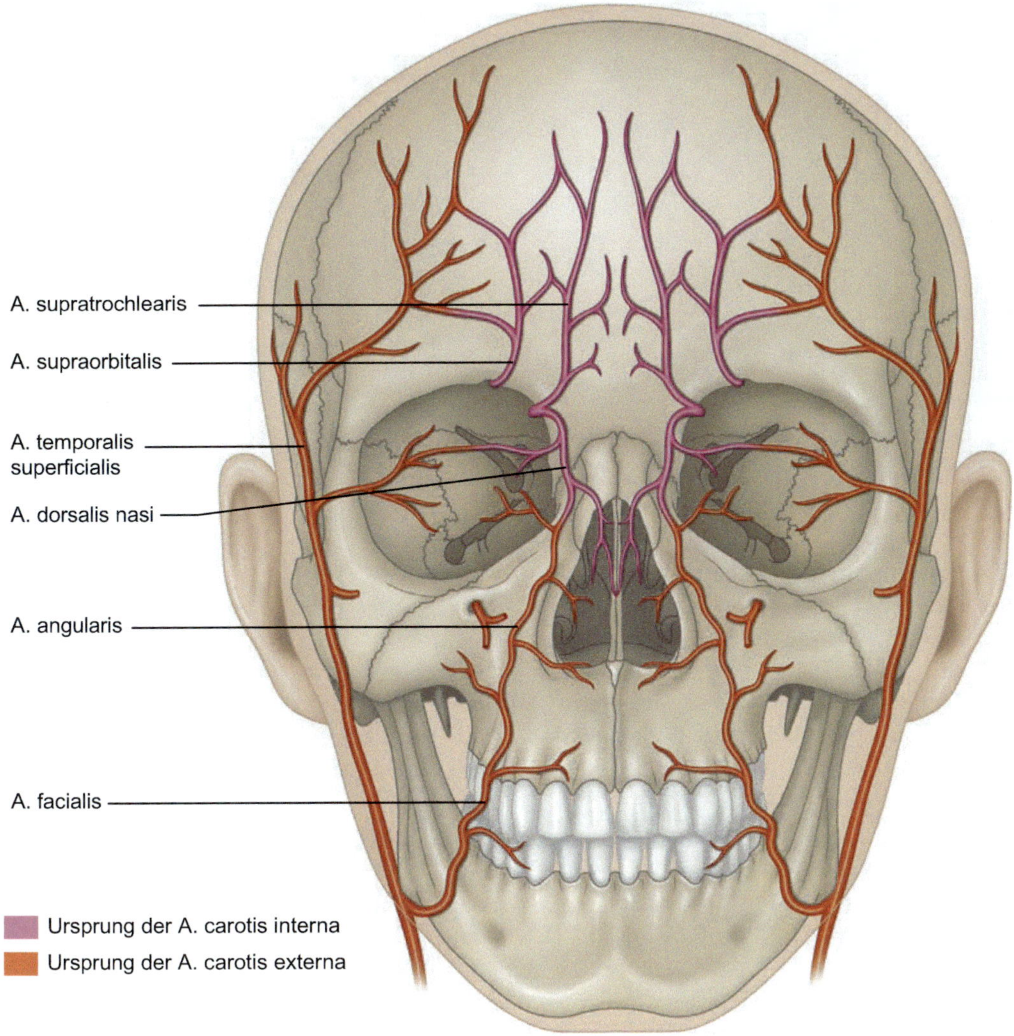

Abb. 16.3 Arteria angularis

16.2.2 Anmerkungen

Wenn wir die A. carotis communis oder die A. carotis externa behandeln, überprüfen wir die Wirkung vor allem anhand der Gesichtsarterie. Auf Nervengeflechte in Begleitung der Arterie haben weder direkte noch indirekte Manipulationstechniken größere Wirkung gezeigt.

Am besten lassen sich Unterschiede der Pulsqualität an der Unterkiefer-Taststelle erkennen.

16.2.3 Behandlungsindikationen

Manipulationen der Gesichtsarterie können in folgenden Fällen indiziert sein:

- Gesichtslähmung (Fazialisparese)
- Chronische obere Atemwegsinfekte (Rhinopharyngitis)
- Gesichtsschädelverletzungen
- Hirnläsionen
- Folgezustände nach Gesichtsoperationen
- Zahnersatz.

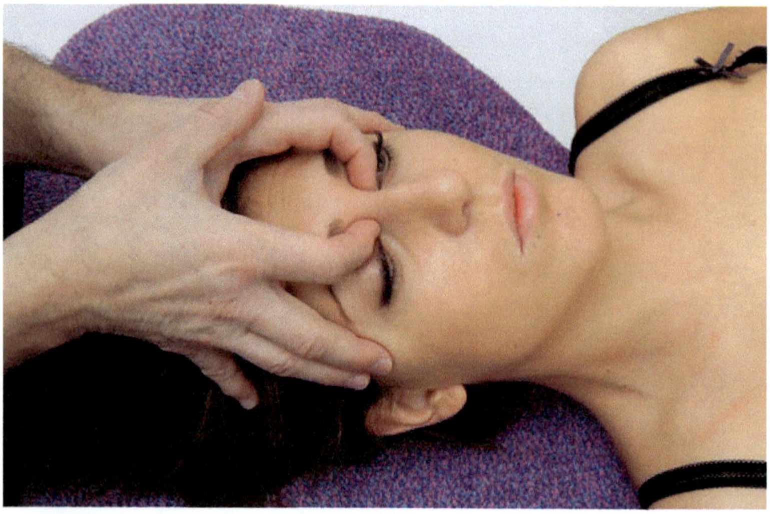

Abb. 16.4 Pulstastung der A. angularis

16.2.4 Behandlungstechnik am Nasenrücken

Durch die Anwendung von intermittierendem Druck (Kompression und Entlastung im Wechsel) am Nasenrücken kann eine doppelte Wirkung erzielt werden.

Denn mit dieser viskoelastischen Behandlungstechnik lässt sich sowohl die A. carotis externa (über die A. angularis) als auch die A. carotis interna (über die A. supratrochlearis; > Kap. 21) beeinflussen.

KAPITEL

17 Arteria occipitalis

17.1 Anatomische Aspekte

Ursprung Die A. occipitalis entspringt vor dem Warzenfortsatz (Proc. mastoideus) als hinterer Ast der A. carotis externa, etwa in gleicher Höhe wie die Gesichtsarterie (> Abb. 17.1).

Verlauf Auf der Seitenfläche des Mastoids verläuft sie am kaudalen Rand des M. digastricus (Venter posterior, hinterer Muskelbauch) entlang. Dann wendet sie sich zur Protuberantia occipitalis externa und steigt von dort aus auf.

Zwischen den Ansatzstellen des M. sternocleidomastoideus und des M. trapezius dringt sie in den M. trapezius und die Nackenfaszie ein.

Kollateralen Die A. occipitalis hat folgende Kollateralen:

- Muskeläste zu den Mm. sternocleidomastoideus, digastricus, splenius und semispinalis capitis
- Die A. stylomastoidea begleitet den N. facialis durch das Foramen stylomastoideum und zieht dann zu den Cellulae mastoideae (Warzenfortsatzzellen des Schläfenbeins), zur Paukenhöhle und den knöchernen Bogengängen des Mittelohrs (Canales semicirculares) weiter.
- Ein meningealer Ast der A. occipitalis versorgt die Dura mater des Mastoids und die Diploe (spongiöse Schicht der Schädelknochen). Diese Arterie wird die meiste Zeit von einer V. emissaria („Ablaufvene") begleitet und dringt ins Foramen mastoideum ein.

Endäste Als Endäste der A. occipitalis bildet

- ein Ramus lateralis eine Anastomose mit der A. auricularis posterior, während
- ein Ramus medialis zum Scheitel hochzieht, um zuerst mit der A. occipitalis der Gegenseite und danach mit der A. temporalis superficialis zu anastomosieren.

17.2 Manualtherapeutischer Ansatz

17.2.1 Palpation

Die Arterie wird auf halber Strecke zwischen der Protuberantia occipitalis externa und der Hinterhauptsschuppe (Squama occipitalis) aufgesucht. Dort lässt sie sich durch die Nackenfaszie und den M. trapezius hindurch an der oberen Nackenlinie (Linea nuchalis superior) palpieren.

17.2.2 Indikationen

Eine Behandlung der A. occipitalis kann in folgenden Fällen indiziert sein:

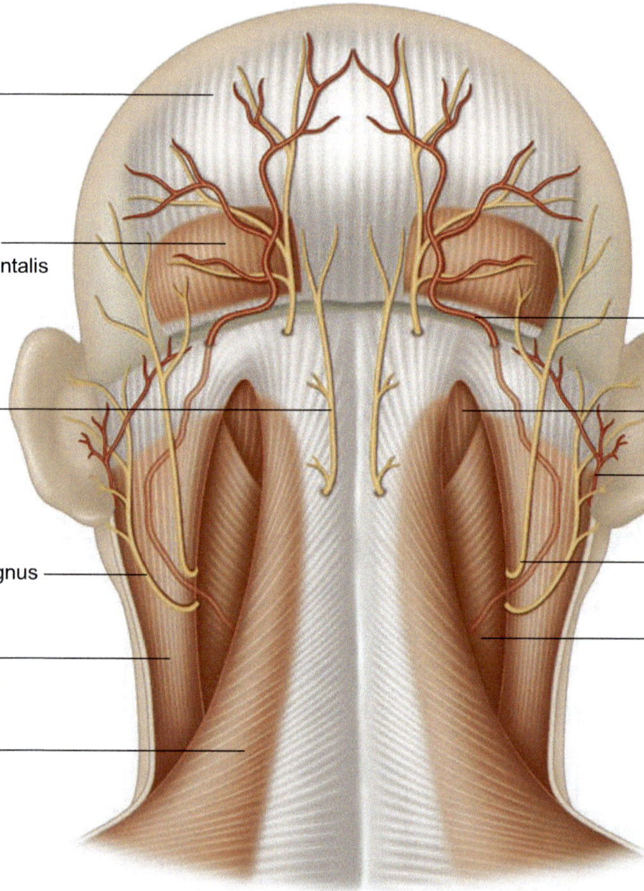

Abb. 17.1 Arteria occipitalis

17

- Zustand nach Otitis
- Tinnitus
- Gesichtslähmung (Fazialisparese)
- Ohr-/Hörstörungen
- Schädeltrauma (besonders am Hinterkopf)
- Folgezustände eines „Peitschenhiebsyndroms“
- HWS-Syndrom (Zervikalgie)
- Kleinhirn- (zerebelläre) Störungen

17.2.3 Manipulationstechnik

Die Behandlung kann wahlweise in Rücken- oder Bauchlage erfolgen.

Tasten Sie mit einem oder zwei Fingern zwischen der Protuberantia occipitalis externa und dem Außenrand des Hinterkopfs nach dem Arterienpuls (➤ Abb. 17.2).

Um eine Art viskoelastische Sogwirkung zu erzeugen, üben Sie intermittierenden Druck (abwechselnde Kompression und Druckentlastung) aus.

Danach wird ein Finger auf die Austrittsstelle der A. occipitalis aus dem M. trapezius und der andere etwas weiter medial oder lateral (je nachdem, was der Ecoute-Test ergab) auf die Arterie gelegt und eine Induktionsbehandlung durchgeführt.

In einem ersten Schritt sollten die Faszienhülle der Arterie und der kleine Faszienring, der die V. emissaria umgibt, gelockert werden.

ANMERKUNG

Mit dieser Technik lässt sich zugleich auch eine Wirkung auf den N. occipitalis major erzielen. Da die V. emissaria ins Schädelinnere zieht, könnte sich die Manipulation darüber hinaus auf die Dura mater des Os occipitale und des Proc. mastoideus auswirken.

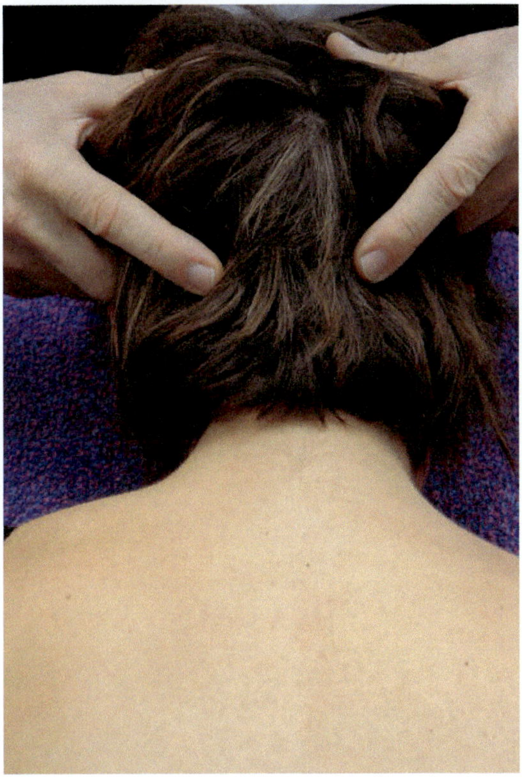

Abb. 17.2 Behandlung der A. occipitalis

KAPITEL

18 Arteria auricularis posterior

Die A. auricularis posterior zählt nicht zu den Hauptästen der A. carotis externa, spielt aber wegen ihrer Anastomosen mit der A. occipitalis und der A. temporalis superficialis insofern eine Rolle, als sie ein funktionell besseres Behandlungsergebnis ermöglicht. Sie ist der oberste hintere Ast der A. carotis externa.

18.1 Anatomische Aspekte

Ursprung Die Ohrmuschelarterie (A. auricularis posterior) entspringt auf der Dorsalseite der A. carotis externa direkt über der A. occipitalis (> Abb. 18.1a, b), mit der sie manchmal auch einen gemeinsamen Gefäßstamm bildet.

Verlauf Die A. auricularis posterior dringt in die Ohrspeicheldrüse (Gl. parotidea) ein und zieht dann zu einer Furche hinter dem Ohr (Verbindung zwischen Ohrmuschel und Warzenfortsatz des Schläfenbeins, Sulcus auriculomastoideus).

Kollateralen Von der A. auricularis posterior gehen Äste zur Ohrspeicheldrüse und zur Haut über der Parotis ab, zu denen auch die A. stylomastoidea gehört, die hier in Verbindung mit der A. occipitalis beschrieben wurde (> Kap. 17).

Endäste und Anastomose Hinter dem Ohr teilt sich die Arterie in Höhe des Sulcus auriculomastoideus in zwei Äste auf:

- Der Ramus auricularis versorgt die Innen- und Außenseite der Ohrmuschel.
- Der Ramus mastoideus bzw. der hintere Ast anastomosiert mit der A. occipitalis und der A. temporalis superficialis.

18.2 Manualtherapeutischer Ansatz

18.2.1 Palpation

Die A. auricularis posterior lässt sich besonders gut unter der äußeren Gehörgangsöffnung auf dem Warzenfortsatz palpieren. Um ihren Puls zu tasten, wird eine Fingerkuppe zwischen Gonion und Proc. mastoideus oder im unteren Winkel hinter dem Ohr aufgelegt.

18.2.2 Indikationen

Für eine Behandlung der A. auricularis posterior gibt es annähernd dieselben Indikationen wie für eine Behandlung der A. occipitalis, nämlich:

- Folgezustand nach Otitis
- Tinnitus

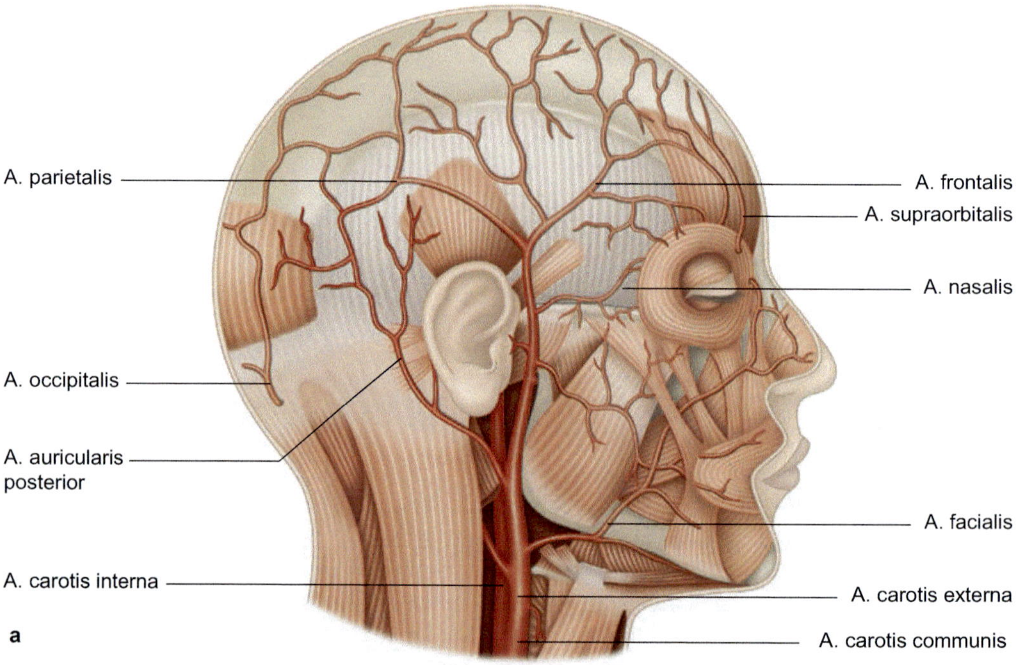

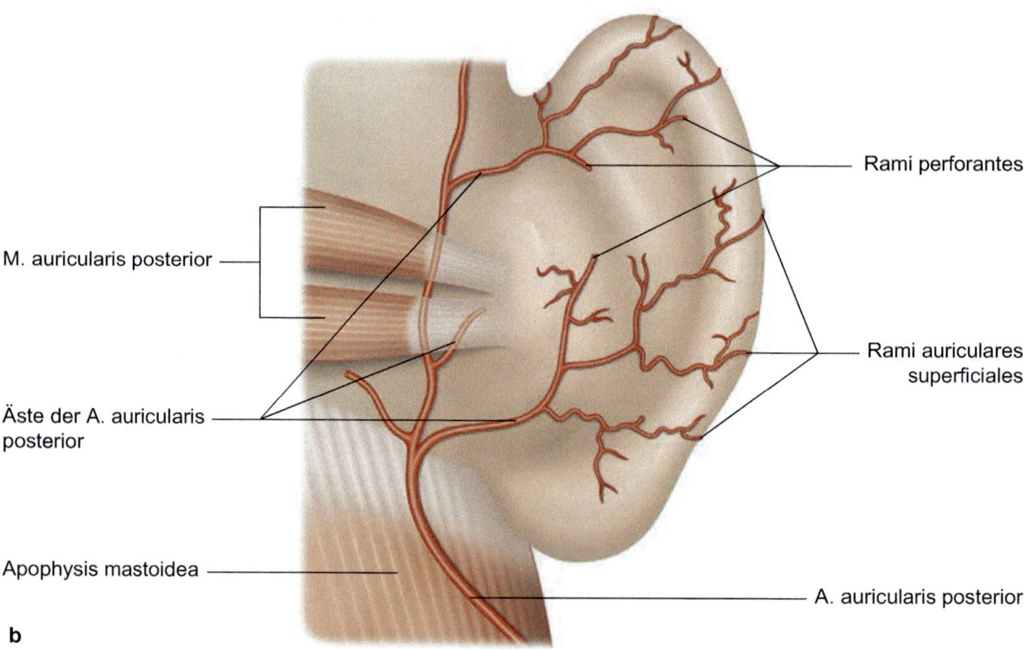

Abb. 18.1 Arteria auricularis posterior. a Ansicht von lateral, b Ohrmuschel von hinten

- Gesichtslähmung (Fazialisparese)
- Hörstörungen
- Folgezustände eines (hinteren) Schädeltraumas
- Folgezustände eines „Peitschenhiebsyndroms“

18.2.3 Behandlung

Die Behandlung besteht im Wesentlichen in Viskoelastizitäts- und Dehn-Induktionstechniken (➤ Abb. 18.2). Eine Manipulation der A. auricularis posterior dient häufig auch als Test, ob sich nach vorhergehender Behandlung der A. occipitalis und der A. temporalis superficialis die gewünschten Veränderungen eingestellt haben.

Ausgangsposition Die Patienten liegen auf der Seite, die nicht betroffen ist.

Manipulationstechnik Tasten Sie mit einem Finger nach dem Puls der A. auricularis posterior, um eine Induktion durchzuführen. Wenn es der Arterienverlauf zulässt, kann sie auch mit zwei Fingern gedehnt werden.

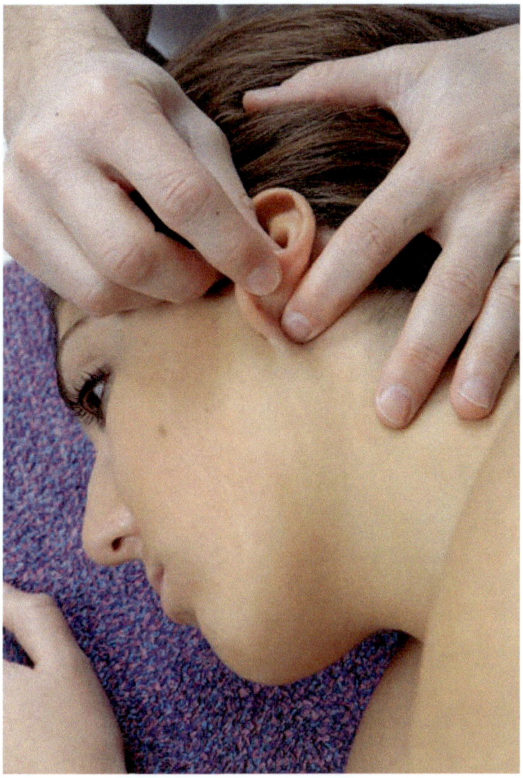

Abb. 18.2 Behandlung der A. auricularis posterior

KAPITEL

19 Arteria maxillaris

19.1 Anatomische Aspekte

An ihrem Ursprung kann die Kieferarterie (A. maxillaris) nicht palpiert werden, weil sie sich innerhalb der Mandibula befindet (➤ Abb. 19.1). Interessant ist vor allem ihr infraorbitaler Endast, der den N. maxillaris begleitet, und in etwas geringerem Maße der Kinnast, der den N. mandibularis begleitet.

Ursprung Die A. maxillaris entspringt direkt über der A. auricularis posterior und liegt unter dem Jochbogen (Arcus zygomaticus) verborgen.

Verlauf Sie zieht zwischen beiden Köpfen des M. pterygoideus lateralis durch die Fossa pterygopalatina (Flügelgaumengrube).

Kollateralen Zu den wichtigsten Kollateralen der Kieferarterie gehören

- als aufsteigende Äste:
  - A. tympanica anterior (versorgt die Schleimhaut im Mittelohr)
  - A. meningea media, die durch das Foramen spinosum ins Schädelinnere zieht und im Bereich des Ganglion trigeminale Äste an die Dura mater abgibt. Für die Durchblutung der Dura mater ist sie die Hauptquelle.
  - Rami orbitales, die mit der A. lacrimalis anastomosieren; die A. lacrimalis geht als Ast der A. ophthalmica aus der A. carotis interna hervor.
- Als absteigender Ast der A. maxillaris versorgt die A. alveolaris inferior Zahnfächer, Zähne und Zahnfleisch. Sie gibt auch einen Kinnast ab, der durch das Foramen mentale zieht und sich nach Behandlung der Ober- und Unterkieferarterien zur Wirksamkeitskontrolle heranziehen lässt. Bei Zahnersatz dient er auch zur Überprüfung des korrekten Sitzes. Zu fest sitzender Zahnersatz führt zu einem schwächeren Puls auf der betroffenen Seite.

19.2 Manualtherapeutischer Ansatz

19.2.1 Palpation

Untersucht werden hauptsächlich die Endäste der A. maxillaris unter der Augenhöhle (A. infraorbitalis) und am Kinn (A. mentalis).

Ausgangsposition Die Patienten befinden sich in Rückenlage und halten die Hände auf der Brust gekreuzt. Der Therapeut nimmt am Kopfende Platz, um rechte und linke A. maxillaris vergleichen zu können.

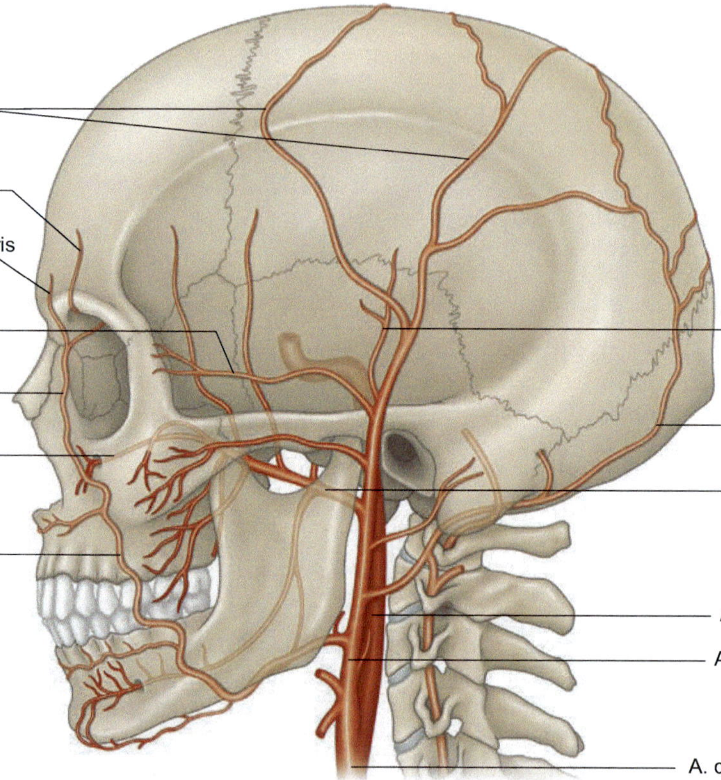

Abb. 19.1 Arteria maxillaris (Kieferarterie)

Arteria infraorbitalis

Das Foramen infraorbitale kennen wir von Nervenmanipulationen; es ist die Stelle, an der sich der N. maxillaris, der zweite Ast des N. trigeminus (V/2), gut erreichen lässt. Bei der Gefäßmanipulation lassen sich Nerv und Arterie übrigens unmöglich getrennt voneinander behandeln.

Unter dem Orbitarand des Oberkiefers (im Foramen infraorbitale) ist die A. maxillaris etwa zwei, drei Fingerbreit von der senkrechten (Nasen-)Mittellinie zu tasten, die das Gesicht in zwei Hälften teilt. Das Foramen befindet sich nahe der Sutura zygomaticomaxillaris.

Machen Sie immer einen Seitenvergleich der Pulse. Die Störung liegt im Allgemeinen auf der Seite mit dem schwächeren Puls.

Arteria mentalis

Der Kinnarterienpuls lässt sich im Foramen mentale am Unterkiefer tasten. Dieses Foramen befindet sich genau unter dem 2. Prämolaren, annähernd in Verlängerung einer senkrechten Schnittlinie durch das Foramen infra- und supraorbitale.

19.2.2 Indikationen

Eine Behandlung kann in folgenden Fällen indiziert sein:

- nach Gesichtsschädelverletzungen (nicht zu vergessen die Bedeutung der A. maxillaris für die Durchblutung der Dura mater)
- Zahnersatz
- nach Gesichts- und Kieferoperationen
- Kopfschmerzen und Migräne
- Kaubeschwerden

19.2.3 Behandlung der A. infraorbitalis

Besonders die A. infraorbitalis spricht gut auf Gefäßmanipulationen an (> Abb. 19.2).

Behandelt wird sie mit Viskoelastizitäts-Induktionstechniken: Nach einer Kompression wird im nächsten Schritt der Druck gelockert und gleichzeitig eine Induktion durchgeführt.

Um es noch einmal zu wiederholen: Die Technik wirkt auch auf den N. infraorbitalis.

Am Ende kann durch erneuten Seitenvergleich des rechten und linken Arterienpulses der Behandlungserfolg eingeschätzt werden.

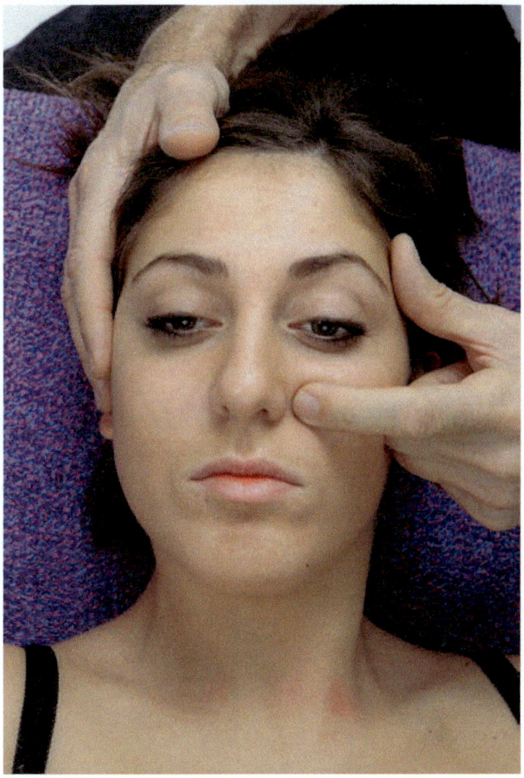

Abb. 19.2 Behandlung der A. infraorbitalis

KAPITEL

20 Arteria temporalis superficialis

20.1 Anatomische Aspekte

Ursprung Die oberflächliche Schläfenarterie (A. temporalis superficialis) ist der Endast der A. carotis externa (➤ Abb. 20.1). Sie entspringt nahe des Unterkieferköpfchens (bzw. am Collum mandibulae) und gibt zahlreiche Äste ab.

Verlauf Zwischen dem Proc. zygomaticus und der Öffnung des äußeren Gehörgangs zieht sie zur Schläfenregion hoch. Direkt unter dem Jochbogen wird sie von der Parotis bedeckt.

Kollateralen Wichtige Kollateralen der oberflächlichen Schläfenarterie sind:

- die A. transversa faciei im Wangenbereich
- Rami articulares zum Temporomandibular-(Kiefer-)Gelenk
- ein temporaler (Schläfen-)Muskelast
- Äste zur Außenseite der Ohrmuschel
- ein orbitaler Muskelast zum Oberlid, der mit der A. palpebralis anastomosiert, die als Ast der A. ophthalmica von der A. carotis interna abstammt.

Endäste Die Endäste der A. temporalis superficialis ziehen in den Stirn- (Rami frontales) und Scheitelbereich (Rami parietales).

Besonderheiten Über eine Anastomose der A. temporalis superficialis mit der A. supraorbitalis besteht eine Verbindung zwischen A. carotis externa (deren Endast die oberflächliche Schläfenarterie darstellt) und A. carotis interna (aus der die A. supraorbitalis hervorgeht). Dies zeigt erneut, wie eng die Arterien miteinander verflochten sind.

Zudem anastomosiert ja auch der Oberlid-Ast der A. temporalis superficialis mit einem Ast der A. carotis interna.

20.2 Manipulationstechniken

Von den Ästen der A. temporalis superficialis haben wir die vier Arterien ausgewählt, die am besten auf Gefäßmanipulationen ansprechen: A. transversa faciei, A. zygomaticoorbitalis, Ramus frontalis und Ramus parietalis.

Die Ausgangsposition ist für alle Arterien gleich: Die Patienten liegen auf dem Rücken, die Hände auf der Brust und den Kopf leicht zur (nicht behandelten) Gegenseite gedreht.

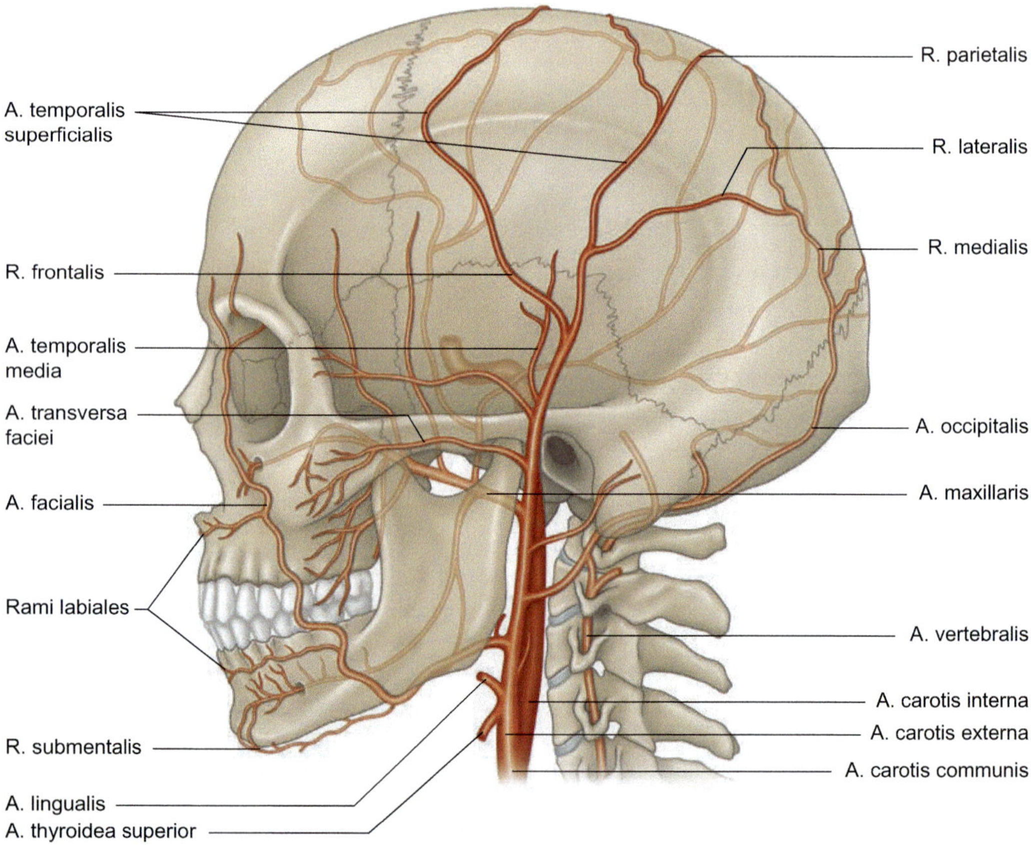

Abb. 20.1 Oberflächliche Schläfenarterie (A. temporalis superficialis)

20.2.1 Arteria transversa faciei

Die A. transversa faciei wird direkt unter dem Jochbogenfortsatz in der Incisura mandibulae (zwischen Proc. coronoideus und Proc. condylaris des Unterkiefers) aufgesucht.

An der Stelle, an der sich ihr Puls am besten tasten lässt, wird eine Induktion durchgeführt (➤ Abb. 20.2).

20.2.2 Arteria zygomaticoorbitalis

Direkt über der Mitte des Proc. zygomaticus und in Richtung der Sutura (spheno)squamosa lässt sich die A. zygomaticoorbitalis gut tasten. In diesem Abschnitt der A. temporalis superficialis ist ihr Puls deutlicher als an anderen Stellen spürbar.

Eine Behandlung der A. zygomaticoorbitalis kann besonders bei Schläfenkopfschmerzen hilfreich sein. Übrigens massieren auch viele Patienten selbst instinktiv den Schläfenbereich, wenn sie eine Migräneattacke haben.

Die Arterie wird mit kleinen Dehnungen und Induktion behandelt (➤ Abb. 20.3).

20.2.3 Ramus frontalis

Der Stirnast der A. temporalis superficialis befindet sich ca. 4 Fingerbreit über dem oberen Orbitarand. Auch der Ramus frontalis wird mit kleinen Dehnungen und Induktion behandelt.

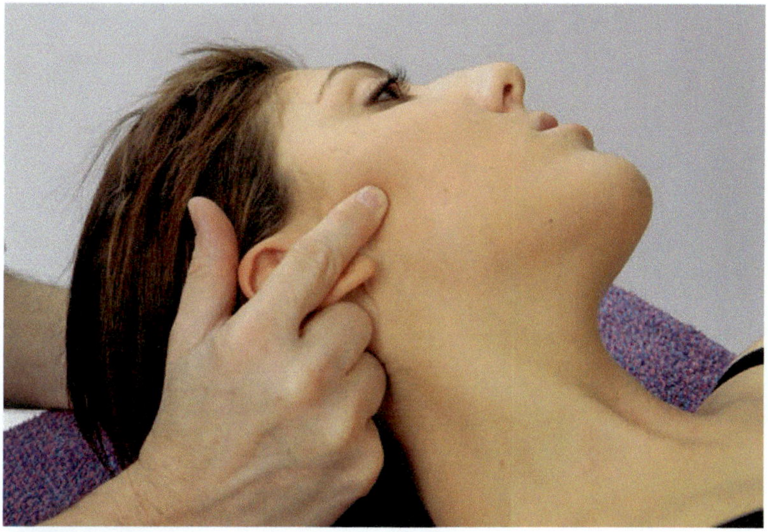

Abb. 20.2 Behandlung der A. transversa faciei

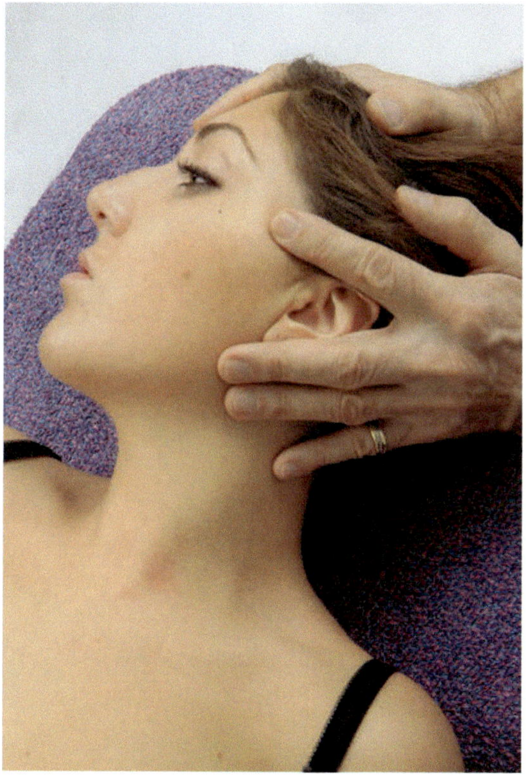

Abb. 20.3 Behandlung der A. zygomaticoorbitalis

20.2.4 Ramus parietalis

Der Scheitelast (Ramus parietalis) der Schläfenarterie dringt in Begleitung einer V. emissaria in die spongiöse (Diploe-)Schicht der Schädelknochen ein. Nach einem Schädeltrauma sollte er vor allem im Hinblick auf die parietale Dura mater behandelt werden.

Minimale Dehnungen mit zwei oder mehr Fingern werden dabei mit einer Induktion kombiniert (➤ Abb. 20.4).

ANMERKUNGEN

Da alle genannten Arterien symmetrisch angeordnet sind, können ihre Pulse beidseits verglichen werden. Störungen liegen meist auf der Seite vor, auf der ein Arterienpuls sehr schwach und dünn ist. In selteneren Fällen kann es ein dünner, „hüpfender" Puls sein.
Fixierungen im Bereich der Schädelnähte wirken sich oft auch auf benachbarte Arterien aus.
Schließlich sollte man den Patienten eine Technik mit kleinen tastenden Rollbewegungen zeigen, die sie vor allem in verhärteten, druckempfindlichen (Haut-)Bereichen über der Fossa temporalis anwenden können.

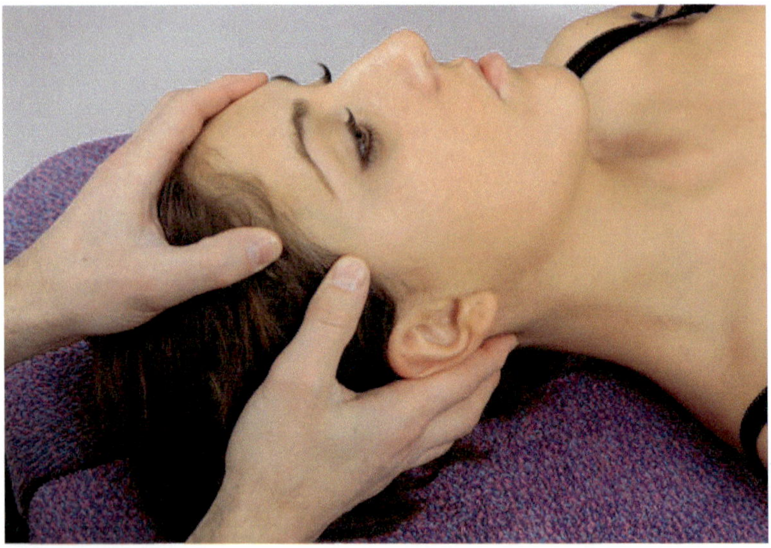

Abb. 20.4 Behandlung des Ramus parietalis

20

KAPITEL

21 Äste der Arteria carotis interna

An der Ursprungsstelle lässt sich die A. carotis interna nur schwer und im weiteren Verlauf (intrakraniell) dann überhaupt nicht mehr palpieren. Zum Glück können aber einige der Endäste, die zum Gesicht ziehen, dort relativ leicht aufgesucht werden. Vor allem diese Gesichtsarterien geben Hinweise auf eine Minderdurchblutung einer Hirnhälfte und können zur Kontrolle des Behandlungserfolgs herangezogen werden.

21.1 Anatomische Aspekte

Ursprung Die A. carotis interna entspringt wie die A. carotis externa an der Stelle, an der sich die A. carotis communis aufteilt (➤ Abb. 21.1). Diese Karotisgabel (Bifurcatio carotidis) befindet sich zwischen Zungenbein und oberem Schildknorpelrand, also in Höhe von C3 oder C4.

Die A. carotis interna verläuft hinter der A. carotis externa zunächst etwas weiter lateral.

Verlauf Von der Karotisgabel zieht sie nach medial und in kranialer Richtung zum Pharynx hoch. Dabei kreuzt sie in spitzem Winkel die A. carotis externa, die ebenfalls kranialwärts, aber weiter lateral aufsteigt. Durch den Canalis caroticus und das Foramen lacerum gelangt die A. carotis interna schließlich in den Schädel.

Endäste Zu den wichtigsten Endästen der A. carotis interna gehören

- A. ophthalmica
- A. cerebri anterior
- A. cerebri media (Sylvius)
- A. communicans posterior
- A. choroidea
- Circulus arteriosus cerebri (Willisi)

ANMERKUNG

Vor allem die A. ophthalmica mit ihren Ästen ermöglicht uns die Untersuchung und Behandlung der A. carotis interna.

Wichtige Lagebeziehungen Im Karotisdreieck am Hals hat die A. carotis interna dieselben Lagebeziehungen wie die A. carotis externa, nur mit dem Unterschied, dass die „Interna" weiter hinten und außen lokalisiert ist. An der Ursprungsstelle liegen beide Karotisarterien dicht unter der Haut, nur vom Platysma und der oberflächlichen Halsfaszie bedeckt.

Beim Austritt aus dem Schädel befinden sich die Nn. glossopharyngeus, vagus und hypoglossus hin-

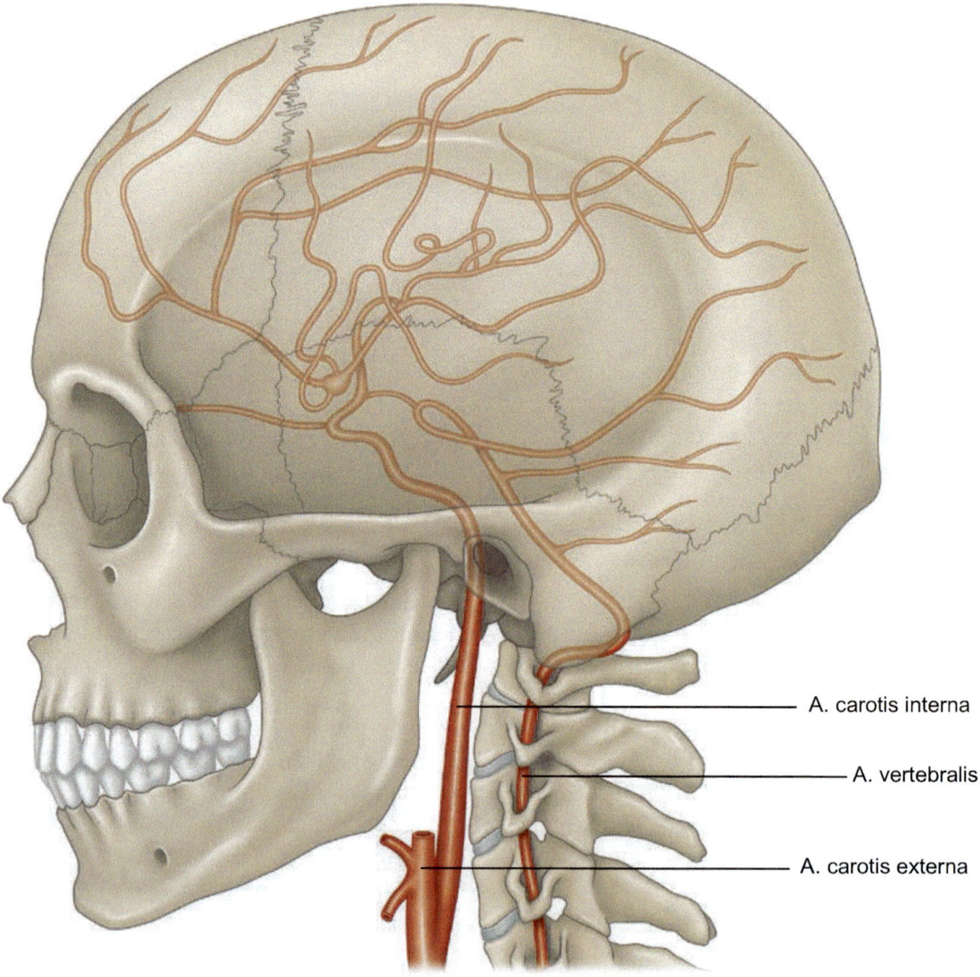

Abb. 21.1 Arteria carotis interna

ter der A. carotis interna, umrunden sie dann und verlaufen schließlich lateral von ihr.

21.2 Manualtherapeutischer Ansatz

Vorsichtsregeln Vorsicht ist geboten bei

- Hypertonie und
- atheromatöser Plaquebildung.

Kontraindikationen Kontraindiziert sind Gefäßmanipulationen bei

- heftigen, spontanen Kopfschmerzen
- allgemeiner Gefäßbrüchigkeit (Fragilität) sowie
- nach einer Hirnblutung.

Indikationen Indiziert ist eine Behandlung im Allgemeinen bei zerebralen Störungen wie

- Parkinson-Krankheit
- Zerebralarteriensklerose
- zerebrovaskulären Insulten
- motorischen Defiziten
- Lähmungsfolgen

- Schwindel (Vertigo) und
- Ganginstabilität.

21.2.1 Pulstastung

Karotisgabel

Im Bereich der Karotisgabel (➤ Abb. 21.2) lassen sich die Pulse der A. carotis interna und der A. carotis externa nicht immer sicher unterscheiden.

Foramen supraorbitale

Die A. supraorbitalis verlässt den Schädel durch das Foramen supraorbitale (➤ Abb. 21.3), das sich beidseits am oberen Orbitarand des Stirnbeins und ca. 3 Fingerbreit lateral der Glabella befindet. Um den Puls zu tasten, fährt der Finger ausgehend vom unteren Orbitarand die Weichteile und Augenbrauen hoch.

Nach leichter Kompression des Foramens wird der Druck etwas gelockert. Jetzt ist der Puls zu spüren. Machen Sie einen Seitenvergleich beider Pulse.

Arteria supratrochlearis

Die A. supratrochlearis dringt in Begleitung des gleichnamigen Nervs in das Septum orbitale ein (➤ Abb. 21.3). Wenn Sie die Zeigefingerkuppe auf die Augenmuskelschlinge (Trochlea) legen und leicht nach oben und unten bewegen, können Sie schließlich deutlich den Puls der A. supratrochlearis fühlen.

Diese Arterie anastomosiert mit der A. angularis, die als Ast der Gesichtsarterie aus der A. carotis externa stammt. Beide Pulse können leicht verwechselt werden. Überzeugen Sie sich deshalb, ob Ihr Finger wirklich genau auf der Trochlea liegt.

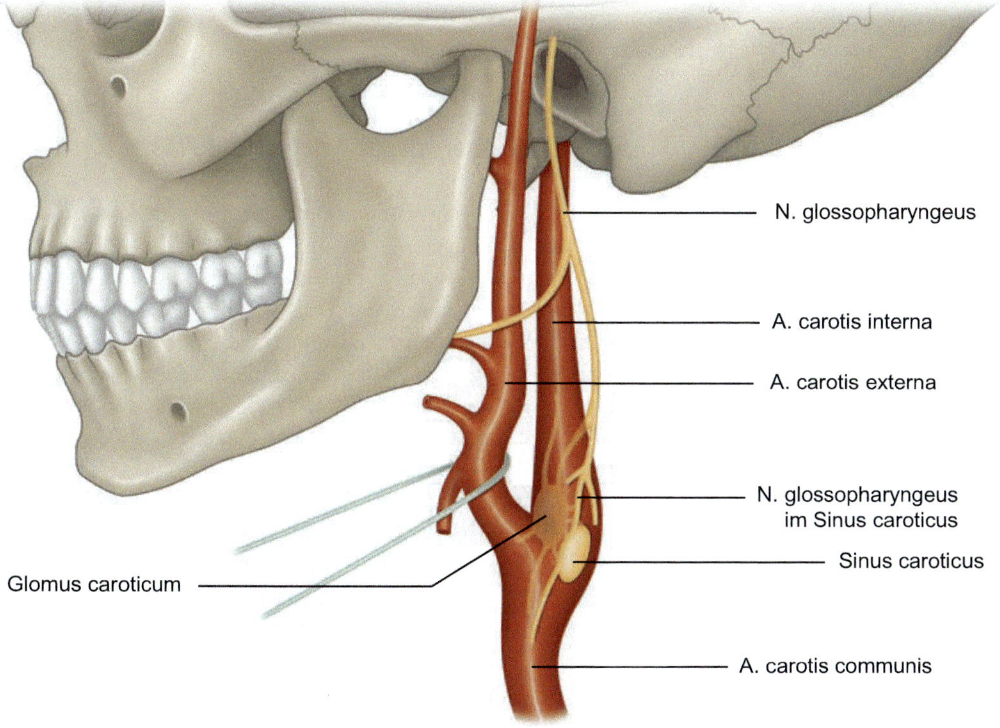

Abb. 21.2 Karotisgabel (Bifurcatio carotidis)

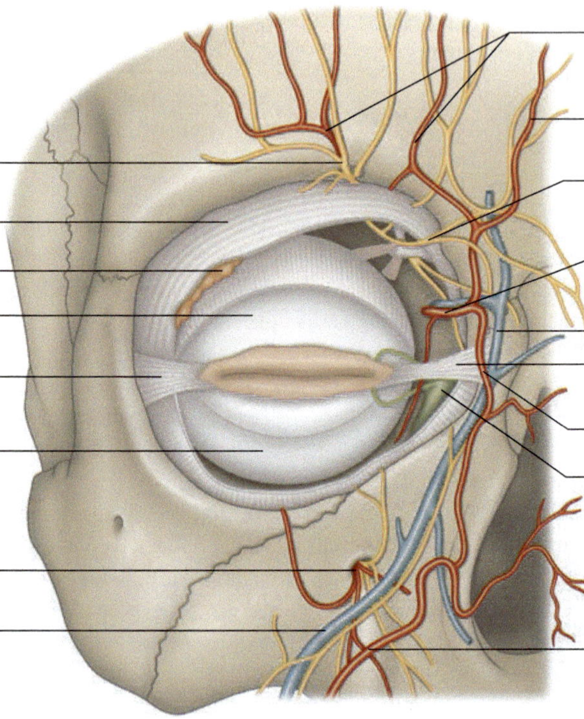

Abb. 21.3 Arteriae supraorbitalis und supratrochlearis

21.2.2 Behandlung der A. ophthalmica

Anatomische Aspekte

Die Augenarterie (A. ophthalmica) entspringt am Proc. clinoideus anterior im Bereich des Türkensattels und zieht von dort aus durch die Fissura orbitalis. Um eine größtmögliche Augenbeweglichkeit zu gestatten, ist sie stark geschlängelt.

Während sie sich anfangs lateral des Sehnervs befindet, kreuzt sie ihn und verläuft dann auf dem N. opticus am kaudalen Rand des M. obliquus superior entlang bis zur Trochlea.

Auf einer relativ kurzen Strecke gehen 11 Kollateralen von ihr ab, darunter auch die Aa. supraorbitalis und supratrochlearis.

Da sie nicht direkt palpierbar ist, behandeln wir sie unter Zwischenschaltung des Augapfels (Bulbus oculi).

Manipulationstechnik

Die Patientin liegt mit geschlossenen Augen auf dem Rücken.

Legen Sie beide Zeigefingerkuppen übereinander auf den Augapfel (➤ Abb. 21.4). Die untere dient nur als Auflage, während der obere Finger die Bewegungen vollführt. Der Bulbus wird behutsam nach hinten und einwärts gedrückt, um ihn dann (viskoelastisch) zurückfedern zu lassen.

Mit derselben Technik, die eine „Faltung" und „Entfaltung" der Arterie bewirkt, wird übrigens auch der Sehnerv behandelt.

Tasten Sie vorher nach dem supraorbitalen oder supratrochlearen Arterienpuls. Behandeln Sie die Seite mit dem schwächeren Puls zuerst und kontrollieren erneut Sie den Puls. Es ist aber auf jeden Fall immer besser, beide Seiten zu behandeln; das gilt als allgemeine Regel für alle paarigen Organe.

Da die Augenarterie dem Verlauf des M. obliquus superior folgt, kann sie durch eine lateral-kaudale

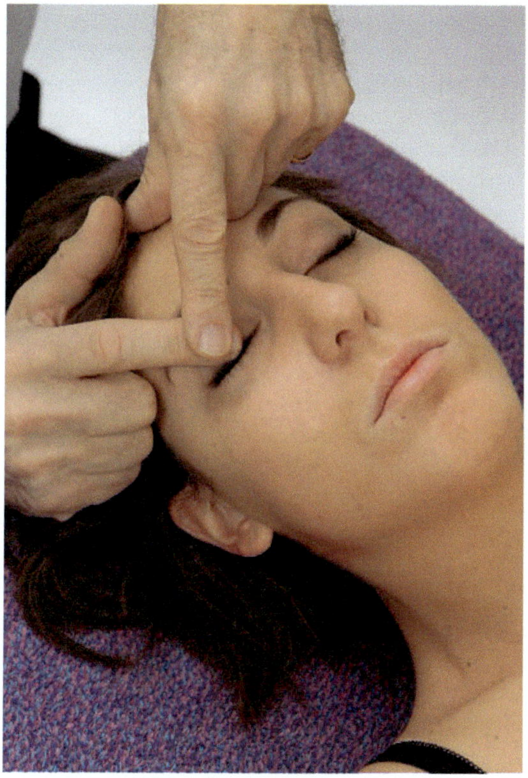

Abb. 21.4 Behandlung der A. ophthalmica

Bewegung des Bulbus gedehnt werden. Normalerweise verstärkt sich der Puls bei Dehnung des M. obliquus superior.

Diese Technik kann mit einer (unten beschriebenen) Induktion der A. supraorbitalis kombiniert werden.

21.2.3 Behandlung der A. supraorbitalis

Anatomische Aspekte

Die A. supraorbitalis verläuft viel zentraler als die A. ophthalmica, aus der sie hervorgeht – was hinsichtlich der Wahl der Behandlungsrichtung wichtig sein kann. Von der A. supraorbitalis zweigen kleine Äste zu den Weichteilen am Brauenbogen und in die Diploe des Stirnbeins ab.

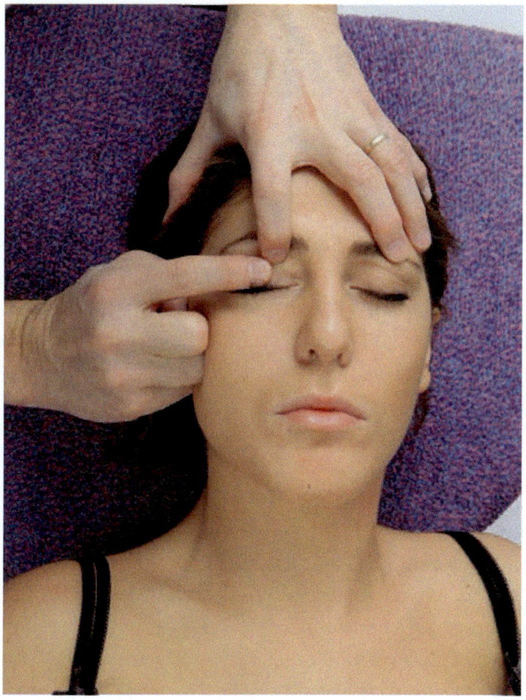

Abb. 21.5 Behandlung der A. supraorbitalis

Manipulationstechnik

Wir bevorzugen eine kombinierte Technik, die sich zum einen eher auf den Sehnerv und zum anderen eher auf die A. supraorbitalis richtet (➤ Abb. 21.5).

- Im ersten Schritt wird die Arterie mit einer Fingerkuppe komprimiert und dann der Druck etwas gelockert. Während der Druckentlastung führen Sie eine Induktion durch.
- Im zweiten Schritt schieben Sie den Bulbus (wie bei einer Manipulation des N. opticus) mit dem anderen Zeigefinger nach hinten und medial, um ihn dann langsam zurückkehren zu lassen.

Nach und nach wird sich der Puls der A. supraorbitalis kräftiger anfühlen. Da es aber nur ein geringer Intensitätsunterschied ist, setzt die Wahrnehmung einige Erfahrung voraus.

ANMERKUNG

Eine Behandlung der A. supraorbitalis ist unter zwei Aspekten interessant: Einerseits handelt es sich bei ihr um einen indirekten Ast der A. carotis interna. Andererseits lässt sich aufgrund ihrer Anastomose mit der A. angularis (einem Ast der A. carotis externa) ein doppelter Effekt auf beide Karotisarterien erzielen.

Indikationen

Eine Behandlung der A. supraorbitalis kann, unabhängig von der Ursache (ob traumatisch, infektiös oder degenerativ bedingt), bei allen Durchblutungsstörungen des Gehirns indiziert sein. Ein weiteres Anwendungsgebiet sind Spätfolgen eines zerebrovaskulären Insults.

Kontraindikationen

Echte Kontraindikationen gibt es nicht. Unsere Techniken werden unter Respektierung des Gewebes so behutsam angewandt, dass eine iatrogene Schädigung kaum vorstellbar ist. Denken Sie nur daran, wie viel stärker der intrakranielle Druck beispielsweise beim Husten, Niesen oder Stuhlgang ansteigt – verglichen mit dem Druck, den unsere Finger ausüben!

21.2.4 Behandlung der A. supratrochlearis

Führen Sie abwechselnd eine Kompression und Druckentlastung mit Induktion durch (➤ Abb. 21.6).

Dass die A. supratrochlearis mit mehreren Ästen der A. carotis externa anastomosiert, macht sie für die Behandlung so interessant. Ihre kleinen Äste sind von zahlreichen Nervenfasern des Halssympathikus umgeben, über die sich eine enorme Reflexwirkung erzielen lässt.

Über sie könnten die Vasomotorik und die Muskeln in der Umgebung beeinflusst werden.

21.2.5 Bewertung

Falls sich ein Unterschied in der Pulsqualität der A. supratrochlearis und der A. supraorbitalis zeigt, kann dies auf eine Störung im Bereich der Schädelknochen, Suturen, Meningen oder des Gehirns hindeuten. Grundsätzlich gilt, dass eine kraniale Störung jeweils auf der Seite mit dem schwächeren Puls lokalisiert ist.

Mit einem lokalen Ecoute-Test am Schädel lässt sich eine kraniale Fixierung erkennen. Nach deren erfolgreicher Behandlung sind die Pulse in den meisten Fällen wieder ausgeglichen.

Wenn Zahnersatz zu straff sitzt oder zu sehr drückt, schwächt sich auf der betroffenen Seite häufig der supra- oder infratrochleare Arterienpuls ab.

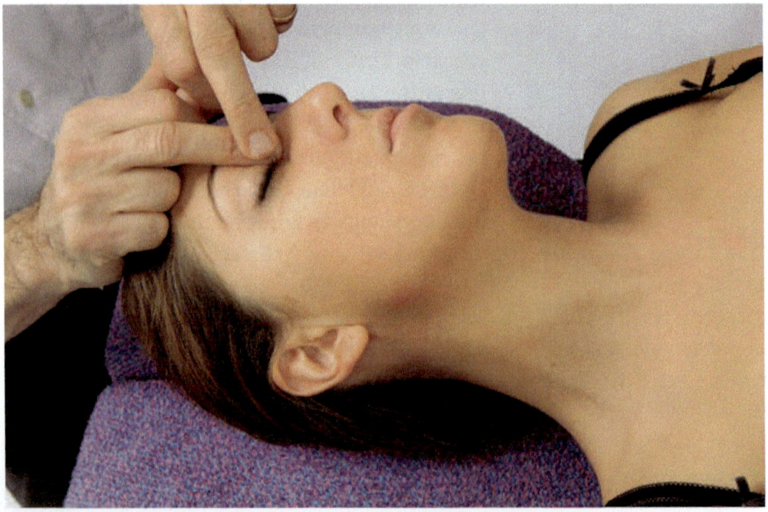

Abb. 21.6 Behandlung der A. supratrochlearis

KAPITEL

22 Schilddrüsengefäße

In diesem Kapitel geht es um die Schilddrüse und ihre Gefäße. Es ist ziemlich lang, weil sich unseres Wissens noch kein manualmedizinisches Werk mit dem Organ befasst hat. Deshalb widmen sich spezielle Abschnitte der Physiologie und Pathophysiologie der Schilddrüse.

22.1 Anatomie und Physiologie

Der im unteren Drittel der Halsvorderseite befindliche Schilddrüsenkörper besteht aus der Schilddrüse (Glandula thyroidea) und den Nebenschilddrüsen (Glandulae parathyroideae).

22.1.1 Schilddrüse

Die Schilddrüse (Gl. thyroidea) liegt als unpaare endokrine Drüse symmetrisch in der Mittellinie des Halses, auf der Vorderseite von Larynx und Trachea.

Größe und Form

Von vorn betrachtet ist die Schilddrüse „H"- oder schmetterlingsförmig (➤ Abb. 22.1). In der Transversalebene liegt sie wie ein hinten offenes Hufeisen von vorn um die Trachea.

Ein schmaler, gerader Mittelsteg (Isthmus glandulae thyroideae) verbindet den rechten und linken Seitenlappen (Lobus dexter und Lobus sinister). Die beiden großen, birnenförmigen Lappen verbreitern sich am unteren Ende.

Frauen haben oft eine größere Schilddrüse als Männer, die in Höhe der Seitenlappen im Mittel 6–8 cm breit, 6 cm lang und 3 cm dick ist und ca. 30 g wiegt.

Die braunrötliche Schilddrüse hat eine ziemlich weiche Konsistenz und ein etwas körniges Parenchym. Bei leichtem Betasten erscheint ihre Oberfläche unregelmäßig bzw. uneben.

Seitenlappen

Die Seitenlappen der Schilddrüse, Lobus dexter und Lobus sinister, sehen birnen- oder (dreieck)pyramidenförmig aus. Da sie zum großen Teil von den

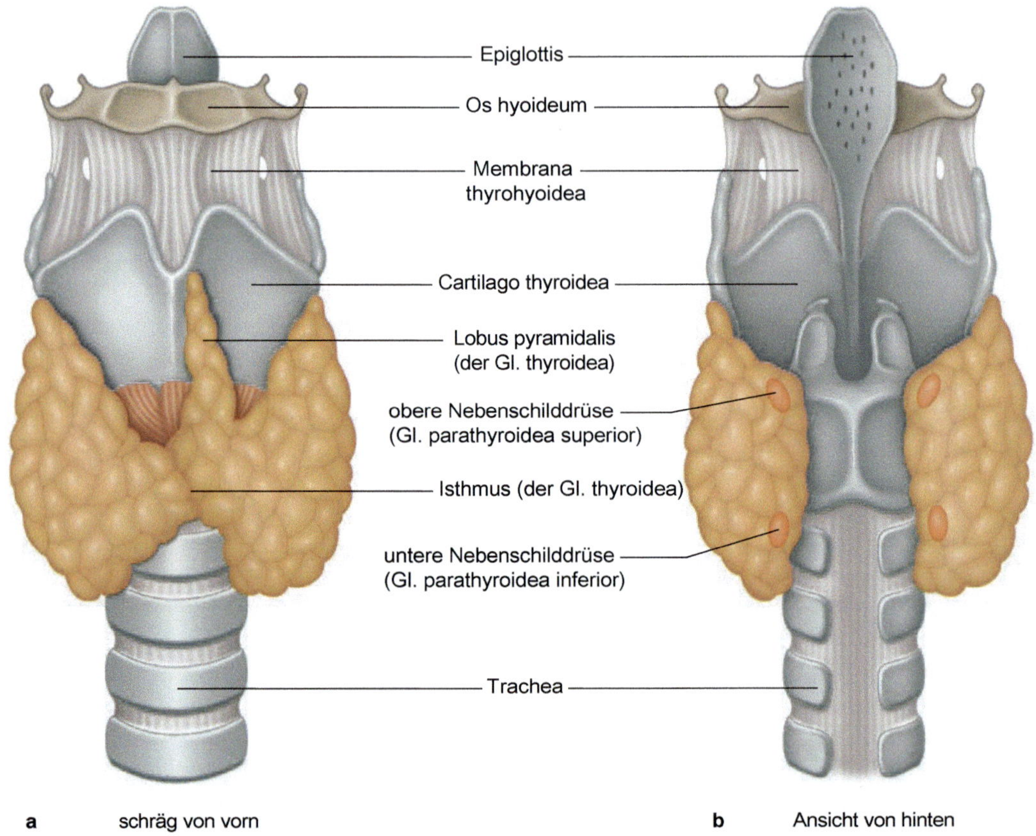

Abb. 22.1 Schilddrüse (Gl. thyroidea). a: schräg von vorn. b: Ansicht von hinten

Mm. sternothyroideus, sternohyoideus und omohyoideus überdeckt sind, lässt sich die Schilddrüse normalerweise kaum palpieren.

Mit den Innenseiten der Seitenlappen liegt sie den oberen fünf oder sechs Trachealknorpeln, dem Ringknorpel (Cartilago cricoidea) und dem unteren Teil des Schildknorpels (Cartilago thyroidea) von außen an.

Auf der Rückseite der Schilddrüse befinden sich die Nebenschilddrüsen und die Gefäß-Nervenbündel der Karotisarterien.

Isthmus

Der Isthmus ist ein ca. 10 mm breites, 15 mm langes und 5 mm dickes Verbindungsstück zwischen den Seitenlappen der Schilddrüse, das dem 2. bis 4. Trachealknorpel anliegt.

Am oberen Rand des Isthmus ist gelegentlich ein Lobus pyramidalis vorhanden, der als senkrechter Ausläufer der Schilddrüse mit einem Muskelfaserzug (sog. „Schilddrüsenheber") am Zungenbein befestigt sein kann.

Aufhängungsstrukturen

Das Schilddrüsenparenchym ist von einer faserigen Bindegewebskapsel umgeben. Sie hat sich aus der Faszienhülle der Halseingeweide entwickelt und ist über Ligamenta trachealia an der Luftröhre und über Ligamenta thyrotrachealia (ein medianes, zwei laterale; auch als Grüber-Bänder bezeichnet) an der Gefäßscheide befestigt.

Diese Schilddrüsenloge bildet ein nach hinten offenes „U" und besteht aus einer Membran mit folgenden Anteilen:

- hinten medial der viszeralen Faszie und hinten lateral der Karotishülle
- vorn dem tiefen Blatt der prätrachealen Halsfaszie, die alle Muskeln unterhalb des Os hyoideum umgibt.

Die kranial am unteren Rand des Zungenbeins ansetzende prätracheale Halsfaszie bildet eine Umschlagsfalte mit einem oberflächlichen und einem tiefen Blatt:

- Die Lamina superficialis umhüllt den M. sternohyoideus und den M. omohyoideus.
- Die Lamina profunda umhüllt den M. thyrohyoideus und den M. sternohyoideus.

Physiologie

Die Schilddrüse sezerniert zwei Hormone, die den Zellstoffwechsel stimulieren, und ein Hormon, das in den Kalzium-Phosphat-Stoffwechsel eingreift.

Schilddrüsenhormone

Jod ist ein wesentlicher Bestandteil der beiden Schilddrüsenhormone Thyroxin (T_4) und Trijodthyronin (T_3), deren Abkürzung T_4 bzw. T_3 sich auf die Anzahl der Jodatome in ihrer Strukturformel bezieht. Synthetisiert werden beide Hormone aus der Vorstufe Thyreoglobulin.

Ihre Freisetzung ins Blut unterliegt der Kontrolle des im Hypophysenvorderlappen gebildeten TSH (Thyroidea-stimulierendes Hormon, Thyreotropin). Die TSH-Sekretion wiederum wird über die Ausschüttung des Thyreotropin-Releasing-Hormons (TRH) vom Hypothalamus gesteuert. Körperliche Bewegung, Stress, Mangelernährung, Hypoglykämie und Schlaf stimulieren die TRH-Sekretion.

Die TSH-Sekretion hängt von den Plasmakonzentrationen der Schilddrüsenhormone (T_3 und T_4) ab, die über einen negativen Feedback-Mechanismus die Empfindlichkeitsschwelle des Hypophysenvorderlappens für TRH beeinflussen: Bei hohen T_3-/T_4-Werten wird die TSH-Sekretion verringert, bei niedrigen T_3-/T_4-Werten gesteigert.

Trijodthyronin und Thyroxin werden für das Wachstum und die normale Entwicklung des Skelett- und Nervensystems benötigt. Doch T_3 und T_4 wirken sich auch auf die meisten anderen Organe aus. Am deutlichsten zeigt sich ihre physiologische Wirkung auf Herz, Skelettmuskeln, Haut, Verdauungstrakt und Geschlechtsorgane erst dann, wenn eine Über- oder Unterfunktion der Schilddrüse vorliegt. In > Tabelle 22.1 sind Veränderungen angeführt, die mit Schilddrüsenfunktionsstörungen einhergehen können.

Tab. 22.1 Symptomatik von Schilddrüsenfunktionsstörungen

Hyperthyreose (Überfunktion)	Hypothyreose (Unterfunktion)
Symptome	
Sympathikotonie Nervosität	Müdigkeit, Lethargie, Apathie, Somnolenz
Reizbarkeit, Überempfindlichkeit	Gedächtnisstörungen, Hörschwäche
Vermehrtes Schwitzen, Durst	Periphere Neuropathie, Karpaltunnelsyndrom
Wärmeintoleranz Palpitation	Untertemperatur, leichtes Frösteln
Häufiger Stuhlgang, Diarrhöen	Kälteintoleranz
Muskelschwäche, Ermüdbarkeit	Obstipation Muskelkrämpfe, Myotonie
Zittern	Arthralgien, Parästhesien
Oligo-/Amenorrhoe	
Abmagerung trotz gesteigerten Appetits	Gewichtszunahme ohne gesteigerten Appetit
Klinische Zeichen	
Tachykardie	Bradykardie
Erhöhter systolischer und erniedrigter diastolischer Blutdruckwert	Erniedrigter systolischer und erhöhter diastolischer Blutdruckwert
Leukopenie, Thrombopenie	Anämie
Feucht-warme, glatte Haut	Kühl-trockene, faltige Haut
Zittern, proximale Muskelschwäche	Ödeme (ohne Grübchen) Stumpfes Haar, brüchige Nägel, Haarausfall und Schuppen
Bei Basedow-Krankheit typische Augenveränderungen: starrer Blick, unkoordinierte Augen-Lid-Bewegungen, Exophthalmus	Aufgedunsenes Gesicht, geschwollene Hände, Beine, Tränensäcke

Kalzitonin

Die parafollikulären Schilddrüsenzellen scheiden mit Kalzitonin ein Hormon aus, das bei erhöhten Kalziumwerten im Blut auf Knochen und Nieren einwirkt, um den Spiegel zu senken.

Kalzitonin verringert die Knochenresorption (Abbau durch Osteoklasten) und hemmt die Rückresorption von Kalzium in den Nierentubuli. Dadurch wird es zum Gegenspieler des Parathormons der Nebenschilddrüsen. Ein Kalziumanstieg im Blut stimuliert die Kalzitonin-Freisetzung.

In der Kindheit ist Kalzitonin für die Knochenentwicklung wichtig, während der es zu enormen Veränderungen der Knochengröße und -form kommt.

22.1.2 Nebenschilddrüsen (Glandulae parathyroideae)

Die Nebenschilddrüsen oder Epithelkörperchen sind als kleine paarige endokrine Drüsen auf der Rückseite der Schilddrüsenlappen in zwei Gruppen (Gll. parathyroideae superiores und inferiores) angeordnet. Jedes einzelne Epithelkörperchen wiegt etwa 40 mg und ist maximal 8 mm lang, 4 mm breit und 2 mm dick.

Während sich die oberen im apikalen Bereich der Schilddrüsenlappen in Nähe des Ramus externus des N. laryngeus superior befinden, sind die unteren an der Basis der Seitenlappen jeweils in Nähe der A. thyroidea inferior und des N. laryngeus recurrens lokalisiert.

Physiologie

Die Nebenschilddrüsen sezernieren Parathormon („parathyroidales Hormon“) und spielen daher eine wichtige Rolle im Kalziumstoffwechsel. Die Parathormon-Sekretion hängt vom Blutkalziumspiegel (Kalzämie) ab. Sinkt er (Hypokalzämie), wird vermehrt Parathormon ausgeschüttet, und umgekehrt. Hauptfunktion des Parathormons ist demnach die Anhebung niedriger Blutkalziumspiegel mittels

- gesteigerter Kalziumresorption im Dünndarm und
- Rückresorption einer größeren Kalziummenge in den Nierentubuli.
- Falls beides nicht ausreicht, stimuliert es Osteoklasten, damit aus den Knochen Kalzium freigesetzt wird.

Parathormon und Kalzitonin ergänzen sich also gegenseitig bei der Regulierung des (Blut-)Kalziumspiegels. Der Kalziumspiegel muss möglichst konstant (Normokalzämie) bleiben, denn Kalziumionen sind unverzichtbar für

- Muskelkontraktionen,
- Blutgerinnung und
- Nervenleitung (Übertragung von Reizen).

22.2 Klinische Untersuchung

Auch der Schilddrüse kommen die neuesten Fortschritte in der Labor- und bildgebenden Diagnostik (verfeinerte hormonelle, metabolische, immunologische Messmethoden, Sonografie und Isotopenszintigrafie) zugute. Trotzdem liefern Anamnese und körperliche Untersuchung weiterhin wichtige diagnostische Hinweise auf Schilddrüsenerkrankungen.

Bei der klinischen Untersuchung der Schilddrüse sollte ähnlich systematisch vorgegangen werden wie bei der Blutdruckmessung. Denn die Befunde können über die Morphologie und den Funktionszustand der Schilddrüse Aufschluss geben.

Nicht vergessen werden darf, dass eine Vielzahl vorgeblicher Halssyndrome auf einer Schilddrüsenbeteiligung beruht.

22.2.1 Schilddrüsenmorphologie

Inspektion

Schon die Inspektion kann präzise Hinweise geben – der erste allgemeine Gesamteindruck genauso wie eine spezifischere Betrachtung beim Schluckakt mit leicht überstreckter HWS.

Auch ohne pathologische Veränderungen wird die Schilddrüse erkennbar. Bei schmalen, langgliedrigen Patienten mit zartem Hals kann der Isthmus zu sehen sein. Im Seitenprofil zeigt sich eine diskrete Vorwölbung am vorderen Hals, die sich bei Schluckbewegungen mitbewegt (➤ Abb. 22.2).

Normalerweise lässt sich zwischen den Ansätzen des M. sternocleidomastoideus im unteren Halsbereich eine leichte Vertiefung ausmachen. Wenn sie spontan oder beim Kopfdrehen verschwunden ist,

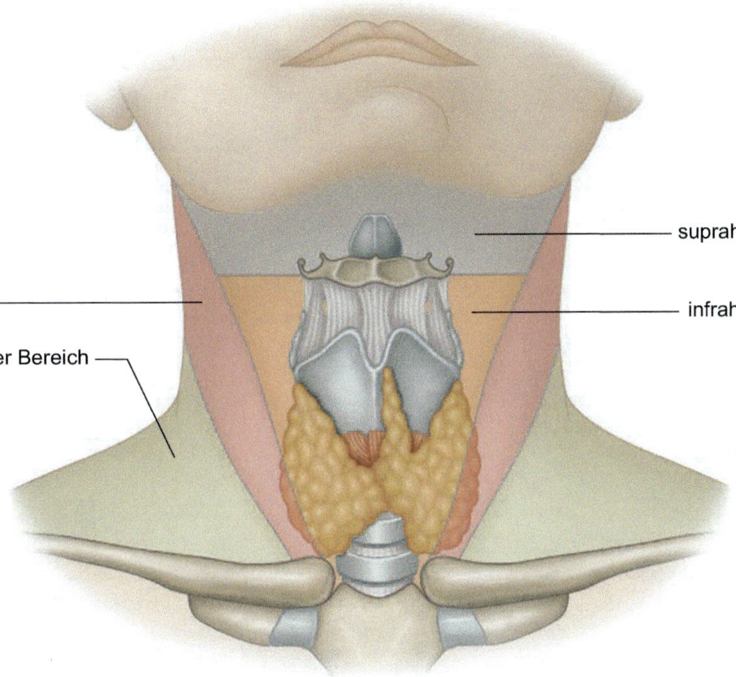

Abb. 22.2 Halsansicht von vorn

spricht das eindeutig für eine Vergrößerung der Schilddrüse.

Achten Sie darauf, ob Schilddrüsengewebe auffällig weit über die Medianlinie oder hinter dem M. sternocleidomastoideus hervorragt. Jede Schwellung oder Masse, die sich beim Schlucken mitbewegt, ist höchstwahrscheinlich in der Schilddrüse lokalisiert oder mit ihr verwachsen. Wenn eine Hypertrophie vorliegt, sollte untersucht werden, ob es sich um eine eher diffuse (Kropf, Struma) oder eine lokalisierte Form (Knoten oder Zyste) handelt.

Palpation

Aufgrund der oberflächlichen Lage könnte man die Schilddrüse für leicht palpierbar halten. Doch die Muskeln (Mm. infrahyoideus und sternocleidomastoideus) auf den Seitenlappen sind so dick, dass sie ein Betasten der normal großen Schilddrüse erschweren.

Im Idealfall wird die Palpation am sitzenden Patienten durchgeführt, der sich gegen den hinter ihm stehenden Therapeuten lehnt. Ausgangsposition ist eine Neutralstellung des Kopfes oder leichte zervikothorakale Flexion, um die Muskelspannung der Halsvorderseite zu verringern. Mit zunehmender Erfahrung kann die Palpation auch in Rückenlage erfolgen.

Manchmal ist es bequemer, Patienten ein Glas Wasser zu trinken zu geben und die Schluckbewegungen zu beobachten.

Vom Ringknorpel (Cartilago cricoidea) aus wird zunächst in kaudaler Richtung mit den Kuppen von Zeige- und Mittelfinger der Schilddrüsenisthmus aufgesucht, der sich ca. 1 cm tiefer befindet. Um den Isthmus zu palpieren, lassen Sie die Finger mit minimalem Auflagedruck und kleinen Hin-und-her-Bewegungen von der „Brustbeingabel" hoch gleiten, bis sie auf den Isthmus stoßen. Nachdem Sie seine Dicke kontrolliert haben, bitten Sie den Patienten zu schlucken, um die Verschieblichkeit des Isthmus beurteilen zu können (➤ Abb. 22.3).

Gehen Sie dann zu den Seitenlappen der Schilddrüse (Lobus dexter und Lobus sinister) über, die sich leichter als der Isthmus tasten lassen. Führen

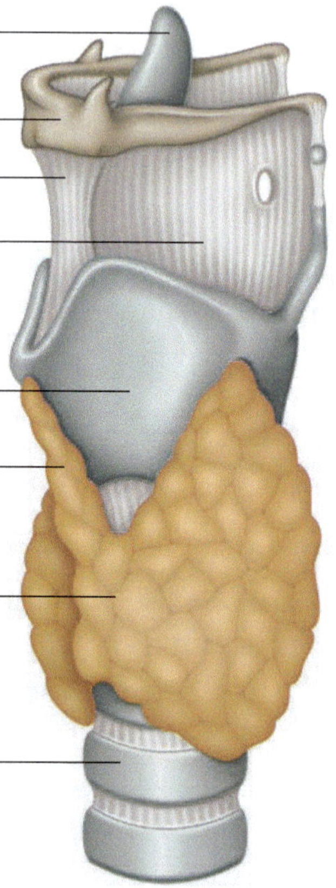

Abb. 22.3 Larynx und Schilddrüse (im Seitenprofil)

Sie die Palpation beidhändig und symmetrisch mit allen Fingerspitzen durch. Um sich die Palpation zu erleichtern, können Sie den Patienten schlucken lassen; dadurch bewegt sich die Schilddrüse nach oben und macht die unteren Lappenbereiche besser zugänglich.

Wenn Sie mit einer Hand die Trachea halten und mit der anderen den Innenrand eines Seitenlappens betasten, können Sie gezielt die medialen Lappenbereiche untersuchen. Schieben Sie die Trachea jeweils mit der freien Hand zur Untersuchungsseite hinüber, damit Sie den Haupt- und Außenteil des Lappens palpieren können, während Ihre andere Hand den M. sternocleidomastoideus umgreift, so dass die Finger vorn und der Daumen hinten liegt. Lassen Sie den Patienten erneut schlucken, um den gesamten Lappen betasten zu können. Besonders nützlich ist die Technik bei vergrößerter Schilddrüse.

Manchmal wird die Untersuchung dadurch erschwert, dass Patienten einen kurzen, dicken Hals haben oder adipös sind. In dem Fall sollte man sie auffordern, den Hals von rechts nach links zur Untersuchungsseite zu neigen. Wenn Sie trotzdem nichts spüren, legen Sie die Finger unter den Schildknorpel und bewegen sie behutsam auf und ab, während der Patient schluckt.

Manchmal kann ein Schilddrüsenlappen nur bei überstrecktem und gedrehtem Kopf (bzw. Extension und Rotation der HWS) untersucht werden, weil der M. sternocleidomastoideus sonst nicht ausreichend locker und geweitet wäre.

Mit der Palpation können Form, Volumen, Struktur, Beweglichkeit und Druckempfindlichkeit des Parenchyms sowie die Lymphknoten im Abflussgebiet der Schilddrüse beurteilt werden.

Form

Die Seitenlappen der Schilddrüse liegen den Außenseiten der Trachea und des Larynx an und befinden

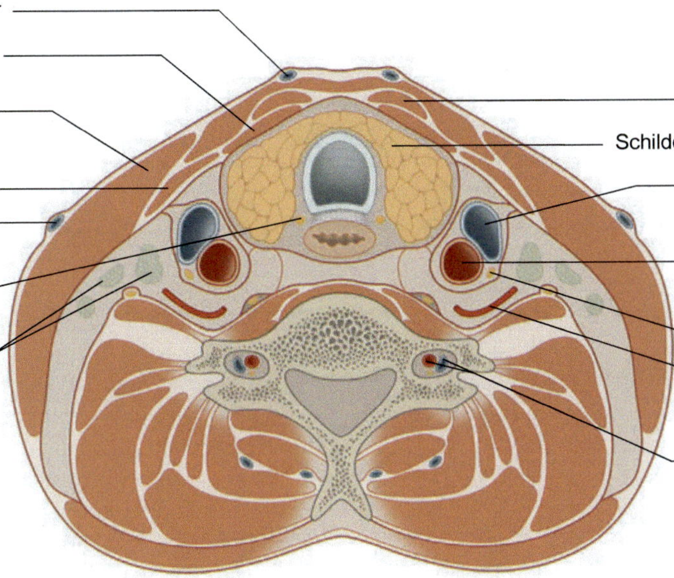

Abb. 22.4 Transversalschnitt durch die Schilddrüse

sich weiter hinten als der Isthmus, der die Vorderseite der Trachea überquert (➤ Abb. 22.4). Im Transversal- bzw. Querschnitt lässt sich deutlich die nach hinten offene Hufeisenform der Schilddrüse erkennen.

Manchmal ist am oberen Isthmusrand ein senkrecht vor dem Larynx aufsteigender, gerader, spitz zulaufender Fortsatz ausgebildet: der Lobus pyramidalis (auch: Lalouette-Pyramide).

Morphologisch zeigt sich unveränderlich die klassische Form eines kurzen, dicken Isthmus mit V-förmig fusionierten Seitenlappen der Schilddrüse oder aber ein fehlender Isthmus, ein doppelter Lobus pyramidalis usw.

Im Allgemeinen weist die Schilddrüse eine nahezu symmetrische Form auf. Dass der rechte Lappen häufig etwas größer als der linke ist, hat keinen Krankheitswert.

Volumen (Größe)

Die Schilddrüse eines Erwachsenen wiegt nicht mehr als durchschnittlich 30 g, wobei ihre Größe variieren kann. Bei Frauen ist der Schilddrüsenkörper in der Regel stärker entwickelt als bei Männern, auch die Seitenlappen sind etwas mehr vorgewölbt. Unter physiologischen Bedingungen sollte keiner der Seitenlappen (flächenmäßig) größer als das Daumenendglied sein.

Jede Volumenzunahme der Schilddrüse wird als „Kropf" (Struma) bezeichnet. Findet sich klinisch oder biochemisch kein Anzeichen für eine Über- oder Unterfunktion der Schilddrüse, wird von einer „euthyreoten Struma" gesprochen.

Nicht immer ist eine Volumenzunahme der Schilddrüse als pathologisch anzusehen. In der Pubertät kommt es häufiger zu einer vorübergehenden Hypertrophie. Auch während der Menstruation oder in der Schwangerschaft kann sich die Schilddrüse vergrößern.

Struktur

Mit seiner festen, etwas bröckeligen Konsistenz sollte sich das Drüsenparenchym so weich und elastisch anfühlen, dass es die Palpation der oberen Trachealknorpel behindert. Die Oberfläche der Schilddrüse erscheint beim Betasten leicht gelappt (lobulär), bei schlanken Menschen wie gekörnt. Doch das Parenchym sollte immer eine homogene, einheitliche Gewebestruktur (Textur) aufweisen. Da jede lokale Verdichtung im Gewebe verdächtig ist, sollte man versuchen, Größe und Form eines solchen Knotens näher zu bestimmen. Nach Veränderungen wird naturgemäß von vorn nach hinten (in anterior-posteriorer Richtung) gesucht. Dabei darf auch die Palpation der Seitenlappen in horizontaler Ebene (von außen nach innen) nicht vernachlässigt werden. Manchmal lassen sich knotige Veränderungen aus einer anderen Richtung eher entdecken. Die unteren Lappenbereiche sind besser zugänglich, wenn die Schilddrüse durch eine leichte HWS-Extension nach oben bewegt wird.

Beweglichkeit

Die Schilddrüse sollte frei beweglich sein, d.h. sich beim Schlucken spontan mitbewegen oder sich bei der Palpation verschieben lassen.

Druckempfindlichkeit

Das Betasten der Schilddrüse darf normalerweise weder Schmerzen noch eine besondere Druckempfindlichkeit auslösen. Druckschmerzhaftigkeit spricht für erhöhten Druck in der Organkapsel. Zu einem Druckanstieg kommt es vor allem bei Entzündungen (Thyreoiditis) sowie bei bestimmten akuten Krebsformen.

Lymphknoten

Besondere Aufmerksamkeit sollte Adenopathien im Bereich der Jugularvenen, Karotis- und Vertebralgefäße sowie supraklavikulären oder supraisthmischen Lymphknoten gewidmet werden.

Beurteilen Sie Größe, Konsistenz, Beweglichkeit und Zustand der Lymphknotenstationen. Verdächtig sind alle vergrößerten, verbackenen, tastempfindlichen, fixierten oder heißen Lymphknoten.

Größen- und Konsistenz-/ Strukturanomalien

Gelegentlich vermittelt die Schilddrüsenloge den Eindruck von Leere (Athyreose, Thyreoiditis atrophicans): Die Schilddrüse lässt sich nicht auffinden, und die Trachealringe – von den Larynxknorpeln bis zum Manubrium sterni hinunter – zeichnen sich perfekt unter den Fingern ab.

Eine diffuse oder knotige Schilddrüsenhypertrophie ist leicht zu erkennen. In dem Fall sollte man versuchen, eine Volumenzunahme in Form einer Struma von einzelnen oder multiplen Schilddrüsenknoten abzugrenzen.

Klopfen Sie bei einer Hypertrophie den oberen Thorax ab: Jede Dämpfung des Klopfschalls sollte den Verdacht auf endothorakale Ausläufer des Schilddrüsengewebes lenken. Auch Schluckbeschwerden sind bei einer vergrößerten Schilddrüse keine Seltenheit.

Bates [1993] zufolge lassen sich klinisch drei Arten von Anomalien unterscheiden (➤ Abb. 22.5).

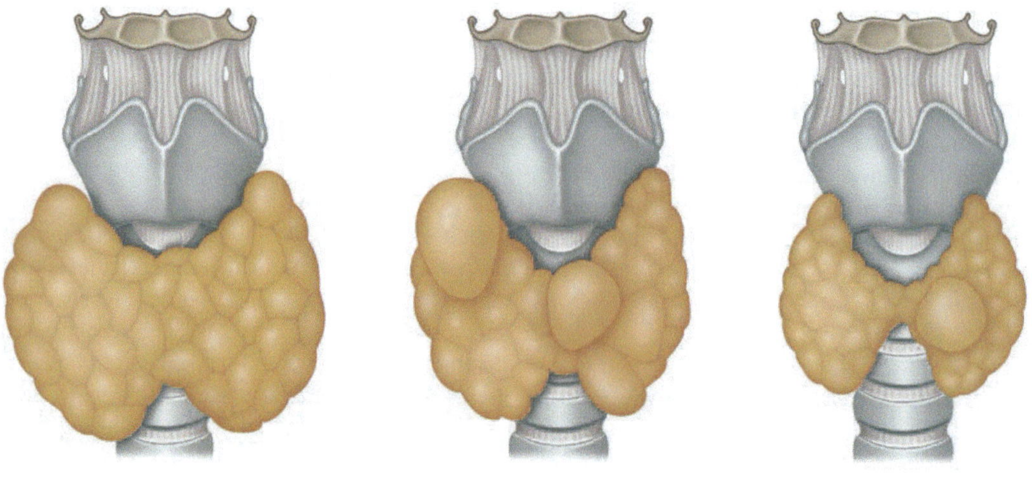

Abb. 22.5 Größen- und Strukturanomalien der Schilddrüse (nach Bates 1993)

22

- Eine *diffuse Hypertrophie* (Kropf oder Struma) der Schilddrüse bezieht den Isthmus und die Seitenlappen mit ein, ohne dass Knoten tastbar wären. Dies ist beispielsweise bei einer Basedow-Krankheit, der Hashimoto-Thyreoiditis und der endemischen Struma in Jodmangelgebieten (wie dem Alpenraum) der Fall. Eine Hypertrophie ohne erkennbare Ursache wird als „sporadische Struma" bezeichnet.
- In einer „multinodalen Struma" oder *Knotenstruma* sind mindestens zwei Knoten in der vergrößerten Schilddrüse tastbar. Multiple Knoten sprechen eher für eine metabolische Störung als für eine maligne Veränderung der Schilddrüse. Wenn sie allerdings nach einer Strahlenexposition im Kindesalter oder bei familiärer Vorbelastung durch Krebs auftreten und sich einer der Knoten rasch vergrößert, muss an ein Malignom gedacht werden.
- Ein *Einzelknoten* in der Schilddrüse kann sich bei näherer Untersuchung als Zyste, benigner Tumor, atypische Form einer Knotenstruma oder als maligne Veränderung herausstellen. Auch hier erhöht sich das Malignitätsrisiko durch Faktoren wie frühere Bestrahlung, rasche oder kürzlich erfolgte Volumenzunahme, Fixierung im umgebenden Gewebe, Verhärtung/unregelmäßiger Knotenrand, vergrößerte Halslymphknoten und männliches Geschlecht.

22.2.2 Schilddrüsenfunktion

Wie bei allen endokrinen Erkrankungen beruht die Diagnose einer Schilddrüsenstörung zum großen Teil auf der Inspektion und Beobachtung des Patienten. Schon der erste Eindruck ist hierbei oft entscheidend: Ein leicht aufgedunsenes Gesicht, durchscheinende Lider, gerötete Wangen (Erythrozyanose), spärliche Behaarung, glänzende Augen und ein geschwollener Hals können Verdachtszeichen einer Schilddrüsenbeteiligung (Thyreose) sein.

Mit einem Minimum an Aufmerksamkeit und einem guten Beobachtungssinn sollte man eine Schilddrüsenfunktionsstörung anhand bestimmter klinischer Kriterien erkennen können. Zu den wichtigsten gehören:

- Gewichts- und Appetitverhalten
- Wasserhaushalt (Hydrierungszustand)
- Herz- und Gefäßstatus
- Darmpassage
- Trophik (Ernährungszustand) der Haut und Hautanhangsgebilde, Muskeln, Knochen usw.

Kein Symptom ist für sich genommen spezifisch für eine Schilddrüsenstörung; erst aus der Gesamtheit der klinischen Zeichen ergibt sich ein charakteristisches Bild (➤ Tab. 22.1).

VORSICHTSREGELN

Patienten, bei denen sich morphologische Veränderungen oder Funktionsstörungen der Schilddrüse zeigen, müssen umgehend zu ihrem Hausarzt oder einem Endokrinologen überweisen werden – etwa wenn ein tastbarer Knoten oder Symptome einer Hypo- bzw. Hyperthyreose (➤ Tab. 22.1) vorliegen.

22.3 Schilddrüsengefäße

22.3.1 Anatomie

Wie alle endokrinen Organe ist auch die Schilddrüse sehr reichlich mit Arterien und Venen ausgestattet.

Arterien

Die arterielle Versorgung der Schilddrüse beruht auf zwei Hauptgefäßen:

- der A. thyroidea superior, einem Ast der A. carotis externa, und
- der A. thyroidea inferior, einem Ast der A. subclavia.

Beide Gefäße bilden zahlreiche Anastomosen, so dass sich die Manipulationstechniken gegenseitig ergänzen können.

Als akzessorische Arterie kann eine A. thyroidea ima vorhanden sein, die vor der Luftröhre als Kollateralgefäß vom Aortenbogen zum unteren Isthmusrand aufsteigt.

Arteria thyroidea superior

Ursprung Sie entspringt direkt hinter der Karotisgabel als erster Ast aus der A. carotis externa (➤ Abb. 22.6).

Verlauf Zunächst verläuft sie parallel zum großen Zungenbeinhorn (Cornu majus ossis hyoidei), dann senkrecht in der viszeralen Längsachse zum Oberrand des Schilddrüsenlappens hinunter.

Lagebeziehungen Die A. thyroidea superior schiebt sich unter die Mm. omohyoideus, sternohyoideus und thyrohyoideus.

Kollateralen Wichtige Kollateralen der oberen Schilddrüsenarterie sind die laryngeale Muskel- und Schleimhautarterienäste.

Endäste Am Ende teilt sie sich in drei Äste auf, die alle drei Seiten der Schilddrüsenlappen versorgen:

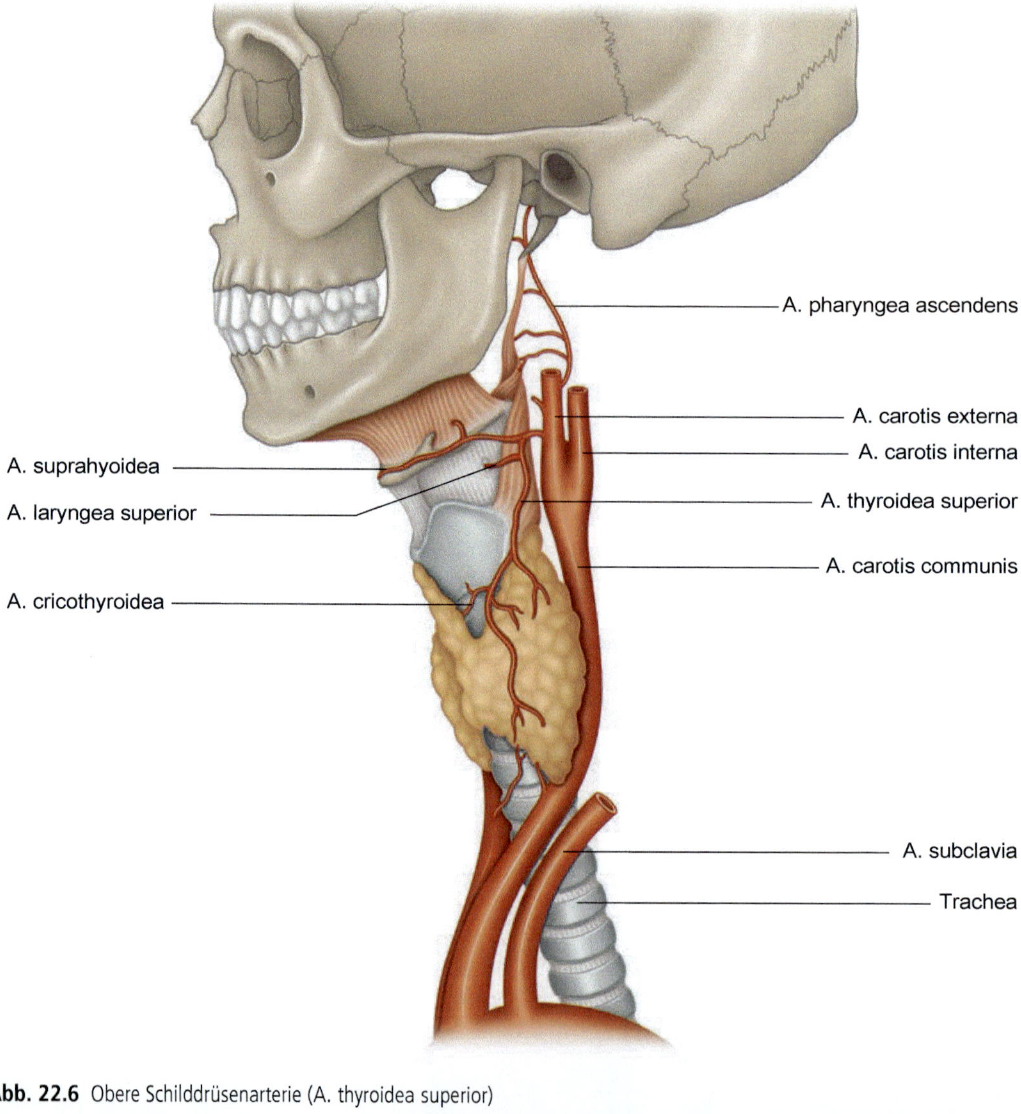

Abb. 22.6 Obere Schilddrüsenarterie (A. thyroidea superior)

22

- ein Ramus anterolateralis zur Vorder- und Außenseite
- ein Ramus medialis zum oberen Isthmusrand (anastomosiert mit dem Ramus medialis der Gegenseite)
- ein Ramus posterior, der sich auf der Rückseite mit dem hinteren Ast der A. thyroidea inferior vereint.

Funktion und Besonderheit Die A. thyroidea superior versorgt die oberen zwei Drittel der Schilddrüse.

Da sie den N. laryngeus superior, einen Ast des N. vagus, begleitet [Barral & Croibier 2006], versteht es sich von selbst, dass sich jede Manipulation der oberen Schilddrüsenarterie auch auf den N. laryngeus superior auswirkt.

Arteria thyroidea inferior

Ursprung Die untere Schilddrüsenarterie (A. thyroidea inferior) entspringt dem Truncus thyrocervicalis (➤ Abb. 22.7). Der Truncus thyrocervicalis zweigt über der Pleurakuppel von der A. subclavia ab, und zwar vor und etwas lateral der A. vertebralis.

Verlauf An der A. thyroidea inferior lassen sich drei Abschnitte unterscheiden:

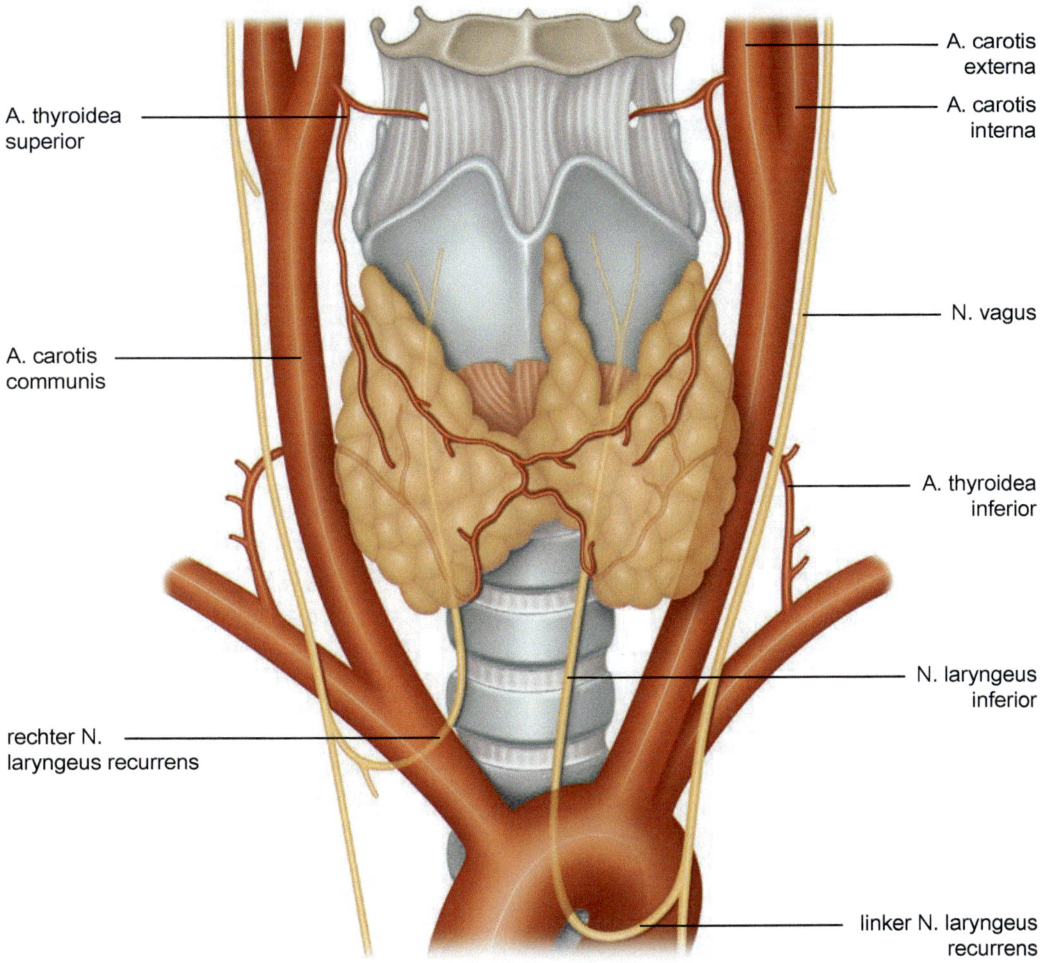

Abb. 22.7 Schilddrüsenarterien (Aa. thyroideae superior und inferior)

- ein senkrechter Abschnitt lateral der Wirbelarterie
- ein gebogenes Segment, das oberhalb des 6. Halswirbel-Querfortsatzes (C6) horizontal zwischen der A. vertebralis (hinten) und dem Karotis-Jugularis-Gefäß-Nervenbündel (vorn) verläuft und den Halssympathikus kreuzt
- ein weiteres gebogenes Segment, das schräg nach oben, vorn und innen aufsteigt. Es kreuzt den Außenrand von Ösophagus und Trachea und wendet sich vor dem Ramus recurrens n. vagi nach links und dahinter nach rechts.

Lagebeziehungen In Höhe des 5. Halswirbels (C5) erreicht die A. thyroidea inferior die Rückseite der Schilddrüse und beschreibt um

- die V. jugularis interna
- die A. carotis communis
- den N. vagus und
- den Truncus sympathicus herum eine nach vorn konkave Kurve.

Wir möchten besonders hervorheben, dass die A. thyroidea inferior in Höhe von C5 nicht nur die A. carotis communis (von hinten), sondern auch die A. vertebralis (von vorn) kreuzt.

Wenn der Ursprung der A. thyroidea inferior behandelt wird, wirkt sich die Manipulation deshalb auch auf die gleichseitige Wirbelarterie aus.

Kollateralen Von der unteren Schilddrüsenarterie ziehen Äste zum Ösophagus, zur Trachea und zum Larynx.

Über die A. cervicalis ascendens sendet die A. thyroidea inferior Äste zu den Spinalmuskeln, Wirbelkörpern und zum Rückenmark (Anastomosen mit den Spinalarterien).

Endäste Wenn sie das untere Drittel der Schilddrüse erreicht hat, teilt sich die A. thyroidea inferior in drei Äste auf:

- Ein Ramus posterior vereint sich am hinteren Innenrand des Schilddrüsenlappens mit dem hinteren Ast der A. thyroidea superior
- Ein Ramus profundus anastomosiert mit seinem Gegenstück von der anderen Seite.
- Ein Ramus inferior verbindet sich am unteren Isthmusrand mit dem Ramus inferior der Gegenseite (➤ Abb. 22.8).

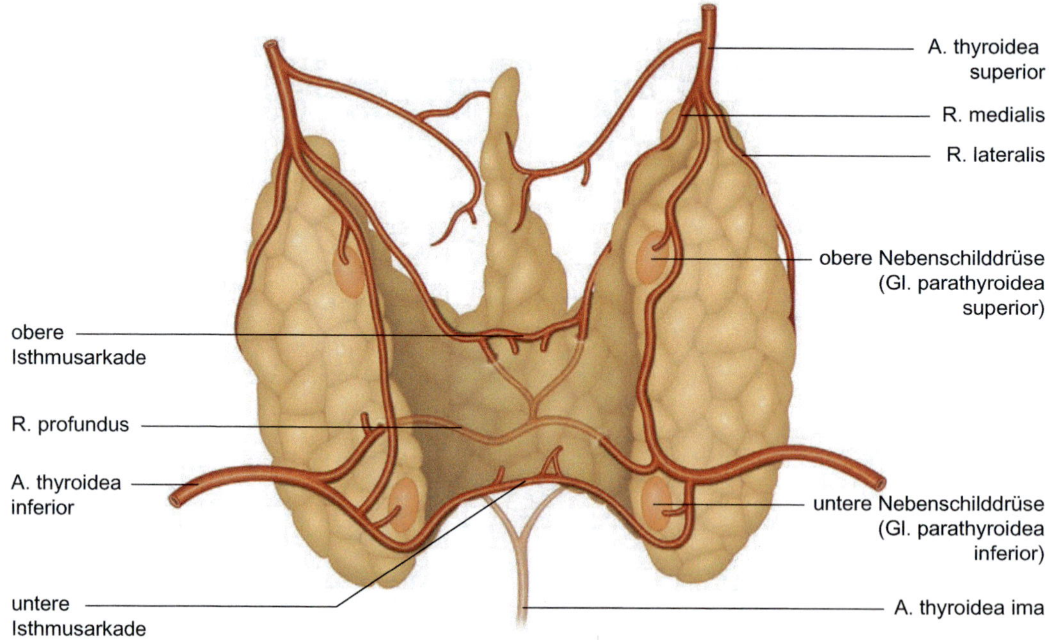

Abb. 22.8 Anastomosen in der Schilddrüse

ANMERKUNG
Ursprung und Verlauf der A. thyroidea inferior können sehr variabel sein. Am einfachsten merkt man sich deshalb nur, dass sie in Höhe des 5. Halswirbels (C5) die Schilddrüse erreicht.

Funktion Die A. thyroidea inferior versorgt das untere Drittel der Schilddrüse mit Blut.

Venen

Im Bereich der Schilddrüse gibt es drei venöse Abflusswege:

- Die *V. thyroidea superior* geht vom oberen Pol des Seitenlappens ab und begleitet die A. thyroidea superior, ehe sie über den Truncus linguofacialis in die V. jugularis interna einmündet.
- Die *Vv. thyroideae mediae* sind sehr kurze, horizontale Äste, die auf der Rückseite der Schilddrüsenlappen direkt zur V. jugularis interna ziehen.
- Die *Vv. thyroideae inferiores* entspringen an den unteren Lappenpolen und am unteren Isthmusrand. Sie verlaufen schräg nach unten-lateral und sorgen für den Blutabfluss in die untere V. jugularis interna oder die V. brachiocephalica.

Nerven

Die Innervation der Schilddrüse erfolgt durch

- parasympathische Fasergeflechte, die von den Nn. laryngei superiores und inferiores abstammen, und
- sympathische Fasergeflechte, die vom oberen und mittleren Halsganglion (Ganglion cervicale superius und medius) sowie von kardialen Nerven abstammen.

Auch die Nebenschilddrüsen werden von einem Halsganglion (Ganglion cervicale inferius) aus versorgt.

So beruht die Innervation der Schilddrüse in erster Linie auf periarteriellen Plexus, auch wenn einige Nervengeflechte unabhängig von Gefäßstämmen sind [Chevrel & Fontaine 1994].

22.3.2 Manualtherapeutischer Ansatz

Pulstastung

Folgen Sie der A. carotis communis möglichst weit bis zum Oberrand des Schildknorpels nach oben. Am Anfang muss der Finger immer zwischen Zungenbein und Schildknorpel liegen bleiben. An dieser Stelle sind zwei Arterienpulse spürbar: der Puls der A. laryngea superior und der Puls der A. thyroidea superior.

Arteria laryngea superior

Im Bereich zwischen Zungenbein und Schildknorpel lässt sich der Puls der A. laryngea superior ca. 1 bis 2 Fingerbreit medial der seitlichen Schildknorpelfläche tasten.

Die Arterie durchquert mit dem N. laryngeus superior, einem Vagusast, die Membrana thyrohyoidea.

Arteria thyroidea superior

Mit ziemlicher Sicherheit wird man zwischen Zungenbein und Schildknorpel auch auf die A. thyroidea superior treffen, die sich weiter medial als die A. carotis externa befindet.

Im Vergleich zur A. laryngea superior muss der Finger flach aufliegend in kaudaler Richtung zunehmend nach lateral gleiten. Fahren Sie ca. 1 Fingerbreit am inneren Schildknorpelrand hinunter. Am Anfang ist der Karotispuls so kräftig, dass sich der Schilddrüsenarterienpuls kaum wahrnehmen lässt. Wenn Sie den Finger seitlich und leicht kaudal von der A. carotis weg bewegen, mischen sich beide Pulse nicht mehr.

Behandlung und Manipulationstechniken

Arteria laryngea superior

Ausgangsposition In Rückenlage hat die Patientin die Hände auf der Brust gekreuzt und den Kopf leicht zur nicht behandelten Gegenseite gedreht (➤ Abb. 22.9).

Technik Suchen Sie die Arterie auf, um sie mehrmals mit intermittierendem Druck (komprimieren und wieder loslassen) zu behandeln. Führen Sie eine Induktion mit leichtem Druck durch.

Etwa 1–2 Fingerbreit vom lateralen Schildknorpelrand entfernt dringt die A. laryngea superior in die Membrana thyrohyoidea zwischen Zungenbein (Os hyoideum) und Cartilago thyroidea ein (➤ Abb. 22.10).

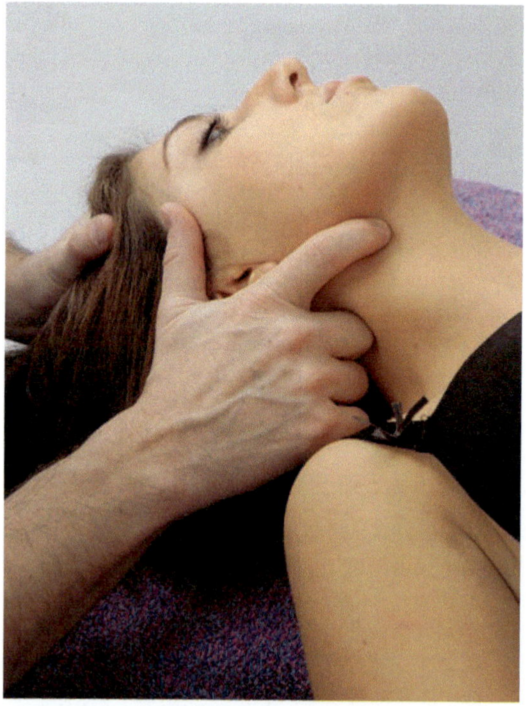

Abb. 22.9 Behandlung der A. laryngea superior

Die Durchtrittsstelle umgibt häufig ein kleiner Faszienring, der aus zwei Gründen gelockert werden sollte:

- um fasziale Verspannungen des Gefäß-Nervenbündels zu lösen und
- um den N. laryngeus superior zu beeinflussen. Neben der äußeren Gehörgangsöffnung handelt es sich hier nämlich um eine weitere Schlüsselstelle für Vagus-Manipulationen.

Daran schließt sich eine Induktion mit Dehnen der A. laryngea superior in medialer Richtung an (zum Ursprung der A. thyroidea superior hin). Wichtig sind auch kleine tastende, rollende Hautbewegungen – quer und längs zum Arterienverlauf.

Arteria thyroidea superior

Dehntechnik Am Ursprung der A. thyroidea superior dient ein Finger als Halt und Fixpunkt, während sie mit dem anderen Finger, der flach direkt unter dem ersten liegt, in kaudaler und medialer Richtung auf der Vorderfläche des Schildknorpels gedehnt wird.

Vergessen Sie nicht, die gleichseitige A. thyroidea inferior und die kontralateralen Schilddrüsenarterien mitzubehandeln.

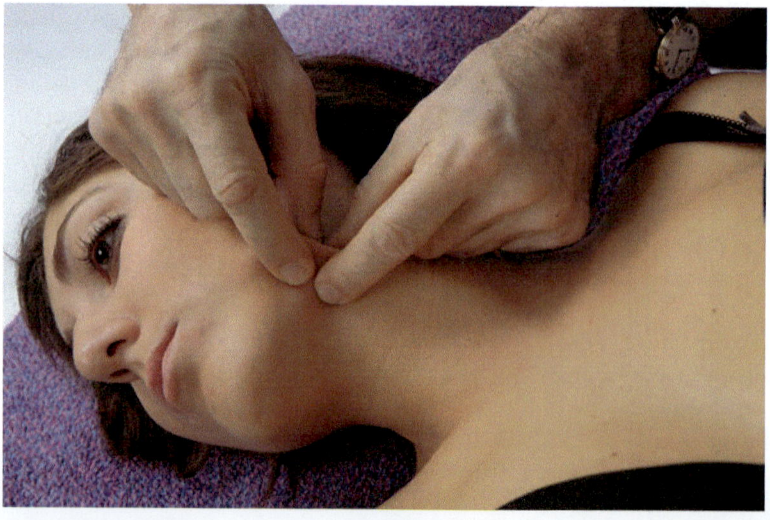

Abb. 22.10 Behandlung der Durchtrittsstelle in der Membrana thyrohyoidea

Viskoelastizitäts-Induktionstechnik Sie wird an der Durchtrittsstelle der Arterie durch die Membrana thyrohyoidea angewendet.

Achten Sie darauf, den N. laryngeus superior zu schonen und nicht zu fest zu drücken.

Fächertechnik mit mehreren Fingern Diese Technik kann sich bei entsprechend breitem Hals anbieten, um möglichst viele kleine Äste der Schilddrüsenarterie mit einzubeziehen. Versuchen Sie die ganze Zeit einen Finger auf der A. thyroidea superior liegen zu lassen, deren Puls die beste Orientierung für das weitere Vorgehen gibt (➤ Abb. 22.11).

Arteria thyroidea inferior

Da sich die untere Schilddrüsenarterie (A. thyroidea inferior) hinter der A. carotis communis und direkt über der A. subclavia befindet, ist es schwierig bzw. unmöglich, ihren Puls an der Ursprungsstelle zu tasten. Man muss ihrem Verlauf folgen, um sie gegen die Innenseite des M. scalenus anterior drücken und den Puls fühlen zu können.

Behandlung in Rückenlage Die Patientin hat in Rückenlage die Ellbogen auf die Liege gestützt und die Hände unter den Rücken geschoben, um die obere Thoraxapertur zu öffnen (➤ Abb. 22.12).

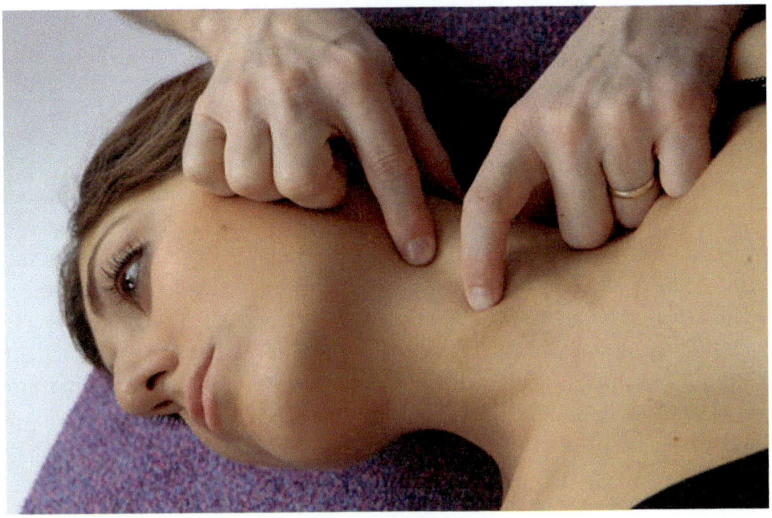

Abb. 22.11 Behandlung der A. thyroidea superior

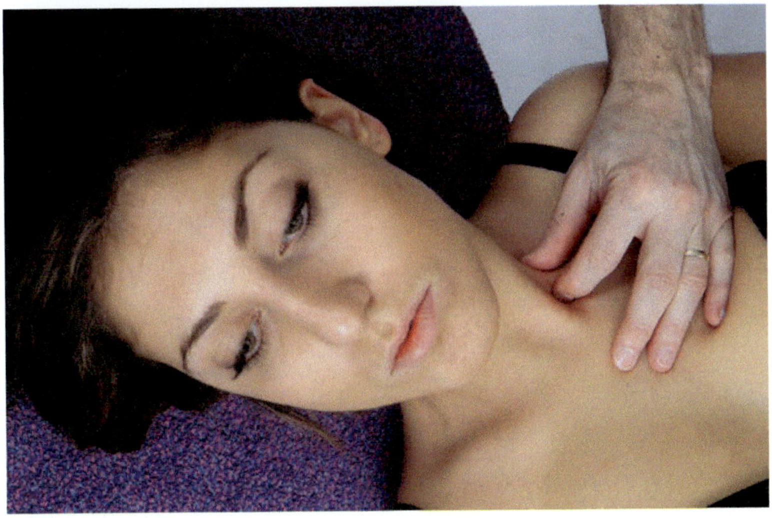

Abb. 22.12 Aufsuchen der A. thyroidea inferior

Tasten Sie innen vom Caput sternale des M. sternocleidomastoideus zunächst nach dem Puls der A. carotis communis. Wenn Sie die Finger dann nach lateral bewegen, wird hinter der A. carotis communis ein zweiter, schwächerer Puls spürbar, der Puls der A. thyroidea inferior. Lateral vom Sternoklavikulargelenk ist der Puls der A. subclavia zu fühlen, der einen deutlichen Unterschied im Vergleich zur wesentlich kleineren A. thyroidea inferior erkennen lässt.

Während ein Daumen die A. subclavia stabilisiert oder leicht kaudalwärts schiebt, wird sie mit dem anderen Daumen in medialer und leicht kranialer Richtung zur A. thyroidea inferior hin gedehnt.

Zögern Sie nicht, den gleichseitigen Schilddrüsenlappen im selben Moment nach innen zu mobilisieren.

Beenden Sie die Behandlung mit einer Induktion und machen Sie danach – genauso wie bei der A. thyroidea superior – kaudal weiter, um die Anastomosen zwischen beiden Arterien mit einzubeziehen.

Behandlung in Seitenlage Die Patientin liegt auf der Seite, die nicht behandelt wird. Der Therapeut steht hinter ihr und führt seine untere (kaudale) Hand unter ihrem Ellbogen hindurch, um ihren Arm mit seinem eigenen Unterarm stützen zu können. Der Daumen sollte schließlich unter der Klavikula ruhen und der Zeigefinger direkt über dem Sternoklavikulargelenk.

Mit der oberen (kranialen) Hand wird die Schulter der Patientin zunächst nach vorn gedrückt, damit die Finger zur Pleurakuppel gelangen, und danach noch leicht hoch geschoben. In dieser Position kann der Zeige- oder Mittelfinger mühelos durch die Skalenuslücke bis zum M. scalenus anterior vordringen, um auf seiner Innenseite nach dem Puls einer kleinen Arterie zu tasten. Mit streichenden Bewegungen des Zeige- oder Mittelfingers über den kurzen Arterienverlauf lässt sich ein Elastizitätsverlust oder eine Verhärtung feststellen.

Nach demselben Prinzip kann mit einer Supination des Fingers, der die Arterie berührt, eine Induktion der A. thyroidea durchgeführt werden (➤ Abb. 22.13).

„Klaviertechnik"

Der Patient liegt auf dem Rücken, die Hände auf dem Bauch.

Diese Technik besteht darin, mit „klimpernden" Fingerbewegungen die Schilddrüsenlappen nach kleinen Verhärtungen abzusuchen. Damit sind aber andere Verhärtungen als die bereits erwähnten Zysten gemeint.

Es handelt sich um Bezirke, in denen sich das Gewebe kaum eindrücken lässt und die (Visko-)Elastizität deutlich eingeschränkt ist. Im Zuge der Behandlung müssten sich die Verhärtungen allmählich auflösen.

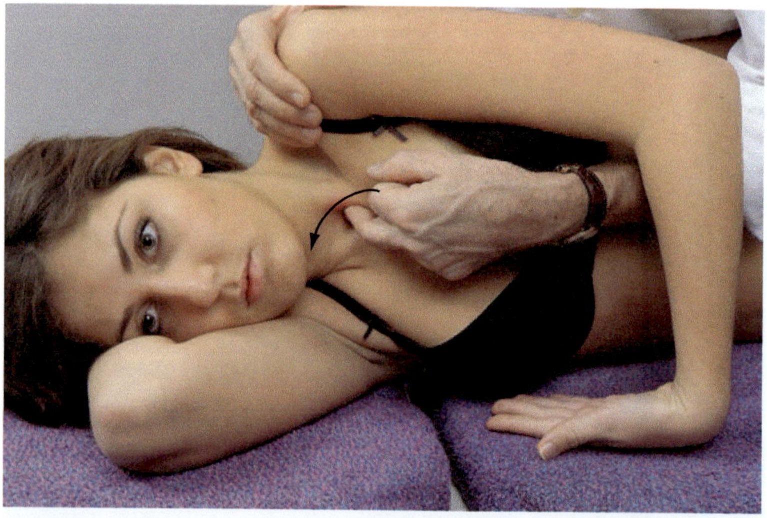

Abb. 22.13 Behandlung der A. thyroidea inferior in Seitenlage

22

Besonders gründlich sollte der Bereich hinter dem M. sternocleidomastoideus (beidseits), in dem relativ häufig Verhärtungen vorliegen, untersucht werden.

Mit einer Hand kann jeweils der Seitenlappen der Schilddrüse nach innen geschoben werden. Das macht ihn dicker, so dass er zum einen leichter behandelt und zum anderen die elastischen bzw. viskoelastischen Veränderungen leichter kontrolliert werden können.

Indikationen

Die beschriebenen Behandlungsmethoden können in folgenden Fällen indiziert sein:

- Schilddrüsenfunktionsstörungen
- Laryngotracheale Funktionsstörungen
- Arterielle Probleme (A. vertebralis), die sich aus der engen Verbindung beider Arterien und Anastomosen des zervikalen Astes mit den Spinalarterien ergeben können.

Behandlungsergebnisse

Die Ergebnisse unserer Behandlung lassen sich äußerst schwierig objektivieren. Klinisch waren aber offensichtliche Besserungen bei bestimmten Schilddrüsenfunktionsstörungen festzustellen.

KAPITEL

23 Neurovaskuläre Techniken

Charakteristisch für den Hals ist seine Lage, die ihn zum Durchzugsgebiet für zahlreiche kraniale und spinale (Zervikalmark-)Nerven macht. Diese neuronalen Netze haben die Aufgabe, die physiologischen Funktionen des Herz-Kreislauf-Systems, der Hals- (z.B. Schilddrüse) und intrathorakalen Viszeralorgane wie Herz oder Lunge zu gewährleisten (➤ Abb. 23.1).

Im Folgenden wollen wir einige wirksame Behandlungstechniken für die neurovaskulären Halsstrukturen vorstellen. Sie sind in vereinfachter und didaktischer Form aufbereitet und orientieren sich insbesondere an den Nn. glossopharyngeus, hypoglossus, vagus und am Truncus sympathicus cervicalis (Halssympathikus).

23.1 Nervus glossopharyngeus

Der N. glossopharyngeus (IX. Hirnnerv) interessiert uns besonders, weil er den Karotissinus und das Glomus caroticum innerviert, die am Ende des Kapitels besprochen werden.

Dieser Nerv anastomosiert mit dem

- N. vagus
- Gesichtsnerv und
- Halssympathikus; mit dem Ganglion cervicale superius zusammen bildet er den Plexus caroticus.

Die Behandlung des N. glossopharyngeus ist hier in Verbindung mit der A. carotis interna (➤ Kap. 21) beschrieben.

23.2 Nervus hypoglossus

Der N. hypoglossus (XII. Hirnnerv) wurde zusammen mit der A. carotis externa (➤ Kap. 15) untersucht.

Er bildet zahlreiche kleine Nervengeflechte im Arterienverlauf, die mit den Fingern aufgesucht werden können und den Eindruck von dünnen festen

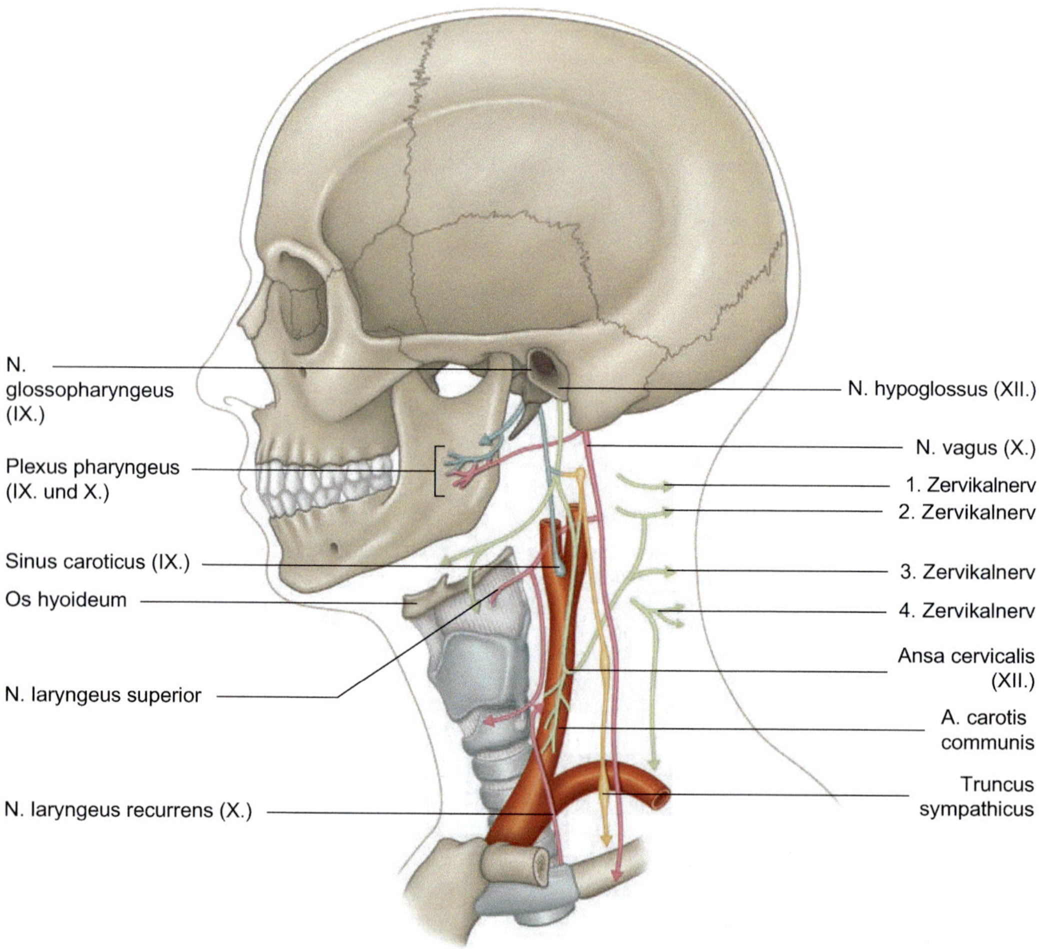

Abb. 23.1 Neurovaskuläre Verbindungen und Bezugspunkte

Fasernetzen vermitteln, die sich kaum gegen die Arterienwand verschieben lassen.

Der N. hypoglossus hat Anastomosen mit dem

- Ganglion cervicale superius (oberes Halsganglion)
- N. vagus
- N. phrenicus
- Plexus cardiacus und den
- zwei obersten Zervikalnerven.

23.3 Nervus vagus

Am Hals lässt sich der N. vagus (X. Hirnnerv) an zahlreichen Stellen behandeln. Man kann ihn beispielsweise über den N. laryngeus superior, den N. laryngeus recurrens und den N. auricularis in Höhe der äußeren Gehörgangsöffnung (Porus acusticus externus) erreichen.

Die Behandlung des N. vagus ist in Verbindung mit der A. laryngea superior (➤ Kap. 22.3.2) dargestellt, die in Begleitung des N. laryngeus superior in die Membrana thyrohyoidea eindringt.

23.4 Nervus laryngeus recurrens

In seiner unteren Hälfte verläuft der N. laryngeus recurrens auf der Innenseite der A. carotis communis. Beim Anwenden von Gleit-Induktionstechniken an der Arterie wird automatisch auch der Nerv auf der Medialseite mitbehandelt.

23.5 Truncus sympathicus

Der Truncus sympathicus oder Grenzstrang besteht aus einer Kette sympathischer Ganglien, die sich im Halsbereich posterolateral hinter der A. carotis communis befindet. Da sich seine Behandlung kaum von der des N. vagus unterscheidet, sollte eher von sympathikovagalen Techniken gesprochen werden.

Entscheidend ist letztlich, genau den neuronalen Mikrobereich herauszufinden, in dem eine Fixierung vorliegt, statt selbst das Behandlungsziel vorzugeben. Je feinfühliger und schmerzloser eine Nervenmanipulation erfolgt, desto besser können die Kräfte des Körpers selbstregulierend eingreifen.

23.6 Karotissinus und Glomus caroticum

Besonders wichtige Elemente sind der Karotissinus (Sinus caroticus) und das Glomus caroticum. Denn durch ihre Behandlung lässt sich unmittelbar und konsequent eine zentrale Wirkung erzielen.

23.6.1 Karotissinus

Der Karotissinus ist ein kleiner Knoten mit zahlreichen Mechanorezeptoren, der sich zwischen Zungenbein (Os hyoideum) und oberem Schildknorpelrand befindet (➢ Abb. 23.2) und für eine ständige Kontrolle des Karotisarteriendrucks sorgt.

23.6.2 Glomus caroticum

Der lateinische Begriff *glomus* bedeutet soviel wie „Knäuel“. Das Glomus caroticum (oder auch: „Karotisdrüse“) sitzt an der Karotisgabel (➢ Abb. 23.3), wo seine Chemorezeptoren den Sauerstoff- und CO_2-Gehalt sowie den pH-Wert im Blut registrieren.

Wichtig ist, dass es darüber hinaus vagale, glossopharyngeale und (zervikale) sympathische Nervenfasern enthält.

Da sich Karotissinus und Glomus caroticum bei der Behandlung kaum auseinanderhalten lassen, stellen wir sie nachfolgend als Einheit dar.

23.6.3 Behandlungstechnik

In Höhe der Karotisgabel wird eine serielle Induktion mit *minimalem* Druck auf die Arterie durchgeführt, deren Puls sich hinter dem Höckerchen des großen Zungenbeinhorns (Cornu majus ossis hyoidei) tasten lässt (➢ Abb. 23.4).

Vor der Behandlung sollte der Radialispuls sorgfältig überprüft oder ein Pulsmessgerät am Zeigefinger angelegt werden.

Nach wenigen Wiederholungen der Druck-Induktion verringern sich Pulsfrequenz und -stärke. Dass sich der Puls verlangsamt und schwächer wird, liegt an der Stimulierung des N. vagus und des N. hypoglossus. Durch diese Technik wird eine reaktive Bradykardie ausgelöst.

Über dem Karotissinus wenden wir daher lieber eine palpierende (Haut-)Rolltechnik an, die sehr wirksam ist, ohne dass eine Vagotonie auszulösen (➢ Abb.23.5).

ANMERKUNG
Gehen Sie sehr sanft und behutsam vor, denn es ist ein höchst empfindlicher Halsbereich. Bei dieser Technik zählt nicht der Kraftaufwand, sondern ihre Präzision!

23.6.4 Indikationen

In folgenden Fällen kann eine manuelle Behandlung des Karotissinus und Glomus caroticum indiziert sein:

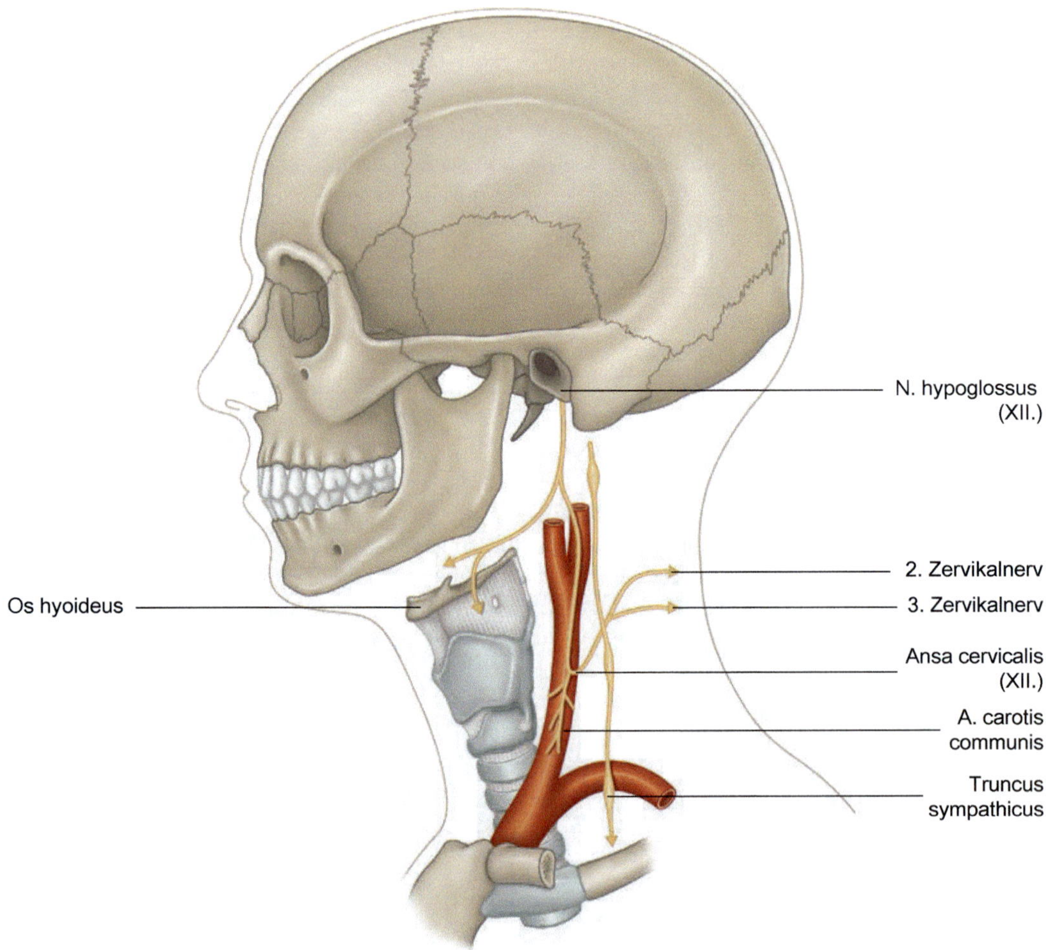

Abb. 23.2 Karotissinus (Sinus caroticus)

- Bluthochdruck
- Tachykardie, Arrhythmie
- Angstschübe
- Präkordialschmerzen
- Gastroösophagealer Reflux
- Solarplexus-Schmerzen
- Vagotonie, Sympathikotonie
- Zahn- und Zahnfleischprobleme.

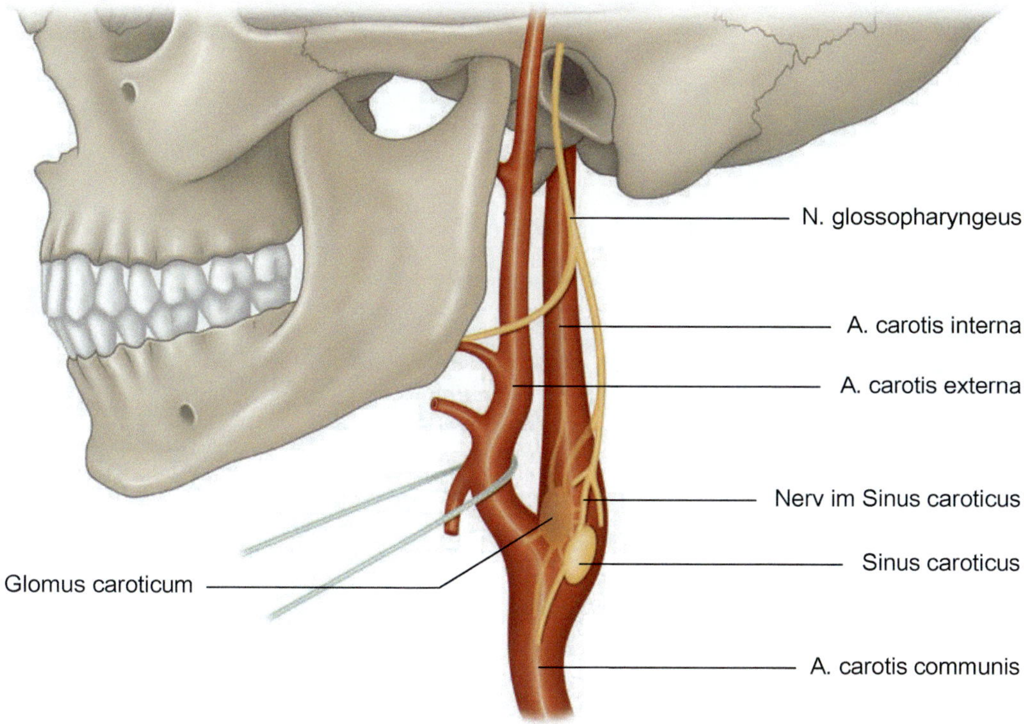

Abb. 23.3 Glomus caroticum und Karotissinus

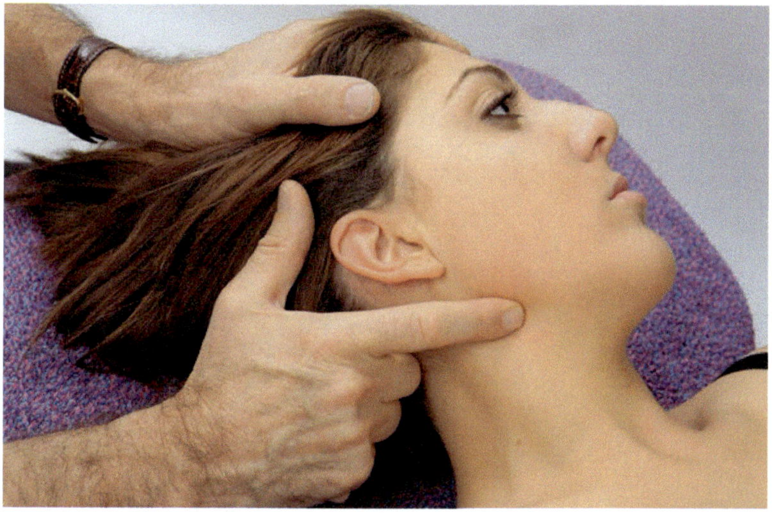

Abb. 23.4 Behandlung des Karotissinus und Glomus caroticum

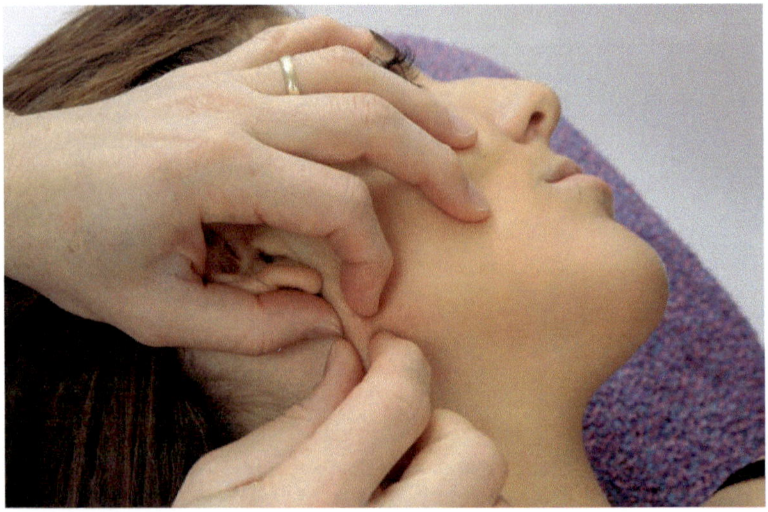

Abb. 23.5 Rollendes Palpieren des Karotissinus und Glomus caroticum

Abschnitt 3: Intraabdominale Gefäße

KAPITEL

24 Topografische Anatomie des Abdomens

24.1 Wichtige viszerale Bezugspunkte

Bevor wir die Taststellen der Abdominalpulse beschreiben, wollen wir einen Überblick über die manualtherapeutisch wichtigen Bezugspunkte im Abdominalbereich geben (➤ Abb. 24.1).

24.1.1 Ösophagokardialer Übergang

Der Übergang vom Ösophagus zum Magen befindet sich in Höhe von Th11 unter dem Proc. xiphoideus und ist eine Region, die nur im Sitzen untersucht und behandelt werden kann.

24.1.2 Gallenblase

Die Gallenblase (Vesica biliaris) liegt im rechten Abdominalbereich an der Schnittstelle der rechten Umbiliko-Medioklavikularlinie (UMKL) mit dem 9. Rippenknorpel. Sie lässt sich nur unter den Rippen und im Sitzen palpieren.

24.1.3 Duodenojejunaler Übergang

Der Übergang vom Zwölffinger- zum Dünndarm bzw. die Flexura duodenojejunalis befindet sich auf der linken Umbiliko-Medioklavikularlinie (UMKL) drei Fingerbreit über dem Nabel. Es ist ein sehr verlässlicher Bezugspunkt, den auch Radiologen verwenden.

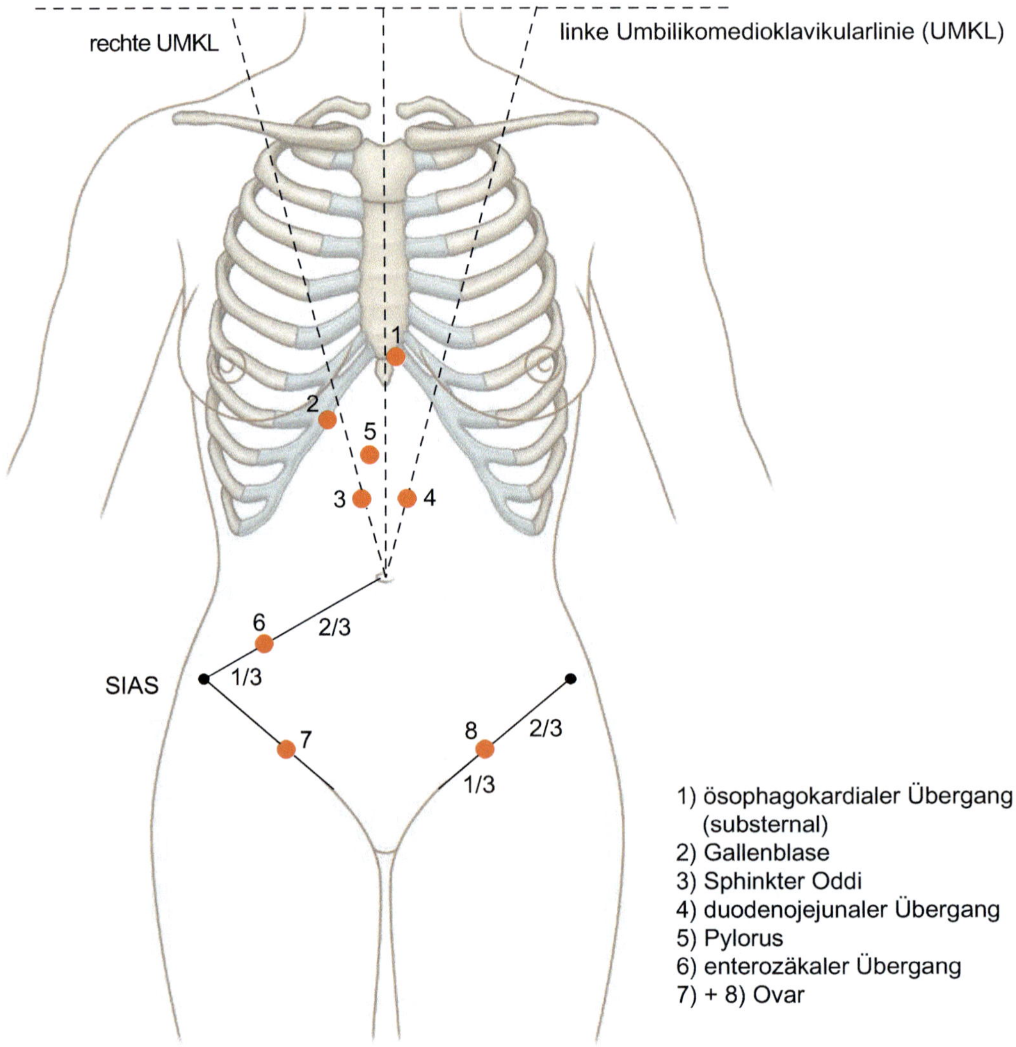

Abb. 24.1 Wichtige viszerale Bezugspunkte

24.1.4 Sphinkter Oddi

Spiegelbildlich zum duodenojejunalen Übergang befindet sich auf der rechten UMKL der Sphinkter Oddi (M. sphincter ampullae hepaticopancreaticae) drei Fingerbreit über dem Nabel. Dieser Bezugspunkt ist allerdings variabler.

Da er posteromedial liegt, wirkt sich die Behandlung auf die Ampulla hepaticopancreatica und die Papilla duodeni major (Vater-Papille) aus.

24.1.5 Pylorus

Am häufigsten liegt der Pylorus rechts von der Xiphosternal-Umbilikallinie, etwa 1 Handbreit über dem Nabel.

Bei Stress oder aktiver Verdauungstätigkeit verlagert er sich nach rechts. Trotz seiner Beweglichkeit lässt sich der Pylorus aber gut palpieren.

24.1.6 Ileozäkalklappe und McBurney-Punkt

Der Übergang vom Dünn- zum Dickdarm mit der Ileozäkal- oder Bauhin-Klappe befindet sich im äußeren Drittel einer Verbindungslinie zwischen Nabel und rechter Spina iliaca anterior superior (SIAS).

Zwei Fingerbreit darunter liegt der McBurney-Punkt. Das Besondere ist seine sensible Innervation durch den (rechten) 12. Interkostalnerv, der mit der 1. Lumbalnervenwurzel eine Anastomose bildet.

24.1.7 Ovarien

Die Ovarien befinden sich beidseits im mittleren Drittel einer Verbindungslinie zwischen der Spina iliaca anterior superior (SIAS) und der Symphysis pubica.

Je nach Alter und Hormonaktivität ist ihre Lage allerdings variabel.

24.2 Abdominale Arterienpulse

24.2.1 Aorta abdominalis

Leicht links von der Verbindungslinie zwischen dem Proc. xiphoideus des Sternums und dem Nabel befindet sich die Bauchaorta oder Aorta abdominalis (➤ Abb. 24.2).

Am unteren oder oberen Rand des Pankreas ist das Pulsieren der Bauchaorta deutlicher spürbar als direkt unter dem Drüsenkörper. Tasten Sie nicht einfach in anterior-posteriorer Richtung, sondern eher von lateral nach ihr, weil der Puls der oberen Mesenterialarterie sonst dominieren würde.

Nur mit beidseits neben der Bauchaorta aufgelegten Fingern lässt sich ein Aneurysma erkennen. Erscheint sie verbreitert (4–5 cm), ist das hochverdächtig, weil ihr Durchmesser normalerweise nur ca. 3 cm beträgt.

Das Pochen des Bauchaortenpulses können Patienten als beunruhigend stark und kräftig empfinden. Oft handelt es sich aber nur um eine harmlose (psycho)somatische Reaktion auf Emotionen.

Als erste Anzeichen eines Bauchaortenaneurysmas treten oft Kreuzschmerzen oder eine Lumbalgie aus. Deshalb sollte der Patient beim geringsten Verdacht zu einem Arzt überwiesen werden!

Vergleichen Sie vor der Behandlung unbedingt den Blutdruck in den oberen und unteren Gliedmaßen. Der systolische Index bewegt sich um 0,9 (➤ Kap. 6). Kontrollieren Sie auch, ob die Femoralpulse gut spürbar sind.

Bestimmte Aneurysmen können manuell kaum oder gar nicht entdeckt werden, weil sie in Höhe der Nierenarterien lokalisiert sind.

24.2.2 Truncus coeliacus

In der Ebene des unteren 12. Brustwirbelkörpers (Th12) und des Epigastriums lässt sich der Truncus coeliacus links vom Pylorus und rechts neben dem Treitz-Muskel (M. suspensorius duodeni) palpieren. Suchen Sie zuerst nach dem Aortenpuls und wenden Sie die Finger dann leicht nach rechts in Richtung der kleinen Magenkurvatur. Achtung: Je stärker der Fingerdruck, desto größer ist die Gefahr, den Truncus coeliacus mit der Bauchaorta zu verwechseln; das kommt häufiger vor (➤ Abb. 24.3).

Anhand des Truncus-coeliacus-Pulses kann die Wirksamkeit einer Leber-, Magen-, Milz- und Pankreasbehandlung kontrolliert werden.

24.2.3 Arteria gastrica sinistra

Auch die A. gastrica sinistra befindet sich in Höhe von Th12, nur noch etwas höher und vor allem weiter links als der Truncus coeliacus.

Ihr Puls ist schwierig zu tasten und wird häufig mit dem Milzarterienpuls verwechselt.

24.2.4 Arteria hepatica communis

Die A. hepatica communis verläuft rechts von der Sternoumbilikallinie und kann unterhalb der Gallenblase in Nähe des Pylorus aufgesucht werden. Mit einiger Übung lässt sich ihr Puls relativ einfach palpieren (➤ Abb. 24.4).

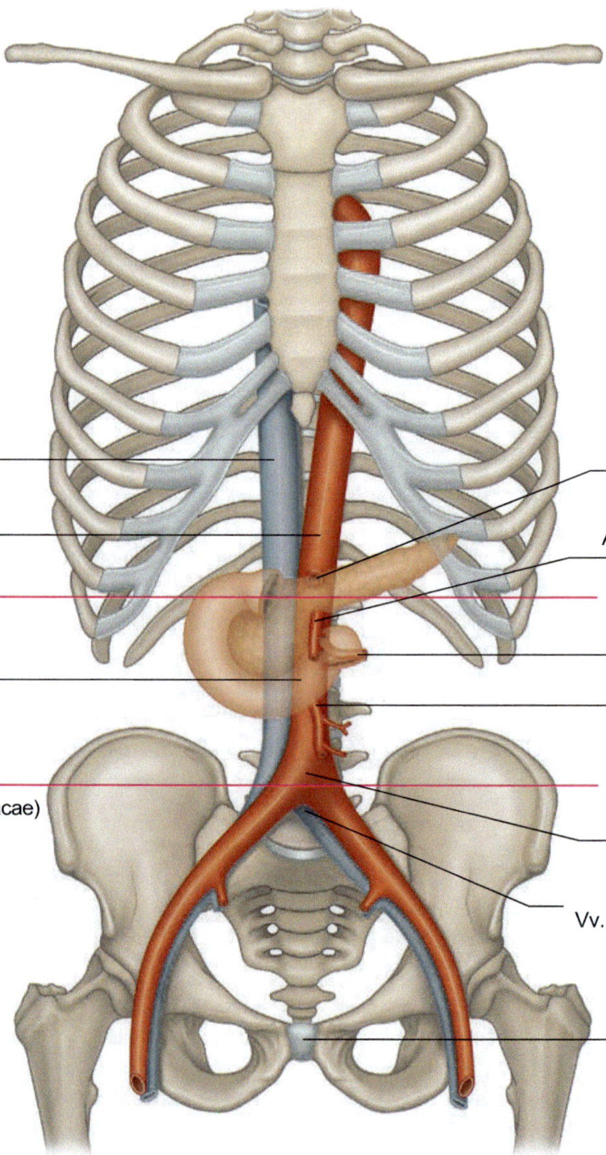

Abb. 24.2 Palpation der Bauchaorta

24.2.5 Arteria splenica

Die Milzarterie (A. splenica oder A. lienalis) befindet sich unterhalb und links vom Truncus coeliacus. Lassen Sie Ihre Finger vom Proc. xiphoideus nach unten gleiten, um den oberen Pankreasrand aufzusuchen, der gelegentlich mit dem oberen Rand des Colon transversum verwechselt wird.

Der Milzarterienpuls lässt sich relativ einfach links über der Bauchaorta tasten.

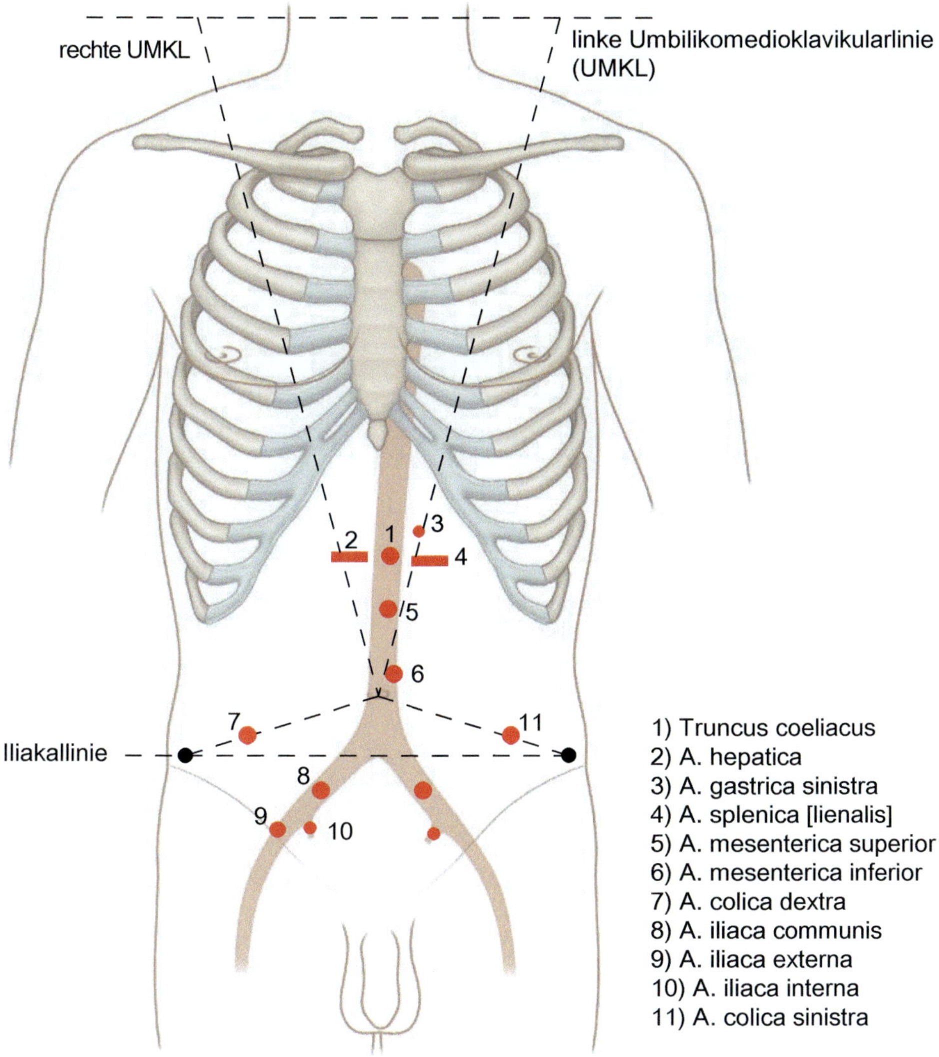

Abb. 24.3 Abdominale Arterienpulse

24.2.6 Mesenterialarterien

Arteria mesenterica superior

In Höhe von L1 und etwa 1–2 Fingerbreit unter dem Truncus coeliacus lässt sich – leicht rechts von der Flexura duodenojejunalis und fast an der linken Umbiliko-Medioklavikularlinie – die A. mesenterica superior tasten.

Merke: Unter dem kaudalen Pankreasrand verläuft sie oberflächlicher als die A. mesenterica inferior.

Im Puls der oberen Mesenterialarterie spiegelt sich die Durchblutungssituation der rechten Darmhälfte wider. Der Treitz-Muskel (M. suspensorius duodeni) gibt vermutlich nicht nur der Flexura duodenojejunalis Halt, sondern dürfte auch eine Schutzfunktion haben, weil er die A. mesenterica superior und den Truncus coeliacus umhüllt.

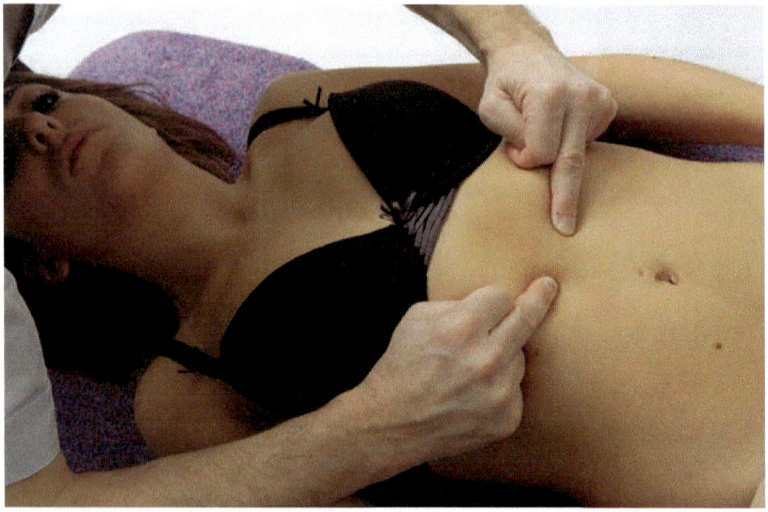

Abb. 24.4 Pulstastung der Leber- und Milzarterie

Arteria mesenterica inferior

Die untere Mesenterialarterie (A. mesenterica inferior) verläuft 2–3 Fingerbreit über und leicht links vom Nabel in Höhe von L3, manchmal auch L4.

In ihrem Puls, der oft schwierig zu tasten ist, spiegeln sich die Verhältnisse im linken Kolon- und im Dünndarmbereich wider.

24.2.7 Kolonarterien

Arteria colica dextra

Die A. colica dextra ist innen (medial) vom McBurney-Punkt zu tasten.

Arteria colica sinistra

Die Pulstastung der A. colica sinistra erfolgt drei Fingerbreit unter dem Nabel, etwas tiefer und weiter links als die Palpation der A. mesenterica inferior.

TIPP

Ein schwierig zu tastender Puls wird mit Hilfe der folgenden Technik deutlicher erkennbar:
Bei leichter Kompression der unteren Bauchaorta verstärkt sich augenblicklich der Blutfluss in den darüber befindlichen Arterienästen.

24.2.8 Iliakalarterien

Arteria iliaca communis

Die A. iliaca communis befindet sich unterhalb des Nabels und teilt sich im Prinzip an der Bifurcatio aortae (L4/L5) in einen rechten und linken Ast auf (A. iliaca communis dextra bzw. sinistra).

Arteria iliaca externa

Die A. iliaca externa trennt sich in Höhe des Sakroiliakalgelenks von der A. iliaca communis, um am Seiten-/Außenrand des Sakrums entlang zu verlaufen.

Arteria iliaca interna

Aus der A. iliaca externa zweigt dann in Höhe des Sakroiliakalgelenks die A. iliaca interna ab, die am lateralen Rand der Foramina sacralia anteriora entlang zieht.

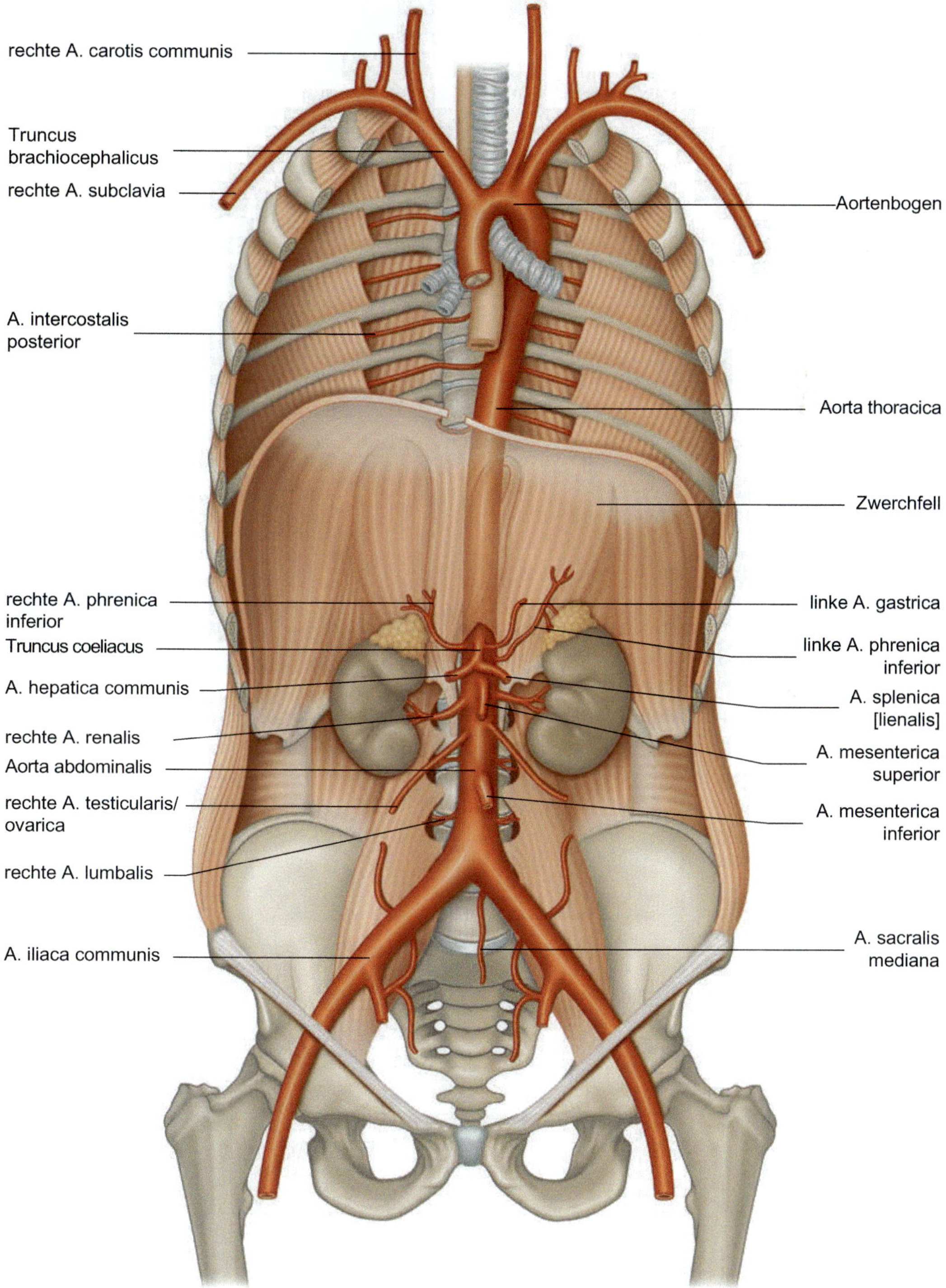

Abb. 24.5 Aortenäste

24.2.9 Zusammenfassung

Am deutlichsten lassen sich die Pulse der folgenden Arterien (Aortenäste) palpieren:

- Aorta
- Leberarterie (A. hepatica)
- Milzarterie (A. splenica)
- Obere Mesenterialarterie (A. mesenterica superior) und
- Iliakalarterien.

24.3 Behandlung der Bauchaorta

Die Ausgangsposition ist dieselbe wie bei der Suche nach einem Bauchaortenaneurysma. Um den rechten und linken Gefäßrand gut zu spüren, umfassen Sie die Aorta jeweils mit den Daumen und Fingern beider Hände (> Abb. 24.6).

Am besten lässt sich die Aorta am unteren Pankreasrand palpieren. Legen Sie zuerst die Finger links von der (Sterno-)Umbilikallinie auf. Wenn Sie den Aortenpuls spüren, nähern sich von rechts der Umbilikallinie auch die beiden Daumen dem (rechten) Aortenrand.

Führen Sie einige Längs- und seitliche Dehnungen durch, um die Mechanorezeptoren in der Aorta zu stimulieren, und beenden Sie die Behandlung mit einer Induktion.

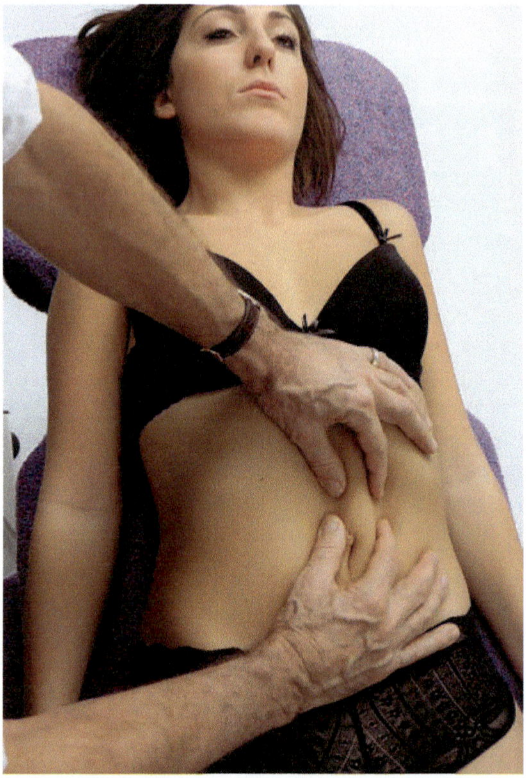

Abb. 24.6 Behandlung der Bauchaorta

Stellen Sie sich die Aorta immer dreidimensionalräumlich vor – wie ein Gefäßrohr, an dem an jeder beliebigen Stelle eine Fixierung vorliegen kann.

KAPITEL

25 Lebergefäße

In diesem Kapitel beschreiben wir mit dem Truncus coeliacus und der A. hepatica zwei Arterien, die vor einer manualtherapeutischen Leberbehandlung (Entstauung) untersucht werden sollten und als Kontrolle dienen können. Auch Gleit-Induktionstechniken verbessern zudem die Leberdurchblutung.

25.1 Anatomische Aspekte

25.1.1 Truncus coeliacus

Ursprung Der Truncus coeliacus (➤ Abb. 25.1) entspringt in Höhe des 12. Brustwirbels (Th12, kaudaler Teil) aus der Aorta, unterhalb des Zwerchfells und etwa zwei Fingerbreit unter dem Proc. xiphoideus.

Verlauf Er wendet sich nach hinten und leicht rechts. Nach einem ein bis anderthalb Querfinger langen Bogenstück teilt sich der Truncus coeliacus in drei Äste auf: Leber-, Milz- und linke Magenarterie. Die Verzweigung ähnelt einem Dreifuß oder Dreizack *(ad modum tridentis)*. Am häufigsten zweigt die A. gastrica sinistra etwas weiter kranial als die beiden anderen Äste ab.

Lagebeziehungen Der Truncus coeliacus grenzt an folgende Strukturen:

- oben rechts an das anatomische (Spiegel-)Leberläppchen
- unten an den Oberrand des Pankreas
- links an den Magen.

Anmerkung Der Truncus coeliacus eignet sich hervorragend zur Wirksamkeitskontrolle von Gefäßmanipulationen – nicht nur im Bereich der Leber, sondern auch des Magens, Duodenums, Pankreas und der Milz.

Da er vom autonomen Nervengeflecht des Plexus solaris (Pl. coeliacus) umgeben ist, spricht der Truncus coeliacus auch gut auf Gleit-Induktionstechniken an.

25.1.2 Leberarterie (A. hepatica)

Ursprung In Höhe der unteren Hälfte des 12. Brustwirbels entspringt rechts von der (Xiphosternal-)Umbilikallinie die Leberarterie aus dem Truncus coeliacus.

Verlauf Die A. hepatica verläuft horizontal nach vorn, wendet sich dann nach rechts zum Pylorus und zieht bis zur Querfurche der Leber kranialwärts, zwischen beiden Schichten des Omentum minus und links vom Ductus choledochus.

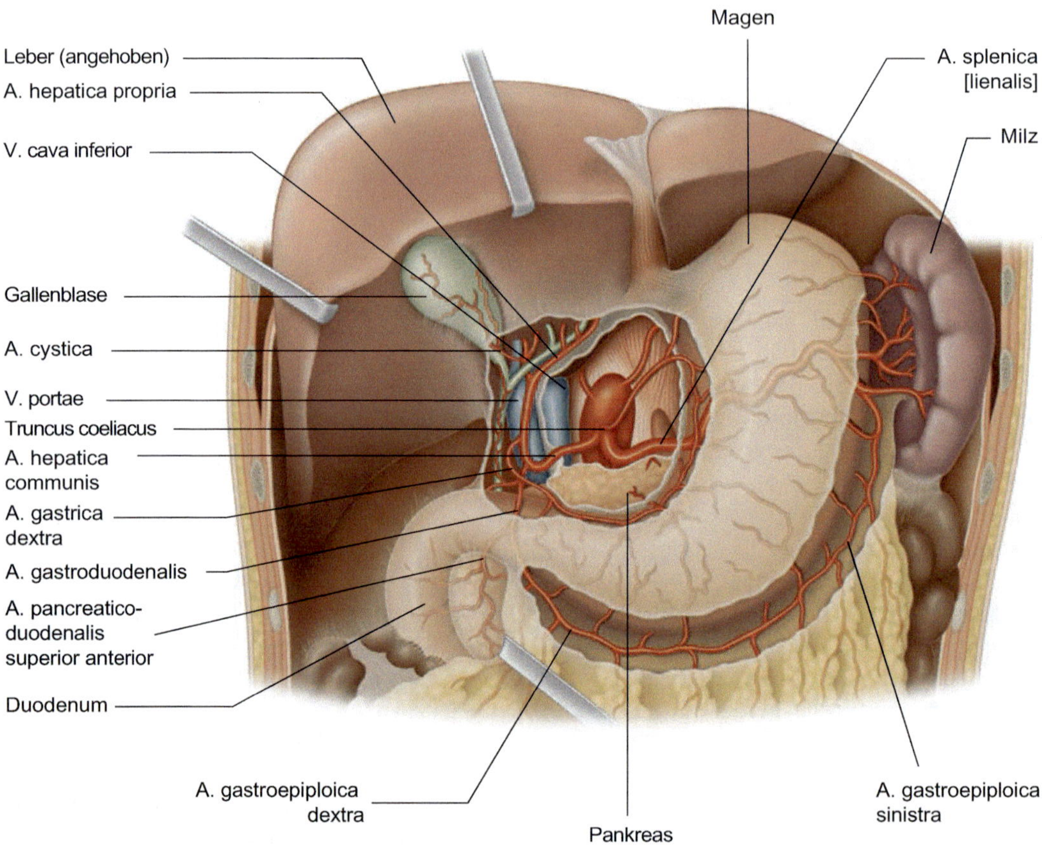

Abb. 25.1 Truncus coeliacus

Äste Von der Leberarterie zweigen folgende Äste ab:

- A. pylorica
- A. gastroomentalis dextra
- Aa. pancreaticoduodenales
- Rami gastrici und Rami omentales
- A. cystica
- A. hepatica propria.

Anmerkung Da die Leber-, Magen-, Pankreas- und Milzarterien in einer wechselseitigen Beziehung zueinander stehen, ist es praktisch unmöglich, eine von ihnen auszuwählen, um gezielt ein bestimmtes Organ zu behandeln. Darauf werden wir weiter unten zurückkommen.

25.2 „Entstauende" Behandlung der Leber

25.2.1 Vorbemerkungen

- Vor jeder Behandlung der Lebergefäße muss kontrolliert werden, ob die Aufhängungs- und Bandstrukturen der Leber frei beweglich sind. Untersuchen Sie daher sorgfältig die Ansatzstellen sowie die Ligamenta triangulare und coronarium hepatis, die zum Großteil vom N. vagus innerviert werden.
- Tasten Sie nach den Leber- und Milzarterienpulsen, um sie zur Kontrolle während der Behandlung heranziehen zu können. Wegen ihrer zahl-

reichen Anastomosen wirken sich Lebergefäßmanipulationen immer auf beide Arterien aus.
- Die Behandlungsrichtung wird von der A. hepatica vorgegeben, die dem Verlauf des Lig. hepatoduodenale nach kranial, hinten und rechts folgt.

25.2.2 Gefäßmanipulationen

Eine durchblutungsfördernde (entstauende) Behandlung der Leber kann im Sitzen, in Seiten- oder Rückenlage erfolgen.

Im Sitzen

Die Patientin sitzt auf der Behandlungsliege, so dass die Beine herabhängen und die Hände auf den Oberschenkeln ruhen, und der Therapeut nimmt hinter ihr Platz (➤ Abb. 25.2).

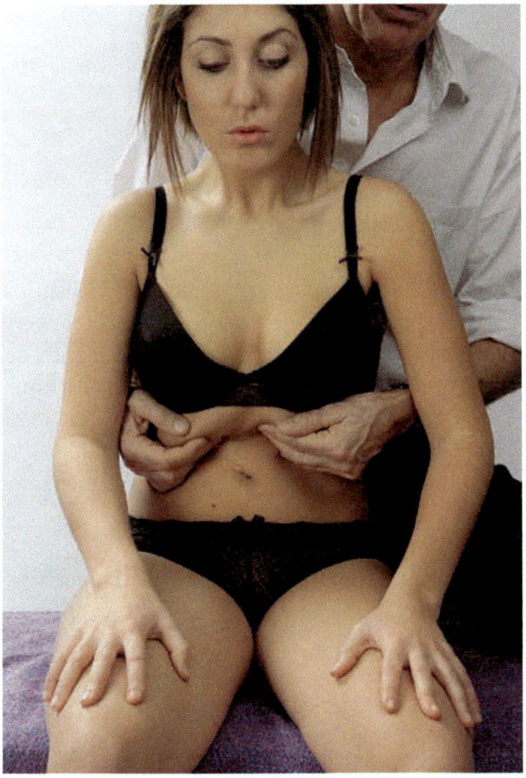

Abb. 25.2 Entstauen der Leber im Sitzen

Knapp links von der rechten Darmkrümmung (Flexura coli hepatica) und vom seitlichen Rand des M. rectus abdominis aus werden die Finger der rechten Hand etwa eine Handbreit unter dem kaudalen Rippenbogenrand aufgelegt.

ANMERKUNG
Schieben Sie die Finger zunächst immer von vorn nach hinten und erst zum Schluss nach oben vor.

Nach demselben Schema werden auch die Finger der linken Hand knapp rechts von der linken Mamillarlinie und rechts vom Lig. triangulare sinistrum unter die linke Leberhälfte geschoben.

Heben Sie die Leber mit beiden Händen immer weiter in Verlaufsrichtung der A. hepatica an, d.h. schräg nach rechts hinten und oben, um sie dann etwa 20 Sekunden in der Endposition zu halten.

Von dieser Technik werden auch auf die Zwerchfell-, Magen- und pankreatikoduodenalen Arterien beeinflusst.

In Linksseitenlage

Statt die Leber im Ganzen anzuheben, kann man die Durchblutungsförderung (Entstauung) auch auf den Hilusbereich konzentrieren (➤ Abb. 25.3).

Damit die Finger besser eindringen können, wird der rechte Brustkorb bzw. Rippenbogen in Richtung des Nabels gedrückt. Die Finger liegen etwas außerhalb der Gallenblasenachse und werden zuerst nur nach hinten und zum Schluss auch nach oben (kranial) vorgeschoben.

Diese Spannung wird etwa 30 Sekunden lang gehalten.

Die Technik lässt sich auch im Sitzen anwenden und wirkt sich etwas stärker auf die Leber- als auf die anderen Arterien aus.

In Rückenlage

Vorgegangen wird nach demselben Prinzip: zuerst den rechten Rippenbogen auf den Nabel zu drücken, dann die rechte Leberhälfte nach rechts oben (kranial) schieben.

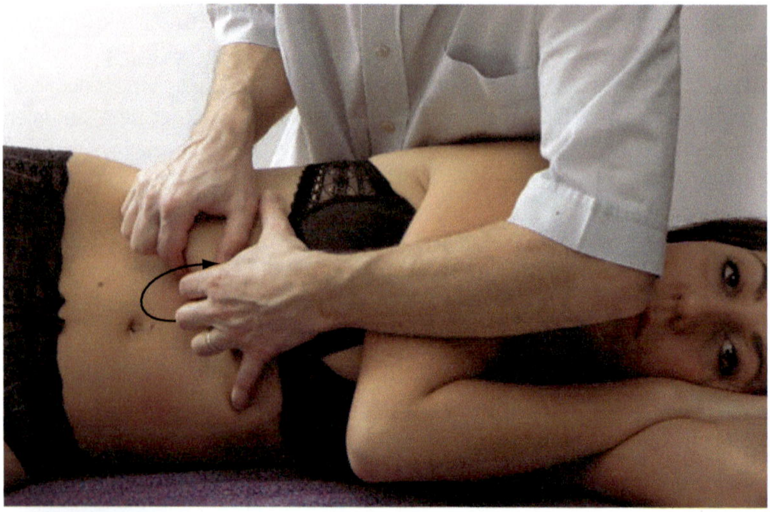

Abb. 25.3 Entstauen der Leber in Linksseitenlage

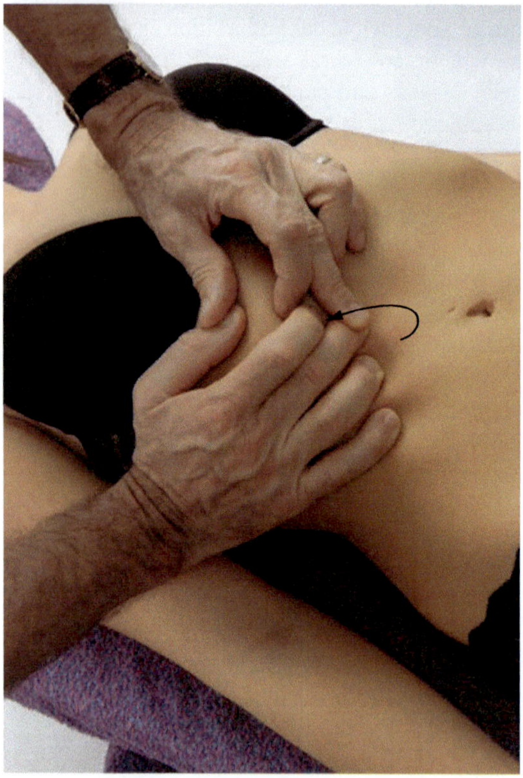

Abb. 25.4 Entstauen der Leber in Rückenlage

Legen Sie einen Finger flach in Verlaufsrichtung der A. hepatica auf (➤ Abb. 25.4), um die Arterie zunächst unter weitgehender Beibehaltung des Kontakts nach rechts zu dehnen. Anschließend richten Sie den Finger dann nach oben (kranial).

Mit einiger Erfahrung lassen sich schon während der Manipulation Veränderungen des Leberarterienpulses wahrnehmen.

Man kann die A. hepatica auch zwischen zwei Finger nehmen und wie oben beschrieben behandeln.

ANMERKUNG

Denken Sie daran, zum Ende der Behandlung noch einmal die Pulse des Truncus coeliacus und der Leberarterie zu kontrollieren.

25.2.3 Indikationen

Wir haben unter anderem Patienten mit Hepatitis B und C behandelt. Ohne dass sich ihre Laborwerte merklich verändert hätten, fühlten sie sich nach der „Leber-Entstauung“ besser. Bei einigen Patienten kam der Appetit zurück – und die Lust, sich auch wieder intellektuell und körperlich mehr zu betätigen.

Am häufigsten ist die Behandlung in folgenden Fällen indiziert:

- Fettleber (Steatose)
- Folgezustände nach Alkoholintoxikation, Lebensmittelvergiftung oder Hepatitis
- Allergien, Asthma
- Ekzeme, Psoriasis
- nach infektiösen Erkrankungen
- Psychasthenie (psychisches Reizsyndrom)
- Verdauungsstörungen.

KAPITEL

26 Magengefäße

26.1 Anatomische Aspekte

Den Magengefäßring bilden die Magen-Netz- (Aa. gastroomentales) und die Magenarterien (Aa. gastricae). Die A. gastroomentalis sinistra ist ein Ast der Milzarterie. Sie überquert zuerst das Lig. gastrosplenicum, dann das Lig. gastrocolicum und vereint sich mit der A. gastroomentalis dextra, die aus der A. gastroduodenalis hervorgeht. Die A. gastrica sinistra anastomosiert mit der A. gastrica dextra, einem Ast der A. hepatica communis.

26.1.1 Magenarterien

Arteria gastrica sinistra

Ursprung Die linke Magenarterie (➤ Abb. 26.1) zweigt oben links über der Milzarterie aus dem Truncus coeliacus ab. Sie ist schwierig zu tasten und leicht mit der A. splenica zu verwechseln.

Verlauf Entlang der Sternoumbilikallinie zieht die A. gastrica sinistra im oberen Teil über die kleine Magenkurvatur und vereint sich in Nähe des Pylorus mit der rechten Magenarterie.

Arteria gastrica dextra

Ursprung Die rechte Magenarterie entspringt der A. hepatica propria und ist von der Leber bedeckt.

Verlauf Sie zieht durch das Omentum minus und kreuzt die A. gastroduodenalis von vorn. Am Ende vereint sie sich mit der A. gastrica sinistra.

26.1.2 Magen-Netz-Arterien

Arteria gastroomentalis sinistra

Ursprung Die A. gastroomentalis sinistra entspringt der Milzarterie (➤ Abb. 26.1) und wird gelegentlich auch als A. gastroepiploica sinistra bezeichnet.

Verlauf Sie folgt der großen Magenkurvatur und kann ihre Verlaufsrichtung je nach Füllungszustand und Form des Magens verändern. Aus dem Grund

26

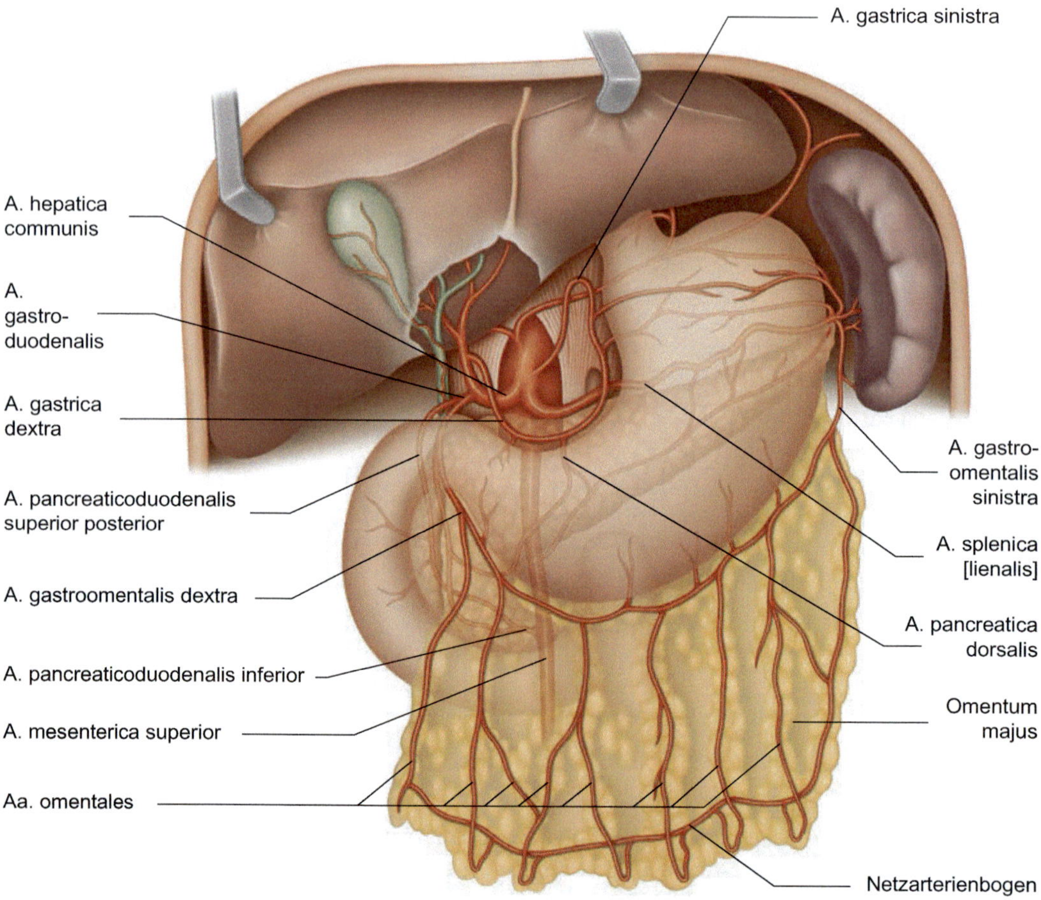

Abb. 26.1 Magen- und gastroomentale Arterien

ist die A. gastroomentalis sinistra ziemlich gewunden.

Am Ende anastomosieren die linke und die rechte A. gastroomentalis miteinander.

Arteria gastroomentalis dextra

Ursprung Die A. gastroomentalis dextra geht von der A. gastroduodenalis, einem Ast der A. hepatica communis, ab (➤ Abb. 26.1).

Verlauf Sie zieht unter dem Pylorus hindurch und verbindet sich an der großen Magenkurvatur wieder mit der A. gastroduodenalis.

Anmerkung Wie sehr Magen, Leber und Pankreas durch ihre arterielle Gefäßversorgung verflochten sind, wird deutlich, wenn man sich das Verteilungsmuster dieser Arterien ansieht. Das bestärkt uns in der Vorstellung, dass die (Manual-)Behandlung von Bauchorganen nach einem ganzheitlichen Konzept erfolgen sollte.

26.2 Manipulationstechniken

26.2.1 Vorbemerkungen

- In Höhe des unteren Teils des 12. Brustwirbelkörpers (Th12) ist der Puls des Truncus coeliacus

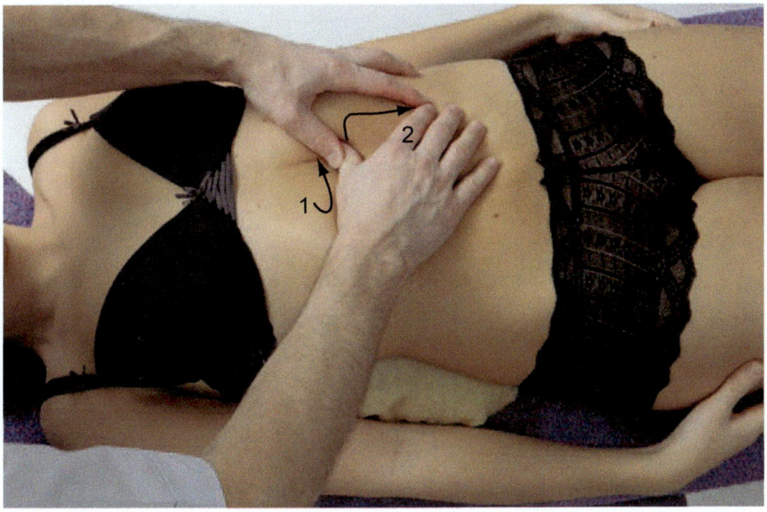

Abb. 26.2 Behandlung der A. gastrica sinistra in Rückenlage

zu tasten; von dort aus wenden Sie sich nach links oben.

- Versuchen Sie die Pulse der linken Magen- und der Milzarterie voneinander abzugrenzen, indem Sie einen oder zwei Finger vom Truncus coeliacus, quer zur Aorta, nach links wandern lassen. Am oberen Pankreasrand ist meistens der Milzarterienpuls spürbar, während sich darüber, am unteren Ende des Kardiabereichs bzw. ösophagogastralen Übergangs, die A. gastrica sinistra befindet. Solange man nur den Unterschied erkennen will, ist eine Verwechslung der beiden Pulse kein Hindernis. Denn die Verbundenheit der Organe durch ihre Gefäßversorgung bringt es mit sich, dass sich im Zuge der Behandlung (Gefäßmanipulation) sowieso alle Pulse derselben Ebene verändern.
- Kontrollieren Sie auch den Puls der A. hepatica communis: rechts vom Truncus coeliacus und quer zur Aorta.

26.2.2 Arteria gastrica sinistra

Behandlung in Rückenlage

Die Patientin liegt auf dem Rücken, die Arme am Körper und ein weiches Kissen unter der Lendenwirbelsäule; der Therapeut nimmt auf der rechten Seite Platz (➤ Abb. 26.2).

Im ersten Schritt wird die kleine Magenkurvatur mit beiden Daumen nach links geschoben, also in Verlaufsrichtung des ersten Magenarterienabschnitts.

Da die kleine Kurvatur ziemlich tief im Körperinneren liegt, muss zunächst der Magenkörper zur Sternoumbilikallinie hin bewegt werden, damit die Daumen bis dorthin gelangen. Währenddessen bleibt ein Finger auf der gut tastbaren Milzarterie liegen, um die (von der Behandlungsrichtung abhängigen) Pulsschwankungen besser beurteilen zu können.

Im zweiten Schritt wird die kleine Magenkurvatur kaudalwärts gezogen und 20 Sekunden in dieser Position gehalten.

Behandlung in Rechtsseitenlage

Die Finger dringen tief ins Gewebe und bis zum oberen (kranialen) Magenteil vor. Dehnen Sie die kleine Magenkurvatur nach links, d.h. auf Sie zu, und behalten Sie die Position etwa 20 Sekunden lang bei (➤ Abb. 26.3).

Behandlung im Sitzen

Aus einer Position hinter der sitzenden Patientin legen Sie die Finger im ersten Schritt eine Handbreit unter dem Proc. xiphoideus auf (➤ Abb. 26.4).

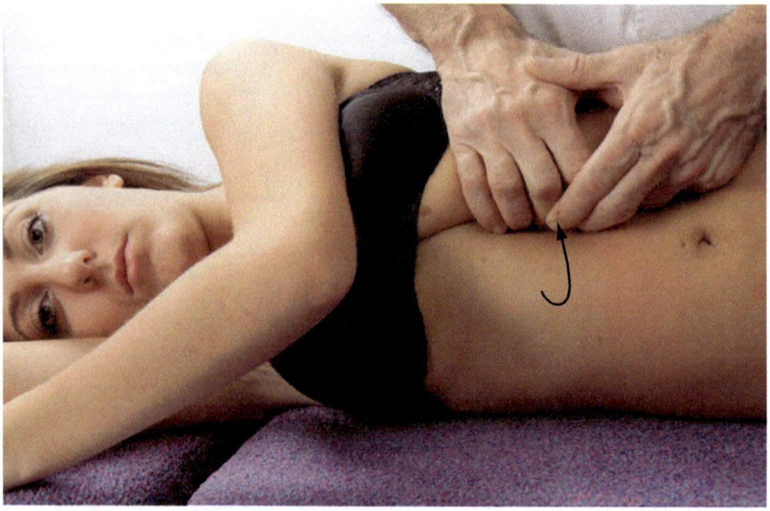

Abb. 26.3 Behandlung der A. gastrica sinistra in Rechtsseitenlage

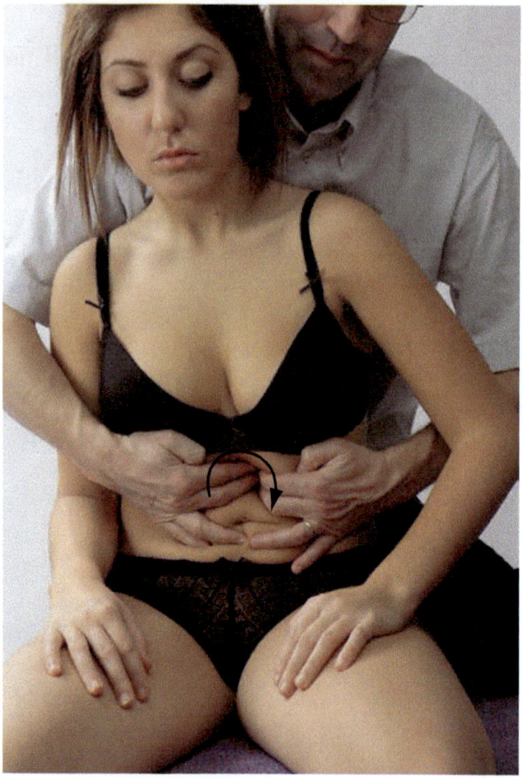

Abb. 26.4 Behandlung der A. gastrica sinistra im Sitzen

Schieben Sie die Finger zuerst knapp links von der Sternoumbilikallinie nach hinten. Bei maximaler Eindringtiefe (möglichst tief, ohne schmerzhaft oder unangenehm zu werden) ziehen die Finger die kleine Magenkurvatur dann kaudalwärts.

Unter gleichzeitiger Induktion wird die kaudale Traktion 20 Sekunden lang aufrechterhalten.

Mit dieser Behandlungstechnik lässt sich eine Wirkung am Truncus coeliacus und seinen drei Ästen erzielen.

26.2.3 Arteria gastrica dextra

Die rechte Magenarterie wird an ihrem Ursprung mit derselben Technik (Anheben der Leber nach rechts oben) wie die A. hepatica propria behandelt.

26.2.4 Arteriae gastroomentales

Behandlung in Linksseitenlage

Aus einer Position hinter der Patientin legt der Therapeut seine Finger an den linken Außenrand des M. rectus abdominis und lässt sie dann ca. 4–5 cm tief nach hinten eindringen (➤ Abb. 26.5).

Mit einer fächerförmigen Technik wird nun im Uhrzeigersinn ein (Kreis-)Bogen um den Pylorus behandelt: Die Handflächen liegen in Nähe des Pylorus, während die Fingerspitzen zur großen Magenkurvatur zeigen. Alle gedehnten Segmente werden noch 20 Sekunden lang mit einer Induktion behandelt.

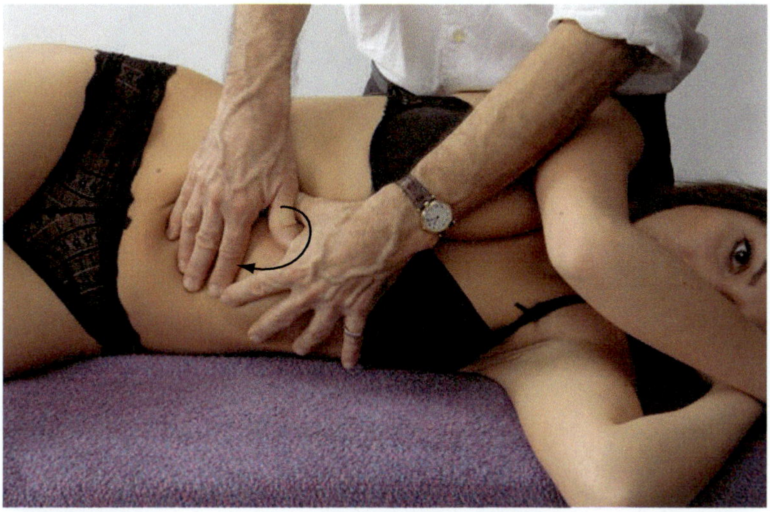

Abb. 26.5 Behandlung der A. gastroomentalis in Linksseitenlage

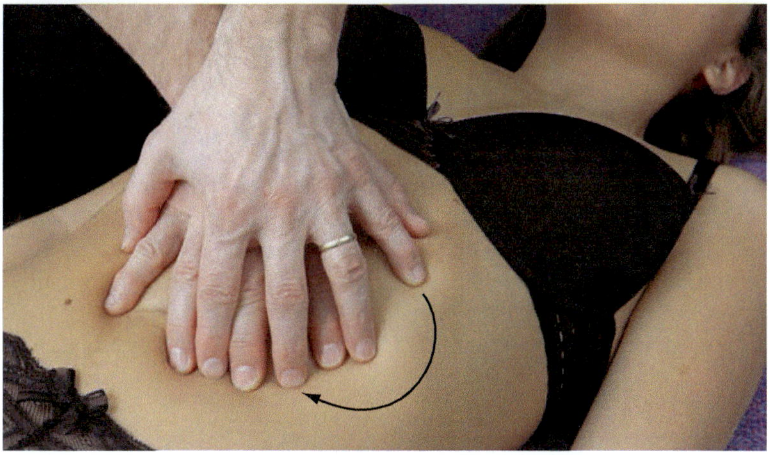

Abb. 26.6 Behandlung der A. gastroomentalis in Rückenlage

Behandlung in Rückenlage

Der Therapeut steht rechts von der Patientin, um eine fächerförmige Behandlung des Magenbereichs – unter Drehung im Uhrzeigersinn – mit den Handflächen durchzuführen (➤ Abb. 26.6).

Zur Kontrolle bleibt eine Fingerkuppe auf der Milzarterie liegen, deren Pulsschwankungen eine Feinabstimmung der Bewegungsrichtung erlauben. Behandelt wird natürlich in Richtung einer Kräftigung/Verstärkung des Pulses.

Man kann die Technik auch mit einer Behandlung der A. gastrica sinistra kombinieren.

26.2.5 Einfluss auf andere Strukturen und das Nervensystem

Auf andere Organe bzw. Strukturen wirkt sich die Behandlung ebenfalls aus, nämlich

- Organe
  - Duodenum und Pankreas über die A. gastroduodenalis
  - Milz und Leber über die A. gastroomentalis (sinistra bzw. dextra)
  - Ösophagus und Hiatusbereich über die A. gastrica sinistra
- paraösophageale Nervenstrukturen
  - rechter und linker N. vagus
  - Plexus coeliacus

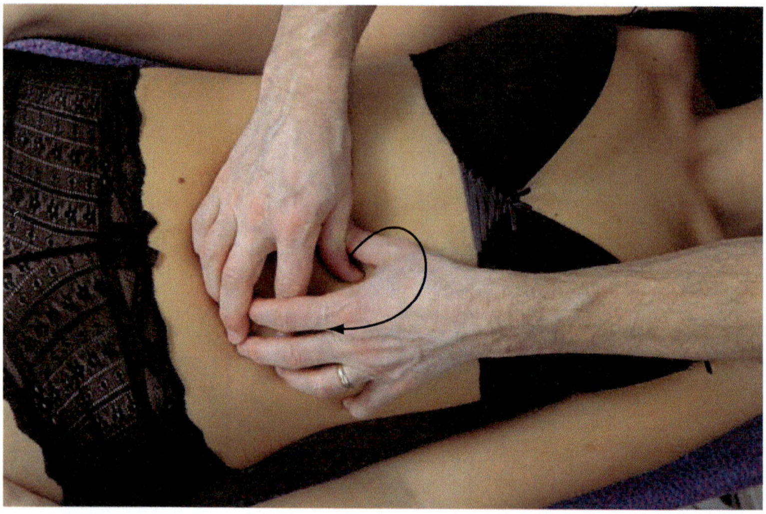

Abb. 26.7 Kombinierte Behandlung der A. gastroomentalis und der A. gastrica sinistra in Rückenlage

- Gefäßstrukturen
  - Magenvenen (Vv. gastricae) und
  - Pfortader (V. portae).

Die Magen- und Netzarterien werden vom reich verzweigten Nervengeflecht des Plexus coeliacus begleitet (➤ Abb. 26.8). Er besteht im Wesentlichen aus dem vorderen Teil des N. vagus, der zudem mit dem Plexus solaris (Pl. coeliacus) und N. splanchnicus Fasern austauscht.

Sämtliche Gefäßmanipulationen wirken sich auch auf das Nervensystem des Magens aus.

PLEXUS COELIACUS

Der Plexus coeliacus gehört zum vegetativen Nervensystem. Das große, ausgedehnte Bauchgeflecht umgibt den Truncus coeliacus und den Anfangsteil der A. mesenterica superior vor der Aorta nahe der Flexura duodenojejunalis. Zöliakale, mesenteriale und aortikorenale Ganglien und Nervenfasern bilden das Geflecht.
Zwischen Plexus coeliacus und N. vagus, Nn. splanchnici major et minor sowie allen Nerven abdominalen Ursprungs findet ein Faseraustausch statt.

26.2.6 Indikationen

Eine Gefäßbehandlung kann in folgenden Fällen indiziert sein:

- Magenfunktionsstörungen (insbesondere verzögerte Verdauung)
- Schwere-/Druckgefühl im Magen
- Gastroptose
- Hyperchlorhydrie
- Folgen eines Magenulkus
- Gastroösophagealer Reflux
- Hepatopankreatische Funktionsstörungen.

26.2.7 Kontraindikationen

Bei einem aktiven Ulcus ventriculi sind Gefäßmanipulationen kontraindiziert. Vorsicht ist insbesondere dann geboten, wenn Magenbeschwerden mit niedrigem systolischem Blutdruck einhergehen. Fragen Sie solche Patienten immer nach der Stuhlfarbe: Dunkler Teerstuhl (Meläna) kann auf eine Magen- oder obere Gastrointestinalblutung hinweisen.

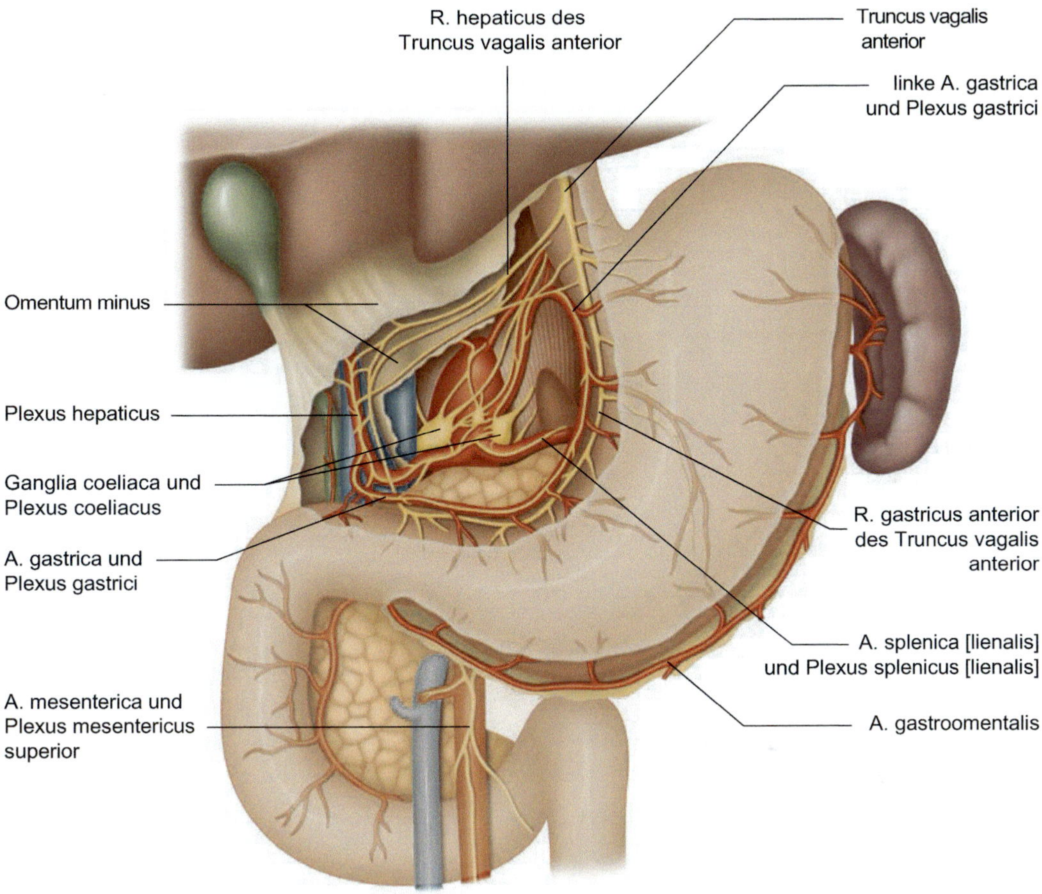

Abb. 26.8 Plexus coeliacus

KAPITEL

27 Pankreas- und Duodenalgefäße

Pankreas- und Duodenalarterien sind so miteinander verflochten, dass es schwierig ist, sie getrennt zu behandeln. Aus medizinischer Sicht hätte das Duodenum unserer Meinung nach größere Aufmerksamkeit verdient. Denn embryogenetisch haben sich sowohl die Leber als auch das Pankreas aus ihm entwickelt. In der medizinischen Literatur selten erwähnt, kann sich hinter sog. „Magenbeschwerden" häufig das Duodenum verbergen.

27.1 Anatomische Aspekte

Wir befassen uns hier mit Arterien, die das Pankreas und das Duodenum gemeinsam versorgen und die aus der A. gastroduodenalis hervorgehen (➢ Abb. 27.1).

27.1.1 Arteriae pancreaticoduodenales

Die A. gastroduodenalis stammt aus der A. hepatica communis und gibt zwei Äste ab, die

- A. pancreaticoduodenalis anterior superior und die
- A. pancreaticoduodenalis posterior superior.

Von der A. mesenterica superior hingegen zweigt die A. pancreaticoduodenalis inferior ab, die sich mit der A. pancreaticoduodenalis anterior superior vereint.

27.1.2 Anmerkungen zum Duodenum

Das Duodenum erhält seine Blutzufuhr über dieselben Arterien wie der Pankreaskopf. Die Durchblutung des oberen intraperitonealen Abschnitts ist stark von der Leberbeweglichkeit abhängig.

An Fixierungen der rechten Niere ist fast immer auch der zweite, retroperitoneale Abschnitt des Duodenums (Pars descendens) beteiligt, so dass man von einer Affinität oder einem „Flirt" zwischen beiden Organen sprechen könnte.

An der Flexura duodenojejunalis beginnt der ebenfalls wieder intraperitoneal liegende Dünndarm (Intestinum tenue).

27.1.3 Anmerkungen zum Pankreas

Dass die Bauchspeicheldrüse täglich zwei Liter Sekret produzieren kann, obwohl sie nur 15 cm groß

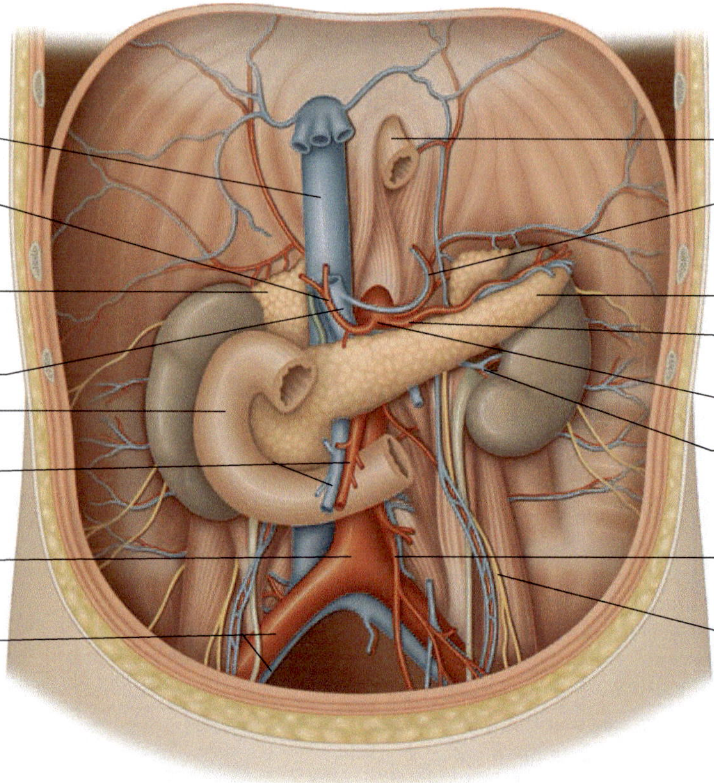

Abb. 27.1 Duodenum und Pankreas

ist und nicht mehr als 100 g wiegt, kann man sich gar nicht recht vorstellen.

Im Unterricht unterteilen wir das Pankreas gewöhnlich in drei Abschnitte: Kopf, Körper, Schwanz bzw. Caput, Corpus und Cauda pancreatis.

Auch wenn es physiologisch als fraglich erscheint, dürfte die exokrine Funktion eher dem Pankreaskopf und die endokrine Funktion dem Pankreaskörper und -schwanz zuzuordnen sein. Aufgrund unserer klinischen Erfahrung, Ecoute-Test- und thermodiagnostischen Befunde halten wir die Klassifikation für schlüssig: Je schwerer eine Pankreasstörung ist, desto stärker zieht es die Hand im Ecoute-Test zum Pankreasschwanz hin.

27.2 Gefäßmanipulationen

27.2.1 Behandlung der Aa. pancreaticoduodenales

Wie wir gesehen haben, ziehen die Aa. pancreaticoduodenales von der A. gastroduodenalis senkrecht nach innen zum Duodenum (Pars descendens). Bemerkenswert ist daran, dass sehr viele kleine Äste quer zur großen Gefäßachse abzweigen.

Ausgangsposition Auf der Liege sitzend, hängen die Beine der Patientin herunter und ihre Hände ruhen auf den Oberschenkeln.

Technik Bei der Technik handelt es sich um ein Anheben von Leber und Duodenum (➤ Abb. 27.2).

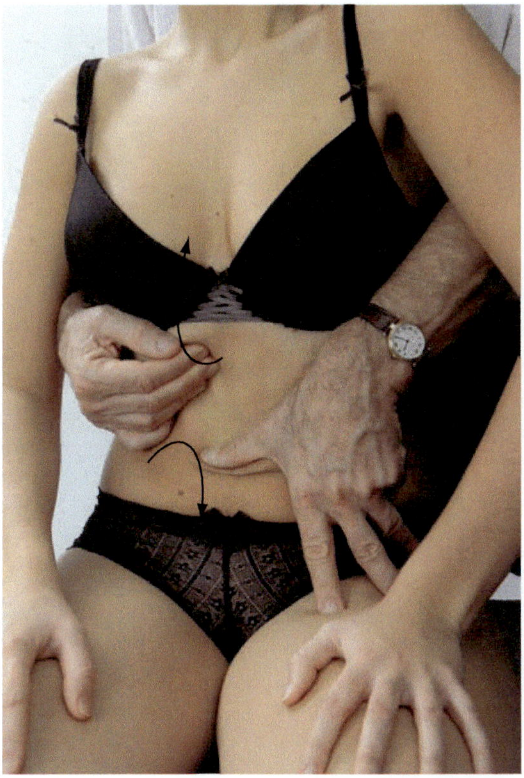

Abb. 27.2 Behandlung der Aa. pancreaticoduodenales im Sitzen

Die Finger der rechten Hand werden innen von der Projektionsstelle des Gallenblasenfundus auf die rechte Medioklavikular-(Umbilikal-)Linie gesetzt und zunächst nach hinten gerichtet, erst zum Schluss dann auch nach oben (kranialwärts). Mit dem Daumen der anderen Hand wird das Duodenum unterhalb des Sphinkter Oddi gehalten.

Während die rechten Finger die Leber anheben, hält bzw. schiebt der linke Daumen das Duodenum gleichzeitig kaudalwärts. Manchmal lässt sich der Übergang vom zweiten zum dritten Duodenumabschnitt auch leichter hinunterdrücken als der Sphinkter-Oddi-Bereich.

Diese Endposition wird 20 Sekunden beibehalten, um eine Dehn-Induktion durchzuführen.

27.2.2 Behandlung der quer verlaufenden Äste

Die Hauptachse der pankreatikoduodenalen Arterien geht senkrecht nach unten, während ihre rechtwinklig abzweigenden Äste horizontal verlaufen.

Ausgangsposition Die Patientin liegt auf dem Rücken, mit einem kleinen Kissen unter dem Lumbalbereich, und hält die Hände seitlich am Körper. Der links neben der Liege stehende Therapeut sucht zunächst mit flacher Fingerkuppe die A. hepatica auf. Denn anhand der Pulsschwankungen der Leberarterie kann eine Feinabstimmung der Bewegungsrichtung unter der Behandlung erfolgen.

Technik Die Behandlungstechnik besteht darin, den zweiten Duodenalabschnitt beidseits der Sternoumbilikallinie abwärts zu schieben – von oben nach unten, vom kranialen zum kaudalen Teil (➤ Abb. 27.3). Wenden Sie eine Druck-Induktion an und erhalten Sie die Spannung 20 Sekunden lang aufrecht.

Auch die Äste der Milzarterie (Rami pancreatici a. splenicae), die wir im nächsten Kapitel besprechen, sind in die Behandlung einbezogen.

27.2.3 Behandlungstechnik mit Gegenrotation

Ausgangsposition Die Patientin liegt auf dem Rücken. Der Therapeut steht links von ihr und hat drei Finger (Zeige-, Mittel-, Ringfinger) seiner oberen Hand in der Mitte des Abdomens aufgesetzt, um sie zum Tasten des Aortenpulses langsam in den Bauch einsinken zu lassen. Sobald der zweite Duodenalabschnitt lokalisiert ist, drückt der Daumen der unteren Hand gegen die (mediale) Innenfläche.

Wenn der Aortenpuls spürbar ist, wird der Druck auf die Aorta leicht gelockert. So können die Finger mehr nach rechts gleiten und noch etwas tiefer ins Gewebe einsinken, bis sie mit dem Pankreaskopf in Berührung kommen.

Technik Bei den folgenden Behandlungsschritten arbeiten beide Hände simultan zusammen (➤ Abb. 27.4):

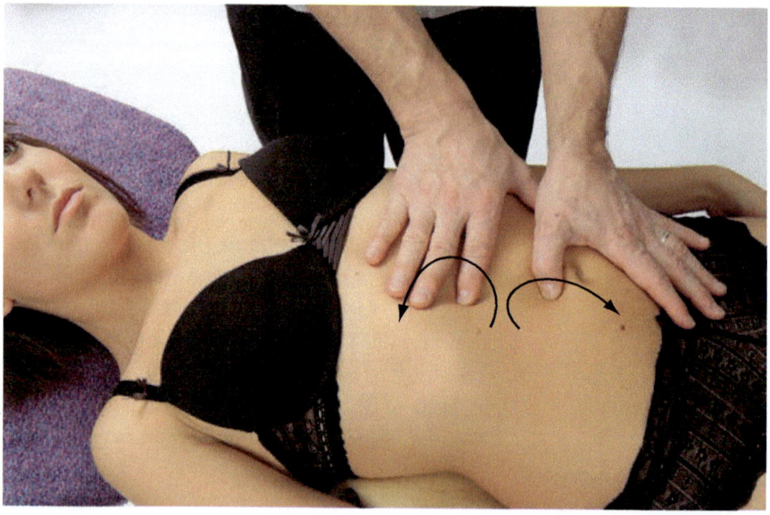

Abb. 27.3 Behandlung der quer verlaufenden pankreatikoduodenalen Arterienäste

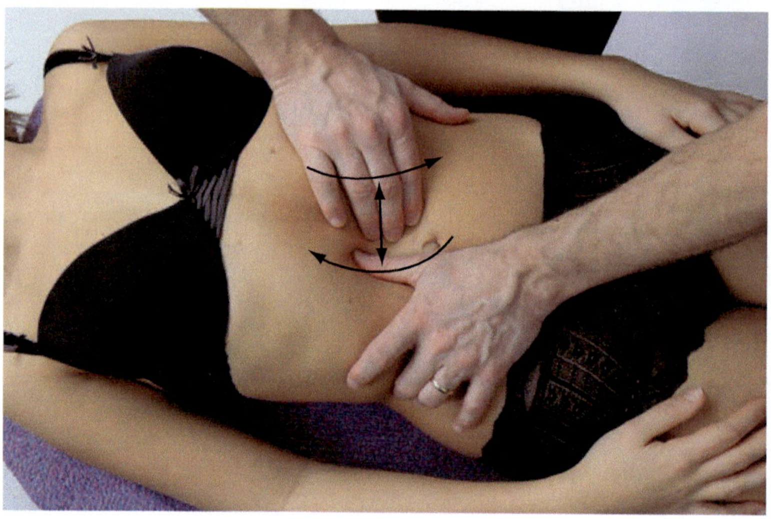

Abb. 27.4 Behandlung der Aa. pancreaticoduodenales mit Gegenrotationstechnik

- Leichte Traktion quer zur Längsachse des Duodenums, als sollte der zweite Abschnitt behutsam vom Pankreas „getrennt" werden
- Kombinierte gegenläufige Drehung (Gegenrotation) in der Frontalebene, indem der zweite Abschnitt des Duodenums im Uhrzeigersinn und das Pankreas gleichzeitig gegen den Uhrzeigersinn gedreht wird – und umgekehrt.

Ergänzend zu diesen zwei Bewegungsparametern kommt noch eine Induktionsbehandlung aller kleinen, spontan im Gewebe auftretenden Bewegungen hinzu. Im Lauf der Behandlung sollte sich das Gewebe unter den Fingern spürbar lockern; meist fühlt es sich auch erwärmt an.

Mit dieser Technik lässt sich eine Wirkung sowohl auf die Aa. pancreaticoduodenales inferiores (anterior und posterior) als auch auf ihre Anastomosen und die kurzen, quer verlaufenden Äste der beiden Arterien erzielen, die sich zum senkrecht absteigenden Teil des Duodenums wenden (➤ Abb. 27.5).

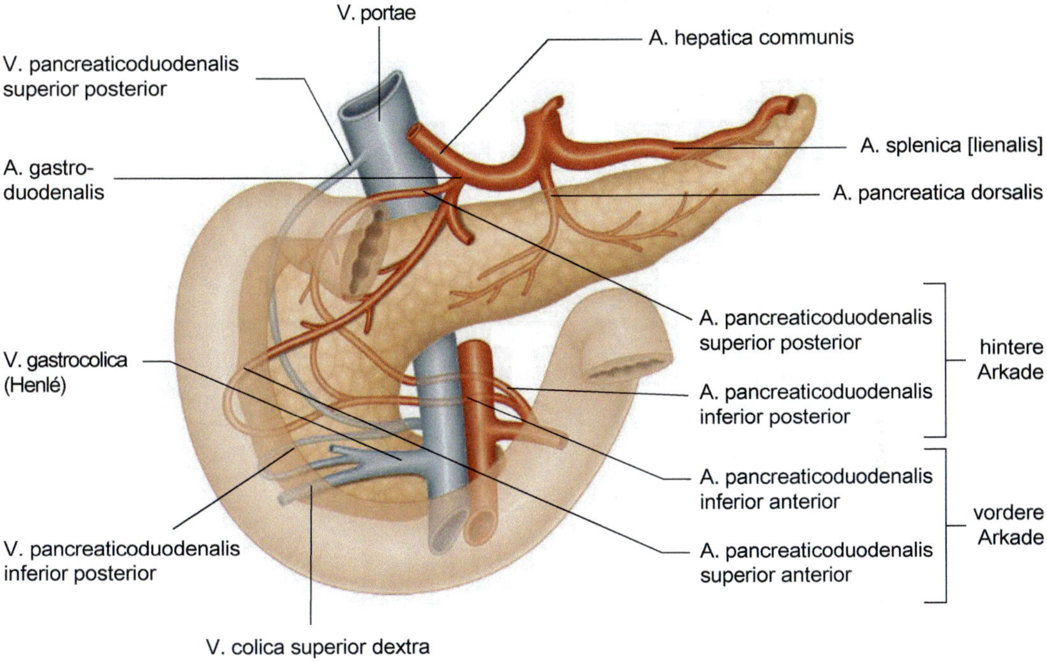

Abb. 27.5 Intrapankreatische Anastomosen

KAPITEL

28 Pankreas- und Milzgefäße

28.1 Anatomische Aspekte

28.1.1 Pankreas

Wie wir gesehen haben, sind es im Wesentlichen von der A. gastroduodenalis abstammende Gefäße, die unter Zwischenschaltung der Aa. pancreaticoduodenales superior posterior und superior anterior sowie der Milzarterie das Pankreas versorgen (➤ Abb. 28.1).

Die oberen pankreatikoduodenalen Arterien vereinen sich mit der A. pancreaticoduodenalis inferior, einem Ast der A. mesenterica superior. Sie verläuft quer bzw. horizontal (in der Transversalebene). Daran zeigt sich erneut, dass sich aufgrund der Gefäßstruktur ein Ersatz- oder Kollateralkreislauf bei eingeschränkter Durchblutung ausbilden kann.

28.1.2 Milz

Die Milz ist ein sehr bewegliches, etwa 10 cm großes, retroperitoneales Organ, das rund 200 g wiegt (➤ Abb. 28.1).

Im Gegensatz zu den Lymphknoten hat die Milz eine direkte Verbindung zum Blutkreislauf, was sie für viszerale Gefäßmanipulationen geradezu prädisponiert.

Die Milz grenzt (unmittelbar oder mit „Mesos" dazwischen) an folgende Strukturen:

- Magen
- Pankreas
- linke Niere
- linke Kolonflexur (Flexura coli splenica)
- linkes Ende der Leber.

Dass die linke Seite bei traumatischen Verletzungsfolgen eine besondere Rolle spielt, haben wir schon öfter betont. In diesem Bereich muss minuziös nach Fixierungen der viszeralen und parietalen Pleura gesucht werden, die schlimme Folgen und manchmal irreführende Symptome haben können. Wir kennen mehrere Fallbeispiele, in denen die Milz Ursache einer schweren posttraumatischen Insuffizienz war.

28.1.3 Milzarterie

Die Milzarterie (A. splenica) ist der größte Ast des Truncus coeliacus. Sie zieht am oberen Pankreas-

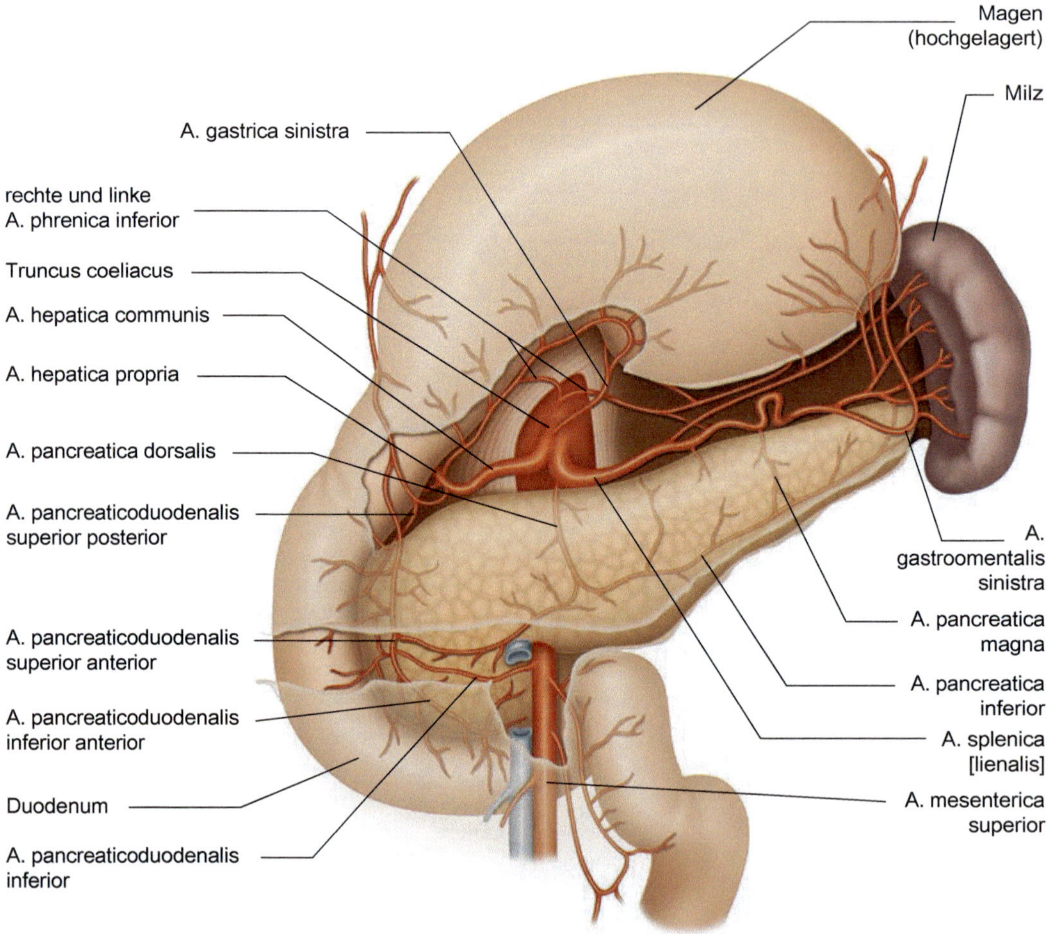

Abb. 28.1 Pankreas und Milz

rand entlang und schiebt sich kurz nach ihrem Ursprung unter den Magen (> Abb. 28.2).

Es sei daran erinnert, dass die linke A. gastroduodenalis zum Magen von der Milzarterie abzweigt. Ihre zahlreichen Endäste sind stark geschlängelt und können sich gut an die hochgradige Milzbeweglichkeit anpassen.

Arteria pancreatica inferior

Die A. pancreatica inferior verbindet die Milzarterie mit den pankreatikoduodenalen Arterien und wird gelegentlich auch als A. transversa pancreatis bezeichnet.

Querverbindungen

Für eine Verbindung zwischen Milzarterie und A. pancreatica inferior sorgen im Wesentlichen quer verlaufende Äste wie die A. pancreatica magna und die A. pancreatica dorsalis.

Anmerkungen

Aus dieser Arterienanordnung lassen sich zwei Dinge ableiten, dass

- zum einen eine Dehnung der Arterien in transversaler (horizontaler) Richtung wichtig ist,

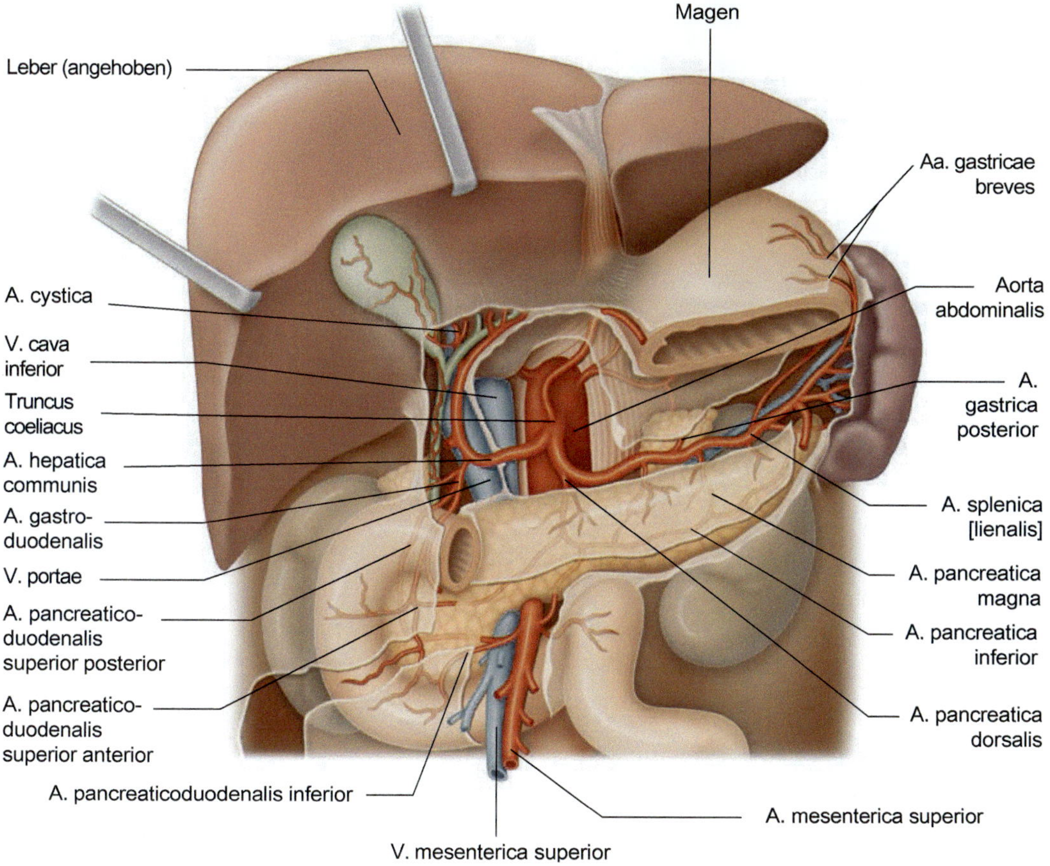

Abb. 28.2 Milzarterie (A. splenica)

- zum anderen aber auch Dehnungen quer zu ihrer transversalen Verlaufsrichtung erfolgen müssen.

ACHTUNG

Pankreaskompressionen unbedingt vermeiden!
Die empfindliche (fragile) Bauchspeicheldrüse kann sich nicht wie die Leber regenerieren. Keinesfalls darf sie hinten gegen die Wirbelsäule gedrückt werden. Vielleicht ist sie sogar das einzige Organ, bei dem ganz real die Gefahr besteht, eine unmittelbare Reizung oder Entzündung auszulösen.
Vorsicht ist auch bei Diabetikern geboten, deren Pankreasgefäße zur Brüchigkeit neigen können.

28.2 Gefäßmanipulationen

Unter mechanischen Gesichtspunkten stellt die große Beweglichkeit eine Besonderheit der Milz dar. Damit sie nicht ausweichen kann, muss sie bei allen nachfolgend beschriebenen Behandlungstechniken festgehalten werden.

28.2.1 Behandlung mit der Akkordeontechnik

Mit der Akkordeontechnik kann man gleichzeitig Pankreas und Milz in transversaler Richtung behandeln (➤ Abb. 28.3). Interessanterweise gelten

28

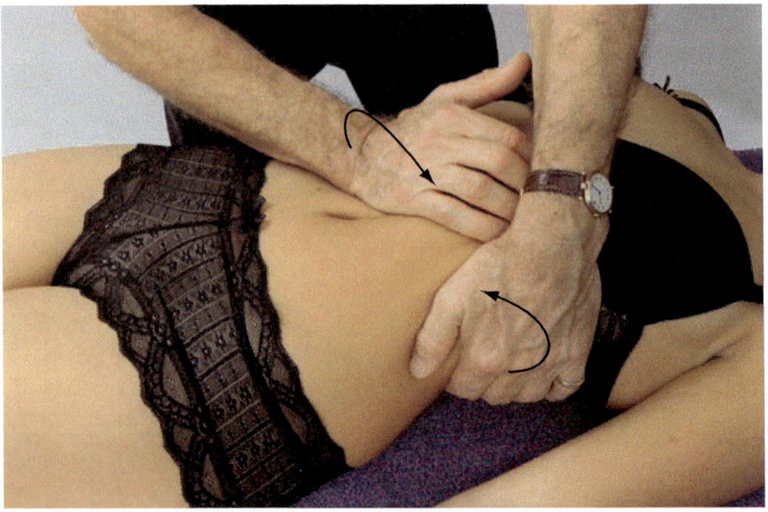

Abb. 28.3 Pankreas-Behandlung mit der Akkordeontechnik

die beiden Organe in der östlichen Medizin (z.B. TCM) als untrennbar. Das lässt sich vermutlich zum Teil aus ihrer gemeinsamen Gefäßversorgung erklären.

Ausgangsposition Die Patientin liegt auf dem Rücken, das rechte Bein angewinkelt und die Hände auf der Brust. Der Therapeut steht rechts von ihr.

Technik Die rechte Hand des Therapeuten wird genau gegenüber vom Sphinkter Oddi außen auf den zweiten Abschnitt des Duodenums gelegt. Das Duodenum dient zum Schutz des Pankreas bei der Behandlung.

Die linke Hand greift seitlich um die 8. bis 10. Rippe nach hinten, wobei der Daumen unten gegen den Rippenrand drückt, damit die Milz nicht ausweichen kann. Wenn das nicht geht, weil die Hand zu klein oder die Körperoberfläche des Patienten zu groß ist, bleibt die linke Hand einfach am Rippenrand liegen.

Beide Hände bewegen sich immer näher aufeinander zu, um die Pankreas-Längsachse zu verkürzen und dann viskoelastisch zurückfedern zu lassen.

In manchen Fällen (schmale Patienten) ist es morphologisch auch möglich, einen Finger auf der Milzarterie liegen zu lassen, um anhand der Pulsschwankungen die Wirksamkeit der Behandlung zu kontrollieren.

28.2.2 Behandlung mit rechtsseitiger Traktion

Zum Dehnen der transversal verlaufenden Pankreasarterien und auch der Milzarterie haken sich die Finger relativ flach um die Innenseite des Duodenums (absteigender Teil). Während sie das Duodenum nach rechts ziehen, wird gleichzeitig links vom Pankreas ein leichter Gegendruck ausgeübt (➤ Abb. 28.4).

Dreidimensional denken

Bei der Behandlung ist es wichtig, dreidimensional zu denken. Da nichts im Körper flächig bzw. nur zweidimensional ist, ermöglicht räumliches Denken eine Feinabstimmung der Manipulationen. Stellen Sie sich die Form der Bauchspeicheldrüse und den Verlauf der Pankreasarterien bildlich vor, wie sie im ersten Schritt zusammengeschoben (kürzer) und dann wieder in die Länge gezogen werden.

Lassen Sie zwischen Druck und Druckentlastung etwas Zeit verstreichen, damit sich im Pankreasgewebe und den -arterien eine elastische Spannung aufbauen kann, die sie zurückfedern lässt. Das trägt auch zu einer länger anhaltenden Stimulation zentraler Rezeptoren durch die lokalen Mechanorezeptoren bei.

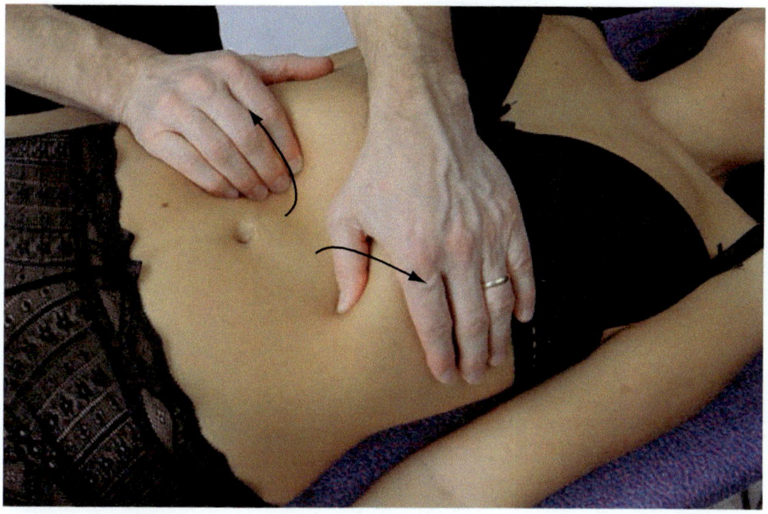

Abb. 28.4 Pankreas-Behandlung mit rechtsseitiger Traktion

Am besten eignet sich ein Bildvergleich mit einem rechteckigen Schwamm, den man zusammendrückt und dann langsam zur ursprünglichen Form zurückkehren lässt.

Das Pankreas wölbt sich übrigens wie ein nach hinten konkaver Brückenbogen über die Lendenwirbelsäule. Dies ist bei der Behandlung zu berücksichtigen, indem Sie die Kompression immer nur in der Transversalebene, aber nicht nach hinten ausüben.

Pankreas-betonte Technik

Die Hand drückt gegen den absteigenden Teil des Duodenums, als wollte sie ihn zur Milz hinbewegen. Mit der anderen Hand wird im Wesentlichen ein Gegendruck erzeugt. Es ist eine Frage der Übung und Feinabstimmung des Drucks. Vom rechten Daumen wird das Duodenum in Richtung Pankreas geschoben.

ANMERKUNG

Diese Behandlungstechnik beeinflusst auch die in derselben (transversalen) Richtung verlaufenden Ausführungsgänge des Pankreas.

Milz-betonte Technik

Sie wirkt sich nicht nur auf die Milz aus, sondern auch auf die Organe, die anatomisch und physiologisch mit ihr in Verbindung stehen. Das heißt konkret, dass genauso die linke Niere, der Pankreasschwanz, die Aufhängung der linken Kolonflexur und das linke Lig. triangulare der Leber mit einbezogen sind. Wie die Erfahrung lehrt, hat eine Störung der einen immer auch Einfluss auf alle anderen Strukturen.

In diesem Fall dient der Daumen auf dem Duodenum als Gegenpol, während Rippen und Nachbarorgane von der linken Hand, die auf den Rippen liegt, in Richtung des rechten („duodenalen") Daumens gezogen werden.

Mit zunehmender Übung kann man deutlich die unterschiedliche Komprimierbarkeit spüren, vor allem im Bereich des Pankreaskopfes und -schwanzes. Bei Gesunden lässt sich die Milz in Rückenlage nicht von den Nachbarstrukturen abgrenzen. Um zu verhindern, dass sie sich den Fingern bzw. der Behandlung entzieht, werden die dazwischen liegenden Gewebe in Richtung der Milz „aufgestapelt".

28.2.3 Behandlung in Linksseitenlage

Der Therapeut steht hinter der Patientin.

Zur Behandlung der Milz werden die 8. bis 10. Rippe in Richtung des rechten („duodenalen") Daumens geschoben, während umgekehrt das Duodenum in Richtung der Milz gedrückt wird, wenn das Pankreas behandelt werden soll (➤ Abb. 28.5).

Das Behandlungsschema ist dasselbe wie bei Patienten in Rückenlage. Bei Linksseitenlage lassen sich

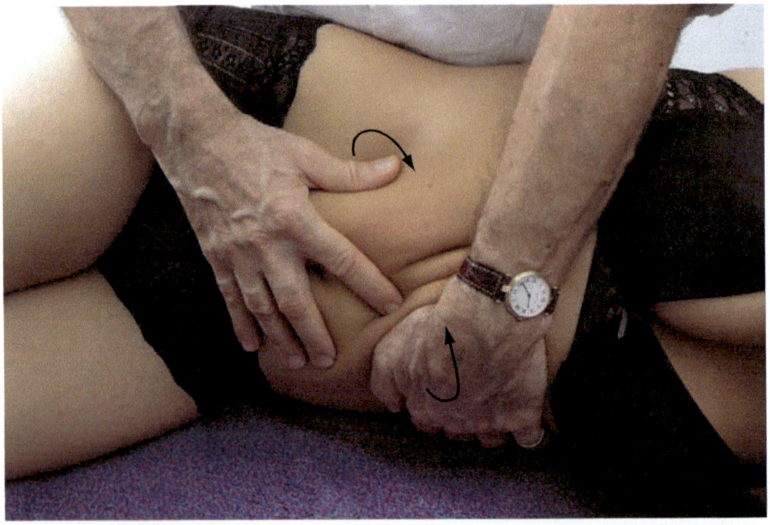

Abb. 28.5 Behandlung der Pankreasarterien in Linksseitenlage

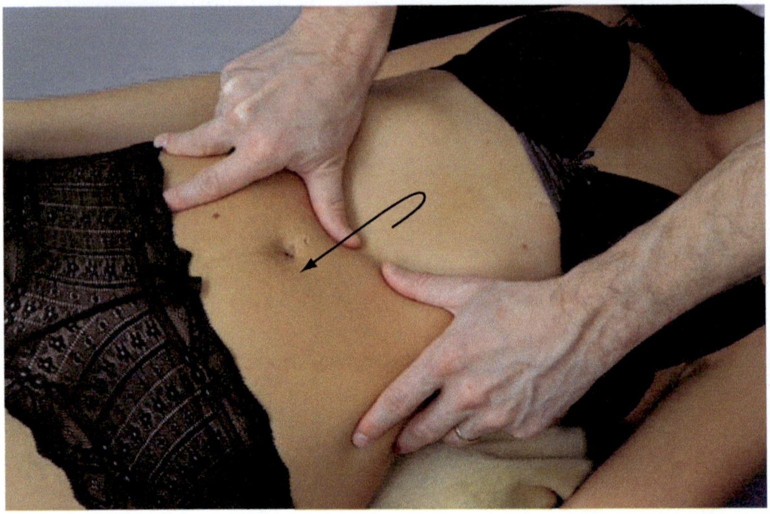

Abb. 28.6 Kraniokaudale Behandlung der Pankreasarterien

die verschiedenen viszeralen Gewebeschichten in sagittaler Ebene besser beurteilen. Denken Sie daran, dass sich vor dem Pankreas noch das Omentum majus, der Magen und der Dünndarm befinden.

28.2.4 Kraniokaudale Behandlungstechnik

Mit dieser Technik können gezielt die quer zur Längsachse der Milzarterie und auch der A. pancreatica inferior verlaufenden Äste behandelt werden (➤ Abb. 28.6).

Das gilt konkret für folgende Arterien:
- A. pancreaticoduodenalis anterior superior
- A. pancreaticoduodenalis posterior superior
- A. pancreatica dorsalis
- A. pancreatica magna.

Ausgangsposition Die Patientin liegt auf dem Rücken, mit einem Kissen unter dem Lumbodorsalbereich, und hält die Hände seitlich am Körper. Der Therapeut kann hinter oder seitlich von ihr stehen.

Technik Bei dieser Behandlung geht es um eine Dehnung des oberen Pankreasrands in kaudaler Richtung.

Links wird der Daumen am äußeren Ende des Colon transversum angesetzt, während der Daumen auf der rechten Seite möglichst weit oben auf den gerade noch zugänglichen Teil des Duodenums (zweiter Abschnitt) gelegt wird.

Schieben Sie beide Daumen zunächst behutsam nach hinten (innen), um den oberen Pankreasrand aufzusuchen. Dieser wird mit beiden Daumen sanft und vorsichtig nach unten gezogen. Lassen Sie die kaudale Dehnung etwa 20 Sekunden lang wirken.

Auch das eng mit dem Pankreas verbundene Mesocolon transversum ist in die Behandlung mit einbezogen. Der Unterschied besteht nur darin, dass der Druck in dem Fall weniger auf das Duodenum als auf die rechte Kolonflexur (Flexura coli dextra bzw. hepatica) ausgeübt wird.

ACHTUNG

Um es noch einmal zu wiederholen: Das Pankreas darf bei der Behandlung keinesfalls nach hinten gedrückt werden! Alle Manipulationen sind immer nur in der Transversalebene oder in der Längsachse durchzuführen.

28.2.5 Auswirkungen auf andere Organe

Die Behandlung wirkt sich auch auf folgende Organe aus:

- Magen
- Duodenum
- Nieren. Da die Nierenarterien (Aa. renales) quer zur Bauchaorta und annähernd in derselben Achse wie die Milzarterien verlaufen, werden sie beim Anwenden der Akkordeontechnik ebenfalls beeinflusst.

28.2.6 Indikationen

Eine Behandlung der Milz- und Pankreasgefäße kann in folgenden Fällen indiziert sein:

- Verdauungsstörungen
- Allergien
- Asthma
- Psoriasis
- Lipothymie
- Postprandiale Erschöpfung
- Abwehrschwäche bzw. Immundefizienz
- Hyperhidrosis (vermehrte Schweißbildung)

KAPITEL

29 Darmgefäße

29.1 Anatomische und physiologische Aspekte

29.1.1 Der Darm

Blutversorgung

In Ruhe fließen 27% des Gesamtkörper-Blutvolumens zum Darm. Das ist ein sehr hoher Prozentsatz, wenn man bedenkt, dass beispielsweise der Anteil des Herzmuskels nur 3–4% beträgt.

Intrinsische Innervation

Die Innervation des Darmtrakts wird über lokale Reflexe des vegetativen Nervensystems gesteuert. Rund 100 Millionen Nervenfasern leiten dem Gehirn ständig Informationen über den Funktionszustand des Darmtrakts zu.

Vom Ösophagus bis zur Mitte des Colon transversum ist der N. vagus für die Versorgung zuständig. In der linken Hälfte des Colon transversum, dem Bereich um den Cannon-Böhm-Punkt, auf den wir später noch zu sprechen kommen, wechselt die Innervation und geht auf den sakralen Parasympathikus über.

Dagegen untersteht das Gefäßsystem überwiegend der Kontrolle des Sympathikus.

Endogene Reflexe

Spannungsregler und Chemorezeptoren lösen reflektorische Peristaltikbewegungen im Darmtrakt aus. Dass sich im Colon transversum mehr „Schrittmacherzellen“ als in anderen Darmsegmenten befinden, macht ihn zu einem besonders interessanten Behandlungsziel für uns (➤ Abb. 29.1a und ➤ Abb. 29.1b).

Hormonelle Einflüsse

Mit zunehmenden Kenntnissen über die Darmphysiologie erscheint sie immer komplexer. Neben der lokalen Kontrolle durch das vegetative Nervensystem

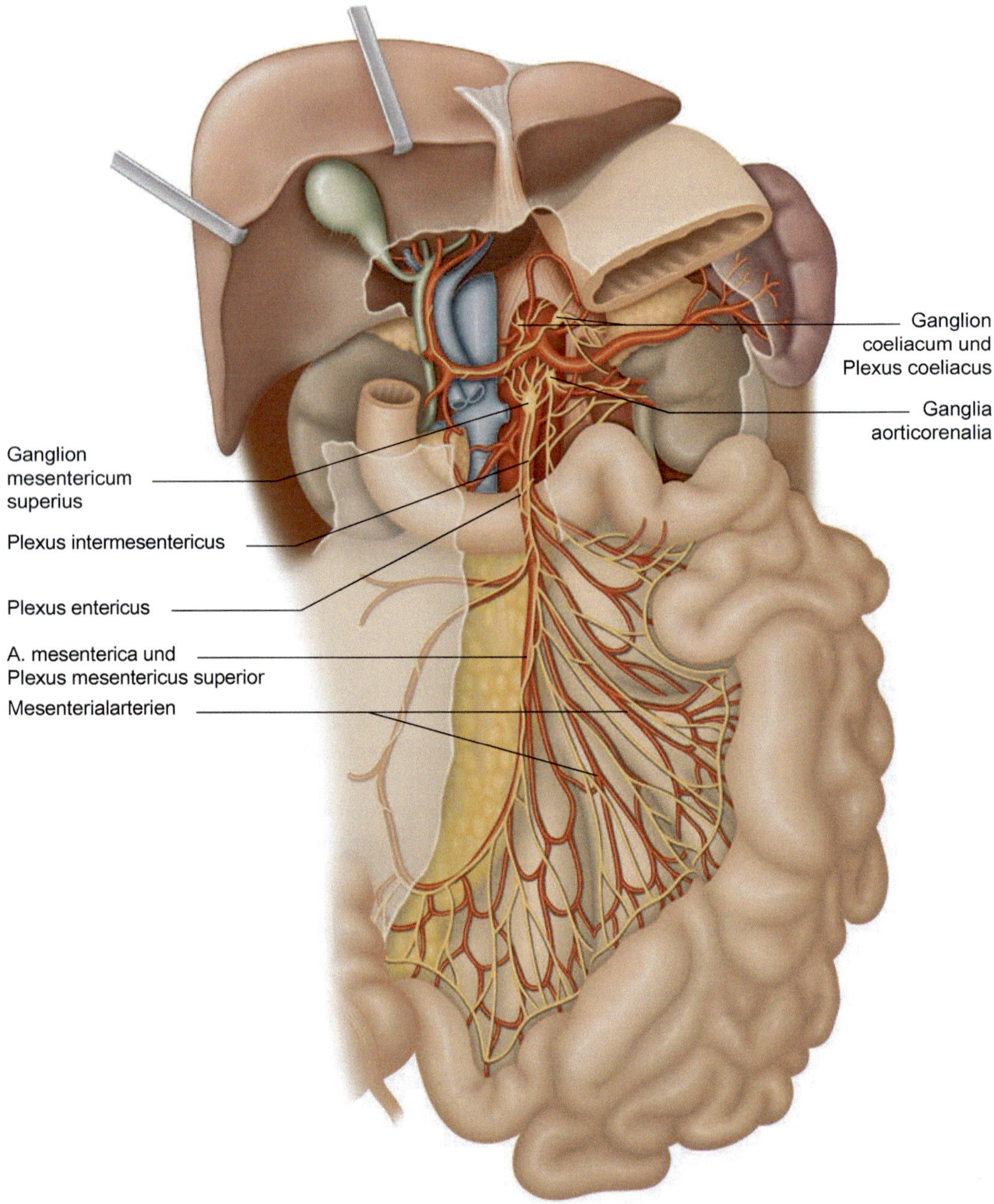

Abb. 29.1 a Enterisches (Darm-)Nervensystem

sind auch bestimmte Hormone an der Regulierung der Darmfunktion beteiligt.

Zu nennen sind zum Beispiel das vasoaktive intestinale Peptid (VIP) und Acetylcholin. Während VIP die glatte Muskulatur entspannt und den Kreislauf ankurbelt, bewirkt Acetylcholin eine beträchtliche Durchblutungssteigerung nach der Nahrungsaufnahme.

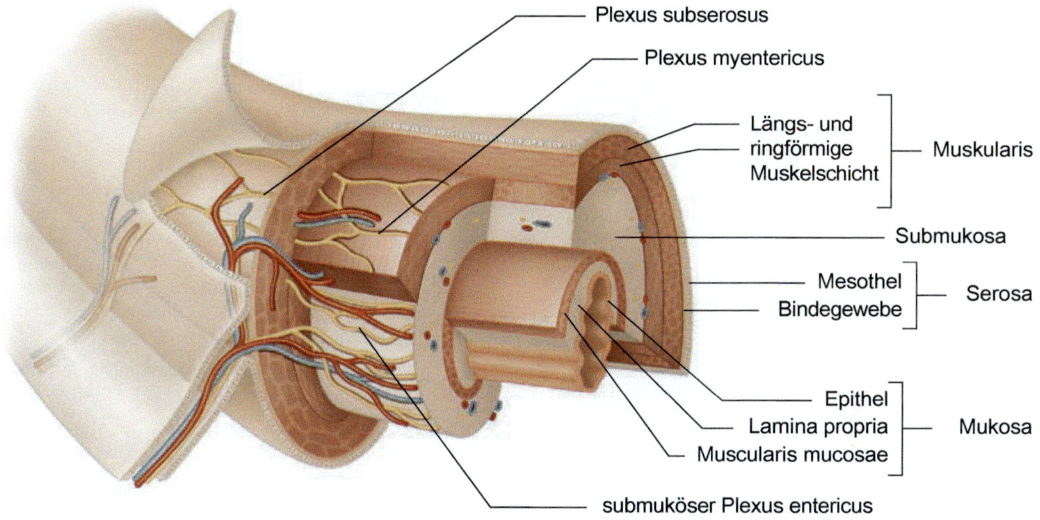

Abb. 29.1 b Enterisches (Darm-)Nervensystem (Fortsetzung)

Abwehr-/Immunfunktion

Die Peyer-Plaques (Folliculi lymphatici aggregati) im Dünndarm spielen nicht nur für die lokale Abwehr, sondern auch für die Immunfunktion des Körpers eine wichtige Rolle, weil sie Immunglobulin A freisetzen. Bei Neugeborenen wird die Schleimhaut im Verdauungstrakt vor allem durch Immunglobuline aus der Muttermilch geschützt.

29.1.2 Gefäßanatomie

Die Gefäßversorgung des Dünn- und Dickdarms geht von den Mesenterialarterien aus (A. mesenterica superior/inferior). Hinter der Flexura duodenojejunalis vollzieht sich ein Wechsel. Im Folgenden beschreiben wir vor allem diese beiden Mesenterialarterien.

Obere Mesenterialarterie (A. mesenterica superior)

Die A. mesenterica superior schmiegt sich in Höhe des ersten Lendenwirbels (L1) an die Innenseite der Flexura duodenojejunalis (➤ Abb. 29.2). Auf die Haut projiziert, befindet sich der Übergang vom Duodenum zum Dünndarm (Jejunum) drei Fingerbreit über dem Nabel auf der linken Umbilikal-Medioklavikularlinie.

Ursprung und Verlauf Die A. mesenterica superior
- entspringt in Höhe von L1 aus der Bauchaorta
- verläuft etwa einen Wirbel niedriger als der Truncus coeliacus
- ist am unteren Pankreasrand leicht lokalisierbar
- befindet sich höher und weiter rechts als die untere Mesenterialarterie und
- lässt sich leichter als die A. mesenterica inferior palpieren, weil sie oberflächlicher verläuft.

Kollateralen Sie besitzt folgende Kollateralgefäße:
- A. colica media
- A. colica dextra
- A. ileocolica
- A. jejunalis.

Endäste Die obere Mesenterialarterie endet in zahllosen Arteriolen, die dem Dünn- und Darmdarm Blut zuführen. Sie verlaufen oft quer zu den Darmabschnitten, die sie versorgen.

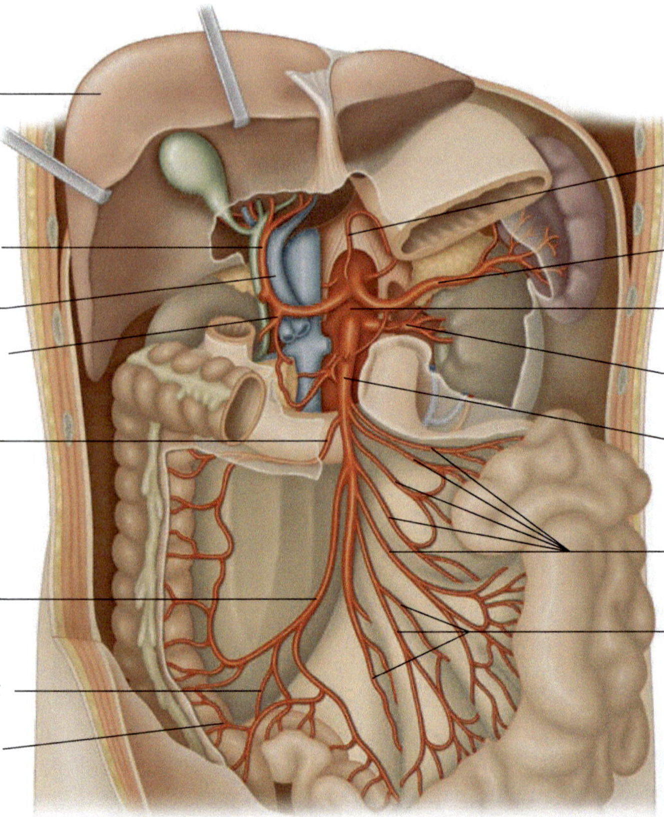

Abb. 29.2 Obere Mesenterialarterie (A. mesenterica superior)

29

Anmerkungen Über die A. colica media und die A. colica sinistra sind die oberen und unteren Mesenterialarterien miteinander verbunden (➤ Abb. 29.3).

Die erste A. jejunalis, die aus der oberen Mesenterialarterie abzweigt, anastomosiert mit der A. pancreaticoduodenalis. Das bestätigt wieder einmal, dass sich Organe über ihre Gefäße gegenseitig beeinflussen können und dass sich Manipulationen der Pankreasgefäße immer auch auf den Dünndarm auswirken.

Aortomesenteriale Einklemmung In bestimmten Fällen kann es zur Einklemmung der linken Nierenvene kommen, wenn sie von der A. mesenterica superior gegen die Bauchaorta gedrückt wird (➤ Abb. 29.4). Dadurch werden (meist linksseitige) Lumbalgien oder Lumbago-Ischialgien ausgelöst. Auch die linke Niere kann betroffen sein. Neben lokalen Schmerzen treten unter Umständen urogenitale Venen- und Lymphabflussstörungen auf. Bei starker Kompression muss eine chirurgische Entlastung erfolgen.

Untere Mesenterialarterie (A. mesenterica inferior)

Ursprung und Verlauf Die A. mesenterica inferior entspringt auf der linken Seite der Bauchaorta, oft leicht links und direkt über dem Nabel.

Im Vergleich zur oberen Mesenterialarterie ist sie kleiner und verläuft weiter links, unten (in Höhe von L3/L4) sowie tiefer im Körperinneren als die A. mesenterica superior.

Sie beschreibt einen großen, links-konkaven Bogen und zieht dann kaudalwärts nach rechts unten, wo sie vorn auf dem Kreuzbein in Höhe des dritten Sakralwirbels (S3) endet.

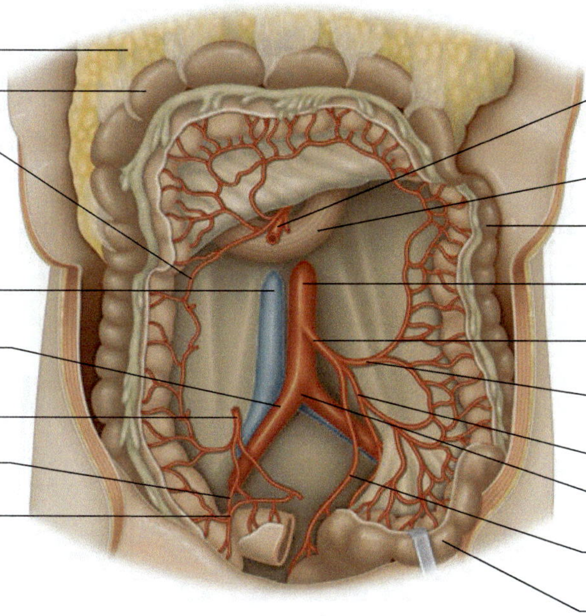

Abb. 29.3 Anastomosen zwischen den Mesenterialarterien (A. mesenterica superior und inferior)

Die untere Mesenterialarterie ist von Peritoneum bedeckt und kommt nacheinander mit der Aorta, dem M. psoas und der A. iliaca communis in Kontakt.

Kollateralen Mit der A. colica sinistra besitzt die A. mesenterica inferior ein Kollateralgefäß, das sie über einen aufsteigenden Ast (Ramus ascendens) mit der A. colica media verbindet, die ihrerseits ein Ast der A. mesenterica superior ist.

Aus ihr gehen die Aa. sigmoideae und die Aa. rectales hervor.

Endäste Die untere Mesenterialarterie endet in zahlreichen Arteriolen am Kolon und Rektum.

Halt gibt ihnen das Mesenterium, das an seiner parietalen Wurzel (Radix mesenterii) ca. 20 cm breit ist und im Bereich seiner intestinalen Aufhängung eine Länge von 4 m erreicht.

An der Flexura duodenojejunalis beginnen dann die intraperitonealen Dünndarmsegmente. Das Jejunum („Leerdarm“) entspricht einem Anteil von ⅖ und das Ileum („Krummdarm“) von ⅗ des Dünndarms.

Untersucht man die Anatomie des Treitz-Bandes (Plica duodenalis superior) näher, zeigt sich deutlich, dass es nicht nur als Aufhängung/Stützstruktur der Flexura duodenojejunalis dient, sondern auch den gastroösophagealen Übergangs-(Kardia-)Bereich, den Truncus coeliacus und die A. mesenterica superior schützt.

29.2 Behandlung

29.2.1 Allgemeines

Jejunum und Ileum

Im Unterschied zum unteren Teil des Duodenums liegen diese beiden Dünndarmabschnitte intraperitoneal.

Unterschiedliche Techniken

Aus der topografisch-anatomischen Verteilung der Mesenterialarterien ergibt sich eine Zweiteilung bei der Behandlung der Darmgefäße:

- Der Versorgungsbereich der A. mesenterica superior liegt oberflächlicher. Deshalb sind hier vor allem jejunale und ileale Arterien sowie der rechte Kolon-Quadrant einbezogen.

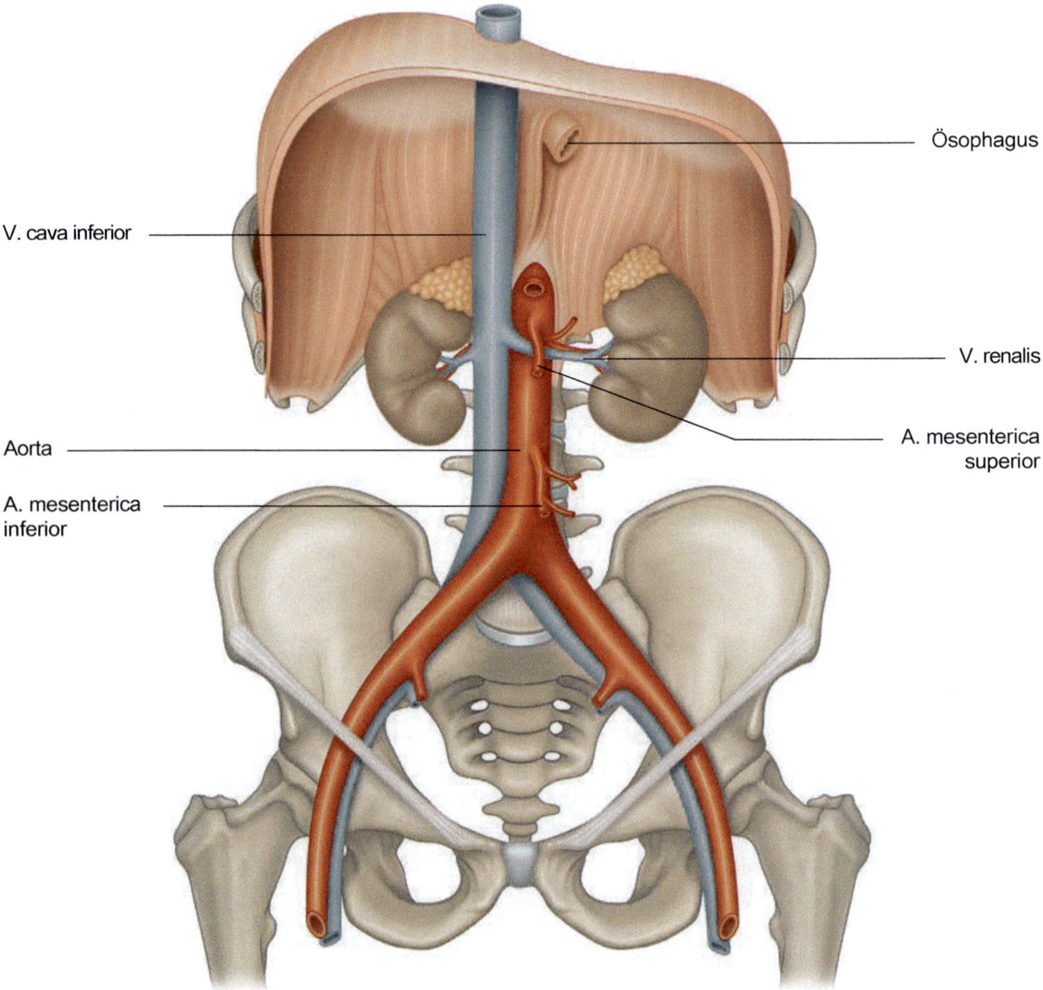

Abb. 29.4 Aortomesenteriale Einklemmung der Nierenvene

- Im Versorgungsbereich der A. mesenterica inferior befindet sich die Behandlungsebene tiefer im Körper. Hier schließt die Behandlung den linken Kolon-Quadranten bis zum Rektosigmoid mit ein.

29.2.2 Arteria mesenterica superior

Ausgangsposition Die Patientin liegt auf dem Rücken, die Arme seitlich am Körper angelegt und ein weiches Kissen unter den Lumbalbereich geschoben. Der Therapeut steht rechts von ihr.

Pulstastung Etwa 3 Fingerbreit über dem Nabel projiziert sich die Flexura duodenojejunalis auf die linke (Umbilikal-)Medioklavikularlinie. Um die A. mesenterica superior zu lokalisieren, fährt der Finger am Innenrand der Flexura duodenojejunalis entlang. Denn der Puls der oberen Mesenterialarterie dient als Referenz- bzw. Bezugsgröße während der Behandlung (➤ Abb. 29.5).

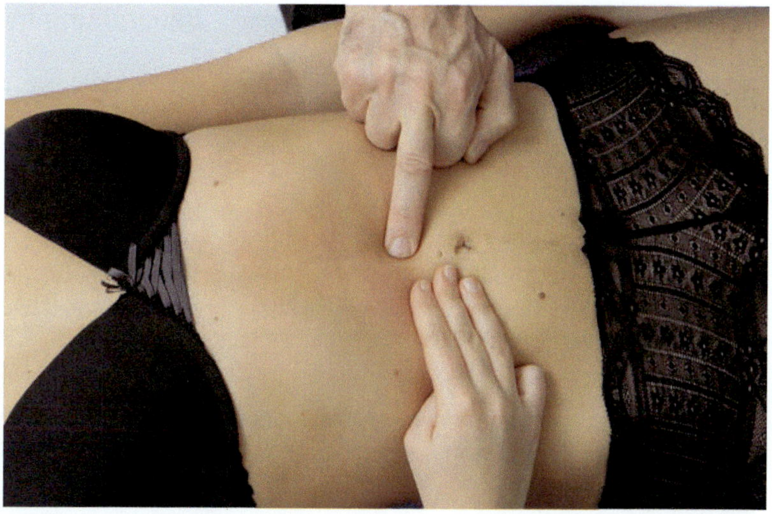

Abb. 29.5 Pulstastung der A. mesenterica superior

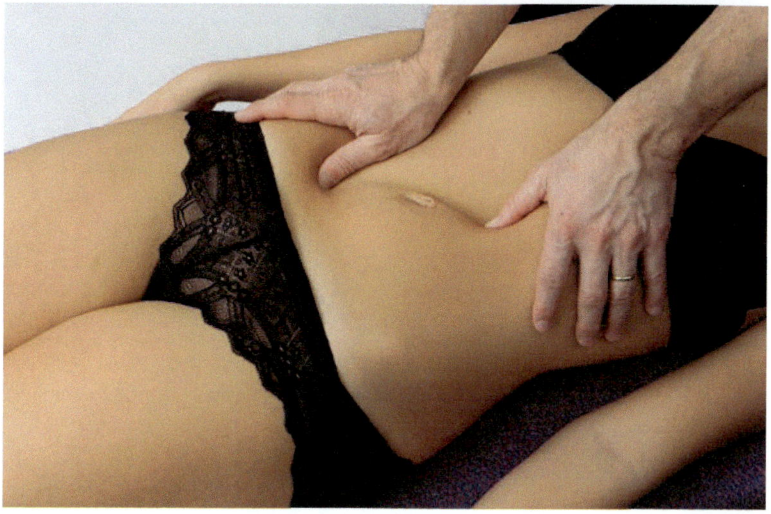

Abb. 29.6 Behandlung der A. mesenterica superior mit zwei Fingern

Behandlung mit zwei Fingern

Ein Daumen bleibt (zur Pulskontrolle) auf der A. mesenterica superior liegen und bildet einen festen Bezugs- und Ankerpunkt (➤ Abb. 29.6).

Der andere Daumen befindet sich in Höhe des ileozäkalen Übergangs, d.h. im äußeren Drittel einer Linie, die den Nabel mit der rechten Spina iliaca anterior superior (SIAS) verbindet. Wenn er nun nach unten (kaudal) und lateral geführt wird, entsteht quasi eine gebogene Linie zwischen beiden Daumen. Diese Dehnung wird 20 Sekunden aufrechterhalten.

Am Ende der Behandlung wird noch einmal der Mesenterialarterienpuls auf Unterschiede gegenüber dem Ausgangswert untersucht.

Fächerförmige Behandlung

Der linke Daumen dient weiterhin als Fixpunkt, während die fächerförmig gespreizten Finger der rechten Hand dem Verlauf der A. mesenterica folgen (➢ Abb. 29.7).

29.2.3 Arteria colica dextra und A. ileocolica

Um die A. colica dextra und die A. ileocolica dehnen zu können, müssen das Colon ascendens, das Zäkum und die rechte Kolonflexur (Flexura coli hepatica) nach rechts hinüber bewegt werden. Die Behandlung kann in Rücken- oder Linksseitenlage erfolgen.

Behandlung in Rückenlage

Die Patientin liegt auf dem Rücken, die Arme seitlich am Körper angelegt und ein weiches Kissen unter den Lumbalbereich geschoben (➢ Abb. 29.8).

Der Therapeut steht auf der rechten Seite. Um das Kolon nach rechts zu schieben bzw. zu dehnen, wandern die Finger nacheinander vom Zäkum zur rechten Kolonflexur. Die Dehn-Induktion wird mehrmals wiederholt und die Spannung jeweils 20 Sekunden lang gehalten. Alternativ kann auch die fächerförmige Technik angewandt werden.

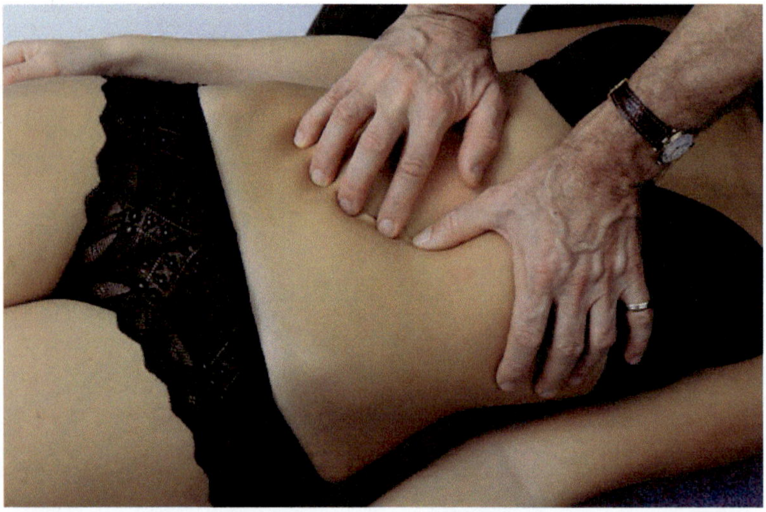

Abb. 29.7 Fächerförmige Behandlung der A. mesenterica superior

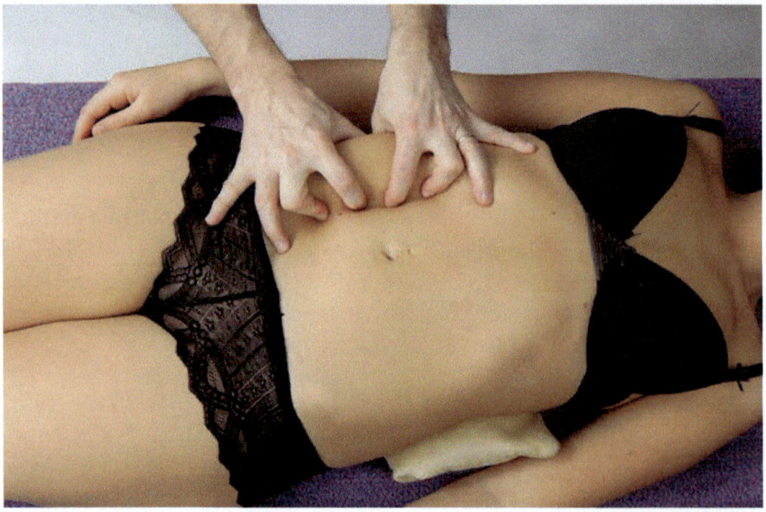

Abb. 29.8 Behandlung der A. colica dextra in Rückenlage

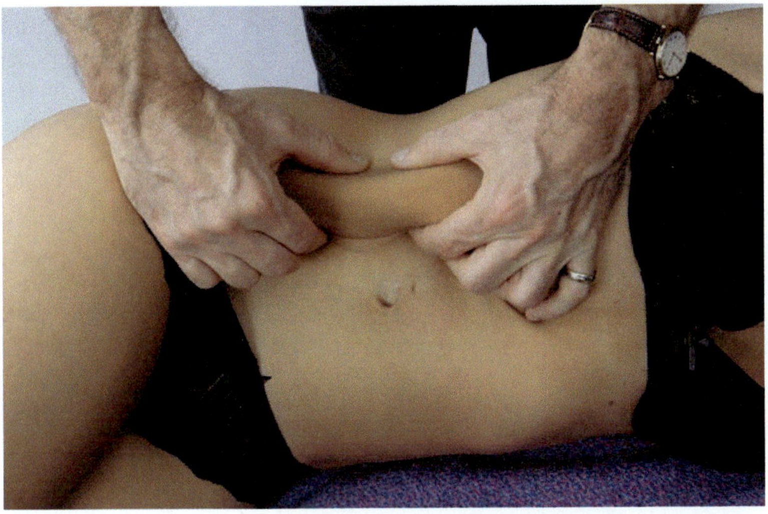

Abb. 29.9 Behandlung der A. colica dextra und A. ileocolica in Linksseitenlage

Behandlung in Linksseitenlage

Der Therapeut steht rechts von der Patientin und beginnt nach und nach – vom Zäkum bis zur rechten Kolonflexur – den Dickdarm anzuheben bzw. zu sich hinzubewegen (➤ Abb. 29.9). Daran anschließend wird mit den Fingern eine Dehn-Induktion durchgeführt.

29.2.4 Colon transversum

Das Colon transversum liegt intraperitoneal, wobei seine Lage je nach Verdauungstätigkeit erheblich variieren kann. In gefülltem Zustand steht der Querdarm hoch, während er sich im Leerzustand unterhalb des Nabels befinden kann.

Zur Erinnerung: Auch das Lig. gastrocolicum, das den Magen mit dem Colon transversum verbindet, gehört zum großen Netz (Omentum majus), das an der großen Magenkurvatur beginnt.

Wegen der veränderlichen Lage des Colon transversum müssen sich Gefäßmanipulationen auf die rechte und linke Kolonflexur konzentrieren, um jede Verwechslung auszuschließen.

Arteria marginalis coli

Diese Arterie verbindet die A. colica media (Ast der oberen Mesenterialarterie) mit dem Ramus ascendens der A. colica sinistra (Ast der unteren Mesenterialarterie).

Ausgangsposition Die Patientin liegt auf dem Rücken, die Arme seitlich am Körper angelegt und ein weiches Kissen unter den Lumbalbereich geschoben. Der Therapeut kann entweder am Kopfende oder seitlich von ihr stehen (➤ Abb. 29.10).

Behandlungstechnik Ein Daumen liegt oben auf die Innenseite der rechten Kolonflexur und der andere Daumen innen von der linken Kolonflexur.

Im ersten Schritt wird das Colon transversum kaudalwärts geschoben und zugleich versucht, die beiden Daumen möglichst weit auseinanderzuziehen. Diese Dehnung wird 20 Sekunden lang aufrechterhalten.

Im zweiten Schritt wird das Colon transversum wieder kranialwärts mobilisiert, während die Daumen weiterhin entfernt voneinander bleiben.

Cannon-Böhm-Punkt

In zweierlei Hinsicht ist der Bereich um den Cannon-Böhm-Punkt von Interesse: Er befindet sich in der Mitte der linken Hälfte des Colon transversum, und genau an der Stelle wechselt die Gefäß- und Nervenversorgung des Kolons (➤ Abb. 29.11).

29

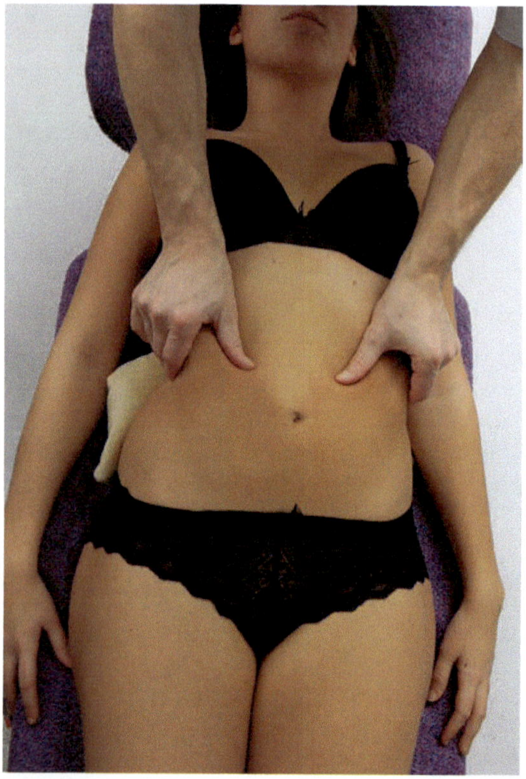

Abb. 29.10 Behandlung der A. marginalis coli (Colon transversum)

Während die rechte Hälfte bis zum Cannon-Böhm-Punkt durch den N. vagus innerviert wird, versorgen sakrale Parasympathikusfasern (S2/S3) die linke Kolonhälfte.

Ab dem Cannon-Böhm-Punkt übernimmt die A. colica sinistra, ein Kollateralgefäß der A. mesenterica inferior, die Blutzufuhr zum linken Colon transversum; andere Äste ziehen zum Colon descendens und zum Rektosigmoid.

MERKE

- Die rechte Kolonhälfte wird vom N. vagus innerviert und aus der A. mesenterica superior mit Blut versorgt.
- Die linke Kolonhälfte wird von sakralen Parasympathikusfasern innerviert und aus der A. mesenterica inferior mit Blut versorgt.

Das macht den Cannon-Böhm-Punkt zu einer strategisch wichtigen Stelle für die Behandlung (Nerven- und Gefäßmanipulationen).

In diesem Darmbereich liegt häufiger eine umschriebene Verdickung oder Verhärtung vor, die mit gesteigerter Empfindlichkeit der Haut und des Unterhaut-Fettgewebes einhergehen kann. Führen Sie in dem Fall eine lokale Druck-Induktion durch, bis die Hautempfindlichkeit nachlässt und sich die Darmwand wieder gelockert (entspannt) hat.

29.2.5 Jejunale und ileale Arterien

Die obere Mesenterialarterie bildet eine schräg nach rechts unten verlaufende Verbindung (Achse) vom Duodenojejunal- zum Ileozäkalbereich.

Behandlung in Rückenlage

Die Patientin liegt auf dem Rücken, die Arme seitlich am Körper angelegt und ein weiches Kissen unter den Lumbalbereich geschoben (➤ Abb. 29.12).

Im ersten Schritt schieben Ihre Finger die Dünndarmschlingen von links nach rechts hinüber, damit die Daumen tiefer ins Gewebe eindringen können, ohne dass es schmerzhaft wäre.

Im zweiten Schritt wird der Dünndarm von rechts nach links gedehnt.

Beim Dehnen der Dünndarmschlingen wandern die Finger unter ständigem Wechsel der Kontaktpunkte vom Ursprung der A. mesenterica superior bis zum Ileozäkalbereich hinunter. Wichtig ist bei dieser Technik, die Dehnungskomponente nicht zu vernachlässigen.

Behandlung in Seitenlage

Die Patientin liegt auf der linken Seite.

Die Dünndarmschlingen werden wieder mit den Fingern nach rechts geschoben, nur dass am Ende noch eine Bewegung hinzukommt, als wollte man sie von hinten nach vorn ziehen und dadurch anheben (➤ Abb. 29.13).

Führen Sie eine ausgiebige und schmerzfreie Dehnung (nach vorn) durch und halten Sie die angehobenen Dünndarmschlingen jeweils 20 Sekunden unter Spannung, um eine Induktion anzuschließen. Wiederholen Sie das Manöver mehrmals, um ganz

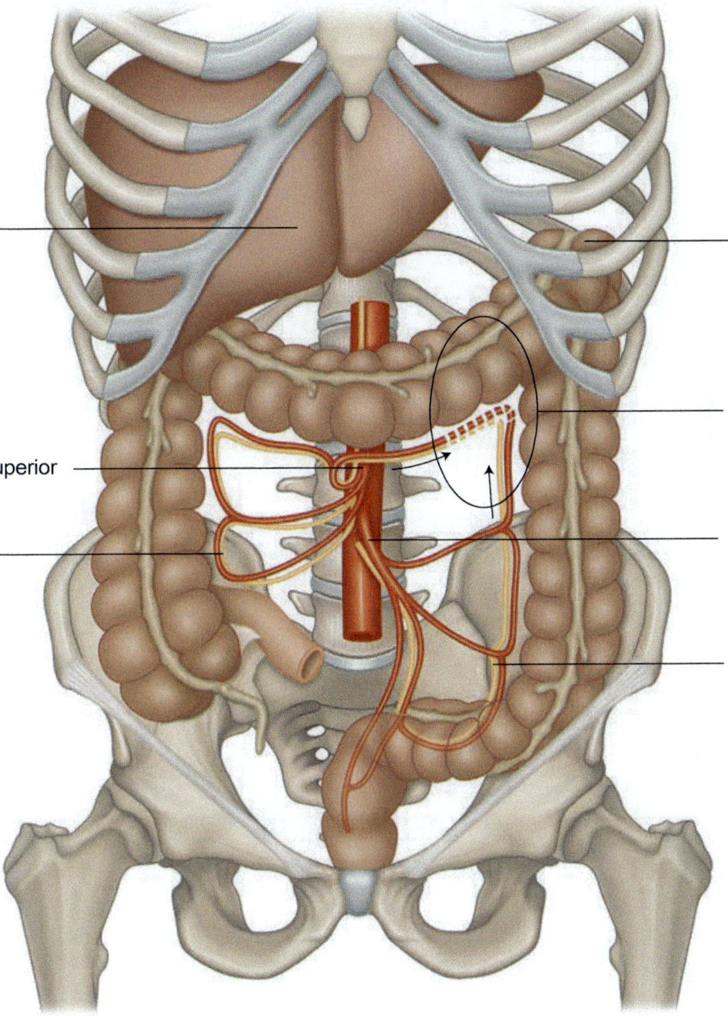

Abb. 29.11 Cannon-Böhm-Punkt

sicherzugehen, dass kein Dünndarmsegment ausgelassen wurde.

Auf die Indikationen kommen wir noch zurück, doch es lässt sich hier schon sagen, dass diese ausgezeichnete Technik nach Laparotomien unverzichtbar ist.

ANMERKUNG

Vergessen Sie nicht, nach der Behandlung erneut den oberen Mesenterialarterienpuls zu überprüfen. Normalerweise sollte er wieder kräftiger und deutlich spürbar sein.

29.2.6 Arteria mesenterica inferior

Pulstastung

Da die untere Mesenterialarterie tiefer im Körper verläuft, ist ihr Puls schwieriger zu tasten. Man kann ihn links etwa 2–3 Fingerbreit unter dem Ursprung der A. mesenterica superior oder der Flexura duodenojejunalis aufsuchen (➤ Abb. 29.14).

29

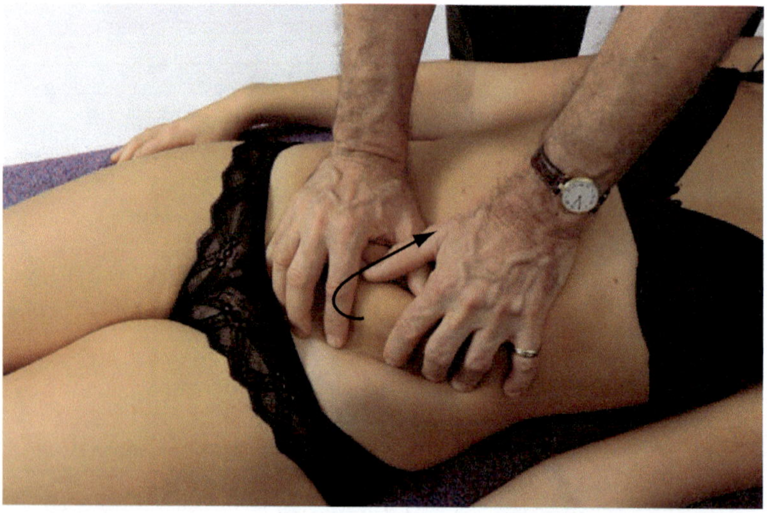

Abb. 29.12 Behandlung der jejunalen und ilealen Arterien in Rückenlage

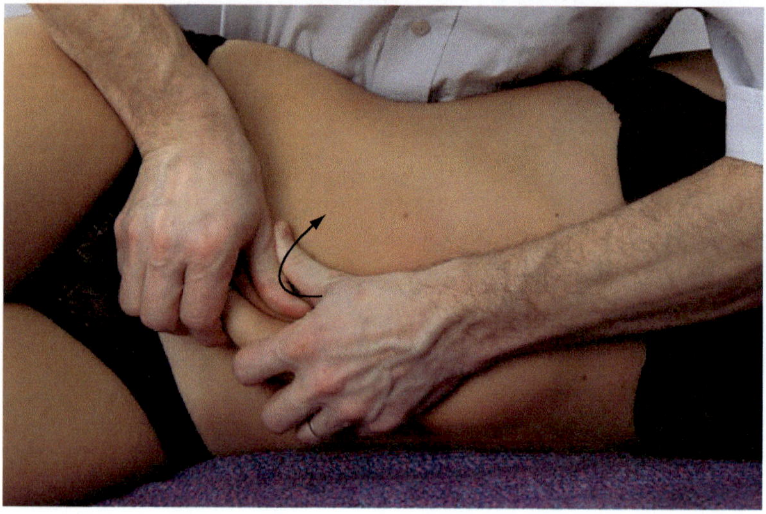

Abb. 29.13 Behandlung der jejunalen und ilealen Arterien in Seitenlage

Behandlung in Rückenlage

Die Patientin liegt auf dem Rücken, die Arme seitlich am Körper angelegt und ein weiches Kissen unter den Lumbalbereich geschoben. Der Therapeut steht rechts von ihr (➤ Abb. 29.15).

Der linke Daumen liegt auf dem Ursprung der unteren Mesenterialarterie an der Flexura duodenojejunalis und dient als fester Anker- oder Fixpunkt bei der Behandlung.

Die Finger der anderen Hand befinden sich knapp links von der Medianlinie oberhalb des Schambeins. Damit sind sie auf dem Rektosigmoidbereich und können ihn nach unten dehnen.

Die Behandlung kann als Stoß-Induktion oder mit der fächerförmigen Technik erfolgen, wobei die Druckspannung jeweils 20 Sekunden gehalten werden muss.

Behandlung in Seitenlage

Die Patientin liegt auf der rechten Seite, und der Therapeut steht hinter ihr (➤ Abb. 29.16).

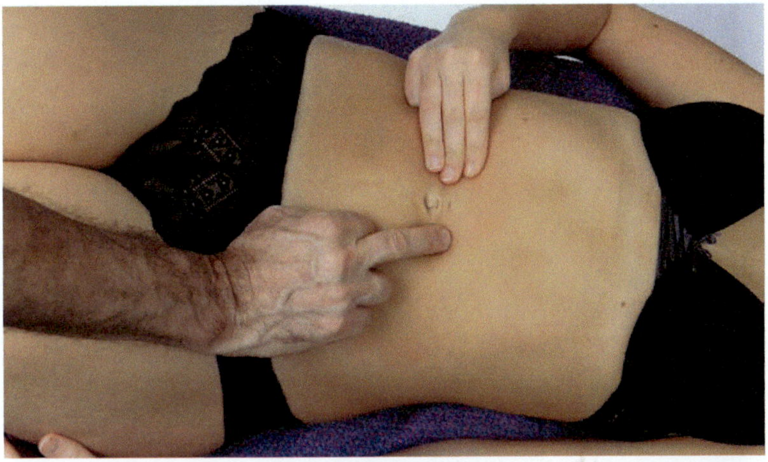

Abb. 29.14 Pulstastung der A. mesenterica inferior

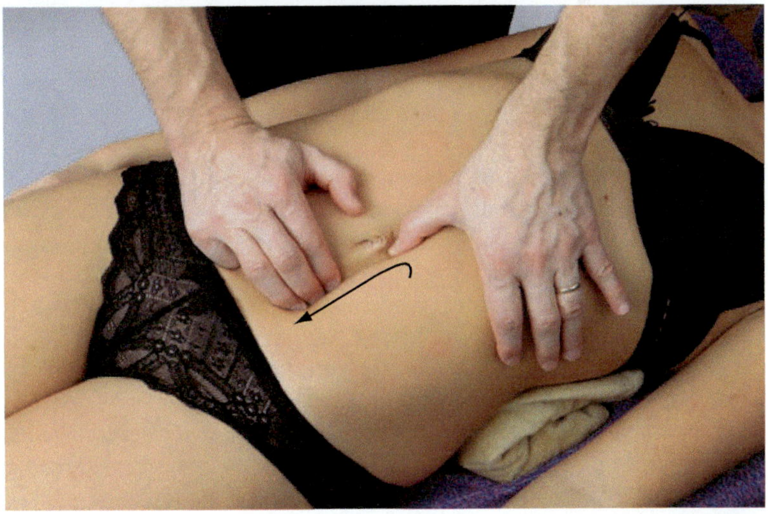

Abb. 29.15 Behandlung der A. mesenterica inferior in Rückenlage

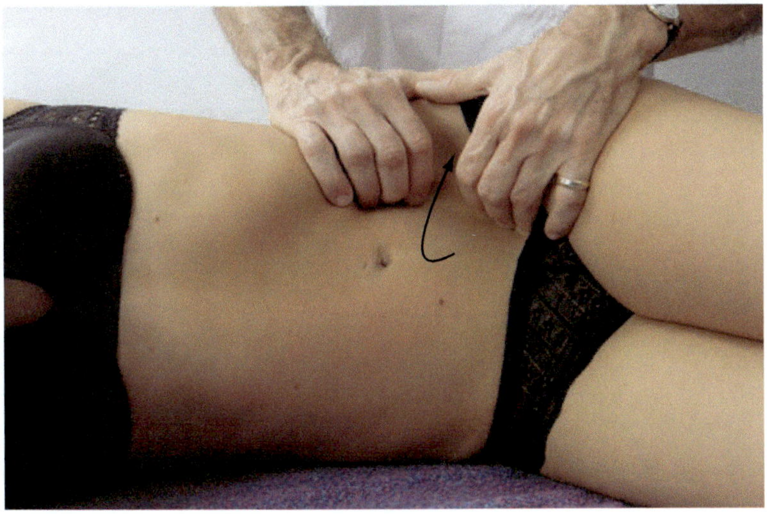

Abb. 29.16 Behandlung der A. mesenterica inferior in Seitenlage

Die Finger wandern am Colon descendens und Colon sigmoideum entlang, um sie nacheinander zu mobilisieren und eine Induktion mit Anheben des Kolons durchzuführen.

Auch der Rektosigmoidbereich darf nicht vergessen werden; hier erfolgt die Dehnung (nahezu) in rein kaudaler Richtung.

29.2.7 Colon sigmoideum (Aa. sigmoideae)

Im Bereich des Colon sigmoideum („Sigma") können vielfältige venöse Stauungen auftreten, die meistens mit hepatokolischen oder urogenitalen Störungen zusammenhängen.

Wenn die Leber überlastet ist, entwickeln sich häufig Hämorrhoiden. Sie haben zweifellos, neben den lokalen Beschwerden, auch Auswirkungen auf den Urogenitaltrakt.

Bei Frauen können Fehlstellungen der Gebärmutter (Malpositio uteri) und damit verbundene funktionelle Beschwerden eine indirekte Folge gestauter Beckenvenen sein.

Nicht nur Bänder und Faszien, sondern auch eine Fülle an Venenplexus (Santorini-Plexus) verleihen dem Urogenitalsystem Stabilität. Durch eine lymphovenöse Stauung (Kongestion) im Rektum kann die ganze Statik des Urogenitalsystems aus dem Gleichgewicht geraten.

Bei Männern machen sich venöse Störungen vor allem an der Prostata bemerkbar. Etwas seltener ist das erektile Gewebe betroffen.

Fächerförmige Behandlungstechnik

Die Patientin liegt auf dem Rücken, und der Therapeut steht rechts von ihr (➤ Abb. 29.17).

Legen Sie die Fingerkuppen innen vom Colon sigmoideum auf. Im ersten Schritt werden die Finger gespreizt, um eine axiale Dehnung zu erzeugen, während im zweiten Schritt die S-förmige Darmkrümmung in Richtung der Beckenschaufel (Ala ossis ilii) geschoben wird.

BESONDERE EMPFEHLUNG

Bei Venenproblemen sollte den Patienten dazu geraten werden, auf Pfeffer, Senf, Paprika, Pepperoni, scharfe Saucen, gekochte/gebratene Fette, auf Aspirin, Entzündungshemmer, Anxiolytika und Antidepressiva zu verzichten.

29.2.8 Indikationen

Eine Behandlung kann in folgenden Fällen indiziert sein:

- Folgezustände nach abdominopelvinen (Bauch-Becken-)Operationen

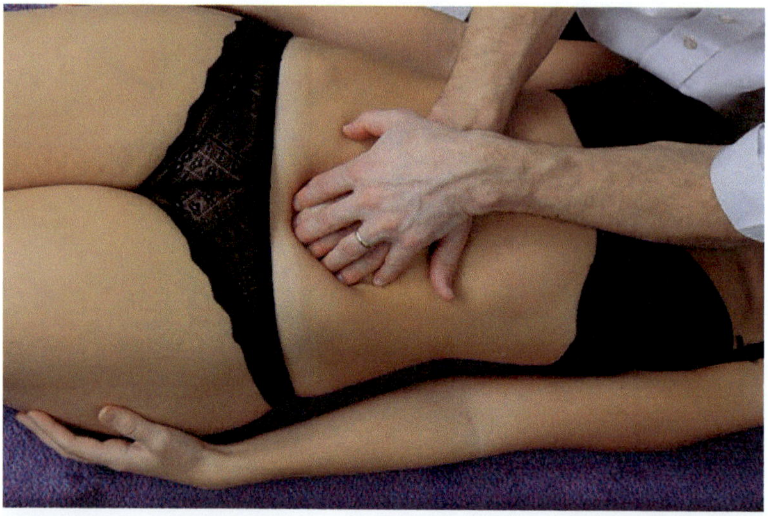

Abb. 29.17 Fächerförmige Behandlung der Aa. sigmoideae

- Kolopathien (Darmfunktionsstörungen)
- Crohn-Krankheit
- Obstipation (auch postpartal)
- Chronische Muskelkontrakturen
- Fibromyalgie, Spasmophilie (Tetanie)
- Pankreasfunktionsstörungen
- Muskelkrämpfe
- Blasensenkung (Ptosis vesicae)
- Lymphovenöse Stauung (Kongestion) im kleinen Becken.

Abschnitt 4: Urogenitale Gefäße

KAPITEL

30 Nierengefäße

30.1 Anatomische Aspekte

30.1.1 Nierenarterien

Die Nierenarterien (Aa. renales) verlaufen im Großen und Ganzen quer zur Aorta (➤ Abb. 30.1). Aufgrund ihrer retroperitonealen Lage hat ihre Behandlung größere Schwierigkeiten bereitet, vielleicht sogar mehr als bei allen anderen Arterien.

In Höhe von L1 entspringt zunächst die rechte Nierenarterie aus der Bauchaorta und ein wenig höher dann auch die – etwas kürzere – linke Nierenarterie. Sie befinden sich somit genau auf derselben Höhe wie die obere Mesenterialarterie.

30.1.2 Nierenvenen

Im Vergleich zur sehr kurzen rechten Nierenvene ist die linke V. renalis ziemlich lang und gebogen. In die linke Nierenvene münden die (ebenfalls linksseitigen) V. suprarenalis und V. ovarica bzw. V. testicularis.

Der Plexus renalis, der die Nierengefäße innerviert, befindet sich in unmittelbarer Nähe des Plexus coeliacus.

30.2 Manualtherapeutischer Ansatz

30.2.1 Palpation des Nierenarterienpulses

Ausgangsposition

Die Patientin liegt auf dem Rücken, und der Therapeut steht auf der Seite, die untersucht werden soll.

Tastmethode

In Höhe der Niere nimmt die obere Hand Kontakt zum paravertebralen Gewebe im Bereich der 12. Rippe auf; der Druck nach hinten (in anterior-posteriorer Richtung) bleibt während des ganzen Untersuchungsablaufs weiterhin bestehen (➤ Abb. 30.2). Knapp über dem Nabel wird der Außenrand des M. rectus abdominis mit drei oder vier zusammengelegten Fingern der unteren Hand berührt. Die Finger bewegen sich behutsam auf die lumbale Bauchwand zu, zuerst strikt in sagittaler Richtung nach hinten, dann leicht schräg (frontosagittale Ebene) nach innen, bis sie auf die anterolaterale Fläche des M. psoas treffen.

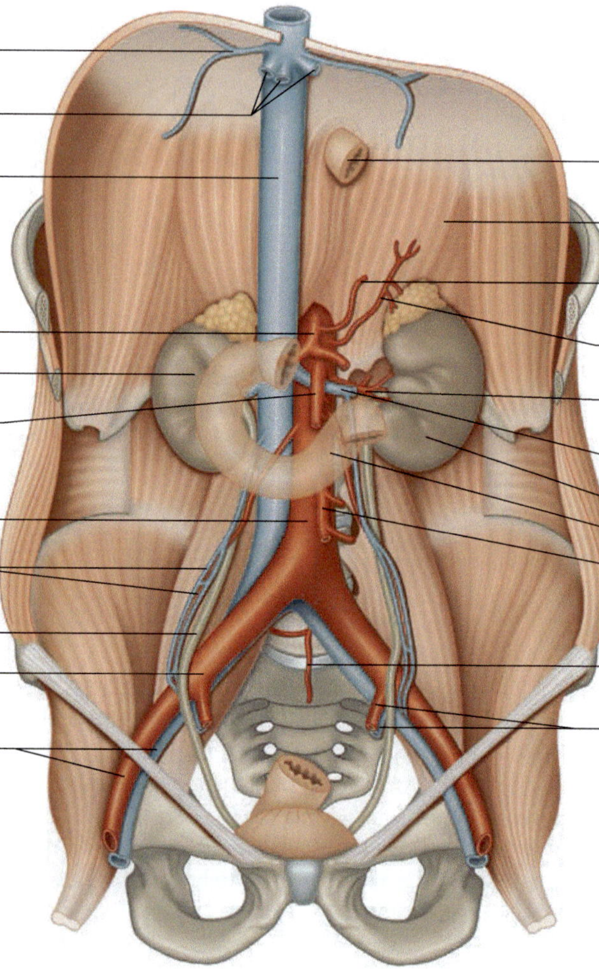

Abb. 30.1 Nierenarterien (Aa. renales)

Sie gleiten dann längs auf dem Muskel entlang, um quer zum Muskelverlauf eine Arterie zu finden, deren Puls im Prinzip nur unter einer einzigen Fingerkuppe spürbar ist.

In ausreichendem Abstand zur Bauchaorta und fast senkrecht zu ihrer Längsachse sollte sich deutlich ein Arterienpuls tasten lassen. Die seitlich nach hinten zum M. psoas ziehende Arterie hat eindeutig ein größeres Kaliber als die pankreatikoduodenalen Äste des Truncus coeliacus oder die Begleitarterie des Colon transversum (A. colica media).

Die Palpation der Nierenarterie veranschaulicht sehr schön das Phänomen der sog. „Pulsmaskierung“. Damit ist gemeint, dass man sich bei der Palpation eines bestimmten Gebiets immer ein wenig vom Puls der größten Arterie „blenden“ lässt; selbst wenn sie unter den anderen, dünneren Arterien verläuft, ist generell ihr Puls am deutlichsten wahrzunehmen.

Seitenunterschiede

Im Verhältnis zum linken scheint der rechte Nierenarterienpuls etwas einfacher spürbar zu sein. Auf der rechten Seite befindet sich die Nierenarterie hinter dem zweiten Abschnitt des Duodenums, während

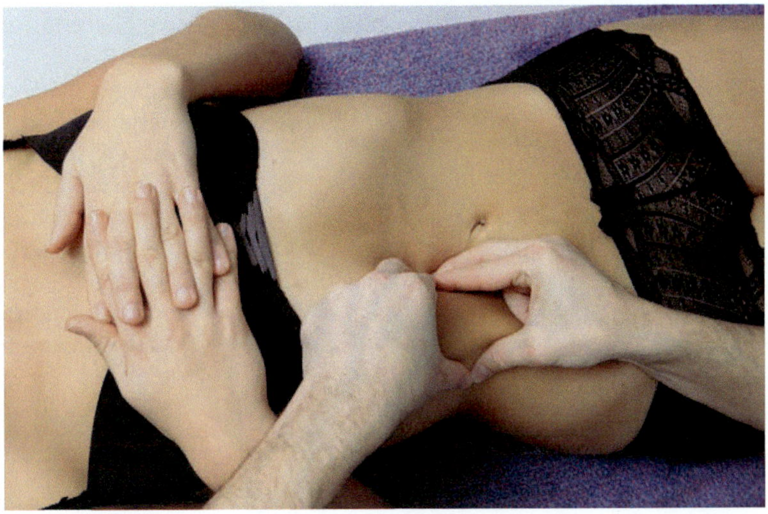

Abb. 30.2 Palpation der Nierenarterie

sie links über und leicht lateral von der Flexura duodenojejunalis verläuft. Das erschwert die Palpation besonders bei „fülligeren“ Patienten.

Bei einer starken – besonders rechtsseitigen – Senkung (Nephroptose) kann sich die Nierenarterie manchmal in Nähe des Nabels verlagern, wo sie natürlich leichter auffindbar ist.

Palpatorische Grenzen

Die Palpation der Nierenarterie hat sich als sehr zeitaufwendiges Unterfangen erwiesen und trotz Ausdauer und Geduld nur zu inkonstanten Ergebnissen geführt. In bestimmten Fällen können wir selbst heute noch nicht jeden Zweifel ausräumen.

Es gibt allerdings auch Umstände, unter denen sich die Nierenarterie besser erreichen lässt und zuverlässige Tastbefunde möglich sind. Dazu zählen beispielsweise:

- Magerkeit
- Bauchmuskelerschlaffung bzw. abdominale Hypotonie (nach einer Geburt, im Alter)
- Rektusdiastase.

Leibesfülle, bauchbetonte Fettverteilung, Adipositas oder abdominale Hypertonie sind umgekehrt Faktoren, die den Zugang erschweren.

30.2.2 Behandlung der Nierenarterien

Um einen Dehneffekt auf die Nierenarterien zu erzielen, muss man versuchen, die Nieren in der Transversalebene (horizontal) auseinanderzuschieben. Bei dieser Behandlung werden noch mehrere andere Arterien (Mesenterial-, Milz-, Pankreasarterien usw.) mit einbezogen.

Behandlung im Sitzen

Die Patientin sitzt auf der Behandlungsliege und stützt die Hände auf ihre Oberschenkel. Der Therapeut steht hinter ihr.

Rechte Nierenarterie

Da die rechte Nierenarterie eng mit der Leber verbunden ist, kann sie auf dem Weg gedehnt werden. Dazu legen Sie die Finger drei Fingerbreit unter den rechten Rippenbogenrand (➤ Abb. 30.3) und richten sie zuerst nach hinten und nur am Ende kranialwärts. Unter Beibehaltung dieser Traktion wird die Leber dann nach lateral geschoben.

Von dieser Behandlung werden sowohl die Leber- und duodenalen Arterien als auch die zahlreichen

30

kleinen Nervengeflechte des Plexus coeliacus und Plexus renalis mit beeinflusst.

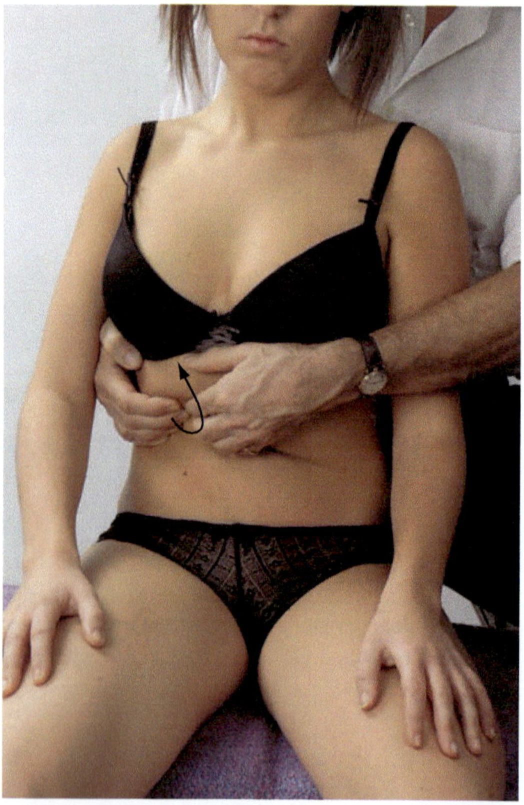

Abb. 30.3 Allgemeine (globale) Manipulationstechnik für die rechte Nierenarterie

Linke Nierenarterie

Hier liegen die Finger unterhalb der Flexura duodenojejunalis und werden tief nach hinten vorgeschoben. Erst danach dürfen sie eine Zugspannung in kranialer Richtung erzeugen. Am Ende der Traktion wird der ganze gastroomentale, enterale, pankreatische Komplex seitwärts gedehnt. Genau wie bei der rechten Nierenarterie handelt es sich um keine spezifische, sondern um eine allgemeine (globale) Technik. Der viszerale Gefäß-Faszien-Komplex wird 20 Sekunden lang unter Spannung gehalten.

ANMERKUNG

Die Wirkung auf die Nierenarterien lässt sich kaum nachprüfen, weil sie nicht direkt palpiert werden können. Messen Sie deshalb vor der Behandlung den Blutdruck an beiden Armen. Im Fall einer Differenz (Anisosphygmie) oder Blutdruckerhöhung ist nach der Behandlung häufig eine Normalisierung (Ausgleich der Druckdifferenz oder Senkung des erhöhten Werts) zu beobachten.

Behandlung in Rückenlage

Die Patientin liegt auf dem Rücken, und der Therapeut befindet sich auf der Seite mit der Nierenarterie, die behandelt werden soll (➤ Abb. 30.4).

Beidseits des Bereichs, in dem der Nierenarterienpuls tastbar war, werden die Zeige- und Mittelfinger beider Hände aufgesetzt, während die beiden Dau-

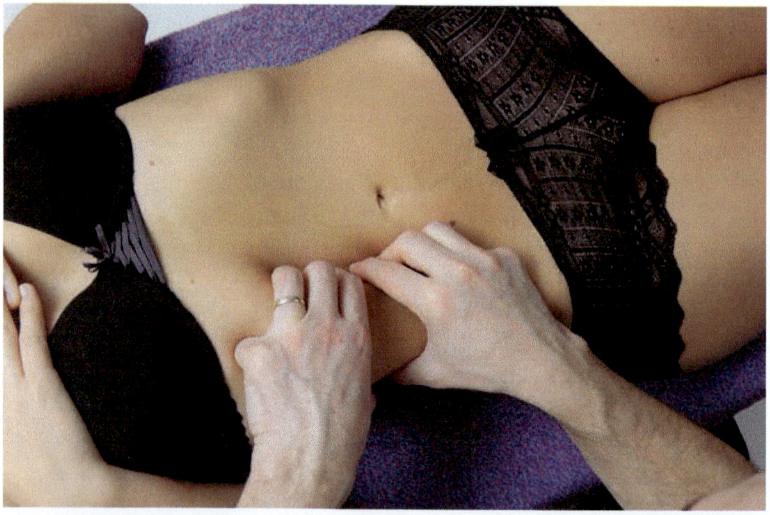

Abb. 30.4 Behandlung der Nierenarterie

men seitlich und hinten die Rippen und Lenden berühren.

Die Behandlung der Nierenarterie erfolgt beidhändig. Dazu dringen die Finger schräg nach hinten (in Richtung der Daumen) ins Gewebe vor und ziehen den Nierenhilus behutsam nach lateral und hinten, um ihn vorsichtig von der Aorta zu entfernen. Dann wird ein Dehn-Ecoute-Test entlang dem Gefäßstiel durchgeführt.

Prüfen Sie vorab mit einigen Bewegungen, ob sich die Niere gut mobilisieren lässt. Wenn die Nierenarterie ausreichend elastisch erscheint, darf die Dehnung 20–30 Sekunden andauern, um die Nierendurchblutung zu verbessern.

KAPITEL

31 Iliakalgefäße

31.1 Anatomische Aspekte

Im Allgemeinen teilt sich die Aorta in Höhe der Bandscheibe (Discus intervertebralis) von L4/L5 in drei Äste auf: die A. sacralis mediana sowie die rechte und linke A. iliaca communis.

31.1.1 Arteria sacralis mediana

Die A. sacralis mediana zweigt nach hinten ab und verläuft auf dem Promontorium ossis sacri. Für uns ist sie weniger interessant, weil sie sich nur schwierig palpieren lässt.

31.1.2 Arteria iliaca communis

Verlauf Von der Aorta (bzw. ihrem Ursprung in Höhe von L4/L5) zieht die A. iliaca communis zum Sakroiliakalgelenk und ändert dann ihre Richtung. Sie ist ca. 5–6 cm lang (➤ Abb. 31.1).

Wichtige Lagebeziehungen Die A. iliaca communis wird X-förmig vom Ureter gekreuzt. Von Peritoneum bedeckt, zieht sie am Innenrand des M. psoas entlang.

In einem Winkel, der beim Mann ca. 65° und bei der Frau wegen des breiten Beckens ca. 75° beträgt, entfernen sich die beiden Aa. iliacae communes gabelförmig voneinander.

Endäste Aus ihr gehen die A. iliaca interna und die A. iliaca externa hervor.

31.1.3 Arteria iliaca interna

Die früher als A. hypogastrica bezeichnete A. iliaca interna (➤ Abb. 31.2) trennt sich in Höhe des Foramen ischiadicum magnum (gegenüber dem Sakroiliakalgelenk) von der A. iliaca communis.

Verlauf Sie zieht von vorn nach hinten, misst nur 3–4 cm und bleibt retroperitoneal.

Kollateralen im kleinen Becken In Höhe der Incisura ischiadica magna gibt die A. iliaca interna ein Dutzend Äste ab, von denen wir die wichtigsten ausgewählt haben. Sie lassen sich in zwei Gruppen einteilen: parietale Äste zu den Wänden und viszerale Äste zu den Beckenorganen.

Unter funktionellen Gesichtspunkten sind diese *parietalen (Wand-)Äste* interessant:

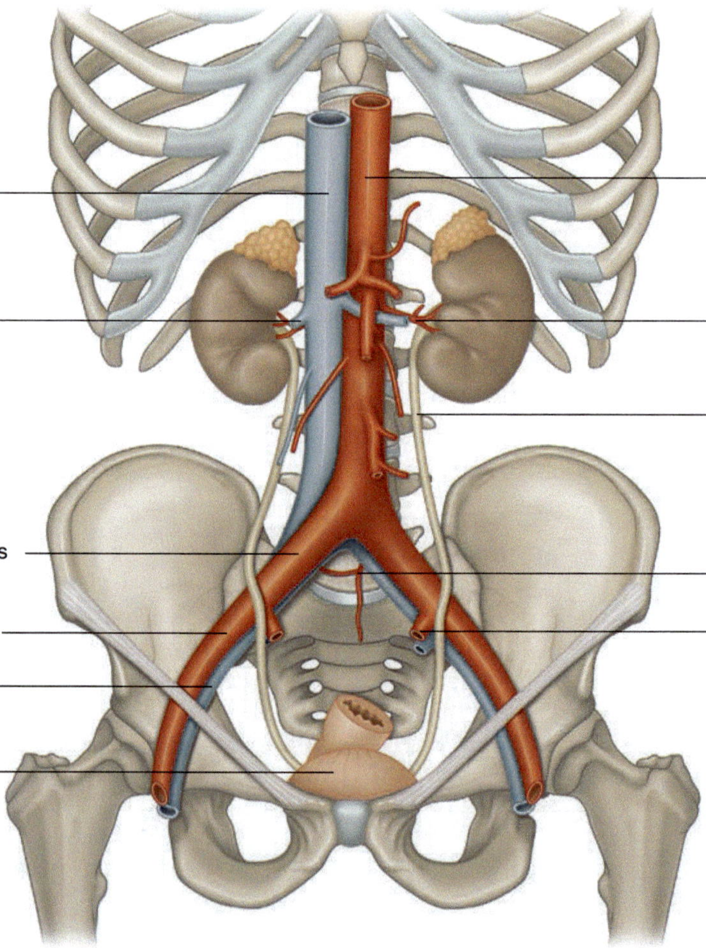

Abb. 31.1 Arteria iliaca communis

- A. iliolumbalis, die oft einen spinalen Ast abgibt und durch das letzte Kreuzbeinloch zieht
- A. sacralis lateralis, deren Äste zur Cauda equina ziehen, während andere Ästchen in den Wirbelkanal eindringen
- A. obturatoria; sie verlässt das Becken durch den Canalis obturatorius. Erwähnenswert ist ihr Ramus acetabularis, der dem Lig. capitis femoris zum Hüft- bzw. Femurkopf folgt.
- A. glutea inferior; sie zwängt sich unter den M. piriformis und angrenzende Muskeln. Über eine A. comitans nervi ischiadici ist sie an der Gefäßversorgung des Ischiasnervs beteiligt.

ANMERKUNG

Welche Auswirkungen die Faszienmechanik im kleinen Becken auf die Hüftgelenke haben kann, ist Osteopathen wohl bekannt. Dabei dürfen allerdings die Gefäßverbindungen nicht übersehen werden, vor allem nicht die Bedeutung der Arterien, die den Hüftkopf versorgen.

Zu den *viszeralen Ästen* der A. iliaca interna gehören

- A. uterina
- A. pudenda interna
- A. vesicalis inferior
- A. vaginalis und
- A. rectalis media.

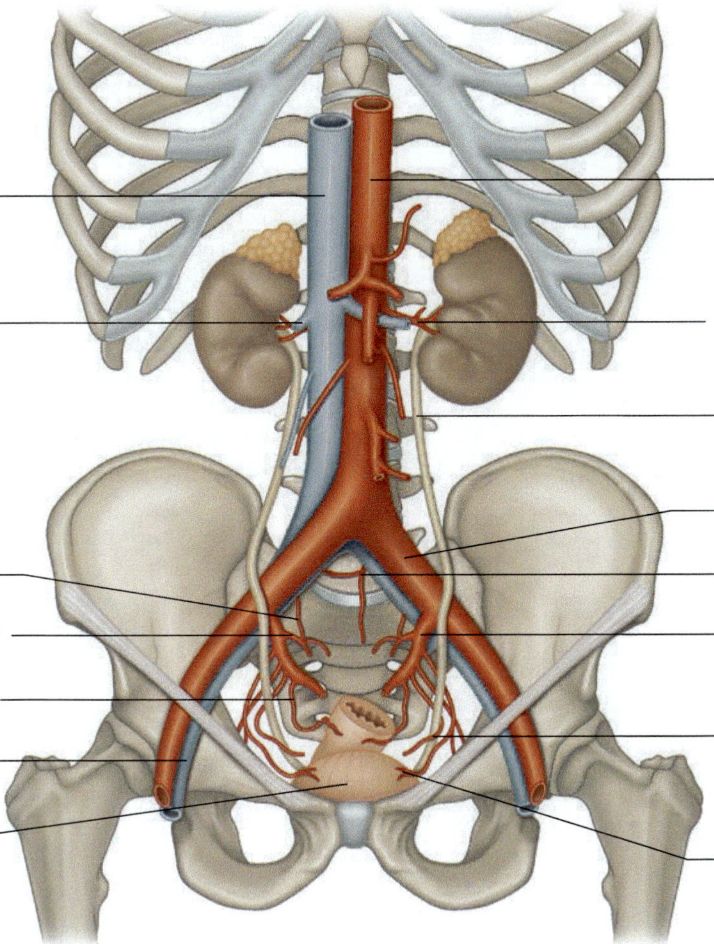

Abb. 31.2 Arteria iliaca interna

31.2 Manualtherapeutischer Ansatz

31.2.1 Arteria iliaca communis

Palpation

Es gibt zwei Möglichkeiten, die A. iliaca communis zu palpieren.

Variante 1 Hier beginnt die Palpation unterhalb des Nabels an der Bauchaorta (➤ Abb. 31.3). Wenn ihr Puls nicht mehr spürbar ist, werden die Finger in einem Winkel von 65° (bei Männern) bzw. 75° (bei Frauen) nach lateral bewegt. Dort lässt sich als nächstes (beidseits) der Puls der A. iliaca communis tasten.

Variante 2 Ab der Mitte der puboumbilikalen Verbindungslinie (➤ Abb. 31.4) wandern die übereinander liegenden Daumen kranialwärts, bis der

Aortenpuls spürbar ist. An der Stelle bewegen sich beide Daumen nach lateral, um beidseits den Puls der A. iliaca communis aufzusuchen.

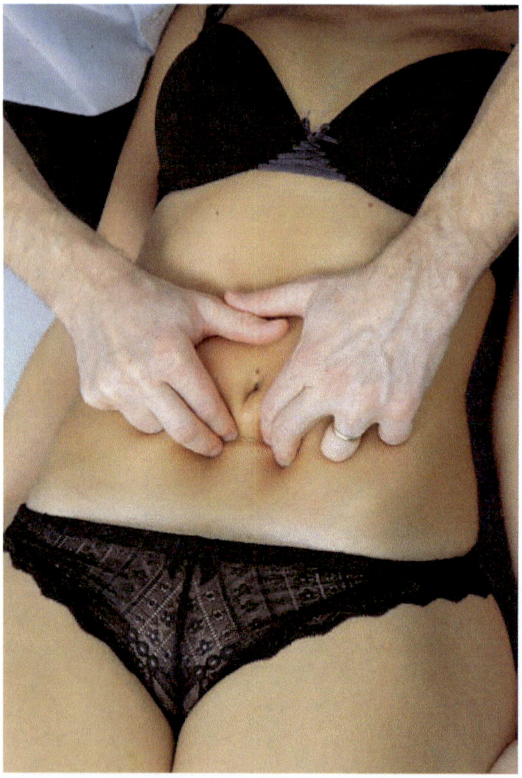

Abb. 31.3 Palpation der A. iliaca communis (1. Variante)

Behandlung

Die Patientin liegt auf dem Rücken, ein weiches Kissen unter dem Lendenbereich und die Arme am Körper anliegend. Der Therapeut steht seitlich in Höhe ihres Beckens (➤ Abb. 31.5).

Technik Unterhalb des Nabels wird der Puls der Bauchaorta getastet. Wenn die Finger von dort aus abwärts wandern, bis der Puls verschwindet, befinden sie sich genau über der Abgangsstelle der beiden Aa. iliacae communes aus der Aorta.

Während ein Daumen auf der Bifurcatio aortae liegen bleibt, wird der andere in Höhe der A. iliaca communis positioniert und zieht sie in kaudolateraler Richtung, um sie – wie bei allen großen Arterien des elastischen Typs üblich – zu dehnen.

Anmerkung Auch nach vorheriger Palpation des Pulses lässt sich nach der Behandlung der A. iliaca communis kein großer Unterschied feststellen, falls nicht von Beginn an eine große Seitendifferenz beider Arterienpulse vorlag.

Indikationen In folgenden Fällen kann eine Gefäßmanipulation indiziert sein:

- Urogenitale Funktionsstörungen
- Stauung (Kongestion) im kleinen Becken
- Durchblutungsstörungen in den Beinen
- Koxarthrose
- Lumbalgie oder lumbosakrale Schmerzen

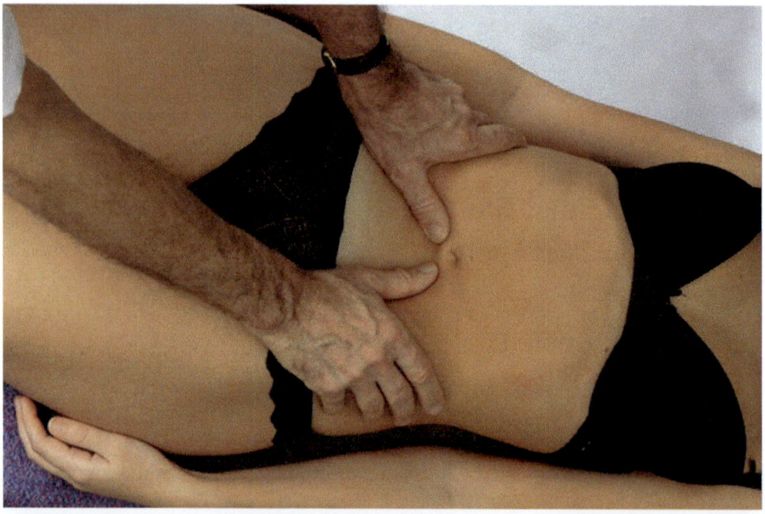

Abb. 31.4 Palpation der A. iliaca communis (2. Variante)

31

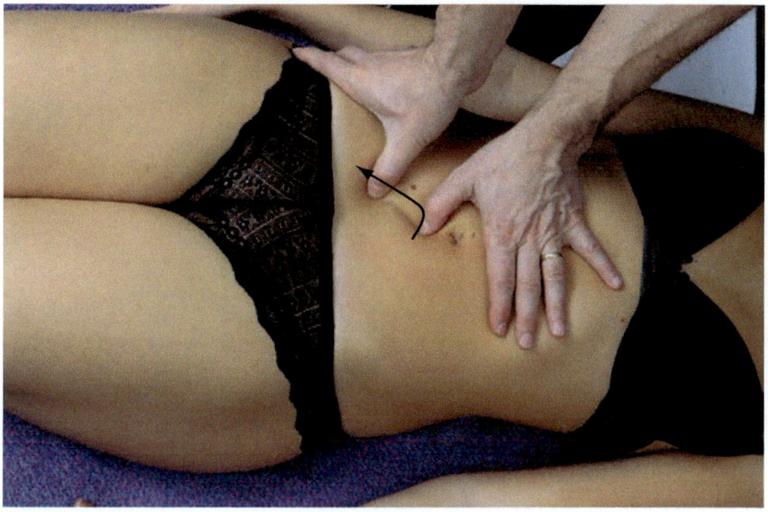

Abb. 31.5 Behandlung der A. iliaca communis

Vorsichtsregeln Die Femoralispulse müssen überprüft werden; ihr Fehlen kann auf ein Aortenaneurysma hinweisen. Zeigen sich unterschiedliche Pulsstärken, liegt möglicherweise ein arterielles Strömungshindernis (Adhäsionen, Tumorherd, Verkalkung) oder eine neurovegetative Störung vor, die sich am häufigsten auf die Beine auswirken.

31.2.2 Arteria iliaca interna

Palpation

Besonders bei „kräftigeren" Patienten ist der Puls der A. iliaca interna nicht immer leicht zu tasten. Am besten lässt er sich im oberen (kranialen) Gefäßabschnitt palpieren.

Drei Fingerbreit unterhalb der Bifurcatio aortae und der A. iliaca communis bewegen sich die Finger in kaudaler Richtung nach medial. Der obere Arterienabschnitt auf dem Promontorium ossis sacri liegt oberflächlicher.

Behandlung

Behandlung in Rückenlage Die Patientin ist auf ein Kissen (unter dem Lendenbereich) gebettet und hält beide Hände auf der Brust; der Therapeut steht seitlich in Höhe ihres Beckens (➤ Abb. 31.6).

Von der A. iliaca communis aus gleiten die Finger auf der A. iliaca interna entlang, um nach Fibrosen oder Adhäsionen im Gewebe zu suchen.

Es handelt sich eher um eine perivaskuläre Weichteiltechnik, die das Gewebe im Bereich der Arterie und ihrer Begleitvenen lockern soll.

Behandlung in Seitenlage In der Seitenlage können die Finger leichter ins Gewebe eindringen, um die rechte und linke Arterie nacheinander zu behandeln. Dazu bewegen sich die Finger von der Mitte einer Verbindungslinie zwischen Nabel und Spina iliaca anterior superior (SIAS) nach kaudal und medial.

31

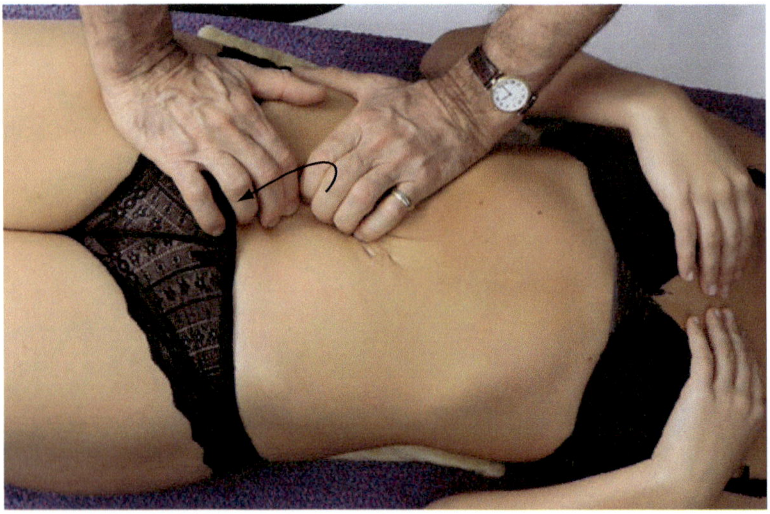

Abb. 31.6 Behandlung der A. iliaca interna in Rückenlage

KAPITEL

32 Uterusgefäße

32.1 Anatomische Aspekte (A. uterina)

Verlauf Die Gebärmutterarterie (A. uterina) verläuft in kaudaler Richtung nach vorn und erreicht den Uterus knapp über dem Gebärmutterhals (➤ Abb. 32.1). In einem Bogen um die Cervix uteri herum zieht sie dann an der Seitenwand des Uterus hoch und anastomosiert über einen ihrer Äste (Ramus ovaricus) mit der A. ovarica. Um sich den Uterusbewegungen anpassen zu können, ist sie stark geschlängelt.

Folgende Punkte sind wichtig:

- Kurz nach ihrem Ursprung aus der A. iliaca interna kreuzt sie den Ureter von hinten (Harnleiterkreuzung).
- Im unteren Abschnitt liegt sie auf der Faszie des M. obturatorius internus (Obturatorfaszie).
- Direkt vor der Isthmusregion trifft sie auf die Basis des Lig. latum uteri.

Kollateralen und Endäste Unter den zahlreichen Arteriolen der A. uterina befinden sich zum Beispiel Äste zum Ureter, zur Vagina, zum Ovar oder Eileiter (Tuba uterina).

Im oberen Bereich der Gebärmutter anastomosiert die A. uterina mit der A. ovarica, einem Ast der Bauchaorta.

32.2 Behandlung

32.2.1 Arteria uterina

Behandlung in Seitenlage

Ausgangsposition Die Patientin nimmt entweder die Links- oder Rechtsseitenlage ein, wobei aber beide Seiten nacheinander behandelt werden. Ihre Bei-

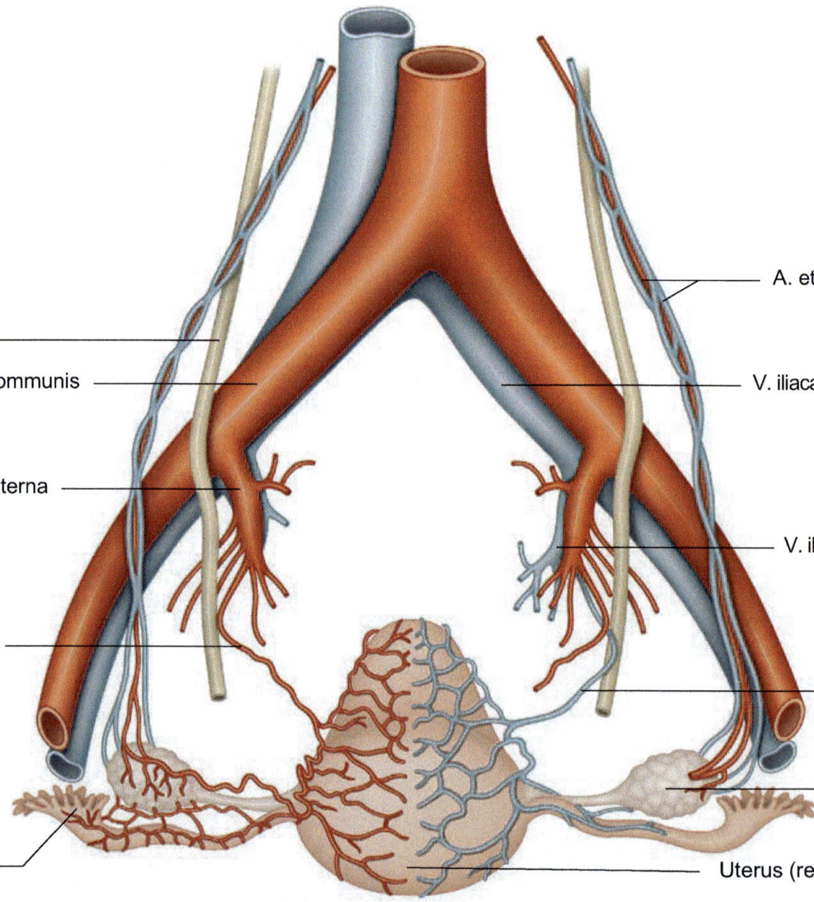

Abb. 32.1 Arteria uterina

ne sind gebeugt, und der Therapeut steht hinter ihr (➤ Abb. 32.2).

Technik Die Finger beider Hände gleiten an der Fascia iliaca entlang auf die Symphysis pubica zu. Man sollte den Druck zunächst möglichst tief ins Gewebe bzw. weit nach hinten richten und erst danach zur Symphyse hin.

Sobald Blase und Uterus unter den Fingern spürbar sind, werden sie als vesikouteriner Block hoch (kranial) und anschließend nach innen (medial) geschoben. Denn die uterinen Arterien haben zwar eine kraniokaudale Verlaufsrichtung, aber viele Arteriolen verlaufen quer dazu. Um sie zu dehnen, muss der Uterus seitlich hin und her bewegt werden.

Behandlung in Rückenlage

Ausgangsposition Die Patientin liegt mit angewinkelten Beinen und einem weichen Kissen unter der Lendenwirbelsäule auf dem Rücken und hat ihre Hände auf der Brust verschränkt (➤ Abb. 32.3). Der Therapeut steht seitlich und berührt beidseits das Darmbein (Os ilium) an der Innenseite.

Technik Nach demselben Prinzip wie bei der Behandlung in Seitenlage richtet sich der Fingerdruck zuerst nach hinten, dann nach medial und schließlich nach unten (kaudal).

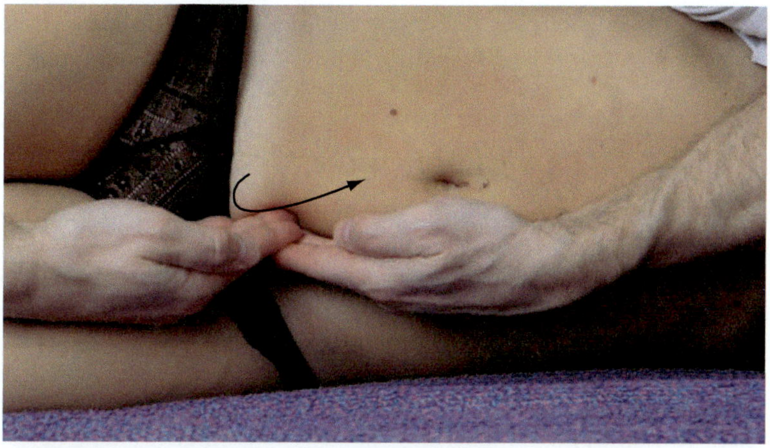

Abb. 32.2 Äußere Behandlung der A. uterina in Seitenlage

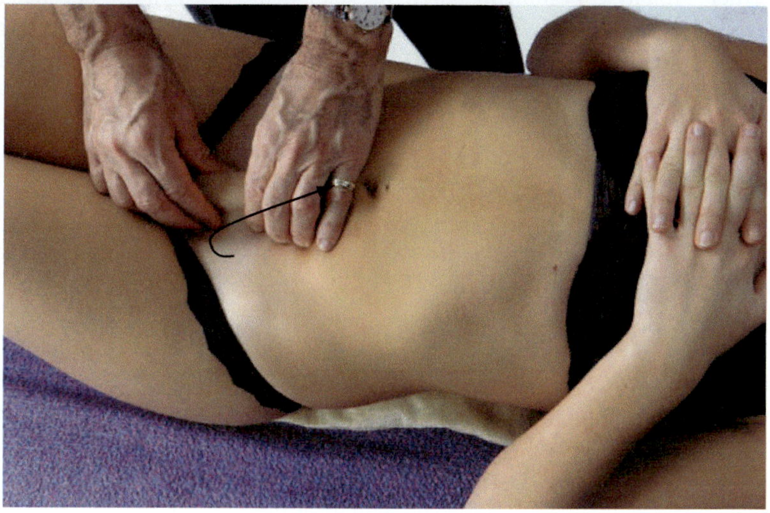

Abb. 32.3 Äußere Behandlung der A. uterina in Rückenlage

Beide Hände umfassen den vesikouterinen Block und ziehen ihn mehrmals kranialwärts. Diese Spannung wird 20 Sekunden lang gehalten, ehe sich eine Induktion anschließt.

Manche Patientinnen spüren umgehend die wohltuende Wirkung der Behandlung und beschreiben sie als Gefühl, „als würde eine schwere Last vom Bauch genommen".

Entstauung (Anheben des Uterus)

Nach diesen beiden Techniken kann die Behandlung mit einer „Entstauung" beendet werden: den Uterus anheben, 20 Sekunden unter Spannung halten und eine Induktion vornehmen. Das fördert seine Durchblutung.

Da die A. uterina sehr gewunden und geschlängelt verläuft, ist wie beim Pankreas eine Akkordeontechnik zu empfehlen. Nach ihrer Kompression in kraniokaudaler Richtung wird der Druck gelockert und anschließend die Entstauungstechnik angewandt.

32.2.2 Vesikouterine Venen

Es scheint so, als wären Probleme im Uterus hauptsächlich durch lymphovenöse Stauungen (Kongestion) bedingt. Blase, Uterus und Adnexe sind von einem dichten Venengeflecht umgeben. Im Bereich der Harnblase spielt der (Santorini-)Venenplexus eine wichtige Rolle für den Harnröhrenverschluss bzw. die Kontinenz. Bei vielen Frauen verursachte eine Varikose der Beckenvenen Beschwerden im kleinen Becken und den Beinen.

Um eine Wirkung auf die Venen zu erzielen, muss der vesikouterine Block nicht nur – wie für die A. uterina beschrieben – mit beiden Händen nach oben, sondern auch mehrmals nach unten gedrückt werden. Diese kolbenartige kraniokaudale Bewegung fördert sowohl die arteriovenöse Durchblutung als auch den Lymphabfluss.

Als häusliche Übung empfehlen wir unseren Patientinnen, sich mit den Füßen an der Wand abzustützen (ein dickes Kissen unter dem Gesäß) und, an der Symphyse beginnend, ihren Beckenboden bzw. die Weichteile hochzuziehen. Einmal täglich für 2–3 Minuten angewandt ist es eine wirksame Methode. Übrigens wird auch der Dünndarm, der eine wichtige Rolle in der viszeralen (Becken-)Mechanik spielt, dadurch beeinflusst.

32.3 Vorsichtsregeln und Kontraindikationen

Frauen gehen gewöhnlich regelmäßig zur Vorsorge beim Arzt oder Gynäkologen. Zu uns kommen sie häufig wegen Beckenschmerzen oder Unfruchtbarkeit. Trotz regelmäßiger Arztbesuche sollten wir bei allen Patientinnen acht geben und im Zweifelsfall nicht zögern, sie erneut zur medizinischen Untersuchung zu schicken.

Vorsicht ist insbesondere bei den nachfolgend beschriebenen Symptomen geboten.

32.3.1 Dysmenorrhö

Treten bei der Menstruation bisher nicht gekannte kolikartige Unterleibschmerzen auf, sollte vor allem an

- eine Genitalinfektion
- Endometriose
- zervikouterine Fehlstellung (z.B. Retroflexio/-positio uteri) oder
- einen benignen/malignen Tumor gedacht werden.

Prämenstruelle Schmerzen lassen sich bei jungen Mädchen oft auf Muskelspasmen zurückführen, die durch eine hormonelle Überstimulierung der Gebärmutter ausgelöst werden.

32.3.2 Sekundäre Amenorrhö

Eine (sekundäre) Amenorrhö bei Frauen, die immer regelmäßige Blutungen hatten, lässt eine Schwangerschaft vermuten.

In dem Fall sind Gefäßtechniken kontraindiziert. Denn in der Einnistungsphase braucht die Gebärmutter „Ruhe“. Stellen Sie sich vor, die Frau hätte kurz nach der Behandlung eine Fehlgeburt: Sie könnten dafür verantwortlich gemacht und belangt werden. Obwohl es in unserer langjährigen Erfahrung noch nie vorkam, ist Vorsicht das oberste Prinzip.

Mögliche Ursachen einer sekundären Amenorrhö sind außerdem:

- Menopause
- „Hungerkur“ mit raschem Gewichtsverlust
- Adipositas
- Endokrinopathien
- Ovarialtumor
- Psychoemotionale Probleme.

32.3.3 Blutungen

Ätiologisch bzw. diagnostisch nicht eindeutig geklärte Blutungen stellen eine absolute Kontraindikation für manuelle Behandlungstechniken dar.

Wenn keine Schwangerschaft besteht, kommen auch folgende Ursachen in Betracht:

- Fibrom
- Endometriose
- Uteruspolyp
- Kollumkarzinom
- Hormoninsuffizienz.

ZUSAMMENFASSUNG

Kontraindiziert ist eine Behandlung also vor allem in folgenden Fällen:

- nicht diagnostizierte Raumforderung im kleinen Becken
- akute Schmerzen bei der (Becken-)Palpation

- plötzliche Amenorrhö
- vergrößerte Leistenlymphknoten in Verbindung mit einem Beinödem.

32.4 Indikationen

Für eine manuelle Behandlung der Uterusgefäße gibt es folgende Indikationen:

- prämenstruelles Syndrom (PMS)
- Dysmenorrhö
- Beckenvenenvarikose
- Beinveneninsuffizienz
- Infertilität
- Lumbalgie
- Ischialgie (besonders linksseitig)
- Unterschenkelschmerzen (Cruralgie)

32.4.1 Prämenstruelles Syndrom

Das prämenstruelle Syndrom (PMS) wird auf unterschiedliche Ursachen zurückgeführt. In den meisten Fällen handelt es sich um eine harmlose funktionelle Störung durch rasche Schwankungen des Hormonspiegels.

Sind die Schmerzen vor allem im kleinen Becken lokalisiert und dauern auch nach Einsetzen der Menstruation weiter an, sollte an eine neurovegetative Störung gedacht werden. Solche Beschwerden sind schwierig zu beheben. Diese Patientinnen leiden außerdem häufig an Kopfschmerzen, hepatobiliären Reizzuständen, Allergien, Herpes- und Ekzemschüben.

Eine Endometriose verursacht während der Menstruation oder zum Zeitpunkt der Ovulation häufig starke sog. intermenstruelle oder „Mittelschmerzen".

Auch die uterosakralen Bänder können empfindlich und fibrosiert sein und die Beweglichkeit des Sakrums einschränken; das gilt besonders für das linke Lig. sacrouterinum.

BESONDERHEITEN BEIM MANN

In dem Zusammenhang möchten wir kurz die häufigsten Prostatabeschwerden erwähnen:

- Dysurie (schmerzhafte Blasenentleerung mit verringertem Harnfluss/dünnem Strahl)
- verzögerte Miktion
- nächtliche Pollakisurie
- imperativer Harndrang
- Polyurie

Kontraindikationen einer manuellen Behandlung sind in dem Fall:

- Ausfluss aus der Urethra
- Hämaturie
- Hämospermie
- tastbare Raumforderung im kleinen Becken

32.5 Häufige Venenerkrankungen

Venenerkrankungen kommen sehr verbreitet und häufiger bei Frauen vor. Als Hauptgründe sind Schwangerschaften, Entbindungen und Hormoneinflüsse auf den Kreislauf zu nennen.

Wir haben festgestellt, dass Beinvenenvarizen mit einer Varikose der Beckenvenen einhergehen. Eine Varikose stellt jedoch keine Kontraindikation für Manualtechniken dar, sondern ganz im Gegenteil.

Erhöhte Aufmerksamkeit ist allerdings bei einer oberflächlichen (Periphlebitis) oder tiefen Venenthrombose (Phlebitis bzw. Thrombophlebitis) in der Vorgeschichte geboten. Deshalb beschreiben wir hier kurz einige typische Anzeichen.

- Periphlebitis
  - schmerzhaft geschwollene, erwärmte, verhärtete Vene
  - leichtes perivenöses Ödem
  - perivenöse Gewebeverhärtung (Induration)
  - leicht erhöhte Temperatur
- Phlebitis bzw. Thrombophlebitis (mit deutlich stärker ausgeprägten klinischen Zeichen)
  - Pulsbeschleunigung
  - Schüttelfrost
  - Fieber
  - Parästhesien („Ameisenlaufen") und Wadenmuskelkrämpfe

- Beinödem
- Schmerzausstrahlung in den Unterschenkel (cruralgiformer Typ)
- reduzierter Allgemeinzustand.

Als Hauptrisiko droht ein Lungeninfarkt (Lungenembolie). Schon mehrmals kamen Patienten wegen angeblich mechanisch bedingter Thoraxschmerzen zur Behandlung, bei denen es sich um eine Forme fruste (abgeschwächte/milde Form) eines Lungeninfarkts handelte. Es waren Brustschmerzen, die ihnen große Angst machten, verbunden mit einer Ruhedyspnoe.

Solche Schmerzen sind besonders nach einem chirurgischen Eingriff hochverdächtig.

KAPITEL

33 Ovarialgefäße

33.1 Anatomische Aspekte

Für die Blutzufuhr zu den Eierstöcken (Ovarien) sorgen vor allem

- die A. ovarica, ein Ast der Bauchaorta, und
- der Ramus ovaricus der A. uterina (> Abb. 33.1).

Bei den Venen besteht ein wichtiger Unterschied darin, dass die linke V. ovarica direkt in die linke Nierenvene mündet, was bei der rechten V. ovarica nicht der Fall ist. Deshalb wirken sich Gefäßmanipulationen der linken V. ovarica zwangsläufig auch auf die linke Niere aus.

Nach der Aorta und der Nierenarterie folgt auch die A. varica dem M. psoas, der schräg nach unten (lateral und kaudal) zieht. Den Ureter kreuzt sie das erste Mal knapp oberhalb der Stelle, an der sich die Bauchaorta in die Aa. iliacae communes aufteilt, und dann ein zweites Mal vor dem Promontorium ossis sacri.

33.2 Gefäßmanipulationen

33.2.1 Behandlung der A. ovarica

Ausgangsposition Die Patientin liegt mit ausgestreckten Beinen auf dem Rücken und hat die Hände über der Brust verschränkt; der Therapeut steht seitlich von ihr (> Abb. 33.2).

Technik Direkt über dem Nabel liegt der eine Daumen auf der Aorta abdominalis, um Gegendruck zu erzeugen. Der andere Daumen befindet sich in Höhe der Harnleiterkreuzung mit der A. iliaca communis vor dem Promontorium ossis sacri, in unmittelbarer Nähe der Verbindungslinie zwischen den oberen Darmbeinstacheln (Spinae iliacae anteriores superiores, SIAS).

Der behandelnde Daumen wird behutsam tiefer ins Gewebe gedrückt und sollte deutlich die feste Struktur des Harnleiters spüren können. Unter medial und kaudal dehnenden Daumenbewegungen wird wiederholt eine Gleit-Induktion in horizontaler (transversaler) Richtung durchgeführt. Um auch die Venen und Lymphgefäße zu behandeln, wird der Daumen anschließend nach oben (kranial) und leicht seitwärts geschoben.

ANMERKUNG

Diese Behandlungstechnik zielt nicht nur auf die Gefäße, sondern auch auf den Ureter. Im Harnleiter können häufiger Konkremente („Steine") die Lichtung verlegen. Treten akute Schmerzen an der Stelle auf, muss der Druck verringert oder die Behandlung abgebrochen werden, wenn die Schmerzen weiter anhalten.

Darüber hinaus wirkt sich diese Manipulationstechnik auch auf die untere Mesenterialarterie aus.

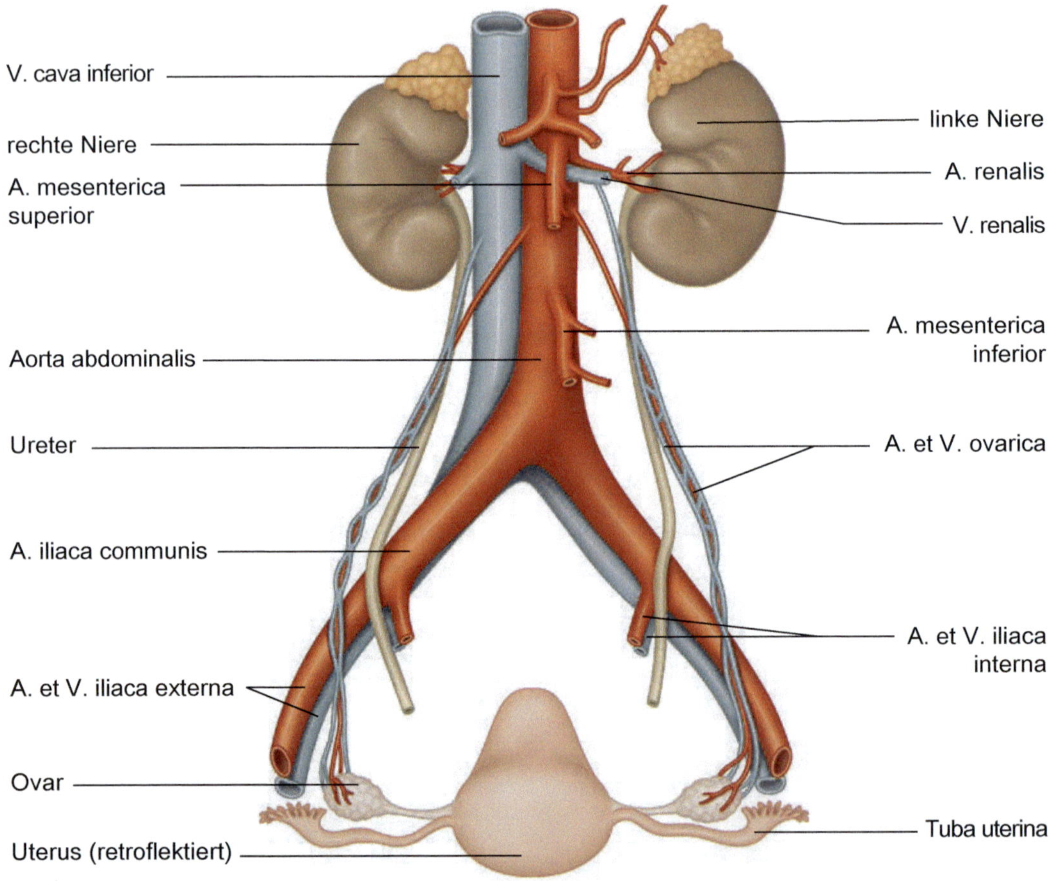

Abb. 33.1 Ovarialgefäße

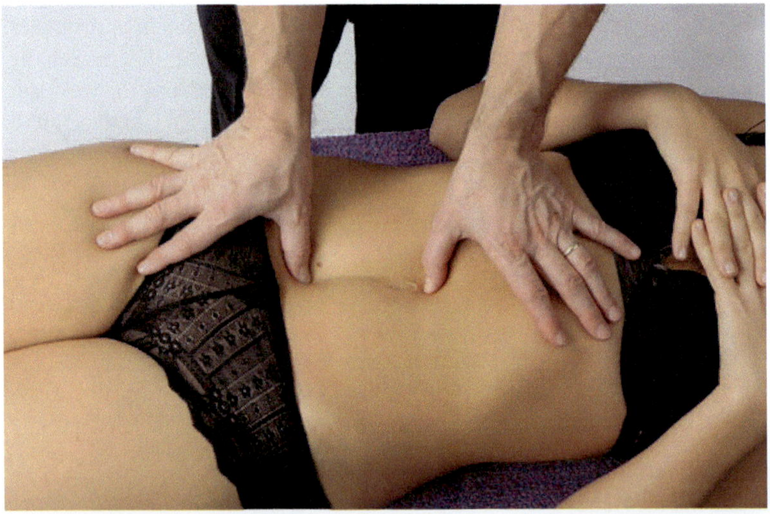

Abb. 33.2 Behandlung der A. ovarica

33.2.2 Ramus ovaricus der A. uterina

Die Behandlungstechnik für die A. uterina ist im vorhergehenden Kapitel (> Kap. 32) näher beschrieben. Uterus und Blase werden zunächst (kranialwärts) hochgeschoben und am Ende seitlich (lateral) hin- und herbewegt. Damit wird vor allem eine „Entfaltung“ beabsichtigt. Um die außerordentliche Beweglichkeit der Eierstöcke zu ermöglichen, sind die Ovarialgefäße stark geschlängelt.

33.2.3 Linke Nieren- und Ovarialvene

Die linke Nierenvene ist viel länger und gebogener als die rechte. Dass die linksseitigen Vv. suprarenalis, spermatica und ovarica zu ihr hinfließen, ist eine anatomische Gegebenheit, die es bei allen urogenitalen Behandlungen zu berücksichtigen gilt. Auf Ebene der Venen bilden die linke Niere und der Genitalbereich eine Einheit, während die rechte V. spermatica oder V. ovarica in die V. cava inferior münden.

Von daher ist es schwierig, sich bei der Behandlung ausschließlich auf die linke Niere oder den linken Genitalbereich konzentrieren zu wollen.

KAPITEL

34 Arteria pudenda interna

34.1 Anatomische Aspekte

Der Ursprung der A. pudenda interna befindet sich vor dem M. piriformis und dem Plexus sacralis (➤ Abb. 34.1). Durch das Foramen ischiadicum majus, unter dem M. piriformis, verlässt sie das Becken. Sie biegt um die Seitenfläche der Spina ischiadica herum und gelangt durch das Foramen ischiadicum minus ins Perineum.

Im Faszienkanal des M. obturatorius internus zieht sie zur Innenseite des Ischions (Sitzbein, Os ischium) und wendet sich von dort nach vorn zu den Genitalorganen.

Wenn der N. pudendus dünn und nur schwer tastbar ist, kann die A. pudenda interna als Bezugspunkt zum Aufsuchen des Nervs dienen.

34.1.1 Alcock-Kanal (Canalis pudendalis)

Den Alcock-Kanal (früher: Canalis pudendalis) kennt jeder, der schon einmal Patienten mit einer Pudendus-Neuralgie behandelt hat (➤ Abb. 34.2).

Da N. pudendus mit seinen Begleitgefäßen (A. und V. pudenda) durch den Faszienkanal des M. obturatorius internus, den Alcock-Kanal, zieht, wirkt sich jede Fibrose oder Adhäsion der Muskelfaszie negativ auf das Gefäß-Nervenbündel aus.

34.1.2 Kollateralen und Endäste

Von der A. pudenda interna gehen zahlreiche Äste zum Rektum, zur Prostata und zur Blase ab. Zu ihren Kollateralen gehören außerdem

- die A. rectalis inferior sowie
- die oberflächlichen und tiefen Dammarterien (Aa. perineales).

Mit ihren Endästen versorgt die A. pudenda interna die Geschlechtsorgane.

Dazu zählen im Einzelnen:

- die A. bulbi vestibularis oder A. bulbi penis
- die A. profunda clitoridis oder A. profunda penis
- die A. dorsalis clitoridis oder A. dorsalis penis.

34.2 Manualtherapeutischer Ansatz

34.2.1 Indikationen

Pudendus-Neuralgien

Neuralgien des N. pudendus sind äußerst schmerzhaft bis unerträglich. Über ihre Ätiologie ist wenig bekannt. Aufgrund unserer Erfahrung mit zahlreichen Patienten, die von dieser Art Neuralgie betroffen waren, konnten wir jedoch einige ursächliche

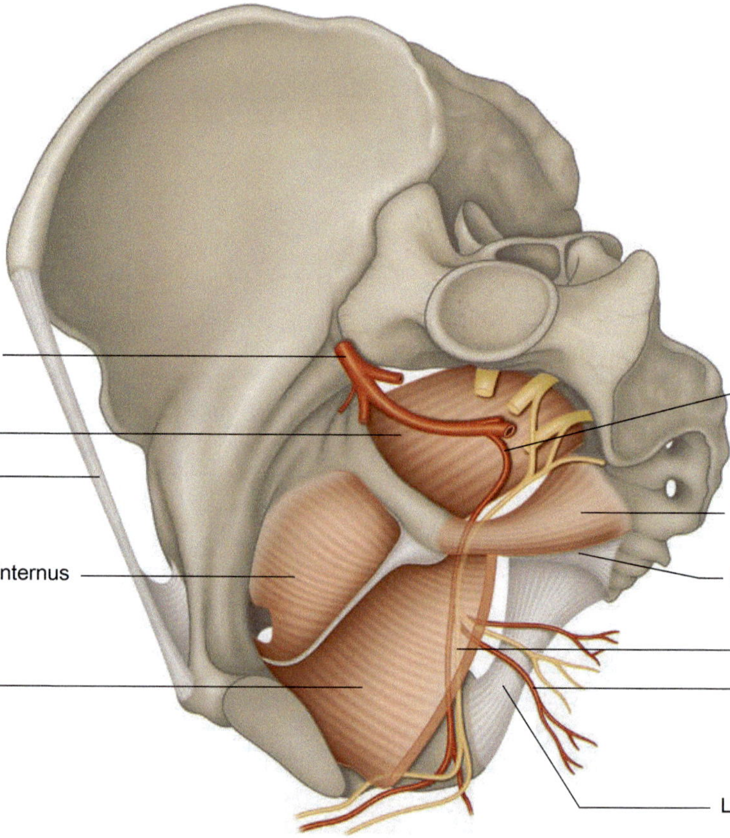

Abb. 34.1 Arteria pudenda interna (nach Gray's Anatomy)

Faktoren identifizieren. Ein Kausalzusammenhang besteht z.B. mit:

- Stürzen auf das Steißbein: Chronische Kokzygodynien gehen in den meisten Fällen vom N. pudendus aus und können als Spätfolgen nach einem Sturz auftreten.
- Episiotomien, falls bestimmte Nervenäste durchtrennt wurden
- Dystokien
- Saugglocken- (Vakuumextraktion) oder Zangen-Anwendung (Forzepsentbindung) ohne Berücksichtigung der Wehen-/Geburtsphase
- Periduralanästhesien
- Folgen einer Becken- oder Beinfraktur
- Folgen urogenitaler Operationen.

Durchblutungsförderung

Da der N. pudendus von der A. pudenda interna begleitet wird, kann er anhand ihres Pulses lokalisiert werden. Pudendale Gefäßtechniken fördern die genitale Durchblutung insgesamt. Im Einzelnen kann die Gefäßmanipulation folgende Effekte haben:

- *Bei der Frau* wird die Gesamtdurchblutung des Genitalbereichs verbessert, da Äste der A. pudenda interna zur Klitoris, zu den großen Schamlippen, zum Rektum und Perineum gehen.
- *Beim Mann* werden Perineum, Hodensack (Skrotum), Rektum, M. bulbospongiosus, die Prostata und die Penisschwellkörper (Corpus spongiosum und Corpus cavernosum) besser durchblutet.

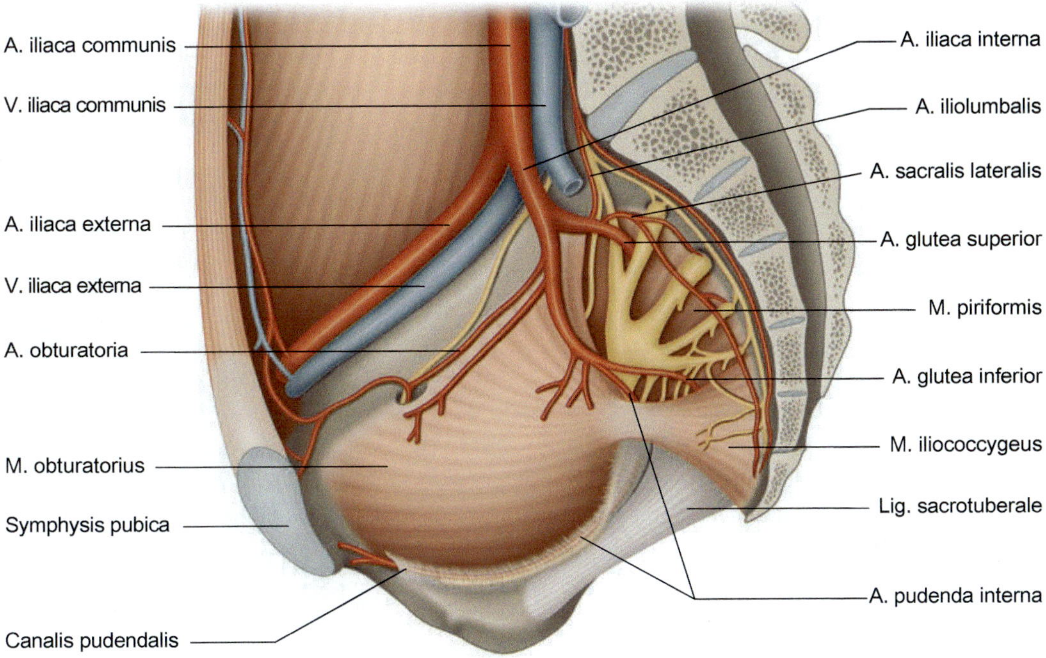

Abb. 34.2 Alcock-Kanal (Canalis pudendalis)

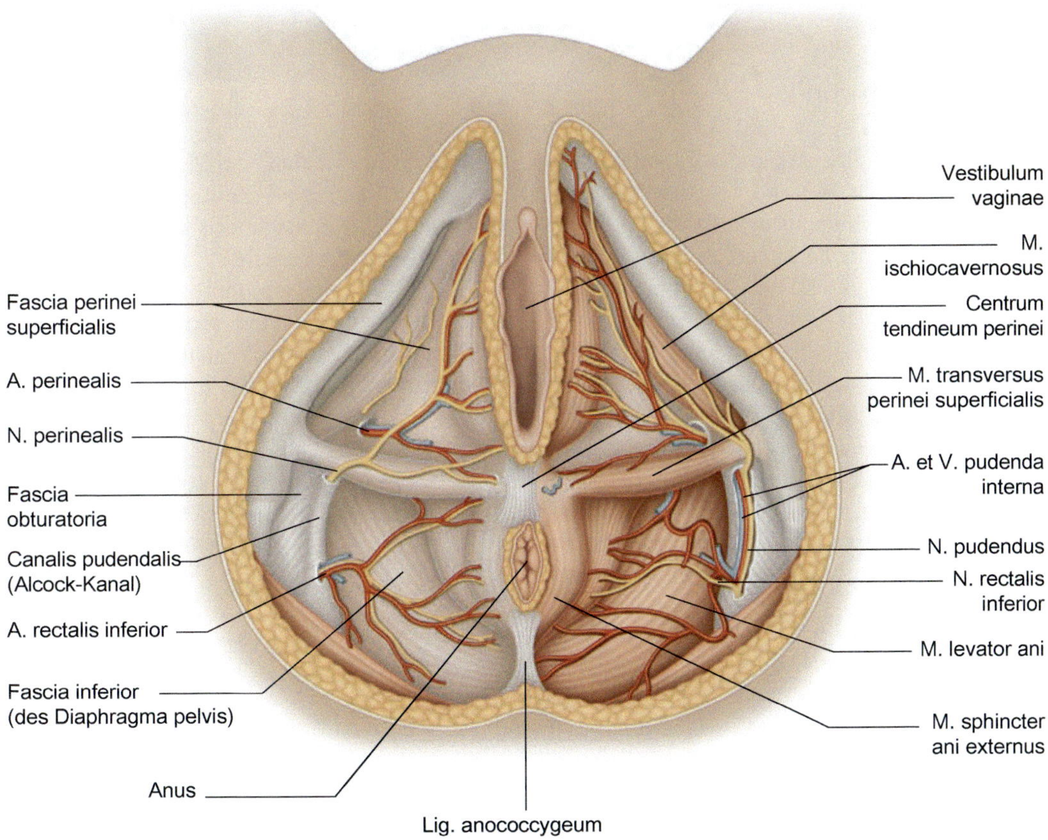

Abb. 34.3 Bezugspunkte für die Behandlung der A. pudenda interna

Allgemein gilt, dass sich die Behandlung bei urogenitalen Beschwerden nicht auf einzelne Stellen beschränken darf. Denn neben dem gesamten Urogenitalbereich können die Nieren betroffen sein und – nicht zu vergessen – auch osteoartikuläre Fixierungen im Lumbosakral-Kokzygealbereich vorliegen.

34.2.2 Behandlung der A. pudenda interna

Die A. pudenda interna ist auch für sich genommen wichtig, zumal sie eine Beeinflussung des N. pudendus erlaubt, der bei unerträglichen Neuralgien im Bereich des Alcock-Kanals eine Rolle spielt.

Ausgangsposition Die Patientin liegt auf dem Rücken, die Hände auf der Brust verschränkt. Auf der Seite der betroffenen Arterie ist das gebeugte Bein leicht abgespreizt. Der Therapeut steht mit Blick zur Patientin auf der Behandlungsseite.

Manipulationstechnik

Die Finger werden innen gegen das Tuber ischiadicum gelegt (➤ Abb. 34.3 und ➤ Abb. 34.4) und gleiten am Ramus ischiopubicus entlang zum Ansatz des M. transversus perinei superficialis am unteren Schambeinast (Ramus ossis pubis inferior), ohne den Kontakt zu unterbrechen. Auf dem Weg vom Sitz- zum Schambein ist die A. pudenda interna auf halber Strecke zwischen dem Tuber ischiadicum und der Crista pubica zu tasten.

Die Arterie wird von der V. pudenda und vom N. pudendus begleitet. Dank ihres intrinsischen Nervensystems lässt sich mit einer Reihe von Gleit-Induktionen entlang der Verlaufsstrecke eine zentrale Stimulation erreichen, an der auch der N. pudendus beteiligt ist.

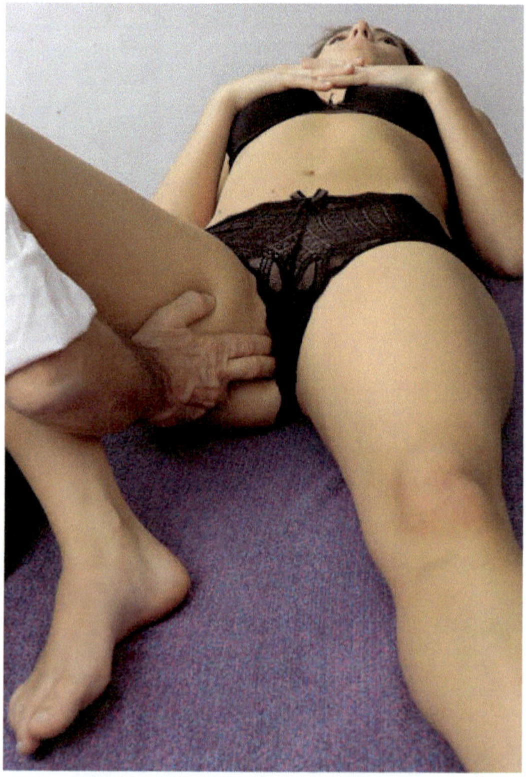

Abb. 34.4 Behandlung der A. pudenda interna

Da es im Faszienkanal des M. obturatorius internus verläuft, kann es bei Fibrosen zu einer Kompression des Gefäß-Nervenbündels kommen. Fühlt sich das Gewebe auf dem unteren Schambeinast unregelmäßig und fibrosiert an, muss es zuerst mit einer Weichteiltechnik gelockert werden, ehe eine Behandlung des Gefäß-Nervenbündels mit Gleit-Induktionen erfolgen kann.

MERKE
Man darf nur sanfte Techniken anwenden, weil der N. pudendus sehr druckempfindlich ist und ein außerordentlich gutes „nozizeptives Gedächtnis" besitzt.

34

KAPITEL

35 Leistenkanal (Canalis inguinalis)

35.1 Anatomische Aspekte

Zur Vorbereitung unseres Buchs über die Manipulation peripherer Nerven [Barral & Croibier 2004] haben wir den Leistenkanal (Canalis inguinalis, ➤ Abb. 35.1) näher untersucht, durch den die Nn. iliohypogastricus, ilioinguinalis und genitofemoralis ziehen.

Die A. pudenda externa, ein Ast der Femoralarterie, verläuft zunächst oberflächlich, bevor sie in den Hiatus saphenus eintritt.

In der Leistenbeuge taucht über dem äußeren Leistenring (Anulus inguinalis superficialis) der vordere Hautast (Ramus cutaneus anterior) des N. iliohypogastricus auf. Lateral und kaudal befindet sich der N. ilioinguinalis, der sich mit dem Lig. teres uteri oder dem Samenstrang (Funiculus spermaticus) und einer kleinen Begleitarterie verbindet.

35.2 Behandlung

ANMERKUNG

So leicht sich in den Leistenkanal des Mannes ein Finger einführen lässt, so schwierig bis unmöglich ist es bei der Frau. Deshalb bleibt diese Behandlungstechnik besser Männern vorbehalten. Sie scheint sich eher auf die Nerven im Leistenkanal als auf die Gefäße auszuwirken.

In Rückenlage hat der Patient sein Bein auf der Behandlungsseite ausgestreckt, während das andere Bein angewinkelt ist. Der Therapeut steht seitlich mit dem Blick zum Patienten (➤ Abb. 35.2).

35.2.1 Technik

Von der Symphysis pubica aus wird ein Daumen seitlich hoch in den Leistenkanal eingeführt. Mit der freien Hand wird gleichzeitig die Haut und Bauchmuskelschicht (M. obliquus externus, M. obliquus internus und M. transversus abdominis) auf den Daumen im Leistenkanal zugeschoben.

Mit zunehmender Übung kann die jeweilige Arterie (A. testicularis, ein Ast der Aorta, bzw. A. ligamenti teretis uteri) anhand des Pulses von den Begleitnerven unterschieden werden.

Die Behandlung besteht in einer Gleit-Induktion mit kleinen kraniokaudalen Dehnungen, die der Daumen ausführt.

35.2.2 Kontraindikationen

In folgenden Fällen ist eine Behandlung kontraindiziert oder zumindest erhöhte Vorsicht geboten:

- Dunkelfärbung des Urins oder Miktionsbeschwerden
- Druckschmerz im kleinen Becken, verbunden mit Brennen beim Wasserlassen
- Schmerzausstrahlung vom Becken in den Lendenbereich
- Vergrößerte Leistenlymphknoten

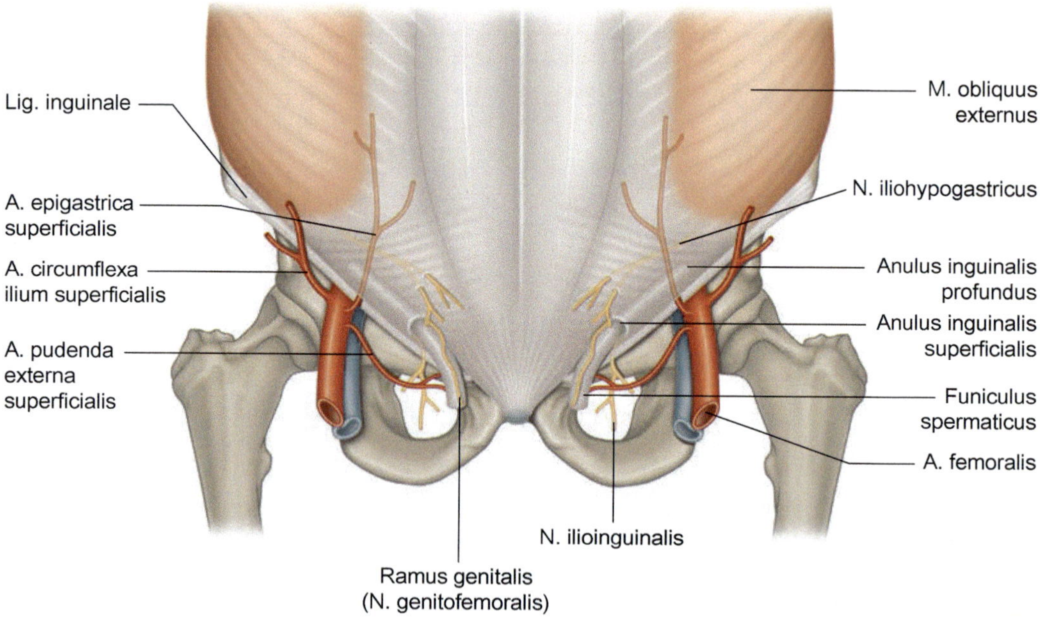

Abb. 35.1 Leistenkanal (Canalis inguinalis)

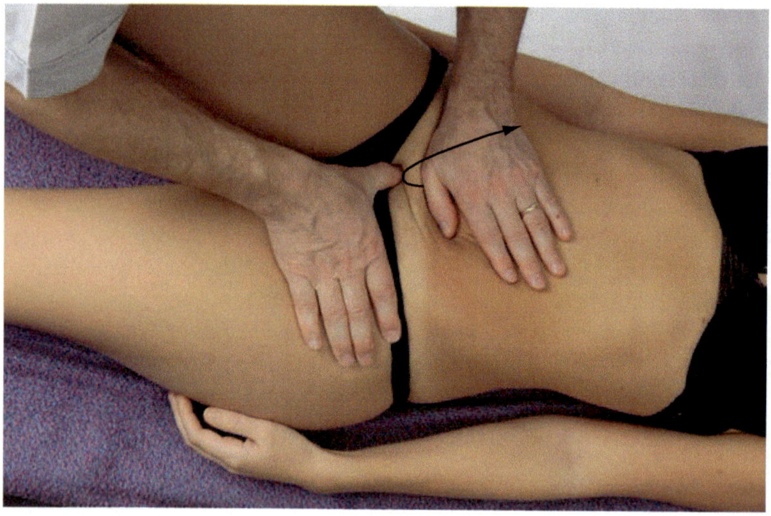

Abb. 35.2 Behandlung des Leistenkanals

III Anhang

Nachwort

Wir möchten betonen, dass wir in erster Linie Therapeuten sind, die sich auf ihrem Gebiet, ihrem „Terrain" auskennen.

Neue Behandlungstechniken mag es Tausende geben. Obwohl man sie alle beherrschen sollte, muss man vor allem die innere Einstellung haben, sie im Geiste der osteopathischen Philosophie und Konzepte anwenden zu wollen.

Die Hand leitet Informationen zum Kopf, und dieser sendet Informationen zur Hand zurück. Nun von der Technik zur Kunstfertigkeit überzugehen, ist der ganze Unterschied.

Für Osteopathen wäre es unsinnig, sich zu spezialisieren. In allen Ecoute-(Listening-)Tests bringt der Körper seine Spannungen selbst zum Ausdruck – und natürlich ist er alles andere als spezialisiert. Sämtliche Gewebe verdienen Aufmerksamkeit; ob wir sie „verstehen" und entsprechend unterstützen können, liegt an uns.

Die Osteopathie ist eine generalistische, nicht auf ein Gebiet eingeengte Disziplin auf dem Fundament der Anatomie. „Hände im Dienste der Anatomie" könnte ihre Devise lauten.

Versuchen wir uns diesen Geist zu bewahren!

Glossar

Adrenalin Nebennierenhormon, das eine sympathische Stimulation, beschleunigte Herzfrequenz, arterielle Drucksteigerung und arterielle Vasokonstriktion (Ausnahme: Koronar- und Muskelarterien) bewirkt. Führt zu Mydriasis, verminderter Verdauungs- und bronchialer Aktivität und Anstieg des Blutzuckers (Hyperglykämie).

Adson-Wright-Test Bestimmung des Radialispulses bei gleichzeitiger Armabduktion und Außenrotation im Schultergelenk („Kandelaber-Stellung" von Ober- und Unterarm). Als positives Testergebnis gilt ein Schwächerwerden bis Fehlen des Pulses. Ursache kann ein Knochenkallus (an Klavikula oder Rippe), eine überzählige Rippe, vergrößerte Apophyse, Fehlinsertion des M. scalenus anterior, Fibrosierung der pleurozervikalen Bänder oder ein Lungenspitzenbefall sein.

Adventitia Außenschicht der Gefäßwand aus Bindegewebe- und glatten Muskelzellen.

Alcock-Kanal (Canalis pudendalis) Faszienkanal des M. obturatorius internus, in dem die Pudendalgefäße verlaufen; er befindet sich am unteren Schambeinast und kann von außen palpiert werden.

Aneurysma Blutgefüllte Aussackung in Arterienwänden; Hauptrisiko sind Einrisse und eine Aneurysmaruptur. Als „Aneurysma dissecans" wird eine intramurale (in der Arterienwand) Spaltbildung mit Einriss der Intima bezeichnet.

Angina pectoris (*griech.-lat.* Enge-, Erstickungsgefühl) Syndrom mit sehr heftigen, einschnürenden präkordialen Schmerzen, die bis in den linken Arm oder Kieferbereich ausstrahlen können. Das Vernichtungsgefühl ängstigt die Patienten „zu Tode". Auslöser können körperliche Aktivität, lange Märsche oder Anstrengungen sein.

Angiogenese Neubildung von Blutgefäßen.

Angiotensin Polypeptid; führt nach der Umwandlung in Angiotensin-II zu einer starken Vasokonstriktion peripherer Arteriolen (besonders im Splanchnikusgebiet) und arteriellen Hypertonie.

Anisosphygmie Systolischer Blutdruckunterschied zwischen beiden Armen; kompressionsbedingt (durch Knochen oder Muskel), z.B. in der Skalenuslücke, in Verbindung mit einem Hals-/Schulter-Arm-Syndrom oder einer viszeralen Störung.

ANP (atriales natriuretisches Peptid; Cardiodilatin) Von Myokardfasern gebildetes Hormon, das die Kontraktion der Gefäßwände und den Natrium-Wasser-Austausch in den Nieren kontrolliert.

Arterieller Druck Durch die Blutfüllung erzeugte elastische Druckspannung an den Arterienwänden; entspricht dem Gefäßwiderstand gegen den Blutdruck.

Arterieller Druck, maximaler (systolischer) Arteriendruck während der Systole; Normalwert: 120–140 mmHg.

Arterieller Druck, minimaler (diastolischer) Zwischen zwei Herzkontraktionen auftretender Druck in Arterien, der von der Blutströmungsgeschwindigkeit und somit vom totalen peripheren Widerstand abhängt.

Atherom Fetteinlagerung in der (inneren) Arterienwand, die verkalken oder ulzerieren kann.

Atherosklerose Unter dem Einfluss von LDL-Cholesterin entstandene Sklerose, die sich von der Intima auf die Media ausbreitet. Es kommt zur Proliferation, Verdickung und Verkalkung elastischer Fasern, besonders großer und mittlerer Arterien (z.B. Aorta, Bein-, Arm-, Koronararterien).

Bradykardie Verlangsamung der Herzfrequenz.

Bradykinin Im Blutplasma gebildetes Polypeptid, das zur Kontraktion glatter Muskeln führt, die Kapillarpermeabilität steigert und den arteriellen Blutdruck senkt.

Circulus arteriosus cerebri (Willisii) Ringförmige Anastomose im Bereich der Hirnbasis zwischen der A. carotis interna und Hirnarterien (Aa. cerebri anterior und posterior) über die Aa. communicantes anterior und posterior.

Dopamin Mediatorsubstanz, die von bestimmten Neuronengruppen produziert wird; wirkt auf Nieren-, Darm- und Koronargefäße vasodilatierend; steigert die Kontraktionskraft, ohne den Herzrhythmus zu verändern.

Ecoute-Test Manualdiagnostische Methode, bei der sich die Handfläche passiv zu einer fixierten Stelle hinbewegen darf; rein diagnostischer Test, keine Behandlungstechnik.

Embolus Strömungshindernis (Blutgerinnsel, Fett, Luftblase, bakterieller Herd) in einem Gefäß, das verschleppt wird und eine Embolie auslöst.

Endothel Hauchdünne Membran (Intima) in Herz und Gefäßen, die vasoaktive Substanzen freisetzt und z.B. die Angiogenese stimuliert.

Glomus caroticum Kleiner Nervenknoten (Paraganglion) an der Karotisgabel, dessen Chemorezeptoren den O_2- und CO_2-Gehalt des Blutes registrieren.

Glomus coccygeum Steißbeinknäuel aus endokrinen Nervenzellen (Adrenalinsekretion), das sich vorn an der Steißbeinspitze in der Nähe einer Nervenfaserschlinge befindet, die beide Stränge der sakralen Ganglienkette (Truncus sympathicus) verbindet. Das auch als Ganglion impar bekannte Glomus coccygeus dürfte phylogenetisch eine wichtige Rolle spielen.

Hagen-Poiseuille-Gesetz Der (Strömungs-)Widerstand in einem Rohr hängt von der Rohrlänge und der Viskosität der jeweiligen Flüssigkeit ab.

Histamin In inaktiver Form (fast) in allen Geweben anzutreffen; durch Histamin werden die Magensaftsekretion, die Kontraktion glatter Muskelfasern in Arterienwänden, die Aufweitung von Kapillargefäßen und eine Steigerung der Kapillarpermeabilität ausgelöst. Als Mediatorsubstanz spielt es außerdem eine Rolle bei Überempfindlichkeitsreaktionen vom Soforttyp (Alleregie, Asthma, anaphylaktischer Schock).

Hypotonie, lagerungsbedingte Vorübergehender (arterieller) Blutdruckabfall beim Hinlegen aus dem Stand; mögliche Ursache könnte eine zerebelläre Minderdurchblutung aufgrund einer Basilaris-Insuffizienz sein. Tritt interessanterweise nicht auf, wenn sich der Patient flach auf den Bauch legt.

Hypotonie, orthostatische Vorübergehender (arterieller) Blutdruckabfall beim Aufstehen aus liegender Position; möglicherweise durch Vagotonie bedingt.

Induktion Manualtherapeutische Methode, bei der Gewebe in die Richtung behandelt werden, die sich im Écoute-Test ergab, um ihre Bewegung (Stärke und Amplitude) aktiv zu steigern.

Intima Tunica intima (Innenschicht) einer Arterie oder Vene; sie ermöglicht einen Blutfluss ohne Reibungsverlust sowie den Sauerstoff-, Gas- und Flüssigkeitsaustausch.

Juxtaglomerulärer Apparat Autoregulationsstruktur der Niere; ein Zellhaufen (Insula perivascularis mesangii) aus differenzierten Nierengefäßwandzellen; befindet sich an der Kontaktstelle zwischen afferenter Arteriole und distalem „Knäuel" der Nierentubuli (Tubuli renales contorti), die an den Glomerulus angrenzt.

Kallikrein Polypeptid-Enzym, das in inaktiver Form (Präkallikrein) vor allem im Blutplasma, in Speichel- und Schweißdrüsen, im Urin und Pankreas vorliegt und eine Hypotonie verursachen kann.

Karotissinus Kleine Arteriendilatationen direkt über der Karotisgabel (Aufzweigung der A. carotis communis in die A. carotis interna und A. carotis externa). Die Barorezeptoren im Karotissinus werden von Fasern des N. glossopharyngeus und N. vagus sensibel innerviert.

Katecholamine Gruppenbezeichnung für die vasopressorisch sympathomimetischen Amine Adrenalin und Noradrenalin, deren Vorstufe Dopamin sowie deren Derivate. Sie werden im Nebennierenmark sowie von anderen chromaffinen Zellen gebildet, die sich im Glomus caroticum und Glomus coccygeum, in sympathischen Nerven und bestimmten Organen befinden.

Körperkreislauf sog. systemischer oder großer (Blut-) Kreislauf des ganzen Körpers außer der Lunge.

Koronararterienthrombose Thrombusbildung in einer Koronararterie; kann zu Myokardischämie/-infarkt führen.

Kreislauf, großer *siehe* Körperkreislauf

Kreislauf, kleiner *siehe* Lungenkreislauf

Lungenkreislauf pulmonaler oder kleiner (Blut-) Kreislauf.

Media Tunica media (Zwischenschicht) von Arterien, die aus glatten Muskelzellen und elastischen Fasern aufgebaut sind.

Miosis (anomale) Pupillenverengung.

Mydriasis (anomale) Pupillenerweiterung.

Myokardinfarkt Herzinfarkt; durch eine Koronargefäßthrombose ausgelöste Nekrose eines bestimmten Herzmuskelbezirks.

Nervi vasorum Arterien innervierende vegetative Nerven(fasern).

Plexus caroticus Chemosensibles Gefäß-Nervenbündel im Foramen jugulare (hinter dem Karotiskanal befindliche Durchtrittsöffnung der V. jugularis im Felsenbein).

Puls Druckwelle, die sich in den Arterien ausbreitet und durch das schwallartig vom linken Ventrikel in die aufsteigende Aorta ausgeworfene Blut entsteht. Dabei handelt es sich um ein Schwingungs-, kein Flüssigkeitsphänomen. Die Pulswelle läuft schneller als das Blut fließt.

Renin in den Nieren produziertes Enzym, das nach mehreren Umwandlungsschritten zu einer starken Vasokonstriktion und daraus resultierender Hypertonie führt.

Schwirren („thrill") Über Arterienstenosen oder einem intra-/periarteriellen Hindernis tastbare Vibration.

Serotonin im Hirngewebe und Verdauungstrakt synthetisierte und von Thrombozyten transportierte Substanz. Serotonin wirkt vasokonstriktorisch und stimuliert die Darmperistaltik. Es ist auch an Überempfindlichkeitsreaktionen des Soforttyps beteiligt.

Sinus caroticus *siehe* Karotissinus

Splanchnikusgebiet Eingeweide- bzw. Viszeralbereich.

Steatosis hepatis Fettleber, Überlastung der Leber mit Triglyzeriden.

Subclavian-Steal-Syndrom (Subklavia-Anzapfsyndrom) bei Kompression der A. subclavia oder des Truncus brachiocephalicus aufgrund einer – meist atheromatösen – Stenose oder Thrombose. Es kann sich auch um ein mechanisches Hindernis (Knochenkallus, Klavikula-Fehlbildung) handeln. Vor der Engstelle erhält die Subklavia durch Strömungsumkehr Blut aus der kontralateralen A. vertebralis, der A. basilaris und dem Circulus arteriosus cerebri (Willisii). Wenn der Patient den Arm hochreckt und den Kopf in den Nacken legt, kommt es zur zerebellären Minderdurchblutung. Diese Basilaris-Insuffizienz kann zu Schwindel und Stürzen führen.

Systolischer Index Verhältnis des systolischen Blutdrucks in den oberen und unteren Gliedmaßen (in Oberarm-Fuß- oder Humerus-Tibia-Höhe gemessen). Der systolische Index sollte 0,90 betragen. Liegt er darunter, spricht das für eine Arteriopathie im Beinbereich, für einen arteriellen Verschluss oder eine lumbosakrale Störung (z.B. verengter Lumbalkanal).

Tachykardie Beschleunigung der Herzfrequenz.

Thrombus (*s.a.* Koronararterienthrombose) Blutgerinnsel in einem Gefäß oder im Herzen (Wand oder Klappe); besteht aus einer Agglutination von Thrombozyten und Leukozyten.

Trakt Leitbahnen und Viszeralstrukturen, die anatomisch-physiologisch dem gleichen (Organ-)System angehören.

Treitz-Muskel (M. suspensorius duodeni) Von der Flexura duodenojejunalis zur Durchtrittsstelle der Aorta im Zwerchfell verlaufendes glattes Muskelfaserband, das die Zugspannung an Gefäßen und Nerven in der Umgebung der Flexura duodenojeunalis (besonders an der oberen Mesenterialarterie) abmildert. Wir glauben, dass auch die Darmpassage durch diese Ausrichtung des duodenojejunalen Übergangs gefördert wird.

Triglyzeride Lipide im Fettgewebe und Blutserum. Im Dünndarm werden sie aus verdauten Nahrungsfetten und in der Leber zum Teil aus Glukose synthetisiert.

Vasa nervorum Nerven ernährende (nutritive) Gefäße.

Windkesselfunktion Dank ihrer Elastizität können sich Arterien unter dem Druck des Blutes gegen die Gefäßwände ausdehnen. Die Energie, die sie während der Systole speichern, wird während der Diastole freigesetzt und führt zu einem konstanten Blutfluss im Kreislauf.

Bibliografie

Aboa-Eboulé C, et al. Job strain and risk of acute recurrent coronary heart disease events. JAMA 2007; 98 (14).
Ader JL. Physiologie. Paris: Elsevier Masson; 2006.
Anderson RM. The Gross Physiology of the Cardiovascular System. Tucson: Racquet Press, 1993.
Barral JP, Croibier A. Manipulations des nerfs périphériques. Paris: Elsevier; 2004.
Barral JP, Croibier A. Manipulations des nerfs crâniens. Paris: Elsevier; 2006.
Bates B. Guide de l'examen Clinique. 3e édition, Paris: Arnette, 1993.
Berlin JA, Colditz GA. A meta-analysis of physical activity in the prevention of coronary heart disease. Am J Epidemiol 1990; vol. 132, vol. 4: 612–28.
Bestel J, Clairambault J, Medigue C, Monti A, Sorine M. Le système cardiovasculaire et sa régulation par le système nerveux autonome : modélisation et mesures. Esaim: Proceedings, 2000, vol. 9: 65–92.
Black PH, Garbutt LD. Stress, inflammation and cardiovascular disease. Journal of Psychosomatic Research 2000: vol. 52, n° 1: 1–23.
Boccalon H, Lehert P. Diagnostic précoce de l'artériopathie des membres inférieurs à l'aide de mesures adaptées à la pratique généraliste : l'index systolique et la perception des pouls. Journal des Maladies Vasculaires, 1995; vol. 20, n° 1, p. 28–37.
Bouchet Y, Cuilleret J. Anatomie topographique, fonctionnelle et descriptive. Lyon: Simep, 1983.
Buser P, Imbert M. Commandes et regulations neurovégétatives. Neurobiologie V. Paris : Hermann, 1994.
Chevrel JP, Fontaine C. Anatomie clinique. 3: Tête et cou. Paris: Springer; 1994.
Coumel P, Maison Blanche P, Catuli D. Heart rate and heart variability in young adult. J Cardiovasc Electrophysiol 1994: n° 5: 899–911.
Coumel P. Cardiac arrhythmias and the autonomic nervous system. J Cardiovasc Electrophysiol 1993; vol. 4: 338–55.
Croibier A. Diagnostic ostéopathique général. Paris: Elsevier; 2005.
D'Alché EP. Comprendre la physiologie cardiovasculaire. 3e éd., Paris: Flammarion Médecine-Sciences; 2008.
Dauzat M, et al. Manuel de physiologie intégrée. Montpellier: Sauramps Médical; 2002.
Farisse J, Argème M, Di Marino V, Brunet C. La glande thyroide – Les glandes parathyroides – Le thymus (chapitre 29). In : Chevrel JP (éd.), Anatomie Clinique, tome 3: Tête et cou. Paris: Springer, 1996: 371–97.
HAS, Prise en charge des patients adultes atteints d'hypertension artérielle essentielle. Argumentaire. Actualisation, 2005.
Hittinger L. Hormones, coeur et vaisseaux. Paris: INSERM; 1997.
Kamina P. Anatomie. Introduction à la clinique. Fascicule 10: Tête et cou. Nerfs crâniens et organes des sens. Vol. 2. Paris: Maloine; 1996.
Laborit H. Physiologie humaine, cellulaire et organique. Paris: Masson, 1961.
Marieb EN. Anatomie et physiologie humaines. Paris: Pearson Education France; 2005.
ObEpi 2003, 3e enquête épidémiologique nationale sur l'obésité et le surpoids en France. Dossier de presse 17 juin 2003. http://www.sante. gouv.fr/htm/pointsur/nutrition/poli_nutri122.pdf
Oppert JM. Rôle de la sédentarité et des apports alimentaires dans le gain de poids chez l'adulte. Cah Nutr Diet 2000: 35 (5); 317–26.
Paturet G. Traité d'anatomie humaine. Paris: Masson; 1951.
Peto R, et al. Mortality from smoking in developed countries 1950-2000. 2nd ed. Oxford: CTSU (University of Oxford); 2006.
Seippel L, Bäckström T. Luteal-phase estradiol. J Clin Endocinol Metab 1998; 83: 1988–92.
Shapiro PA, Sloan RP, Bagiella E, Kuhl JP, Anjilvel S, Mann JJ. Cerebral activation, hostility, and cardiovascular control during mental stress. Journal of Psychosomatic Research 2000: vol. 48, n° 4–5: 485–91.
Silbernagl A, Despopoulos D. Atlas de poche de Physiologie. Paris: Flammarion, 1985. Thomas Y. Hémodynamique. PCEM1.
Biophysique du système cardiovasculaire. Paris: Vuibert Supérieur; 1999.
Testut L. Traité d'anatomie humaine. Paris: Doin; 1896.
Testut L, Jacob O. Anatomie topographique. Paris: Doin; 1935.
Testut L, Latarjet A. Traité d'anatomie humaine. 9e édition rev. et corr. Paris: Doin; 1948.
Tortora GJ, Grabowski SR. Principes d'anatomie et de physiologie. 2e éd., Bruxelles: De Boeck Université; 1994.
Tranchesi B, Barbosa V, Piva de Albuquerque C, et al. Diagonal earlobe crease as a marker of the presence and extend of coronary atherosclerosis. Am J Cardiol 1992; 70: 1417–20.
Waugh A, Grant A. Ross et Wilson: Anatomie et physiologie normales et pathologiques, trad. fr. de la 9e éd. anglaise. Paris: Maloine; 2003.

Register

B

H

Q

R

T